전립선암

Prostate
Cancer

Prostate Cancer

전립선암

대한전립선학회 편

일조각

발간사

전립선암은 비뇨기계 암 가운데 가장 많이 발생하는 암으로, 비뇨기계뿐만 아니라 전체 남성 암 중에서도 주요한 질환으로 인식되고 있습니다. 더욱이 전립선암 교과서는 2000년도에 출판된 것이 있으나, 17년이 지난 지금 전립선암에 대한 국내외 환경이 너무나 많이 변하였습니다. 이에 대한전립선학회에서는 전립선암에 대한 교과서를 발간하기로 의견을 모았습니다.

'전립선암' 교과서의 집필진은 대한전립선학회 회원 중 전립선암 전문가들로 이루어졌습니다. 이 책은 기초와 임상을 아울러 총 21개 장으로 구성되었는데, 보편적인 내용을 다룸과 동시에 일부 분야는 최신의 깊이 있는 전문적인 내용도 포함하고 있어 일반 비뇨기과 의사 및 세부 전문가 모두에게 지침서 역할을 할 수 있을 것으로 생각합니다.

교과서 발간 작업은 매우 힘든 일입니다. 책의 내용과 형식이 현재를 명확히 대변해야 함은 물론이고 미래의 방향도 제시해야 하기 때문입니다. 거기에다 집필진의 성의가 더해져야 비로소 책이 완성된다고 생각합니다. 이 책이 후학들의 학술 활동에 조금이라도 도움이 된다면 이는 간행 작업에 참여한 분들의 노고 덕분일 것입니다.

대한전립선학회가 발족된 지 20년이 되는 해에 훌륭한 책을 선보이게 되어 개인적으로 매우 영광스럽게 여기며, 간행 작업을 통해 회원들의 책임감과 소속감이 더 단단해지리라 믿어 의심치 않습니다. 이 책의 발간은 저자분들의 노고와 간행 이사인 정태영 선생님을 비롯한 간행위원님들의 열정과 피와 땀이 있었기에 가능하였다고 하겠습니다. 일조각 출판사 김시연 사장님을 비롯한 직원분들께도 머리 숙여 감사드립니다.

끝으로 '전립선암' 교과서 발간을 통해 대한전립선학회가 더욱더 학술적으로 인정받는 학회로 발돋움할 수 있기를 기대하며, 이 책이 학회를 대표하는 책자로 자리매김하였으면 하는 바람입니다.

2017년 3월
대한전립선학회 회장 정재일

머리말

　대한전립선학회는 1997년 창립 후 전립선에 관련된 질환의 연구 및 학문 발전을 위해 활발히 활동해 왔습니다. 대표적인 간행 활동을 살펴보면, 먼저 2004년 '전립선비대증' 초판 발행을 시작으로 2015년에 개정판을 발행하였으며, 일반인을 대상으로 한 '전립선 바로알기'의 경우 2006년 초판 발행 후 2009년 개정판을 거쳐 2014년 제3판을 발행한 바 있습니다.

　전립선암은 전 세계적으로는 남성 암 중 2위이며, 미국의 경우 암으로 인한 사망에서는 폐암에 이어 2위를 차지하고 있습니다. 한국 남성에서도 위암, 대장암, 폐암, 간암에 이어 다섯 번째로 많이 발생하는 암으로, 인구 고령화와 식생활의 서구화 등과 더불어 발생률이 더 증가할 것으로 예측되고 있습니다. 이와 같이 전립선암에 대한 관심이 높아지고 그 중요성이 부각되고 있음에도 불구하고 충실한 지침서 역할을 할 수 있는 교과서가 국내에는 거의 없는 실정이라 대한전립선학회에서는 2015년 연말 상임이사회에서 '전립선암' 교과서를 발행하기로 결의하였습니다.

　이에 간행위원회가 목차를 구성하여 2016년 새해 첫날에 대한전립선학회 상임 이사님들과 고문님 등을 주축으로 한 저자분들에게 원고 집필을 의뢰하였습니다. 저자분들의 적극적인 협조로 3월 말까지 1차 원고가 취합되었고, 이후 저자분들에게 2회에 걸친 수정 작업을 의뢰하여 교정을 받았습니다. 그리고 간행위원회에서 4회에 걸친 수정 및 용어 통일 작업을 한 끝에 이 책을 발간하게 되었습니다.

　'전립선암' 교과서에는 역학, 기초의학, 진단, 치료, 추적관찰 등을 총망라하여 최신 지식을 담으려고 노력했습니다. 특히 치료 분야는 기존의 외국 교과서와는 달리 국소, 국소진행성, 전이성, 거세저항성 전립선암 등 진행 정도에 따른 치료뿐만 아니라 수술, 방사선치료, 약물치료 등 치료 방법에 따라서도 별도의 장을 두어 상세히 설명함으로써 독자가 필요한 내용을 쉽게 찾아볼 수 있도록 구성하였습니다.

진료와 연구로 바쁘신 와중에도 원고 집필을 위해 수고해 주신 저자 여러분과 간행 작업에 헌신해 주신 김윤범 간사님을 비롯한 간행위원님들께 진심으로 감사드립니다. 또 간행 작업 동안 아낌없는 성원을 보내 주신 정재일 대한전립선학회 회장님과 어려운 출판계 상황에도 불구하고 흔쾌히 출판을 허락해 주신 일조각 김시연 사장님 이하 직원 여러분께도 감사드립니다.

아무쪼록 '전립선암' 교과서가 진료를 담당하고 계신 여러 선생님께 정확한 최신 지식을 전달하여 환자 상황에 맞는 최선의 진료를 할 수 있는 훌륭한 지침서가 되기를 바랍니다. 더불어 처음 발간되어 아직 부족하고 미비한 점이 많을 것으로 생각되나, 앞으로 개정 작업을 거치면서 계속 보완, 발전해 나갈 것으로 기대합니다.

2017년 3월

대한전립선학회 간행위원장 **정태영**

간행위원회

간행위원장

정태영 중앙보훈병원 비뇨기과

부위원장

김윤범 중앙보훈병원 비뇨기과

간행위원(가나다순)

류재현 중앙보훈병원 비뇨기과

이준호 국립경찰병원 비뇨기과

장인호 중앙의과대학 비뇨기과학교실

정성진 서울의과대학 비뇨기과학교실

조강수 연세의과대학 비뇨기과학교실

조영삼 성균관의과대학 비뇨기과학교실

최승권 에이치플러스 양지병원 비뇨기과

황의창 전남의과대학 비뇨기과학교실

집필진 및 감수진(가나다순)

집필

강필문 고신의과대학 비뇨기과학교실
강택원 전남의과대학 비뇨기과학교실
강호원 충북의과대학 비뇨기과학교실
공인혁 성균관의과대학 비뇨기과학교실
김영식 국민건강보험 일산병원 비뇨기과
김청수 울산의과대학 비뇨기과학교실
김현태 경북의과대학 비뇨기과학교실
박성우 부산의과대학 비뇨기과학교실
박재영 고려의과대학 비뇨기과학교실
박주현 서울의과대학 비뇨기과학교실
박홍석 고려의과대학 비뇨기과학교실
서성일 성균관의과대학 비뇨기과학교실
서원익 인제의과대학 비뇨기과학교실
손환철 서울의과대학 비뇨기과학교실
유탁근 을지의과대학 비뇨기과학교실
윤석중 충북의과대학 비뇨기과학교실
이동훈 부산의과대학 비뇨기과학교실
이상은 서울의과대학 비뇨기과학교실
이승욱 한양의과대학 비뇨기과학교실
이승주 가톨릭의과대학 비뇨기과학교실
이승환 연세의과대학 비뇨기과학교실
이지열 가톨릭의과대학 비뇨기과학교실
이현무 성균관의과대학 비뇨기과학교실
전상현 울산의과대학 비뇨기과학교실
정재일 인제의과대학 비뇨기과학교실
정창욱 서울의과대학 비뇨기과학교실
조문기 원자력병원 비뇨기과
조정기 한양의과대학 비뇨기과학교실
최진봉 가톨릭의과대학 비뇨기과학교실
최 찬 전남의과대학 병리과학교실
하유신 가톨릭의과대학 비뇨기과학교실
홍성규 서울의과대학 비뇨기과학교실
홍준혁 울산의과대학 비뇨기과학교실

감수

김세웅 가톨릭의과대학 비뇨기과학교실
김천일 계명의과대학 비뇨기과학교실
노충희 노충희비뇨기과
박광성 전남의과대학 비뇨기과학교실
박종관 전북의과대학 비뇨기과학교실
이강현 국립암센터 비뇨기과
이경섭 동국의과대학 비뇨기과학교실
이형래 경희의과대학 비뇨기과학교실
정병하 연세의과대학 비뇨기과학교실

차례

1. 전립선암의 역학

강필문, 정재일

2. 전립선암의 병인과 분자유전학

강호원, 윤석중

3. 전립선암의 예방

최진봉, 이지열

4. 전립선암의 병리

강택원, 최찬

5. 전립선암 종양표지자

하유신

6. 전립선의 초음파 및 생검

조문기

7. 전립선암의 진단과 병기

김현태, 이현무

8. 전립선암의 기대관리

조정기, 홍성규

9. 근치전립선절제술

유탁근, 이상은

10. 방사선치료

공인혁, 이승환, 서성일

11. 다른 국소적 치료

박재영

12. 호르몬치료

김영식

13. 세포독성화학요법

이동훈, 박성우

14. 국소 전립선암의 치료

박주현, 손환철

15. 국소진행성 전립선암의 치료

이승욱

16. 근치적 치료 이후 생화학적 재발에 대한 치료

전상현

17. 전이성 전립선암의 치료

홍준혁, 김청수

18. 추적관찰

서원익

19. 거세저항성 전립선암의 치료

정창욱

20. 국소 전립선암 환자에서 삶의 질

박홍석

21. 고령의 전립선암 환자 관리

이승주

01

전립선암의 역학

강필문, 정재일

I 전립선암의 역학epidemiology

1. 발생률incidence rate

2013년 한국 보건복지부에서 발표한 국가암등록통계사업 결과에 따르면, 국민들이 기대수명(81세)까지 생존할 경우 암에 걸릴 확률은 2013년 기준으로 36.6%이며, 남성(78세)은 약 5명 중 2명(38.3%), 여성(85세)은 3명 중 1명(35.0%)에서 암이 발생할 것으로 추정하였다. 남성에서 암발생 현황은 위암(17.8%), 대장암(14.6%), 폐암(14.2%), 간암(10.6%), 전립선암(8.4%) 순으로, 전립선암은 다섯 번째로 많이 발생하는 암이다(그림 1-1).

1999년부터 2013년까지 남성에서 발생하는 주요 암종의 연령표준화발생률 추이를 보면, 연간변화율은 갑상선암(23.4%), 전립선암(10.5%), 대장암(5.0%) 순으로, 전립선암은 두 번째로 높은 증가를

보이는 암으로 조사되었다(그림 1-2, 표 1-1).

전립선암의 발생률이 급격하게 늘고 있는 현상은 고령인구의 증가, 식생활 문화의 서구화와 전립선특이항원prostate specific antigen; PSA을 포함한 진단기술의 발달에서 기인한 것으로 볼 수 있다.

2013년 남성에서 주요 암종의 연령군별 발생자 수를 보면, 전립선암은 60세 이후에 급격히 증가하는데 65세 이상에서는 인구 10만 명당 발생률이 간암을 추월하여 고령으로 갈수록 발생률이 증가함을 알 수 있다(그림 1-3).

전립선암은 인종 및 거주지역에 따라 발생률에 차이가 있다. 전립선암 발생률은 전 세계적으로는 남성 암 중 2위를 차지하며, 전체 암 중에서는 5위를 차지할 정도로 높다. 미국의 경우 피부암을 제외하면 가장 흔한 암이며, 암으로 인한 사망에서는 폐암에 이어 2위를 차지하고 있다. 10만 명당 전립선암 발생률을 국가 간에 비교해 보면 미국,

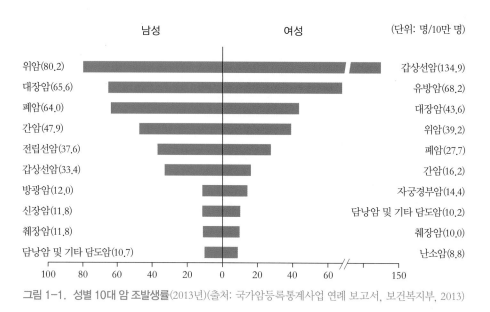

그림 1-1. 성별 10대 암 조발생률(2013년)(출처: 국가암등록통계사업 연례 보고서, 보건복지부, 2013)

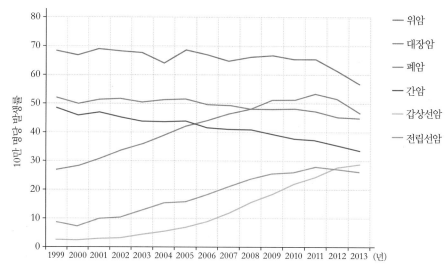

그림 1-2. 연도별 연령표준화발생률(남성)(출처: 국가암등록통계사업 연례 보고서, 보건복지부, 2013)

영국의 전립선암 발생률은 각각 98.2명(2012년)과 73.2명(2012년)으로 전립선암이 남성 암 중에서 가장 많이 발생하였고, 한국과 일본에서는 각각 26.2명(2013년)과 30.4명(2012년)으로 전체 남성 암 중에서 다섯 번째와 네 번째로 많이 발생하는 암

이었다(표 1-2).

2. 사망률 mortality rate

전 세계적으로 볼 때 남성에서 사망의 원인이 되

표 1-1 암종에 따른 연간 변화율(남성)

암종	발생연도		연간 변화율(%)
	1999	2013	
위암	68.4	56.8	−0.8*
대장암	27.0	46.9	5.0*
폐암	51.9	44.9	−0.9*
간암	48.5	33.7	−2.3*
갑상선암	2.3	28.8	23.4*
전립선암	8.5	26.2	10.5*

*p<0.05
(출처: 국가암등록통계사업 연례 보고서, 보건복지부, 2013)

는 암들 중 전립선암은 다섯 번째이며, 2008년에는 258,400명이 전립선암으로 사망하였다. 우리나라의 경우 국가암정보센터 통계에 따르면, 2014년 남성에서 사망률이 가장 높은 암은 폐암(전체 암 사망자의 26.7%인 12,785명)이었으며, 다음으로 간암(18.0%), 위암(12.0%), 대장암(10.0%) 순이었다. 전립선암은 10만 명당 사망률이 6.6명으로 높지는 않았고, 남성 암종별 사망에서 전립선암이 차지하는 비율은 3.5%으로 7위였다. 우리나라 전립선암의 인구 10만 명당 연령표준화사망률 추이를 보면, 2004년에 3.8%, 2013년에 6.4%, 2014년에 6.6%로 증가함을 할 수 있다.

3. 생존율 *survival rate*

우리나라에서 남성 암의 5년 상대생존율 추이를 보면, 전립선암은 2006~2010년 91.0%로 1993~1995년 55.9%, 1996~2000년 67.2%, 2001~2005년 80.2%에 비해 비약적으로 향상되었고, 2009~2013년으로 분석하면 생존율이 92.5%로 더욱 증가하였다. 1993~1995년 대비 2009~2013년 암종에 따른 5년 상대생존율을 비교해 보면 대부분의 암종에서 5년 상대생존율이 증가하였으며, 특히 전립선암과 위암의 생존율이 많이 좋아졌다. 전립선암의 경우 그 차이가

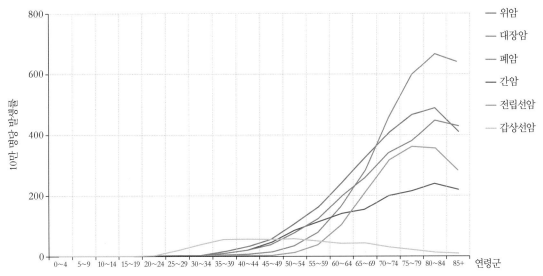

그림 1-3. **주요 암종 연령군별 발생률**(남성, 2013년)(출처: 국가암등록통계사업 연례 보고서, 보건복지부, 2013)

표 1-2 연령표준화발생률 국제 비교(남성)　　　　　　　　　　　　　　　　　　　　　　　(단위: 명/10만 명)

순위*	한국(2013년)		2012년도 추정치					
			일본		미국		영국	
–	모든 암	311.6	모든 암	260.4	모든 암	347.0	모든 암	284.0
	갑상선암 제외 모든 암	287.6	갑상선암 제외 모든 암	258.2	갑상선암 제외 모든 암	340.6	갑상선암 제외 모든 암	282.5
1	위암	55.3	위암	45.7	전립선암	98.2	전립선암	73.2
2	대장암	45.6	대장암	42.1	폐암	44.2	대장암	36.8
3	폐암	44.2	폐암	38.8	대장암	28.5	폐암	34.9
4	간암	32.8	전립선암	30.4	방광암	19.6	피부의 악성 흑색종	13.7
5	전립선암	26.2	간암	14.6	피부의 악성 흑색종	16.8	비호지킨림프종	11.9
6	갑상선암	24.0	식도암	11.1	신장암	15.9	신장암	10.9
7	방광암	8.3	췌장암	10.6	비호지킨림프종	14.7	식도암	10.0
8	신장암	8.3	방광암	9.8	백혈병	10.3	백혈병	9.3
9	췌장암	8.2	비호지킨림프종	7.9	간암	9.8	방광암	9.2
10	비호지킨림프종	8.0	신장암	7.8	췌장암	8.6	췌장암	6.8

*국제 비교를 위해 연령표준화발생률 기준으로 순위 매김.
(출처: 국가암등록통계사업 연례 보고서, 보건복지부, 2013)

표 1-3 주요 암종 5년 상대생존율 추이(남성)　　　　　　　　　　　　　　　　　　　　　　　(단위: %)

발생 순위	암종	발생기간(년)					증감*
		1993~1995	1996~2000	2001~2005	2006~2010	2009~2013	
–	모든 암	31.7	35.3	45.3	56.4	61.0	29.3
1	위암	43.0	46.9	58.4	68.8	73.9	30.9
2	대장암	55.3	59.0	68.5	75.4	77.5	22.2
3	폐암	10.4	11.6	15.0	17.7	20.5	10.1
4	간암	9.9	12.9	20.2	27.8	31.6	21.7
5	전립선암	55.9	67.2	80.2	91.0	92.5	36.6
6	갑상선암	87.2	89.5	95.8	100.1	100.6	13.4
7	방광암	70.0	74.8	77.4	78.6	77.4	7.4
8	신장암	60.8	64.4	72.8	78.1	80.5	19.7
9	췌장암	8.8	7.3	8.2	8.0	9.2	0.4
10	담낭암 및 기타 담도암	16.6	20.3	23.3	28.3	30.2	13.6

*1993~1995년 대비 2009~2013년 암발생자의 생존율 차이
(출처: 국가암등록통계사업 연례 보고서, 보건복지부, 2013)

36.6%(위암 30.9%)로 생존율이 가장 많이 향상되었음을 알 수 있다(표 1-3).

국제적인 전립선암 생존율 결과와 비교해 보더라도 우리나라 전립선암 생존율은 1996~2000년에 67.2%에서 2008~2012년 92.3%로 높아져 미국(98.9%), 캐나다(96%)의 생존율에 근접하고 있음을 알 수 있다. 이와 같은 생존율 증가는 전립선특이항원 검사를 이용한 전립선암 선별검사 보편화와 치료기술 발달에서 기인한 것으로 볼 수 있다.

4. 인종*racial differences*

인종에 의한 발생률 및 사망률의 차이는 생물학적인 측면뿐만 아니라 사회적·환경적·문화적인 요소도 고려해야 한다.

전립선암의 발생률과 사망률은 인종에 따라 차이를 보인다. 백인과 흑인에서 발생률이 높으며, 특히 흑인이 가장 높다는 점은 주목할 만하다. 흑인들의 전립선암 사망률은 1990년 초기부터 감소하고 있으나 타 인종과 비교해서는 2.4배 높은 것으로 보고된다. 하지만 최근 연구에 의하면 이런 사망률의 차이는 의료환경이나 경제적인 이유로 전립선암 치료나 추적관찰에 있어 제약이 있는 부분을 고려하지 않은 결과이며, 같은 의료환경에서는 흑인과 백인 간에 사망률 차이는 없다는 보고도 있다.

이처럼 인종 간에 발생률과 사망률이 다른 것을 설명하기 위해서는 유전학적·환경적·사회적 요소들을 모두 고려한 연구설계가 필요하지만, 현실적으로 이런 요소들을 제대로 반영하여 연구하는 것이 매우 어렵기 때문에 아직까지 인종에 따른

표 1-4 미국 내 인종에 따른 전립선암 발생률과 사망률 (2006~2010년)

인종	발생률*	사망률*
백인 남성	138.6	21.3
아프리카에서 이주해온 흑인 남성	220.0	50.9
히스패닉계 남성	124.2	19.2
아시아에서 이주해온 남성	75.0	10.1
아메리카 대륙과 알레스카 원주민 남성	104.1	20.7

* 명/10만 명, 연령표준화(2000년 미국)
(출처: Siegel R, Ma J, Zou Z, et al. Cancer statistics, 2014. CA Cancer J Clin 2014;64:9-29.)

전립선암의 차이를 명백하게 설명하는 연구들은 많지 않다.

흥미로운 점은 미국에 거주하는 아시아계 남성들은 백인보다 발생률이 낮지만 비슷한 사회경제적 배경을 가진 아시아에 사는 아시아계 남성보다는 높다는 점이다. 이러한 점은 환경적인 요인도 매우 중요하다는 것을 시사한다.

2014년 자료에 의하면 미국에서 전립선암 발생률은 아프리카에서 이주해온 흑인 남성, 백인 남성, 히스패닉계 남성, 그리고 아시아에서 이주해온 남성 순으로 높고 인종 간 발생률 및 사망률에 차이가 있었다(표 1-4).

5. 진단 시 나이*age at diagnosis*

전체 전립선암 환자에서 50세 이하인 경우는 2%에 불과하다. 전립선특이항원 선별검사가 시행되기 이전 시대의 전립선암 진단 정중연령*median age*은 70세였으나, 전립선특이항원 선별검사가 상용화된 이후 정중연령은 67세로 낮아졌다. 2005

년의 발생률을 전립선특이항원 선별검사가 상용화되기 전인 1986년과 비교하였을 때 80세 이상에서는 0.56배, 70~79세에서는 1.09배, 60~69세에서는 1.91배, 50~59세에서는 3.64배, 50세 이하에서는 7.23배의 변화를 관찰할 수 있다. 이처럼 전립선특이항원 선별검사는 전립선암 진단 당시의 연령을 낮아지게 하였고, 이런 변화는 전립선암 치료에도 영향을 미쳤다. 2012년 미국 전립선암 환자의 진단 당시 연령 분포는 55세 미만 9.7%, 55~64세 30.7%, 65~74세 35.3%, 75~84세 19.9%, 84세 초과 4.4%와 같은 분포를 보였다. 전립선암의 진단 연령이 낮아지고 있는 반면, 전립선암으로 인한 사망 나이는 평균 77세로 지난 30년 동안 변함없다.

2012년 우리나라의 연령군별 전립선암 발생자 수를 보면 55세 미만 3.9%, 55~64세 21.0%, 65~74세 44.8%, 75~84세 26.3%, 84세 초과 4.0%의 분포를 보였다

6. 진단 시 병기 *stage at diagnosis*

지난 수십 년간 전립선암의 발생률 및 사망률이 변화한 것처럼 전립선암의 병기에도 변화가 있다. 전립선특이항원 선별검사의 절대적 영향으로만 설명할 수는 없지만, 전립선특이항원 검사가 상용화된 이후 국소 전립선암으로 진단되는 경우는 81%로 보고되며, 전이성 전립선암의 경우는 선별검사 도입 전과 비교하여 75% 감소하였다. 직장수지검사에서 전립선 종물이 촉지되지 않고 전립선특이항원 수치만 상승된 경우에서 암이 확인되는 경우는 60~75%로 보고된다. 전립선특이항원 선별검사는 임상적 병기뿐만 아니라 병리학적 병기 측면에서도 국소 전립선암 비율은 증가하고 국소진행성 전립선암 비율은 감소하는 결과를 가져왔다. 이러한 진단 당시 국소 전립선암 비율 증가는 암과 관련된 생존율을 향상시키는 데 영향을 주었다.

7. 전립선특이항원 선별검사가 전립선암 관련 사망률에 미치는 영향 *effect of screening on mortality*

전립선암 조기발견을 위한 선별검사가 꼭 필요한지에 대해서는 많은 논란이 있다.

전립선특이항원검사 도입으로 저병기 전립선암 비율이 높아졌다는 데에는 많은 전문가가 동의하고 있다. 하지만 미국의 자료를 보더라도 전립선특이항원 선별검사를 통해 유병률은 7.8%에서 15.3%로 두 배 증가한 반면 전립선암으로 인한 사망 위험도는 3%에서 2.6%로 감소하는 데 그쳤다. 한국에서 전립선암 선별검사에 대한 연구로는 1998년에 윤 등이 부산 강서구에서 전립선암에 대한 유병률을 조사한 바 있는데, 당시 393명 중 전립선암은 5명 발견되어 약 1.72%의 유병률을 보고하였다. 2007~2009년 대한비뇨기과학회와 대한비뇨기종양학회는 '블루리본캠페인'을 통해 대규모 전립선암 선별검사를 실시했는데, 55세 이상 남성 10,363명 중 전립선특이항원 수치가 3.0ng/mL 이상인 경우를 대상으로 전립선 조직검사를 통해 전립선암 유무를 확인하였다. 전립선암 발견율은 1.5%였고, 인구비를 반영하여 추정한 전립선암 유병률은 2007년 3.36%, 2008년 3.17%, 2009년 3.72%로 확인되었다.

한편 1990년대 초반에 전립선특이항원 선별검사가 생존율에 미치는 영향을 알아보기 위한 2개의 대규모 임상연구가 시작되었다. 미국의 Prostate, Lung, Colorectal, and Ovarian(PLCO) 연구와 유럽의 European Randomized study of Screening for Prostate Cancer(ERSPC) 연구이다.

PLCO 연구는 미국 10개 센터에서 76,685명을 대상으로 시행되었는데, 매년 전립선특이항원 선별검사를 시행하고 4년마다 직장손가락검사를 시행한 군과 전립선특이항원 선별검사를 시행하지 않은 대조군을 비교 분석하였다. 13년 추적 관찰한 결과 전립선특이항원 선별검사를 시행한 군에서 대조군보다 전립선암 발생률은 12% 정도 높았으나, 전립선암으로 인한 사망률은 두 군 간에 유의한 차이가 관찰되지 않았다. ERSPC 연구는 7개 유럽국가에서 50~74세(core age group: 55~69years) 남성 162,243명을 대상으로 시행되었으며, 평균 4년에 한 번씩 전립선특이항원 선별검사를 받은 군과 선별검사를 받지 않은 군을 비교 분석하였다. 13년의 추적관찰 기간 동안 선별검사를 받은 군에서 대조군보다 발생률은 57% 높았으며, 전립선암으로 인한 사망률은 21% 감소한 것으로 발표하였다. 그러나 전체적인 사망률의 차이는 없었다.

이러한 연구결과를 바탕으로 2012년 미국질병예방특별위원회U.S Preventive Service Task Force; USPSTF에서는 나이, 인종, 가족력 등 전립선암 발생 위험요소가 없는 일반 대중에게 전립선특이항원 선별검사를 시행하는 것은 권장하지 않는다고 발표하였다. 발병률이 높은 인종이나 가족력이 있는 비교적 젊고 건강한 대상자들은 전립선암으로 인해 사망할 가능성이 높은 사람들이기 때문에 조기 선별검사를 통해 이점을 얻을 수 있으며, 고령의 동반질환을 가지고 있는 경우에는 과잉진단과 불필요한 치료를 피하기 위해 전립선특이항원 선별검사 시행과 검사결과 해석에 주의를 기울여야 한다.

Ⅱ 위험인자 risk factors

1. 가족과 유전적 영향
familial and genetic influences

약 10%의 전립선암이 유전적 성향을 띠고 있는 것으로 보고된다. 가족력이 있는 경우 전립선암 발생위험도가 높아지고, 가족 구성원 중에 전립선암 환자가 많을수록 전립선암 발생률은 높아진다. 직계가족 중 아버지가 전립선암 환자일 경우 2.1배, 형제가 전립선암 환자일 경우 3.3배 전립선암 발생위험도가 높아진다. 또 가족 구성원의 전립선암 발병연령도 환자의 전립선암 발생위험도와 연관성이 있다. 직계가족의 발병연령이 65세 미만인 경우 3.3배, 직계가족에서 2명 이상 발병한 경우 5.0배 발생위험도가 증가하게 된다.

유전성 전립선암의 경우 보통염색체 우성 형태의 유전이 보고되고 있는데, 염색체 2번, 3번, 4번, 5번, 6번, 7번, 8번, 10번, 11번, 12번, 13번, 17번, 19번, 22번, X염색체, *HPC1/RNASEL*, *HPC2/ELAC*, *MSR1* 유전자와 *PCAP*/1q42.2-q43, *CAPB*/1p36, Xq27-q28 유전자 위치가 전립선암과 관련이 있는 것으로 알려져 있다.

HOXB12와 BRCA 유전자도 관련 있는 것으로 알려져 있으며, HOXB12 유전자의 17q21-q22 염색체 돌연변이는 전립선암 가족력이 있는 조기 발생 환자 1.4%에서 발견되며, 대조군과 비교 시 55세 이하의 상대적으로 젊은 나이에 진단된 전립선암 및 가족력이 있는 전립선암에서 각각 5배, 8배 이상 많이 관찰되는 염색체 돌연변이다.

BRCA1와 BRCA2 유전자도 상대적으로 빠른 나이에 발병한 전립선암과 관련이 있는데, 65세 이하에서 발생된 전립선암 환자에서 BRCA1 유전자 돌연변이는 1.8~3.5배, BRCA2 유전자 돌연변이는 4.6~8.6배 더 많이 발견되며, BRCA2 유전자 돌연변이는 고분화, 국소진행성, 전이성 전립선암과도 관련이 있다.

2. 염증과 감염*inflammation and infection*

모든 암의 16% 정도는 감염이 원인으로 알려져 있으며 대장암, 식도암, 위암, 방광암, 간암이 감염과 관련 있는 암으로 알려져 있다. 전립선도 감염, 식이, 그리고 다른 인자들에 의한 염증이 전립선암으로의 진행에 영향을 미친다는 축적된 연구 결과들이 있다.

증식염증성 위축*proliferative inflammatory atrophy*; PIA은 염증이 침착된 조직학적 병변으로, 임상적으로 전립선 표본에서 흔하게 관찰된다. 증식염증성 위축은 염증침착이 동반된 전립선 선조직 상피세포 증식은 증가되어 있지만 상피세포가 위축되어 있고 세포자멸사*apoptosis*가 감소되어 있는 것이 특징적이다. 증식염증성 위축에서 암이 유발되는 기전은 산화손상, 저산소증, 감염, 자가면역으로 인한 감염, 세포손상으로 인한 세포 재생과정에서 발생된 과증식 상태가 관련이 있는 것으로 추정된다. 이러한 증식염증성 위축 병변은 고등급 전립선상피내종양*high grade prostatic intraepithelial neoplasia*; HGPIN이나 조기 전립선암 병변 근처에서 주로 관찰된다.

염증을 조절하거나 유전자 손상을 중재하는 유전자의 변형도 전립선 암세포에서 관찰되며, 이런 변형이 발암과정을 시작하거나 촉진하는 것으로 생각된다.

염증반응을 촉발하는 잠재적인 물질들에는 가열한 육류와 같은 발암식품들, 여성호르몬, 감염물질 등이 있다.

성병과 전립선염이 전립선암과 관련이 있는지에 대한 의견은 분분하다. 클라미디아나 임질균, 인간유두종바이러스 16번, 18번, 33번은 전립선암과 관련이 없다는 연구가 있는 반면, 임질이나 전립선염 병력이 있는 경우 각각 1.78배, 4.93배 전립선암 발생위험도가 증가한다는 연구도 있다. 30개의 전립선암 조직을 가지고 83가지 균의 유전자 염기서열결정 검사를 시행하였을 때 *Propionibacterium acnes*(P. acnes) 균주가 배양되었다는 연구도 있다. 현재까지 전립선암 발생과 명확한 연관성을 가진 감염원은 밝혀지지 않았다.

3. 분자역학*molecular epidemiology*

1) 남성호르몬*androgen*

남성호르몬은 전립선의 성장과 성숙에 영향을 주는 요소로, 전립선 발암과정에 있어 중요한 역할을 한다.

남성호르몬 합성과 대사에 관여하는 유전자 중 다형태polymorphism, 5-α환원효소 2형 동종효소와 테스토스테론testosterone 생합성에 관여하는 유전자가 전립선암 발생에 영향을 미친다는 보고가 있다. 47개 연구의 메타분석에서 13,346명 전립선암군과 15,172명 대조군을 비교했을 때 남성호르몬 수용체에 짧은 CAG 반복염기를 가진 환자에서 전립선암 발생위험도가 특히 백인과 아시아계에서 1.21배 높은 것으로 보고하였다.

혈청남성호르몬 수치가 전립선암 위험도와 관련이 있을 것이라는 가설이 제기되었으나, 18편의 전향적 연구를 분석한 결과 전립선암과 혈청 테스토스테론 농도, 계산된 유리 테스토스테론calculated free testosterone, 디하이드로테스토스테론dihydrotestosterone; DHT, 데하이드로에피안드로스테론dehydroepiandrosterone, 안드로스텐다이온androstenedione, androstanediol glucuronide, 에스트라디올estradiol 또는 계산된 유리 에스트라디올calculated free estradiol 요소들 간에 관련성은 없었다. 단지 전립선암과 성호르몬 결합 글로불린 혈청농도의 역상관관계만 관찰되었다.

2) 여성호르몬estrogen

여성호르몬은 직접적 또는 간접적으로 전립선 성장에 영향을 주며, 전립선암의 발생과 진행에도 유사한 영향을 미친다. 과거에는 여성호르몬이 시상하부-뇌하수체-성선 축에 미치는 음성되먹임 작용을 통해 진행성 전립선암 치료에 이용되기도 하였으나, 최근에는 여성호르몬이 전립선암의 발암요소로 작용한다는 직접적인 근거들이 제시되고 있다.

인간의 전립선에서 전구체세포progenitor cells를 분리하여 3차원배양을 통해 여성호르몬수용체-알파estrogen receptor-α, 여성호르몬수용체-베타estrogen receptor-β 및 여성호르몬에 반응하는 G 단백질G-protein과 결합한 30개의 mRNA 및 단백질을 발견했으며, 에스트라디올 투여를 통해 이들이 성장함을 확인하였다. 여성호르몬수용체-알파는 초기 전립선암 기질세포와 기저세포에서 발견되며 암이 진행할 때 증가한다. 전립선 상피세포의 여성호르몬수용체-베타는 전이성 전립선암이나 거세저항성 전립선암으로의 진행에 잠재적역할을 할 것으로 추측된다.

테스토스테론에서 에스트라디올으로의 방향화 반응을 촉매하는 효소aromatase를 제거한 쥐에서는 전립선암 유병률이 낮았다. 이러한 결과에서 전립선 내 여성호르몬 생성이 전립선암 발생에서 중요한 역할을 하는 것으로 생각된다.

3) 인슐린유사성장인자 축insulin-like growth factor axis

인슐린유사성장인자들은 펩티드peptide 호르몬으로, 세포의 대사 및 성장에 있어 필수적인 요소이다. 인슐린유사성장인자는 2개의 리간드(IGF-I과 IGF-II)와 2개의 수용체[type I(IGF-IR)과 type II/mannose 6-phosphate receptor(IGF-IIR/M6P-R)], 6개의 결합 단백질(IGFBP-1~6)로 구성되어 있다. 생체외 실험에서 인슐린유사성장인자는 정상 전립선 세포와 전립선암 세포의 증식과 성장을 촉진하고 세포자멸사를 억제한다. 이러한 실험결과를 통해 인슐린유사성장인자가 전립선암의 시작보다는 진행에 잠재적으로 영향을 미칠 것이라 생각할 수 있지만, 실제 역학연구에서는 대부분 관련 없는 것으로 보고된다. 예를 들면 PLCO 연구에서 인슐린유사성장인자는 전립선암 발병과 관계가 없으나 비만 환자에서는 IGF-1과 IGFBP-3 비율이 전립선암 악성도와 관련 있다고 보고하였다.

4) 렙틴leptin

렙틴은 체지방을 일정하게 유지하기 위해 지방조직에서 분비하는 펩티드호르몬이다. 비만인 남성에서는 렙틴 저항성이 생겨 혈장 렙틴 수치가 증가하는 것을 볼 수 있으며, 렙틴 농도와 전립선암 관계에 대한 역학연구에서는 다양한 결과가 보고되었다.

메타분석에서는 LEP(leptin) 유전자의 생식계통 대립유전자 돌연변이가 전립선암의 위험을 1.2~1.3배 증가시키는 것으로 보고하였다. 렙틴은 전립선암의 진행에도 영향을 미치며, 2011년 스웨덴 인구역학조사 연구에서 렙틴 수용체 변이는 치명적인 전립선암의 중요한 예측인자임을 보고하였다.

5) 비타민 D, 비타민 D 수용체와 칼슘vitamin D, vitamin D receptor, and calcium

비타민 D는 필수 비타민으로, 식품으로 섭취하거나 햇빛에 의해 비활성에서 활성 비타민으로 전환된다. 비타민 D가 전립선암의 위험과 관련된 결정인자로 생각되는 역학 관찰조사 결과는 다음과 같다. 첫 번째, 자외선 노출이 적은 북위도에 거주하는 남성에서 전립선암 사망률이 높다. 두 번째, 자외선 노출이 적고 나이가 듦에 따라 비타민 D 합성에 필요한 수산화효소hydroxylase가 감소하

기 때문에 전립선암은 비타민 D 결핍이 있는 고령에서 발생빈도가 증가한다. 세 번째, 흑인들은 피부의 멜라닌이 자외선을 차단하여 비타민 D 활성을 억제시키므로 세계적으로 전립선암의 유병률과 사망률이 흑인에서 높다. 네 번째, 칼슘이 풍부한 유제품을 섭취하면 혈청 비타민 D 수치를 억제하고 전립선암 위험도 증가와 관련 있다. 다섯 번째, 생선에 포함된 비타민 D를 충분히 섭취하는 일본인들에서는 전립선암 유병률이 낮다. 이런 역학조사 이외에도 많은 연구에서 비타민 D가 전립선암 세포의 세포주기 정지cell cycle arrest와 암세포의 침윤, 이동, 전이, 혈관형성 억제 등의 생물학적 효과를 가지고 있다고 설명하고 있다.

4. 다른 영향other influences

1) 성활동성/성매개 감염병sexual activity/sexually transmitted diseases

성행위는 전립선이 암을 유발하는 감염원에 노출되는 빈도를 증가시키고 암으로 진행하게 되는 염증반응을 일으킨다는 가설이 있다. 성매개 감염병과 전립선암의 관계는 1950년경 포경수술을 받지 않은 남성에서 전립선암 위험도가 높다고 보고된 이후 2002년에는 성행위 빈도, 성행위 파트너 수, 성매개감염병 병력, 특히 매독syphilis이 전립선암 발병위험을 증가시킨다는 보고가 있었다. 그러나 2008년 발표된 성병 환자들의 혈청학적 자료로 시행한 전향적 연구에서 클라미디아트라코마티스chlamydia trachomatis, 인간유두종바이러스human papilloma virus; HPV-16과 -18, 단순헤르페스바이러스herpes simplex virus; HSV 2

형, 거대세포바이러스, 헤르페스바이러스*human herpesvirus* 8형 모두 전립선암과 관련이 없었다. 캘리포니아에 거주하는 68,000명 이상을 대상으로 한 전향적 코호트연구에서 전립선염 병력이 있거나 증상기간이 길수록 그렇지 않은 경우에 비해 전립선암 위험도가 1.3배 높았다. 최근에는 질편모충과 여드름의 원인균(*P. acnes*)이 잠재적인 전립선염의 감염과 염증의 원인이 되며 전립선암의 위험을 증가시킨다는 연구도 있다. Giles 등은 20대에 1주일에 5회 이상 사정을 하는 경우 전립선암 예방 효과가 있다고 했고, Leitzmann 등은 20대와 40대에 한 달에 21회 이상 사정을 한 경우 전립선암 발생위험도가 낮았다고 보고하였다. 이러한 결과에 대한 생물학적 근거는 아직 알려지지 않았다.

2) 정관절제술*vasectomy*

정관절제술이 전립선암 발생에 미치는 영향에 대한 연구는 1988년에 처음 제안되었고, 1993년에 발표된 대규모 코호트연구에서 정관절제술을 시행한 14,000명을 대상으로 한 후향적 분석 결과 정관절제술이 전립선암 위험성을 1.56배 증가시킨다고 보고하였으나, 이후 이 역학적 연구가 방법론적으로 문제가 있음이 지적되었다. 최근 환자대조군 연구에서는 진단 당시 연령, 정관절제술을 시행받은 나이, 정관절제술 이후 기간, 가족력, 병기와 인종을 보정하였을 때 정관절제술이 전립선암 발생위험을 증가시키지 않은 것으로 보고하고 있으며, 현재는 정관절제술이 전립선암 발생위험을 증가시키지 않는다는 데 무게를 두고 있다.

3) 흡연*smoking*

흡연은 전립선암의 위험요소로 고려된다. 담배에는 카드뮴*cadmium*이 포함되어 있고, 흡연은 순환하는*circulating* 남성호르몬을 증가시키며 세포산화스트레스*cellular oxidative stress*의 중요한 원인이다. 최근 24개의 코호트연구를 메타 분석한 연구에서는 흡연이 전립선암 발생률 및 위험도를 9~30% 증가시킨다고 보고하였다. 일부 연구들은 흡연이 진단 당시 진행된 병기와 관련이 있고 비흡연자보다 흡연자에서 생화학적 재발, 전이, 전립선암 관련 사망률이 모두 높다는 명백한 근거를 보여준다.

4) 식이*diet*

이민자에 대한 역학적 연구들을 보면 식이적인 요소가 전립선암에 영향이 있을 것으로 생각된다. 미국으로 이주한 일본인은 일본에 거주하는 일본인과 미국인의 중간 정도의 전립선암 발생률을 보인다는 연구결과를 통해 식이와 다른 환경적인 요소가 전립선암 발병과 관련이 있을 것으로 추측할 수 있다. 그럼에도 불구하고 몇몇의 전향적인 연구는 식이와 전립선암의 관계를 밝혀내지 못하였다. 과일, 채소, 통밀, 생선, 가금류의 고기를 섭취한 군과 전통적인 육고기, 지방, 가공한 곡물을 먹은 군에서 전립선암 발병위험은 비슷하였으며, 비슷한 방법으로 시행한 유럽연구에서도 저지방 고식이섬유식을 한 군에서 4년 동안 전립선특이항원 수치에 아무런 영향이 없었다.

지방섭취와 전립선암의 관계에 대한 대규모 전향적 연구에서 관련성을 증명하지 못했는데, 일주일에 한 번 고지방식이를 하였을 경우 전립선 위험도가 1.2배 높다는 연구도 있다.

동물성 지방이 함유된 육고기 섭취는 육고기 내 아연, 칼슘과 같은 다른 성분에 의해 전립선암을 예방한다는 연구결과도 있지만, 식이와 관련된 연구는 일반적으로 건강한 식이를 하는 사람들은 비흡연자이거나 규칙적으로 운동하는 등 건강한 생활습관이 동반되어 있기 때문에 이런 혼란변수들을 완벽히 반영하는 연구는 방법론적으로 매우 어렵다.

최근 콜레스테롤이 거세저항성 전립선암의 위험요소로 주목되고 있으며, 세포 내 콜레스테롤이 발암성의 한 원인이라는 추측이 있다. 혈청 내 낮은 콜레스테롤 농도나 스타틴*statin*과 같은 콜레스테롤 합성 억제제가 전립선암의 진행위험을 감소시키고 콜레스테롤의 항상성 붕괴가 전립선암 진행에 영향을 미친다는 보고도 있다.

5) 비만*obesity*

체질량지수로 구분되는 비만은 대장암과 유방암처럼 전립선암의 위험요소로 추측된다.

백색지방*white fat*은 에너지의 저장소 역할뿐만 아니라 각종 시토카인*cytokine*을 분비하는 내분비 장기의 역할을 한다. 비만치료는 지방섭취를 줄이고 운동을 통해서 산화스트레스를 줄이고 생활습관을 변경하는 것만으로도 전립선암을 예방하는데 도움이 된다. 관찰연구의 메타분석에 의하면,

체질량지수에 의한 전립선암의 위험도는 1-kg/m^{2}당 1.01배 증가하며, 5-kg/m^{2}당 1.03~1.05배 증가한다. 대규모 전향적 연구에서 비만은 저등급 암의 위험도는 낮추며 고등급 암의 위험도는 증가시킨다고 보고하였다.

또한 비만은 수술이나 방사선치료 후 생화학적 실패의 비율을 높이는 것으로 보고하면서 체질량지수 5-kg/m^{2}당 전립선암 관련 사망률을 15~20% 증가시킨다고 하였다. 이러한 결과는 비만할수록 고등급 분화도 전립선암이나 국소 진행성 전립선암이 좀 더 많으며 수술이나 방사선치료에 기술적인 어려움이 개입함을 간접적으로 반영하는 결과이다.

6) 음주*alcohol consumption*

알코올은 다른 암종에서도 관련이 있는 요소이지만, 전립선암에서 흥미로는 점은 알코올이 여성호르몬과 테스토스테론에 작용하고 레드와인에는 항산화작용을 하는 폴리페놀*polyphenol*이 높게 함유되어 있다는 것이다. 음주와 전립선암의 관계에 대한 연구결과는 음주가 전립선암의 위험도를 증가시키거나 관계없거나 오히려 예방효과가 있다는 식으로 다양하다. 2013년 연구에서는 과음자*heavy drinkers*에서는 전립선특이항원 수치는 낮으면서 고등급 전립선암 발생이 증가한다고 보고하였다.

참고문헌

Andrew JS, Eric AK. Epidemiology, etiology, and prevention of prostate cancer. In: Alan JW, Louis RK, Alan WP, Craig AP. Campbell-Walsh Urology. 11th ed. Philadelphia: Elsevier; 2015;2543-52.

Andriole GL, Crawford ED, Grubb RL 3rd, Buys SS, Chia D, Church TR, et al. Prostate cancer screening in the randomized Prostate, Lung, Colorectal, and Ovarian Cancer Screening Trial: mortality results after 13 years of follow-up. J Natl Cancer Inst 2012;104:125-32.

Bergström A, Pisani P, Tenet V, Wolk A, Adami HO. Overweight as an avoidable cause of cancer in Europe. Int J Cancer 2001;91:421-30.

Biernacka KM, Perks CM, Holly JM. Role of the IGF axis in prostate cancer. Minerva Endocrinol 2012;37:173-85.

Bostwick DG, Burke HB, Djakiew D, Euling S, Ho SM, Landolph J, et al. Human prostate cancer risk factors. Cancer 2004;101:2371-490.

Byrne MM, Davila EP, Zhao W, Parker D, Hooper MW, Caban-Martinez A, et al. Cancer screening behaviors among smokers and nonsmokers. Cancer Epidemiol 2010;34:611-7.

Chan JM, Gann PH, Giovannucci EL. Role of diet in prostate cancer development and progression. J Clin Oncol 2005;23:8152-60.

Cheng I, Witte JS, Jacobsen SJ, Haque R, Quinn VP, Quesenberry CP, et al. Prostatitis, sexually transmitted diseases, and prostate cancer: the California Men's Health Study. PLoS One 2010;5:e8736.

Chu NF, Spiegelman D, Yu J, Rifai N, Hotamisligil GS, Rimm EB. Plasma leptin concentrations and four-year weight gain among US men. Int J Obes Relat Metab Disord 2001;25:346-53.

Chung WK, Leibel RL. The links between obesity, leptin, and prostate cancer. Cancer J 2006;12:178-81.

Cox B, Sneyd MJ, Paul C, Delahunt B, Skegg DC. Vasectomy and risk of prostate cancer. JAMA 2002;287:3110-5.

Crowe FL, Key TJ, Appleby PN, Travis RC, Overvad K, Jakobsen MU, et al. Dietary fat intake and risk of prostate cancer in the European prospective investigation into cancer and nutrition. Am J Clin Nutr 2008;87:1405-13.

de Martel C, Ferlay J, Franceschi S, Vignat J, Bray F, Forman D, et al. Global burden of cancers attributable to infections in 2008: a review and synthetic analysis. Lancet Oncol 2012;13:607-15.

De Marzo AM, Marchi VL, Epstein JI, Nelson WG. Proliferative inammatory atrophy of the prostate: implications for prostatic carcinogenesis. Am J Pathol 1999;155:1985-92.

De Marzo AM, Platz EA, Sutcliffe S, Xu J, Grönberg H, Drake CG, et al. Inammation in prostate carcinogenesis. Nat Rev Cancer 2007;7:256-69.

Dennis LK, Dawson DV. Meta-analysis of measures of sexual activity and prostate cancer. Epidemiology 2002;13:72-9.

Dennis LK, Snetselaar LG, Smith BJ, Stewart RE, Robbins ME. Problems with the assessment of dietary fat in prostate cancer studies. Am J Epidemiol 2004;160:436-44.

Endogenous Hormones and Prostate Cancer Collaborative Group, Roddam AW, Allen NE, Appleby P, Key TJ. Endogenous sex hormones and prostate cancer: a collaborative analysis of 18 prospective studies. J Natl Cancer Inst 2008;100:170-83

Ferlay J, Soerjomataram I, Dikshit R, Eser S, Mathers C, Rebelo M, et al. Cancer incidence and mortality worldwide: sources, methods and major patterns in GLOBOCAN 2012. Int J Cancer 2015;136:E359-86.

Friedman JM. The function of leptin in nutrition, weight, and physiology. Nutr Rev 2002;60(10 Pt. 2):S1-14.

Giovannucci E. Insulin and colon cancer. Cancer Causes Control 1995;6:164-79.

He J, Xu G. LEP gene variant is associated with prostate cancer but not with colorectal cancer.

Tumour Biol 2013;34:3131-6.

Holt SK, Salinas CA, Stanford JL. Vasectomy and the risk of prostate cancer. J Urol 2008;180:2565-7.

Honda GD, Bernstein L, Ross RK, Greenland S, Gerkins V, Henderson BE. Vasectomy, cigarette smoking, and age at rst sexual intercourse as risk factors for prostate cancer in middle-aged men. Br J Cancer 1988;57:326-31.

Huang WY, Hayes R, Pfeiffer R, Viscidi RP, Lee FK, Wang YF, et al. Sexually transmissible infections and prostate cancer risk. Cancer Epidemiol Biomarkers Prev 2008;17:2374-81.

Huncharek M, Haddock KS, Reid R, Kupelnick B. Smoking as a risk factor for prostate cancer: a meta-analysis of 24 prospective cohort studies. Am J Public Health 2010;100:693-701.

Jung KW, Won YJ, Kong HJ, Oh CM, Cho H, Lee DH, et al. Cancer statistics in Korea: incidence, mortality, survival, and prevalence in 2012. Cancer Res Treat 2015;47:127-41.

Kenfield SA, Stampfer MJ, Chan JM, Giovannucci E. Smoking and prostate cancer survival and recurrence. JAMA 2011;305:2548-55.

Korea Central Cancer Registry, National Cancer Center. Annual report of cancer statistics in Korea in 2013, Ministry of Health and Welfare[Internet]. 2015[cited2015 Dec 23]. Availablefrom: http://ncc. re.kr/cancerStatsList.ncc?searchKey=total&searchV alue=&pageNum=1

Li Q, Zhu Y, He J, Wang M, Zhu M, Shi T, et al. Steroid 5-alpha-reductase type 2(SRD5A2) V89Land A49T polymorphisms and sporadic prostate cancer risk: a meta-analysis. Mol Biol Rep 2013;40:3597-608.

Lin DW, FitzGerald LM, Fu R, Kwon EM, Zheng SL, Kolb S, et al. Genetic variants in the LEPR, CRY1, RNASEL, IL4, and ARVCF genes are prognostic markers of prostate cancer-specic mortality. Cancer Epidemiol Biomarkers Prev 2011;20:1928-36.

MacInnis RJ, English DR. Body size and composition and prostate cancer risk: systematic review and meta-regression analysis. Cancer Causes Control 2006;17:989-1003.

Madigan MP, Troisi R, Potischman N, Dorgan JF, Brinton LA, Hoover RN. Serum hormone levels in relation to reproductive and lifestyle factors in postmenopausal women(United States). Cancer Causes Control 1998;9:199-207.

Makridakis NM, Reichardt JK. Molecular epidemiology of androgen-metabolic loci in prostate cancer: predisposition and progression. J Urol 2004;171:S25-8.

Masko EM, Allott EH, Freedland SJ. The relationship between nutrition and prostate cancer: is more always better? Eur Urol 2013;63:810-20.

Moreira DM, Aronson WJ, Terris MK, Kane CJ, Amling CL, Cooperberg MR, et al. Cigarette smoking is associated with an increased risk of biochemical disease recurrence, metastasis, castration-resistant prostate cancer, and mortality after radical prostatectomy: results from the SEARCH database. Cancer 2014;120:197-204.

Muir CS, Nectoux J, Staszewski J. The epidemiology of prostatic cancer. Geographical distribution and time-trends. Acta Oncol 1991;30:133-40.

Nelson WG, De Marzo AM, Isaacs WB. Prostate cancer. N Engl J Med 2003;349:366-81.

Park SK, Sakoda LC, Kang D, Chokkalingam AP, Lee E, Shin HR, et al. Rising prostate cancer rates in South Korea. Prostate 2006;66:1285-91.

Park SY, Murphy SP, Wilkens LR, Henderson BE, Kolonel LN. Fat and meat intake and prostate cancer risk: the multiethnic cohort study. Int J Cancer 2007;121:1339-45.

Platz EA, Leitzmann MF, Visvanathan K, Rimm EB, Stampfer MJ, Willett WC, et al. Statin drugs and risk of advanced prostate cancer. J Natl Cancer Inst 2006;98:1819-25.

Platz EA, Till C, Goodman PJ, Parnes HL, Figg WD, Albanes D, et al. Men with low serum cholesterol have a lower risk of high-grade prostate cancer in the placebo arm of the Prostate Cancer Prevention Trial. Cancer Epidemiol Biomarkers Prev 2009;18:2807-13.

Prins GS, Korach KS. The role of estrogens and estrogen receptors in normal prostate growth and disease. Steroids 2008;73:233-44.

Putzi MJ, De Marzo AM. Morphologic transitions between proliferative inammatory atrophy and high-grade prostatic intraepithelial neoplasia. Urology 2000;56:828-32.

Ravich A, Ravich RA. Prophylaxis of cancer of the prostate, penis, and cervix by circumcision. N Y State J Med 1951;51:1519-20.

Renehan AG, Tyson M, Egger M, Heller RF, Zwahlen M. Body-mass index and incidence of cancer: a systematic review and meta-analysis of prospective observational studies. Lancet 2008;371:569-78.

Ricke WA, McPherson SJ, Bianco JJ, Cunha GR, Wang Y, Risbridger GP. Prostatic hormonal carcinogenesis is mediated by in situ estrogen production and estrogen receptor α signal-ing. FASEB J 2008;22:1512-20.

Roberts CK, Vaziri ND, Barnard RJ. Effect of diet and exercise intervention on blood pressure, insulin, oxidative stress, and nitric oxide availability. Circulation 2002;106:2530-2.

Sarma AV, McLaughlin JC, Wallner LP, Dunn RL, Cooney KA, Schottenfeld D, et al. Sexual behavior, sexually trans-mitted diseases and prostatitis: the risk of prostate cancer in black men. J Urol 2006;176:1108-13.

Schröder FH, Hugosson J, Roobol MJ, Tammela TL, Ciatto S, Nelen V, et al. Prostate-cancer mortality at 11 years of follow-up. N Engl J Med 2012;366:981-90.

Schröder FH, Hugosson J, Roobol MJ, Tammela TL, Ciatto S, Nelen V, et al. Screening and prostate-cancer mortality in a randomized European study. N Engl J Med 2009;360:1320-8.

Schwartz GG. Vitamin D, sunlight, and the epidemiology of prostate cancer. Anticancer Agents Med Chem 2013;13:45-57.

Sharifi N. Mechanisms of androgen receptor activation in castration-resistant prostate cancer. Endocrinology 2013;154:4010-7.

Shimizu H, Ross RK, Bernstein L, Yatani R, Henderson BE, Mack TM. Cancers of the prostate and breast among Japanese and white immigrants in Los Angeles county. Br J Cancer 1991;63:963-6.

Sutcliffe S. Sexually transmitted infections and risk of prostate cancer: review of historical and emerging hypotheses. Future Oncol 2010;6:1289-311.

Sutcliffe S, Giovannucci E, Leitzmann MF, Rimm EB, Stampfer MJ, Willett WC, et al. A prospective cohort study of red wine consumption and risk of prostate cancer. Int J Cancer 2007;120:1529-35.

Wallström P, Bjartell A, Gullberg B, Olsson H, Wirfält E. A prospective study on dietary fat and incidence of prostate cancer (Malmo, Sweden). Cancer Causes Control 2007;18:1107-21.

Weiss JM, Huang WY, Rinaldi S, Fears TR, Chatterjee N, Chia D, et al. IGF-1 and IGFBP-3: risk of prostate cancer among men in the Prostate, Lung, Colorectal and Ovarian Cancer Screening Trial. Int J Cancer 2007;121:2267-73.

Zuccolo L, Lewis SJ, Donovan JL, Hamdy FC, Neal DE, Smith GD. Alcohol consumption and PSA-detected prostate cancer risk—a case-control nested in the Protect study. Int J Cancer 2013;132:2176-85.

02

전립선암의 병인과 분자유전학

강호원, 윤석중

전립선암은 두 가지 임상경과를 보이는 독특한 고형암이다. 50세 이상 남성의 약 30%, 80세 이상 남성의 60~70%를 차지하는 조직학적 혹은 임상적 잠재형*occult form* 암과 미국 성인 남성 6명 중 1명에 해당하는 임상적 명백한*evident form* 암으로 구분할 수 있다. 임상적 잠재형 전립선암은 인종 간의 차이 없이 전 세계적으로 비슷한 유병률을 보일 것으로 생각되나, 임상적 명백한 전립선암의 빈도는 국가마다 극명하게 다르다. 이러한 차이가 나는 이유를 알기 위해서는 조직학적 암의 개시단계와 임상적 명백한 암으로의 진행과정을 이해해야 한다. 잠재형과 임상적 진행암의 정확한 분자유전학적 차이는 현재 완전히 증명되지 않은 상태이나, 잠복암으로부터 명백한 암으로의 진행은 일련의 유전적 사건의 생물학적 연속과정으로 생각된다. 돌연변이, 촉진유전자 메틸화*promoter methylation*에 의한 발현억제, 단백질 변형 등 일련의 유전적 변화가 전립선암의 진행과정에서 중요하다.

Ⅰ 안드로겐의 영향

안드로겐은 전립선의 악성화에 중요한 역할을 한다. 전립선암의 일차적 안드로겐은 테스토스테론*testosterone*이 5-α환원효소에 의해 비가역적으로 전환된 디하이드로테스토스테론*dihydrotestosterone; DHT*이다. 디하이드로테스토스테론은 테스토스테론보다 세포질 안드로겐수용체에 매우 친화도 높게 결합하여 핵 내로 스테로이드-수용체 복합체를 이동시켜 안드로겐 반응을 촉진한다. 5-α환원효소는 두 가지 아형이 존재하는데, 1형 5-α환원효소는 주로 피부와 간에 분포하고, 2형 5-α환원효소는 주로 전립선 상피와 생식기관에 분포한다. 2형 5-α환원효소는 남성에서 전립선의 발생과 외부생식기의 발달에 중요하며, 디하이드로테스토스테론이 부족한 경우 전립선암의 발생이 억제되는 것으로 알려져 있다. 선천적으로 5-α환원효소가 결핍된 남성은 극소량의 전립선 조직을 보이고 조직검사상 기질세포만 존재하며 상피가 관찰되지 않는다. 효소의 결핍과 더불어 테스토스테론의 결핍은 전립선암의 발생을 억제하게 되는데, 수술적 거세를 시행한 남성의 경우 위축된 전립선만이 관찰된다. 그럼에도 불구하고 생식선 기능저하 남성일지라도 전립선암이 발생할 수 있으며, 이러한 전립선암은 안드로겐 비의존적 성장경로를 통할 것으로 생각된다. 하지만 여전히 안드로겐수용체를 통한 리간드 다중기능성*ligand promiscuity* 기전이 관여할 것으로 생각된다. REDUCE 연구의 대조군에서 혈청 테스토스테론과 디하이드로테스토스테론 농도는 전립선암의 위험도나 글리슨점수와 연관성이 없었다. 정상 기준*baseline* 테스토스테론 그룹($\geq 10.0nmol/L$)에서 높은 테스토스테론치는 암 진단율과 연관이 없었으나, 낮은 기준 테스토스테론 그룹($< 10.0nmol/L$)에서는 높은 테스토스테론치가 높은 암 진단율과 연관성을 보였다. 이러한 결과는 전립선암 발생의 위험인자로 테스토스테론 노출의 포화점이 있음을 시사하는데, 포화점 이상의 테스토스테론은 위험인자가 아니라는 것을 보여준다. 요약하면, 안드로겐 포화모델은 최대 안드로겐-안드로겐수용체 결합점 이하의 혈청테스토스테론 변화는 전립선 상피에서 중대한 변화를 유발하고 암의 성장을 일으킬 수 있으나 최대 결합점에 도달하고 나면 부가적인 안드로겐 노출의 영향이 미미하다는 것이다. 이전의 연구를 종합하면, 사춘기 이전 혹은 사춘기에 전립선이 안드로겐에 노출되는 것은 향후 전립선암 발생의 전제조건이지만, 성인에서 일정 농도 이상의 테스토스테론 노출은 전립선암 위험도와 관련이 없음을 시사한다.

1. 줄기세포*stem cells*

줄기세포는 빠른 세포교체가 일어나는 기관을 유지하기 위해 필수적이며, 여타의 상피기관처럼 전립선 역시 다양한 세포로 분화 가능한 만능세포를 포함하고 있다. 전립선 만능세포의 존재는 거세와 안드로겐 주입 후 전립선 상피세포의 퇴화와 재생이 반복되는 것에서 착안되었다. 일부 전립선암 세포는 세포배양 시 자가복제가 일어나며 줄기세포가 풍부한 세포주를 누드마우스에 이식할 경우 기저세포와 완전 분화된 내강세포의 3차원 입체구조를 만들 수 있다는 증거가 줄기세포설을 지지한다. 이론상 줄기세포는 자기증식*self-renewal*을 하며 기질과 상피로 다중 계통분화*multilineage differentiation*를 한다. 전립선암은 전립선 상피에서 발생하며, 전립선 상피세포층은 기저세포*basal cell*, 분비내강세포*secretory luminal cell*, 신경내분비세포*neuroendocrine cell*, 변화-증식세포*transit-amplifying cell* 등 네 가지 형태학적·분자생물학적 표현형을 보인다. 내강세포는 완전히 분화된 세포로, 안드로겐 의존성이며 전립선특이항원*prostate specific antigen; PSA*과 전립선산성인산분해효소*prostatic acid phosphatase*를 분비한다. 기저세포는 안드로겐수용체가 없기 때문에 안드로겐 비의존성이다. 변화-증식세포는 기저세포와 내강세포의 중간세포 형태를 보이며, 표지자marker검사에서 기저세포와 내강세포의 중첩된 특징을 보인다. 전립선 줄기세포는 기저세포의 1%를 차지하며 다양한 유전학적 변화가 종양형성을 유발할 수 있다. 최근 연구에 따르면 줄기세포에서 전립선암 개시의 초기 변화인 *TMPRSS2:ERG* 융합이 나타나고, 전립선염 쥐 모델에서 감염에 의한 염증반응이 기저세포에서 내강세포로의 분화 및 전립선상피내종양의 조기 출현을 촉진함으로써 전립선암의 발생을 가속화시킨다는 보고가 있다.

Ⅱ 종양 발생 및 진행과 관련된 체세포돌연변이*somatic mutations associated with tumor initiation and progression*

종양유전자의 활성화와 종양억제유전자의 비활성화가 전립선암의 발생과 진행에 관여하는데, 이와 관련하여 후성유전적*epigenetic* 변화와 유전자 증폭*amplification*, 결손*deletion*, 체세포 복제 수 변이*somatic copy number aberrations*, 유전자융합*gene fusion*을 일으키는 염색체 재배열*chromosomal rearrangements* 등의 구조적 변화가 관찰된다. 대사성 질환과 다르게 단백질의 변화를 일으키는 점돌연변이*point mutation*와 과오돌연변이*missense mutation*는 원발성 전립선암의 1% 정도에서 나타날 정도로 드물다. 전장 유전체 연관분석*genome wide association study; GWAS*을 통해 유전체*genome*의 비암호화*non-coding* 영역에서 많은 생식계열 돌연변이*germline mutations*가 관찰되었는데, 이는 microRNA(miRNA)와 long noncoding RNA(lncRNA) 등과 같은 조절분자들의 잠재적 역할과 생물학적 복잡성을 보여준다. 최근 차세대 염기서열분석*next-generation sequencing; NGS*과 microarray data, 기능적 연구 등이 전립선암의

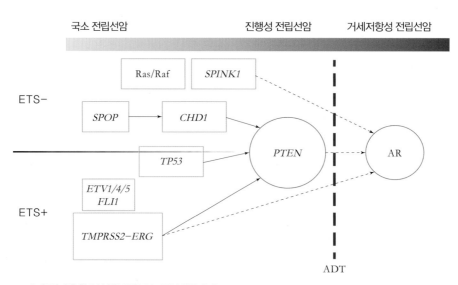

그림 2-1. ETS 유전자융합 분석을 통한 분자적 분류체계 AR: androgen receptor, ADT: androgen deprivation therapy

발생과 치명적인(전이성 거세저항성) 암으로의 진행 과정에서 일어나는 일련의 유전적 변화에 대한 종합적 이해와 E twenty-six(ETS)계 유전자융합 분석을 통한 새로운 분자적 분류체계를 가능하게 하였다(그림 2-1).

1. 후성유전적 변화

후성유전적 변화는 DNA의 구조적 서열변화 없이 유전자발현에 영향을 준다. 후성유전적 변화로는 DNA 과메틸화hypermethylation 또는 저메틸화hypomethylation, 염색질재편성chromatin remodeling, miRNA 혹은 lncRNA에 의한 발현조절 등이 알려져 있다. DNA 과메틸화는 일반적으로 유전자침묵gene silencing을 유발한다. 전립선암의 후성유전적 조절은 50개 이상의 유전자에서 밝혀졌는데, 호르몬반응(ESR1, ESR2, RARB), 신호전달(EDNRB, SFRP1), 세포주기 조절(CCND2, SFN), DNA 손상 복구(GSTP1, GPX3, GSTM1), 염증반응(PTGS2), 종양억제(APC, RASSF1A, DKK3, CDKN2A, CDH1, CDKN1A), 종양침윤(CD44), 세포자멸사apoptosis 등에서 후성유전적 변화가 일어나고 전립선암의 개시와 진행을 일으킨다. 반면에 종양유전자의 저메틸화는 유전자 불안전성을 일으키고 종양 진행과 관련된 유전자(CAGE, HPSE, PLAU)를 활성화시킨다. 촉진유전자 메틸화는 식이, 나이에 영향을 받으며 고등급 전립선상피내종양high grade prostatic intraepithelial neoplasia; HGPIN과 형태학적으로 정상인 전립선 조직에서 흔하게 관찰되어 전립선암 발생의 초기 변화로 생각된다. 종양과 비종양 전립선 조직의 메틸화 microarray 분석은 과메틸화 또는 저메틸화가 정상 전립선 조직의 구역 종양화field cancerization에 관여함을 보여주었다. GSTP1, APC, PTGS2, RASSF1A, MDR1, CDKN2A, MGMT 유전자의 정량적 메틸화 분석은 전립선암 진단표지자로서 높은 민감도와 특이도를 보였고, 특히 GSTP1, APC, RASSF1A 유전자 메틸화 표지signature는 전립선 재생검에서 90%의 전립선암 음성 예측도를 보여 임상적 활용 가능성을 보여주었다.

염색질 재편성과 히스톤 변형histone modification 역시 전립선암에서 중요한 후성유전적 변화이다. 전립선암에서 많은 히스톤 변형 효소의 변화가 보고되었는데, 가장 잘 알려진 것이 EZH2(histone methyltransferase enhancer of zeste 2)이다. EZH2 과발현은 유전자침묵을 유발하는 촉진유전자 과메틸화와 연관성을 보였고, 높은 세포증식 및 질병재발과 관련이 있었다. 전립선암에서 증가되어 있는 HDACs(histone deacetylases) 등의 히스톤 변형자modifier를 억제 혹은 감소시킬 수 있는 약제가 전립선암의 예방제 및 치료제 역할을 할 것으로 기대되고 있다. 또한 히스톤 아세틸화acetylation는 안드로겐수용체 기능조절에도 관여하는 것으로 보고되었다.

새롭게 발견된 비번역 RNA인 miRNA와 lncRNA는 전사 후 유전자발현에 영향을 준다. miRNA는 18개에서 25개의 뉴클레오티드nucleotide로 구성된 짧은 RNA로, messenger RNAs(mRNA)와 상보적인 염기서열complementary sequences을 가지고 있어 mRNA에 결합하여 발현을 억제한다. lncRNA는 200개 이상의 뉴클레오티드로 구성되며 다양한 메커니즘으로 유전자

발현을 조절한다. 많은 miRNA가 세포주기, 세포 내 신호전달, DNA 손상 복구, 전립선암 세포의 부착과 이동에 영향을 주는 것으로 알려져 있으나, 주된 역할은 세포자멸사 억제와 안드로겐수용체 조절로 생각된다. lncRNAs는 전립선암에서 생물학적·임상적으로 중요한 분자로 주목받고 있다. Prostate cancer gene 3(*PCA3*)는 직장손가락검사 후 소변에서 검출할 수 있는 lncRNA로, 임상적으로 전립선암의 진단과 최초 침생검 음성 환자의 재생검 여부 결정에 활용될 수 있다. *SCHLAP1*(second chromosome locus associated with prostate-1) lncRNA의 발현은 전립선절제술 후 전이와 암특이 생존의 예측인자로 보고되었다. GWAS에서 가장 반복적으로 나타나는 germline susceptibility locus인 8q24의 유전자 사막*gene desert*에서 발견된 prostate cancer noncoding RNA 1(*PRNCR1*) lncRNA는 전립선상피내종양과 전립선암에서 과발현되고 안드로겐수용체의 리간드-비의존성 활성을 유발하는 것으로 알려졌다.

후성유전적 메커니즘은 복잡한 상호작용을 보인다. 촉진유전자 과메틸화 또는 저메틸화가 miRNAs를 조절하며, miRNAs는 히스톤 변형효소를 조절한다. 다른 복잡성의 예로 miRNAs와 EZH2는 ETS 유전자융합과 독립적으로 상호작용을 한다.

2. 안드로겐수용체*androgen receptor; AR*

안드로겐수용체 유전자의 다형성은 역학적으로 전립선암의 위험도와 연관되어 있다. 거세저항성 전립선암의 진행과 관련하여 안드로겐수용체의 중요성이 알려져 있는데, 안드로겐수용체 유전자의 점돌연변이와 증폭, 선택적 이어맞추기*alternative splicing*, 리간드 다중기능성 등이 종양세포 내 안드로겐 농도가 낮음에도 불구하고 수용체가 민감하게 반응하거나 지속적인 활성상태를 일으킨다. 안드로겐수용체 신호전달 체계의 이상조절은 암의 진행 초기에 관여할 것으로 생각되며, 안드로겐-비의존성 증식을 가져오는 *FOXA1* 활성화 변이와 *NCOA2* 유전자증폭에 관여할 것으로 생각된다. PI3K/Akt 신호기전은 안드로겐수용체와 상호작용을 하므로 한 신호체계만을 억제할 경우 다른 신호체계에서는 종양생존을 유지하므로 양쪽 신호기전을 동시에 차단하는 치료법이 필요하다. 전체 유전체 분석 연구*whole-genome analysis*를 통해 재배열 절단점*rearrangement breakpoints*이 안드로겐수용체 결합 부위에 가깝게 위치함을 알 수 있는데, 이는 안드로겐수용체 매개전사*transcription*가 특정 유전체 자리*genomic loci*의 유전체 재배열을 용이하게 만드는 것으로 생각된다. 예를 들어 안드로겐 신호는 안드로겐수용체와 topoisomerase II beta(TOP2B)를 *TMPRSS2:ERG* 유전체 절단점에 동시에 작용하게 하여 DNA 이중나선 절단과 *TMPRSS2:ERG* 융합을 촉진한다.

3. 유전자융합

염색체 전좌*translocations*로 인해 발생하는 유전자융합은 종양에서 가장 빈번하게 관찰되는 유전적 변화이다. 본래 염색체 전좌의 종양화 기전은 혈액암(예를 들어, 만성 골수성 백혈병에서 BCR:ABL1 융합)과 육종*sarcoma*에 한정되어 연

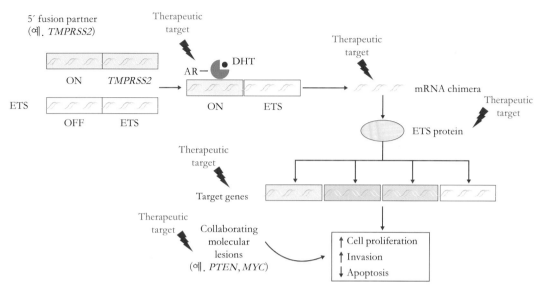

그림 2-2. 전립선암 ETS 유전자융합에 대한 표적치료 ETS 유전자융합에 대한 표적치료의 원리는 *TMPRSS2*나 *SLC45A3*의 5´융합부에 위치한 촉진유전자의 안드로겐수용체 차단, siRNA를 이용한 융합유전자*mRNA* 간섭, ETS 단백질 저해제 사용, collaborating molecule의 차단 등이 있다.

구되었다. 그런데 2005년 Tomlins 등이 전립선암에서 *TMPRSS2*(안드로겐 의존성, 전립선 특이 transmembrane serine protease gene)의 5´비변형 말단이 종양전사인자인 ETS계에 융합하는 유전체 재배열을 보고하였다. 이후 RAF kinase family와 *SPINK1*과 같은 다른 중요한 유전자융합이 발견되었다(그림 2-2, 2-3). 이러한 유전자 융합 및 재배열은 크로모플렉시*chromoplexy*를 통해 발생하는데, 전좌와 결손이 상호의존적으로 발생하고 많은 종양 유전자를 활성화한다.

1) ETS계 유전자융합*ETS family gene fusions*

국소 전립선암에서 가장 흔하게 나타나는 유전자융합은 *TMPRSS2* 혹은 다른 촉진 유전자(*SLC45A3*, *HERPUD1*, *NDRG*)가 *ERG*(ETS-related gene)에 융합되어 나타나며 50~60%의 환자에서 관찰된다. 다른 ETS계 유전자융합으로는 *ETV1*(5~10%), *ELK4*(5%), *ETV4*(2%), *ETV5*(2%) 등이 보고되었다. 안드로겐-의존 *TMPRSS2*와 *SLC45A3*는 안드로겐-비의존 성장촉진 유전인 ETS계에 융합되어 안드로겐에 강한 반응을 일으킨다. 이러한 융합은 전립선비대증 조직이나 증식 염증성 위축*proliferative inflammatory atrophy*; *PIA*에서는 관찰되지 않으며, 전립선암 줄기세포, 고등급 전립선상피내종양, 낮은 병기와 분화도가 좋은 전립선암에서 발견되는데, 이러한 사실은 중요한 융합이 전립선의 종양화 초기 과정에 관여함을 시사한다. 최근 동물모델에서 *TMPRSS2:ERG* 융합과 PTEN/PI3K/Akt 신호전달체계의 결함이 전립선암의 빠른 진행에 관여하는 것으로 알려졌는데, 먼저 암세포증식을 자극하고 뒤이어 암세포이동을 조장하여 공격적인 표현형의 암으로 진

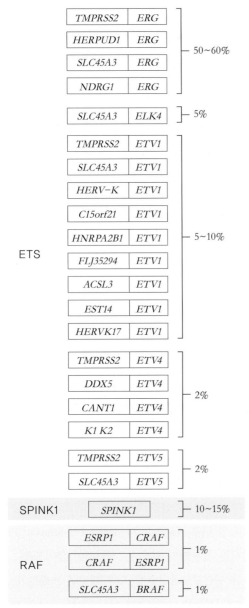

그림 2-3. 전립선암의 유전자융합 분석 전립선암의 유전자융합을 도식화하면 ETS 재배열*rearrangements* 양성, RAF kinase 유전자융합 양성, *SPINK1* 양성, ETS 재배열 음성으로 분류할 수 있으며, 우측의 백분율은 각 유전자융합의 빈도를 나타낸다.

행하는 데 관여한다. 하지만 *TMPRSS2:ERG* 융합이 예후에 미치는 영향에 대해서는 이견이 있으며, 종양의 공격성은 단일 융합으로 결정되는 것이 아니라 다른 특정 유전자의 결함이 동반되었는지가 중요할 것으로 생각된다. 전립선암에서 *TMPRSS2:ERG* 융합의 높은 특이도는 임상적으로 유용하다. 소변에서 융합전사산물의 검출이 가능하며 *PCA3*와의 조합을 통해 전립선특이항원 선별검사의 진단율을 향상시킬 것으로 기대된다. 소변에서 *TMPRSS2:ERG* 융합의 정량적 분석이 종양의 용적과 공격성을 예측할 수 있다는 연구가 있으며, 적극적 감시요법의 대상자 선정에 유용하게 사용될 수 있을 것으로 기대된다. 모든 전립선 종양 병소에서 ETS 융합이 관찰되는 것은 아니므로 침생검 음성인 환자의 소변에서 *TMPRSS2:ERG* 양성일 경우 생검 오류의 가능성을 시사하며 추가적인 자기공명영상검사나 재생검이 필요하다. 길항분자를 이용한 특정 유전자융합을 표적으로 하는 새로운 치료법이 연구 중에 있다(그림 2-2).

2) 기타 유전자융합

전립선암은 드물게 *SPINK1*과 RAF kinases 등의 유전자융합을 보인다. *SPINK1* 융합은 10~15%에서 관찰되며, 특히 ETS 융합 음성 종양이나 침윤성 종양에서 관찰된다. RAF kinases는 더 드물게 관찰되는데, 공격적인 성향의 ETS 융합 음성 종양에서만 관찰된다고 보고된다. 두 가지 유전자융합은 ETS 융합 음성 종양에서 다른 성장체계가 존재함을 시사한다(그림 2-1).

4. *NKX3-1*

*NKX3-1*은 DNA 손상을 막고 DNA가 손상된 경우 손상을 복구하는 안드로겐-조절 전립선 특이 유전자로, 호메오박스*homeobox* 유전자이다. 유전자변이, 촉진유전자 메틸화, 전사 후 변형 등에 의한 *NKX3-1* 발현감소는 상피세포 DNA 손상을 가져오고 증식을 촉진한다. *NKX3-1* 기능감소는 쥐의 세균성 전립선염 모델에서 확인되었고, 인체에서도 증식염증성 위축, 전립선상피내 종양과 대부분의 전립선암에서 관찰되며 전립선 악성화의 조기 변화로 생각된다.

5. Phosphatidylinositol 3-Kinase(PI3K) 신호전달체계

PI3K는 인체 암 중 가장 흔한 비정상 조절이 관찰되는 신호전달체계로, 전립선암의 초기와 후기 모두에서 중요한 역할을 하며, 25~70%에서 관찰된다. PI3K 신호전달체계는 몇 가지 기전으로 활성화되며 그 결과로 세포증식, 세포 생존과 침윤을 일으킨다. 전립선암에서 PI3K 활성화의 주된 기전으로는 *PTEN*과 *PHLPP1*의 기능손실 돌연변이*loss-of-function mutations*와 *PIK3CA*의 증폭 혹은 기능획득 돌연변이*gain-of-function mutation*가 알려져 있다. 원발성 전립선암의 40%에서 *PTEN* 결손이 관찰되며, 이는 종양의 진행에 있어 핵심적인 기전으로 진행성 병기 및 불량한 예후의 전립선암과 관련이 있다.

6. *SPOP* 돌연변이

유비퀴틴연결효소*ubiquitin ligase*의 소단위*subunit*를 암호화하는 *SPOP* 유전자의 돌연변이는 원발성 전립선암에서 6~15%의 빈도로 나타나는 가장 흔한 점돌연변이로 알려져 있다. *SPOP* 돌연변이를 동반한 종양은 몇 가지 특성을 보인다. ETS 융합 종양이나 p53 변이 종양에서는 나타나지 않고, PI3K 신호전달체계의 결함을 동반하지 않으며, 염색체 6q21에 위치한 *CHD1* 유전자의 결손을 동반한다. *CHD1*은 DNA 풀기효소*DNA helicase* 결합단백질을 암호화하고 염색질 리모델링을 통해 후성유전적 전사조절을 하며, *CHD1*-음성 종양은 염색체 재배열의 빈도가 높다. RAF kinase와 *SPINK1* 변이 동반 종양과 마찬가지로 *SPOP*와 *CHD1* 유전자변이 종양은 독특한 전립선 표현형을 보인다(그림 2-1).

7. *TP53*

매우 잘 알려진 종양억제유전자인 *TP53*는 세포주기 정지*cell cycle arrest*, DNA 손상 복구, 세포자멸사에 관여하는 유전자들을 활성화시킨다. *TP53* 기능 결손은 세포생존, 유전자 불안전성, 증식을 증가시킨다. 임상적 국한 전립선암의 25~30%에서 이 유전자의 결함이 발견된다. 전체 게놈분석 연구에서 *TP53* 결함은 악성화 초기에 일어나고 이후에 *NKX3-1*이나 *FOXP1* 유전자의 결손, *TMPRSS2*와 *ERG* 유전자융합이 일어난다.

8. 전립선 악성화의 통합모델

integrated model of prostate cancer tumorigenesis

전립선암의 발생과 진행에 관여하는 유전적·환경적 사건의 종합적이고 통합적 모델이 현재 개발되고 있다(그림 2-1). 유전적으로 감수성이 있는 남성에서 음식 또는 감염과 같은 환경적인 요인이 전립선 상피 DNA의 무결성*integrity*을 손상시킨다. 전립선암 전구병변에서 조기암으로 진행시키는 초기 유전적 변화로는 *NKX3-1* 결손, ETS 융합, ETS 음성 종양에서 *SPOP*와 *FOXA1* 변이 등이 있다. *TP53*와 같은 종양억제유전자의 기능손실은 PI3K/PTEN/Akt 신호전달체계의 불활성화를 일으켜 전립선암이 진행하며, 다면적인 안드로겐수용체의 기능, 신호조절 오류가 치명적인 전립선암에 이르게 한다. 전립선암의 진행에 관여하는 일련의 분자적 지도*molecular map*에 대한 이해는 당면하고 있는 임상적 도전 과제들, 예를 들어 전립선암의 발생위험도가 높은 군을 선별하여 화학적 예방을 시도하거나, 온순한 전립선암을 선별하여 초기치료를 늦추거나 피할 수 있게 하고, 전립선암 진행의 생물학적 표지자와 진행성 암에서 분자표적치료법의 개발 등을 가능하게 할 것이다.

참고문헌

Andriole G, Bruchovsky N, Chung LW, Matsumoto AM, Rittmaster R, Roehrborn C, et al. Dihydrotestosterone andthe prostate: the scientific rationale for 5alpha-reductase inhibitorsin the treatment of benign prostatic hyperplasia. J Urol 2004;172:1399-403.

Andriole GL, Roehrborn C, Schulman C, Slawin KM, Somerville M, Rittmaster RS. Effect of dutasteride on thedetection of prostate cancer in men with benign prostatic hyperplasia. Urology 2004;64:537-41, discussion 542-3.

Baca SC, Prandi D, Lawrence MS, Mosquera JM, Romanel A, Drier Y, et al. Punctuated evolution of prostatecancer genomes. Cell 2013;153:666-77.

Banerjee PP, Banerjee S, Dorsey R, Zirkin BR, Brown TR. Age-and lobe-specific responsesof the brown Norway rat prostate to androgen. Biol Reprod 1994;51:675-84.

Barbieri CE, Bangma CH, Bjartell A, Catto JW, Culig Z, Grönberg H, et al. The mutational landscape ofprostate cancer. Eur Urol 2013;64:567-76.

Barbieri CE, Demichelis F, Rubin MA. Molecular genetics of prostate cancer: emerging appreciation of genetic complexity. Histopathology 2012;60:187-98.

Barbieri CE, Tomlins SA. The prostate cancer genome: perspectives andpotential. Urol Oncol 2014;32:53, e15-22.

Berger MF, Lawrence MS, Demichelis F, Drier Y, Cibulskis K, Sivachenko AY, et al. The genomic complexity ofprimary human prostate cancer. Nature 2011;470:214-20.

Bethel CR, Faith D, Li X, Guan B, Hicks JL, Lan F, et al. Decreased NKX3.1 protein expression in focalprostatic atrophy, prostatic intraepithelial neoplasia, and adenocarcinoma:association with Gleason score and chromosome 8p deletion. Cancer Res 2006;66:10683-90.

Bowen C, Ju JH, Lee JH, Paull TT, Gelmann EP. Functional activation of ATM by the prostatecancer suppressor NKX3.1. Cell Rep 2013;4:516-29.

Bui M, Reiter RE. Stem cell genes in androgen-independent prostate cancer. Cancer Metastasis Rev 1998;17:391-9.

Carver BS, Chapinski C, Wongvipat J, Hieronymus H, Chen Y, Chandarlapaty S, et al. Reciprocal feedback regulationof PI3K and androgen receptor signaling in PTEN-deficient prostatecancer. Cancer Cell 2011;19:575-86.

Carver BS, Tran J, Gopalan A, Chen Z, Shaikh S, Carracedo A, et al. Aberrant ERG expression cooperates withloss of PTEN to promote cancer progression in the prostate. Nat Genet 2009;41:619-24.

Catto JWF, Alcaraz A, Bjartell AS, De Vere White R, Evans CP, Fussel S, et al. MicroRNA in prostate, bladder, andkidney cancer: a systematic review. Eur Urol 2011;59:671-81.

Chung S, Nakagawa H, Uemura M, Piao L, Ashikawa K, Hosono N, et al. Association of a novel long non-coding RNA in 8q24 with prostate cancer susceptibility. Cancer Sci 2011;102:245-52.

Collins AT, Habib FK, Maitland NJ, Neal DE. Identification and isolation ofhuman prostate epithelial stem cells based on α2β1-integrin expression. J Cell Sci 2001;114:3865-72.

Dobosy JR, Roberts JL, Fu VX, Jarrard DF. The expanding role of epigenetics in thedevelopment, diagnosis and treatment of prostate cancer and benignprostatic hyperplasia. J Urol 2007;177:822-31.

Frank SB, Miranti CK. Disruption of prostate epithelial differentiation pathwaysand prostate cancer development. Front Oncol 2013;3:273.

Futreal PA, Coin L, Marshall M, Down T, Hubbard T, Wooster R, et al. A census of human cancer genes. NatRev Cancer 2004;4:177-83.

Garzon R, Calin GA, Croce CM. MicroRNAs in cancer. Annu Rev Med 2009;60:167-79.

Haffner MC, Aryee MJ, Toubaji A, Esopi DM, Albadine R, Gurel B, et al. Androgen-induced TOP2B-mediated double-strand breaks and prostate cancer gene rearrangements. Nat Genet

2010;42:668-75.

Henrique R, Jerónimo C, Teixeira MR, Hoque MO, Carvalho AL, Pais I, et al. Epigenetic heterogeneity ofhigh-grade prostatic intraepithelial neoplasia: clues for clonal progressionin prostate carcinogenesis. Mol Cancer Res 2006;4:1-8.

Imperato-McGinley J, Zhu YS. Androgens and male physiology: the syndrome of 5alpha-reductase-2 deficiency. Mol Cell Endocrinol 2002;198:51-9.

Isaacs JT, Coffey DS. Etiology and disease process of benign prostatic hyperplasia. Prostate Suppl 1989;2:33-50.

Jerónimo C, Bastian PJ, Bjartell A, Carbone GM, Catto JW, Clark SJ, et al. Epigenetics in prostate cancer: biologicand clinical relevance. Eur Urol 2011;60:753-66.

Khalili M, Mutton LN, Gurel B, Hicks JL, De Marzo AM, Bieberich CJ. Loss of Nkx3.1 expression in bacterialprostatitis: a potential link between inflammation and neoplasia. Am JPathol 2010;176:2259-68.

Kumar-Sinha C, Tomlins SA, Chinnaiyan AM. Recurrent gene fusions inprostate cancer. Nat Rev Cancer 2008;8:497-511.

Kwon OJ, Zhang L, Ittmann MM, Xin L. Prostatic inflammation enhancesbasal-to-luminal differentiation and accelerates initiation of prostatecancer with a basal cell origin. Proc Natl Acad Sci U S A 2014;111:E592-600.

Li LC, Carroll PR, Dahiya R. Epigenetic changes in prostate cancer: implicationfor diagnosis and treatment. J Natl Cancer Inst 2005;97:103-15.

Lin DW, Newcomb LF, Brown EC, Brooks JD, Carroll PR, Feng Z, et al. Urinary TMPRSS2:ERG and PCA3 inan active surveillance cohort: results from a baseline analysis in the Canary Prostate Active Surveillance Study. Clin Cancer Res 2013;19:2442-50.

Maitland NJ, Collins AT. Prostate cancer stem cells: a new target for therapy. J Clin Oncol 2008;26:2862-70.

Marks LS, Fradet Y, Deras IL, Blase A, Mathis J, Aubin SM, et al. PCA3 molecular urine assay for prostatecancer in men undergoing repeat biopsy. Urology 2007;69:532-5.

Morgentaler A, Rhoden EL. Prevalence of prostate cancer among hypogonadalmen with prostate-specific antigen of 4.0 ng/ml or less. Urology 2006;68:1263-7.

Morgentaler A, Traish AM. Shifting the paradigm of testosterone and prostatecancer: the saturation model and the limits of androgen-dependentgrowth. Eur Urol 2009;55:310-32.

Muller RL, Gerber L, Moreira DM, Andriole G, Castro-Santamaria R, Freedland SJ. Serum testosterone and dihydrotestosteroneand prostate cancer risk in the placebo arm of the Reductionby Dutasteride of Prostate Cancer Events trial. Eur Urol 2012;62:757-64.

Palanisamy N, Ateeq B, Kalyana-Sundaram S, Pflueger D, Ramnarayanan K, Shankar S, et al. Rearrangements of theRAF kinase pathway in prostate cancer, gastric cancer and melanoma. Nat Med 2010;16:793-8.

Polson ES, Lewis JL, Celik H, Mann VM, Stower MJ, Simms MS, et al. Monoallelic expression of TMPRSS2/ERGin prostate cancer stem cells. Nat Commun 2013;4:1623.

Prajapati A, Gupta S, Mistry B, Gupta S. Prostate stem cells in the developmentof benign prostate hyperplasia and prostate cancer: emerging role andconcepts. Biomed Res Int 2013;(2013):107954.

Prensner JR, Chinnaiyan AM. The emergence of lncRNAs in cancer biology. Cancer Discov 2011;1:391-407.

Prensner JR, Iyer MK, Sahu A, Asangani IA, Cao Q, Patel L, et al. The long noncoding RNA SChLAP1 promotes aggressive prostate cancer and antagonizes the SWI/SNFcomplex. Nat Genet 2013;45:1392-8.

Rubin MA, Maher CA, Chinnaiyan AM. Common gene rearrangements inprostate cancer. J Clin Oncol 2011;29:3659-68.

Scher HI, Sawyers CL. Biology of progressive, castration-resistant prostatecancer: directed therapies targeting the androgen-receptor signaling axis. J Clin Oncol 2005;23:8253-61.

Steers WD. 5alpha-reductase activity in the prostate. Urology 2001;58:17-24.

Stewart GD, Van Neste L, Delvenne P, Delrée P, Delga A, McNeill SA, et al. Clinical utility of an epigeneticassay to detect occult prostate cancer in histopathologically negative biopsies: results of the MATLOC study. J Urol 2013;189:1110-6.

Taylor BS, Schultz N, Hieronymus H, Gopalan A, Xiao Y, Carver BS, et al. Integrative genomic profiling ofhuman prostate cancer. Cancer Cell 2010;18:11-22.

Taylor RA, Risbridger GP. The path toward identifying prostatic stem cells. Differentiation 2008;76:671-81.

Tomlins SA, Aubin SM, Siddiqui J, Lonigro RJ, Sefton-Miller L, Miick S, et al. Urine TMPRSS2:ERG fusion transcriptstratifies prostate cancer risk in men with elevated serum PSA. Sci Transl Med 2011;3:94ra72.

Tomlins SA, Rhodes DR, Perner S, Dhanasekaran SM, Mehra R, Sun XW, et al. Recurrent fusion of TMPRSS2 andETS transcription factor genes in prostate cancer. Science 2005;310:644-8.

Tomlins SA, Rhodes DR, Yu J, Varambally S, Mehra R, Perner S, et al. The role of SPINK1 in ETS rearrangement-negative prostate cancers. Cancer Cell 2008;13:519-28.

Tsujimura A, Koikawa Y, Salm S, Takao T, Coetzee S, Moscatelli D, et al. Proximal location of mouse prostate epithelial stem cells: a model of prostatic homeostasis. J Cell Biol 2002;157:1257-65.

van Leenders GJ, Dukers D, Hessels D, van den Kieboom SW, Hulsbergen CA, Witjes JA, et al. Polycomb-group oncogenes EZH2, BMI1, and RING1 are overexpressed in prostate cancer with adverse pathologic and clinical features. Eur Urol 2007;52:455-63.

Wilson JD, Roehrborn C. Long-term consequences of castration in men: lessons from the skoptzy and the eunuchs of the Chinese and Ottoman courts. J Clin Endocrinol Metab 1999;84:4324-31.

Wright AS, Douglas RC, Thomas LN. Androgen-induced regrowth in the castrated rat ventral prostate: role of 5α-reductase. Endocrinology 1999;140:4509-15.

Yang B, Bhusari S, Kueck J, Weeratunga P, Wagner J, Leverson G, et al. Methylation profiling defines an extensivefield defect in histologically normal prostate tissues associated with prostatecancer. Neoplasia 2013;15:399-408.

Yang L, Lin C, Jin C, Yang JC, Tanasa B, Li W, et al. lncRNA-dependent mechanisms of androgen-receptor-regulated gene activation programs. Nature 2013;500:598-602.

03

전립선암의 예방

최진봉, 이지열

Ⅰ 서론

전립선암은 2013년 발표된 자료에 의하면, 전세계적으로 남성에서 발생하는 암 중에서 두 번째로 흔한 암이며 전체 남성암 중 15%를 차지하는 것으로 알려져 있다. 한국에서 전립선암은 2013년 기준 전체 남성암 중 다섯 번째로 흔한 암으로 보고되며, 비뇨기계 암으로는 가장 빈도가 높은 질환이다. 전립선암은 인구의 고령화, 식생활의 서구화와 더불어 전립선특이항원prostate specific antigen; PSA을 이용한 선별검사와 조기검진이 보편화되면서 한국 남성에서 가장 빠르게 증가하고 있는 악성 종양 중 하나이며, 그에 따라 전립선암 예방에 대한 관심이 높아지고 있는 상태이다. 이 장에서는 전립선암 화학예방chemoprevention의 이론적 근거와 배경을 설명하고 5-α환원효소억제제 5-alpha reductase inhibitor; 5-ARI, 셀레늄과 비타민 E, 기타 식품 등을 이용한 전립선암 예방에 대해 알아보고자 한다.

Ⅱ 전립선암 화학예방의 이론적 근거

1. 전립선암의 발암과정 및 특성

전립선암의 발병에는 여러 유전자가 관여하고 식이나 염증 등의 환경적 인자도 관여한다. 역학적으로 산발성과 유전성으로 분류되며, 10% 정도가 유전성으로 추정되지만 분자 수준에서 양 군을 구분하기는 어렵다. 또한 인종, 민족, 지역 간에 전립선암 발생률과 사망률은 차이를 보이는데, 북미와 북유럽에서 가장 높은 발생률을 보이고 아시아 쪽은 상대적으로 낮은 발생률을 보인다.

2. 전립선암과 화학예방

전립선암이 화학예방에 적절한 질환이라는 근거를 살펴보면 다음과 같다. 첫 번째, 전 세계적으로 전립선암은 두 번째로 흔한 암종이며 사망률 측면에서도 다섯 번째를 차지하여 이와 관련된 경제적·사회적 비용이 막대하다. 그러므로 적절한 화학예방을 통해 전립선암을 줄일 수 있다면 이런 비용을 상당히 줄일 수 있을 것이다. 두 번째, 전립선암의 발생과 진행은 천천히 진행되며 주로 노인 연령층에서 발생한다는 점이다. 보통 정상 조직에서 임상적 암으로 진행될 때까지 10~30년이 걸리고, 전이성 암으로까지는 다시 10~20년이 걸리는 것으로 알려져 있다. 이런 상대적으로 긴 질병경과시간 동안 적절한 화학예방이 이루어질 경우 임상적으로 문제가 되는 전립선암 발생을 상당히 줄일 수 있다. 세 번째, 암의 자연 진행과정에서의 분자학적 특성이 비교적 잘 알려져 있어 화학예방제제의 개발과정에서 구체적인 연구가설을 세우기 쉽다. 마지막으로 여러 역학연구 결과들에서 보듯 전립선암의 발생은 식이와 밀접한 연관이 있다. 따라서 적절한 식이요소를 찾아낸다면 화학예방을 위한 약물이나 물질 복용에 따른 부작용을 최소화하면서 전체적인 암발생률을 줄일 수 있을 것이다.

Ⅲ 임상시험 설계

1. 암의 화학예방

광의의 암 화학예방은 자연 또는 합성 물질을 이용하여 발암과정을 예방, 중지, 반전시키거나 침윤성 암으로의 발전을 억제하는 방법을 일컫는다. 좁은 의미로는 임상적인 암 자체의 발생률을 낮추기 위해 약제를 이용하는 방법이다. 화학예방 기전으로는 활성산소 유리기 제거*scavenging oxygen radicals*, polyamine 대사 억제*inhibition of polyamine metabolism*를 통한 돌연변이 억제와 세포증식 억제, 신호전달경로 조절*regulation of signal transduction pathways*, 호르몬, 성장인자, 표적 수용체 조절*regulation of hormone, growth factor & target receptor*, 세포자멸사 유도*induction of apoptosis*, 혈관신생 억제*inhibition of angiogenesis*, 기저막분해 방지*prevention of basement membrane degradation* 등 다양한 작용기전이 알려져 있으며, 실제 항암치료제의 여러 작용기전과 유사하다.

2. 화학예방제제의 개발

가장 합리적인 접근방법은 특정한 분자, 세포 단계에 작용하는 약을 개발하고 시험하는 것이다. 화학예방제제 개발방법으로는 식생활과 관련된 특정 암의 발생률, 사망률, 지역적 변화 등에 대한 역학연구를 통해 암 발생을 줄일 수 있는 자연 식이요소를 찾아내는 것이 있으며, 화학예방용 자연적 또는 합성 제제를 개발하여 전임상연구와 임상연구를 통해 효과를 입증하는 것이 있다. 이는 신약의 승인기준과 동일한 과정을 거치게 된다. 하지만 화학예방제제 개발은 연구개발의 규모가 크고 비용, 시간이 많이 들며 시행 가능한 연구조건들 내에서 적절한 제제 및 전략을 결정하기 어렵다. 즉, 화학예방제는 부작용이 적고 가격이 적절하며, 유병률이 상대적으로 높은 질환에 사용되어야 한다. 따라서 화학예방제의 이상적 조건은 임상적 암으로의 진행을 억제 또는 반전시키면서 부작용이 적고 명확한 작용기전이 있어야 한다. 또한 쉽게 이용 가능한 편리성이 있으면서 적절한 가격이어야 한다.

3. 전립선암에서의 임상시험 설계

병의 예방과 관련하여 일차예방*primary pre-*vention*이란 질병에 걸리기 이전 상태에 대응하는 예방활동을 말하며, 이차예방*secondary prevention*은 걸려 있는 질병을 일찍 발견하고 치료하여 악화를 막는 것이다. 전립선암에서 일차예방제의 임상시험을 위한 표적집단*target populations*은 역학적 근거에 기초한 전립선암 발생위험도에 따라 저위험군(일반인), 중간위험군(아프리카계 미국인, 전립선암 가족력 등), 고위험군(고등급 전립선상피내종양)으로 구분한다(표 3-1). 이차예방제제의 임상시험을 위한 표적집단도 환자의 특성에 따라 구분하며 각 군에 따른 임상시험의 장단점은 표 3-2의 내용과 같다.

표 3-1 일차예방제제의 임상시험을 위한 표적집단

표적집단			장점	단점
저위험군	일반인		• 쉽게 정의 가능 • 쉽게 등록 가능 • 광범위한 적용 가능	• 진행 속도가 느림. • 대규모 인구가 필요하며 장기간 관찰을 요함. • 연구비용이 많이 듦.
중간위험군	아프리카계 미국인 *African Americans*		• 일반인보다 위험	• 정의가 어려움. • 지각된 편견*perceived bias*으로 등록이 어려움.
	유전*genetic*	가족력	• 두 배 이상의 위험	• 확인편견*ascertainment bias* 발생 • 가족의 수, 발병연령 등에 따라 다양함. • 유전적으로 이질적일 수 있음.
		HPC 1(hereditary prostate cancer 1)	• 유전적으로 균질	• 식별이 침습적이고 비용이 많이 듦. • 희귀함.
		그 외 유전	• 유전적으로 균질	• 식별이 침습적이고 비용이 많이 듦. • 희귀함. • 진행 위험 정도가 정의되지 않음.
고위험군	고등급 전립선상피내종양		• 가장 높은 위험	• 표본오차*sampling error* 발생 • 주관적인 진단에 의함. • 흔하지 않음.

(출처: Klein EA, Meyskens FL. Potential target populations for testing chemopreventive agents. Urology 2001;57(suppl 4A):171-3.)

표 3-2 이차예방제제의 임상시험을 위한 표적집단

표적집단	장점	단점
수술 전 환자군	• 초기 단계 • 쉽게 등록 가능 • 수술 전후의 조직소견 확인 가능	• 치료기간이 짧음.
전립선특이항원 수치 상승, 전립선 조직검사에서 정상 소견	• 조직학적 평가변수가 명확함.	• 진행 위험 정도가 정의되지 않음. • 표본오차 발생
수술 후 조직검사상 불량한adverse 소견	• 진행 위험이 높음.	• 심한 중증 질환 • 임상적 종점end point 발생
수술이나 방사선치료 후 전립선특이항원 수치 상승 소견	• 진행 위험이 높음.	• 가장 심한 중증 질환 • 임상적 종점 발생

(출처: Klein EA, Meyskens FL. Potential target populations for testing chemopreventive agents. Urology 2001;57(suppl 4A):171-3.)

IV 전립선암의 화학예방

1. 5-α환원효소와 전립선암

1) 5-α환원효소 1, 2형과 전립선암

동물실험을 통해 5-α환원효소와 디하이드로테스토스테론dihydrotestosterone; DHT이 전립선암의 발달과 진행에 중요한 역할을 함이 알려졌다. 5-α환원효소 2형이 결핍된 남성에서는 전립선비대증과 전립선암이 발생하지 않는다. 역학연구에 의하면 전립선암은 인종 간 유병률 차이를 가지고 있어 아프라카계 미국인 남성에서 가장 높고 아시아 남성에서 가장 낮다. 이는 5-α환원효소의 활동성이 인종적·환경적으로 차이가 있는 것과 무관하지 않다. 전립선암과 5-α환원효소 아형에 관한 지금까지 연구에 의하면, 5-α환원효소 1형의 활동성은 정상적인 전립선 조직과 비교하였을 때 암조직에서 3~4배 더 높은 것에 비해 5-α환원효소 2형의 활동성은 전립선암에서 비슷하거나 낮은 것으로 알려져 있다. 이런 활동성의 차이와 그 의미에 대해서는 보다 많은 연구가 필요하다.

2) 남성호르몬수용체의 재활성화 기전

정상 전립선에서 남성호르몬수용체의 기전은 상피세포의 분화를 촉진하고 전립선특이항원과 같은 전립선 기능을 위해 필요한 단백질 구조물들을 전환시키는 데 있다. 전립선암에서 남성호르몬수용체의 기전은 명확하지는 않으나 전립선암 세포의 성장과 생존에 필요한 유전자의 표현 및 세포재생을 촉진하는 것으로 알려져 있다. 전립선암 환자에서 남성호르몬박탈요법을 통해 고환 내 남성호르몬 생성을 억제하고 남성호르몬수용체를 차단하면 임상적 또는 생화학적 호전을 보인다. 하지만 적지 않은 환자에서 시간이 경과하면 남성호르몬박탈요법에 반응하지 않는 거세저항성 전립선암castration resistant prostate cancer; CRPC 형태로 진행되는 양상을 보인다. 그런데 이러한 거세저항성 전립선암에서는 많은 면역조직화학염색 연구에서 증명되었듯이 남성호르몬수용체가 높은 수준으로 발현되는 것으로 나타난다. 또한 남성호르몬수용체의 mRNA도 높게 표현된다. 이런 남성호르몬수용체의 과다발현*overexpression*을 고려할 경우, 거세저항성 전립선암을 호르몬 비의존성 종양이라기보다는 남성호르몬 부족에 대한 보상기전으로 나타나는 호르몬에 보다 더 예민한 형태의 종양으로 생각할 수도 있다. 따라서 적은 양의 남성호르몬이라도 거세저항성 전립선암 성장에 중요한 역할을 한다고 여겨진다. 그러므로 거세저항성 전립선암에서도 보다 더 적극적인 남성호르몬 차단이 필요하며, 5-α환원효소억제제를 이용한 디하이드로테스토스테론 감소 역시 종양의 성장을 억제하는 데 부가적인 역할을 할 수 있을 것으로 여겨진다.

3) 5-α환원효소억제제를 이용한 화학예방

현재 두 종류의 5-α환원효소억제제(finasteride, dutasteride)가 시판되고 있으며, 5-α환원효소억제제를 이용한 전립선암 예방에 대한 효용성을 평가한 무작위 임상연구로 finasteride를 이용한 PCPT(Prostate Cancer Prevention Trial)와 dutasteride를 이용한 REDUCE(REduction by DUtasteride of prostate Cancer Events) 연구가 있다.

2. Prostate Cancer Prevention Trial(PCPT)

이 연구는 finasteride가 전립선암을 예방할 수 있다는 가정 아래 진행되었다. 직장손가락검사에서 정상 소견이고 혈청전립선특이항원 수치가 3.0ng/mL 이하인 55세 이상 남성 18,882명을 대상으로 finasteride(5mg/일)군과 위약군으로 무작위 할당하여 7년 동안 연구를 진행하였다. 매년 전립선특이항원 수치를 측정하여 finasteride 효과를 보정한 전립선특이항원 수치가 4.0ng/mL를 초과하거나 직장손가락검사에서 이상 소견이 촉진되면 전립선조직검사를 시행하였다. 이 연구의 일차목적은 연구기간 내의 조직검사 또는 7년 연구의 마지막의 조직검사에서 두 군 간에 전립선암으로 진단되는 환자 비율을 비교하는 것이었다. PCPT 연구의 초기 최종분석 결과에서 전립선암 발견이 위약군의 24.4%에 비해 finasteride군에서는 18.4%로 나타나 전립선암 발생이 24.8% 줄었고, 전립선암 위험도 감소는 전립선특이항원 수치, 나이, 인종, 전립선암 가족력 등에 영향을 받지 않는 것으로 분석되었다. 그런데 감소한 것은 글리슨점수*Gleason score* 7 이하의 악성도가 낮은 암이었고 고등급*high grade* 암은 finasteride군에서 위약군보다 높게 나타났다(6.4% 대 5.1%). 한편 finasteride는 성기능에 어느 정도 영향을 미치지만 이는 시간에 따라 감소하여 finasteride군에서 처방을 결정하는 데 미치는 영향은 미약하다고 하였다.

Thompson 등은 2007년 PCPT 자료들을 재분석하여 조직검사를 시행한 환자들 중 조직검사 1년 전의 전립선특이항원 측정 결과와 직장손가락검사 결과를 가진 환자들만을 대상으로 finasteride군과 위약군에서 직장손가락검사의 민감도와 특이도를 분석하였는데, 직장손가락검사의 민감도는 위약군에 비해 finasteride를 복용한 군에서 유의하게 높은 결과를 보였다(21.3% 대 16.7%). 또한 통계적으로 유의하지는 않았지만 고등급암을 발견하는 데 있어 직장손가락검사의 민감도는 finasteride를 복용한 군에서 더 높았다.

Cohen 등은 2007년 연구에서 finasteride군이 위약군에 비해 유의하게 더 작은 전립선 크기를 보였는데(25.1cm³ 대 33.5cm³), finasteride군의 전립선 크기 감소가 조직검사 동안 샘플링 불균형을 초래하여 finasteride군에서 고등급 전립선암의 발견이 증가된 것이라고 주장하였다. 전립선 크기 효과를 분석에 적용하였을 때 위약군에 비해 finasteride군의 고등급암 위험 증가 소견은 없었다.

이후 Lucia 등은 2008년 연구에서 전립선 조직검사의 병리적 특징을 재검토했으며, 모든 암의 75%와 글리슨점수 6 이하인 암의 62%에서 임상적으로 유의한 암이었다고 보고하였다. Epstein 등의 분류에 의하면, 조직검사에서 임상적으로 무의미한 암은 임상병기가 T1c이고 전립선특이항원밀도PSA density; PSAD 0.15ng/mL/g 미만, 글리슨점수 6 이하이며, 글리슨등급에서 4등급 또는 5등급이 없어야 하고, 조직검사에서 3core 미만에 50% 이상 되는 core가 없어야 하거나 오직 1개의 core에 3mm 미만의 암이 존재할 때를 말한다. 또한 finasteride군에서 암의 부피가 더 작고 신경주변 침범 위험이 더 낮았다고 주장하였다. 전립선특이항원 수치와 관련하여 임상적으로 무의미한 암의 위험도는 전립선특이항원 수치와 상관관계를 보였으며, 위험도는 0~1ng/mL 51.7%, 1.1~2.5ng/mL 33.7%, 2.6~4ng/mL 17.8%, 4.1~10ng/mL 11.7%로 나타났고, 고등급 암의 위험도는 0~1ng/mL 15.6%, 1.1~2.5ng/mL 37.9%, 2.6~4ng/mL 49.1%, 4.1~10ng/mL 52.4%로 분석되었다. 연구에서는 발견된 암의 약 25%에서만 임상적으로 무의미한 암의 기준을 만족하였고, 이것은 현재 전립선암으로 치료받는 환자에서 발견되는 것과 비슷한 비율이었다. Finasteride를 사용한 군에서 암의 크기가 작았고 주변 조직으로의 침범이 적은 특징을 보여주었다. 또한 Lucia 등은 2007년 finasteride군에서 고등급 암이 더 많이 발견된 사실이 finasteride가 암의 형태나 전립선 크기에 미치는 영향 때문인지에 대한 분석결과를 보고했는데, 전립선 크기에 미치는 영향과 저등급 암을 선택적으로 차단하는 효과가 원래의 PCPT 결과에 영향을 미쳤다고 주장하였다. 또 글리슨점수 8~10이었던 경우 조직검사 슬라이드를 재검토하여 호르몬의 영향에 관해 분석했고, 글리슨점수 7~10이었던 경우에 대해서는 병리학적으로 재분석하여 암 조직의 크기와 범위에 대해 재검토하였다. 전립선 부피는 조직검사를 할 때 측정했으며, 근치전립선절제술을 시행한 표본에 대해 암의 등급과 범위를 분석했고, 조직검사와 수술표본의 암의 등급을 군별로 비교하였다. 그 결과 finasteride군이 위약군에 비해 전립선 부피가 더 작았고(25.1cm³ 대 34.4cm³), 암의 공격성에 대한 병리적 분석에서도 finasteride군이 위약군에 비해 덜 공격적임을 발견하였다. 또 조직검사 시 발견된 finasteride와 관련한 고등급 암의 증가가 전립선절제술 조직을 이용한 분석에서는 줄어드는 것을 발견하였다. 그러나 여전히 수술표본에서도 finasteride군에서 더 많은 고등급 암이 발견되었는데, 이는 고등급 암이 finasteride군에서 위약군보다 더 일찍 발견되고 덜 침범적이기 때문으로 분석하였다.

Redman 등은 2008년 PCPT에서 연구한 두 그룹의 실제 암 발견율을 평가하는 데 있어 여러 가지 요소를 체계적으로 보정하여 분석결과를 발표하였다. 이들은 지금까지 언급되었던 모든 자료의 편견들을 통합 보정한 편견-보정 분석bias-adjusted analysis에서 전체 PCPT 대상군 15,990명과 실제 연구의 일차목적에 부합한 10,182명을 비교하여 암 발견율에 있어 유의한 차이가 없었고, 암 발견율은 finasteride군과 위약군에서 각각 14.7%와 21.1%를 보여 30%의 전립선암 위험 감소를 나타냈으며, 통계적으로 유의하지 않지만 finasteride군에서 14%의 고등급 암 발견 증가를 보였다고 하였다. 이후 근치전립선절제술을 시행받은 500명의 수술 후 조직을 이용해 암의 등급을 분석했을 때는 고등급 암의 실제 비율이 finasteride군의 6.0%에 비해 위약군에서는 8.2%로 나타나 finasteride군에서 고등급 암의 비율이 오히려 27% 적었다고 보고하였다. 마지막으로 고등급 전립선암의 상대적 위험도에 영향을 미치는 조직검사 민감도에 대해 검토하였다. 고등급 암에 대한 조직검사 민감도가 finasteride군보다 위약군에서 더 낮았고, 이런 민감도 차이가 finasteride군에서 고등급 전립선암 발견 증가라는 과거 연구 결과와 관련성이 있음을 제시하였다. 즉 이들은 초기연구에서 finasteride군에서 고등급 암 위험이 더 크게 관찰되었던 것은 finasteride군에서 높아진 조직검사 민감도로부터 비롯된 과장된 진단 때문이었을 것이라고 주장했고, 실제로 finasteride는 등급에 관계없이 모든 전립선암의 위험을 줄일 수 있다고 하였다.

Thompson 등은 2013년 최대 18년의 추적관찰을 통해 모든 참가자와 전립선암 환자의 생존율을 분석했으며, 전체생존율과 전립선암 진단 후 생존율은 유의한 차이가 없었다고 발표하였다.

3. REduction by DUtasteride of prostate Cancer Events(REDUCE)

Dutasteride는 5-α환원효소 중 1형과 2형 모두를 억제하는 약제로서 현재 finasteride와 함께 임상에서 많이 이용되고 있다. 이론적으로 전립선의 양성조직에서는 5-α환원효소 중 2형의 빈도가 높지만 전립선암이나 고등급 전립선상피내종양의 경우에는 2형이 감소하고 1형이 증가한다고 알려져 있다. 그러므로 2형 단독 억제제에 비해 암예방 효과가 우수할 수 있을 것으로 기대된다. 이러한 가설은 시험관내in vitro 실험에서 dutasteride에서만 세포자멸사로 인한 전립선암세포 증식 억제가 관찰됨으로써 뒷받침되었다.

REDUCE 연구는 42개국이 참여한 다국적, 다기관, 이중맹검, 위약대조군 연구로 2004년 시작되어 4년간 8,000여 명이 참여하였다. 전립선 조직검사는 2, 4년째에 10개 core를 실시했고 적응이 되는 경우에는 바로 조직검사를 실시하였다. 연구는 전립선암 발생위험이 높은 50세 이상 75세 이하에서 실시하였다. 전립선 용적 80mL 이하, 전립선특이항원 2.5~10.0ng/mL, 등록 이전 6개월 이내에 암을 의심할 만한 소견이 없는 사람들을 대상으로 하였다. 연구의 일차목적은 조직검사로 확인된 전립선암 발병률 차이였고, 이차목적은 진단 시 글리슨점수, 고등급 전립선상피내종양이나 비전형 작은세엽증식atypical small acinar proliferation; ASAP의 발현, 양성검사 조직의 수, 조직에서 암의 비율 등이며 이외에 전립선특이항원 검사의 유용성과 2차적인 전립선비대증 평가 등도 포함되어 있다. 투여군과 위약군 간 연령이나 다른 인자들 사이에 유의한 차이는 없었다.

2010년 Gerald 등의 발표에 따르면 전립선암 발병이 위약군에서 25.1%(858/3,424명), 투여군에서 19.9%(659/3,305명)로 투여군에서 위약군에 비해 22.8% 감소하였다(p<0.001). 세부적 인자들(연령, 가족력 유무, 배뇨증상, 전립선 용적, 전립선특이항원)에 따라 다시 두 군을 비교한 추가분석에서도 모든 경우 투여군에서 전립선암 발생 감소가 관찰되었다. 글리슨점수에 따라 두 군을 비교하였을 때에도 투여군에서 글리슨점수가 높은 고등급 전립선암의 유의한 증가는 관찰되지 않았다.

REDUCE 연구는 같은 계통의 5-α환원효소 억제제제인 finasteride를 이용한 PCPT 연구와 연구디자인에서 차이가 있다. 연구기간은 PCPT가 7년인 것에 비해 4년으로 다소 짧았고 대상인원도 8,213명으로 PCPT(18,882명)에 비해 적은 인원에서 시행되었으며, 연령대 역시 50~75세를 대상으로 하여 PCPT(55세 이상)와 차이가 있다. 전립선특이항원 수치에서도 PCPT는 3.0ng/mL 이하를 대상으로 하였으나 REDUCE에서는 2.5~10.0ng/mL(<60세)/3.0~10.0ng/mL(≥60세)로 차이를 보인다. 또한 조직검사는 PCPT(6개)보다 많은 10개 부위의 전립선조직을 검사하였고 더 심한 배뇨증상을 가지고 있는 대상자들도 포함시켰다. 따라서 두 연구에서 두 약제가 어떤 차이를 보이는지 직접 비교는 어렵다고 볼 수 있다.

V 항산화제와 Selenium and Vitamin E Cancer Prevention Trial(SELECT)

1. 셀레늄과 비타민 E

셀레늄selenium은 셀레늄이 풍부한 토양에서 자란 야채와 곡물에서 흔하게 발견되며, 우유, 브로콜리, 양배추, 닭고기, 생선, 해산물, 곡류 등에 풍부하게 들어 있다. 셀레늄은 인체 내 항산화 효소의 중요한 구성성분으로, 세포가 산화성 손상oxidative damage을 입게 되는 것을 방지하는 글루타싸이온과산화효소glutathione peroxidase 활성에 관여하는, 사람과 동물에게 필수적인 미량의 무기질 영양소이다. 항산화 작용이란 인체 내 노화를 촉진하는 활성산소를 제거해주는 기능을 말하는데, 셀레늄의 항산화 작용은 또 다른 항산화제로 알려진 천연 비타민 E보다 1,970배, 합성 비타민 E보다 2,940배 정도 강력한 효과를 낸다. 또한 시험관 내에서 높은 혈중 셀레늄은 전립선암 세포 성장을 억제한다. 셀레늄은 1817년 스웨덴의 화학자 Bezelius에 의해 처음 발견되었고, 그리스 신화 속 달의 여신의 이름인 셀렌Selene을 따서 셀레늄이라고 명명하였다. 1950년대 이전만 해도 독성원소로 분류되었으나, 1957년 Schwarz 박사가 '쥐를 대상으로 한 간경변증 방지를 위한 실험'에서 사람과 동물의 성장과 번식에 필수적인 영양소란 사실을 밝혀내면서 인식이 바뀌게 되었다. 이러한 셀레늄은 1973년 미국과 독일에서 항산화 작용이 있다는 사실을 밝혀냄으로써 더욱 알려지기 시작했으며, 1978년 세계보건기구World

Health Organization; *WHO*와 유엔식량농업기구 *United Nations Food and Agriculture Organization*; *FAO*에서 셀레늄을 필수 영양소로 인정하고 1일 권장량을 50~200µg(1µg은 0.001g)으로 설정하였다. Clark 등은 1996년 매일 200µg 셀레늄이 포함된 효모*yeast*를 복용한 1,312명의 비흑색종피부암*nonmelanoma skin cancer* 환자를 대상으로 무작위 대조군 시험을 시행한 Nutritional Prevention of Cancer Trial(NPC)을 통해 4.5년 추적 시 전립선암 발생률이 65% 감소했다고 보고하였다. 2005년 Etminan 등은 16개의 셀레늄 연구들에 대해 메타분석을 통한 역학조사를 시행했으며, 그 결과 셀레늄 보충요법이 전립선암 예방에 효과가 있다고 발표하였다. 그러나 셀레늄 보충요법은 전립선특이항원 수치가 4.0ng/mL 이하이거나 셀레늄이 정상보다 부족하였던 경우에서만 효과를 보였으며 고농도에서는 오히려 산화촉진제*pro-oxidant*로 작용한다는 보고도 있어, 셀레늄 보충요법을 일반화하기는 아직 어렵다고 할 수 있다.

비타민 E는 흔히 토코페롤이라 불리며, 정상 세포와 적혈구를 만드는 데 중요하고, 식물성 기름, 곡물, 녹색채소, 밀 등에 많이 포함되어 있다. 비타민 E는 토코페롤, 토코트리놀과 그 부산물을 모두 포함한다. 토코페롤은 여덟 가지 다른 형태로 존재하며, 알파-토코페롤이 혈장 내 가장 많이 존재하고, 음식에 많이 존재하는 형태는 감마-토코페롤이다. 과거 비타민 E에 대한 연구는 음식섭취에 대한 설문지를 이용하여 결과를 도출했기 때문에 신빙성이 부족하였으나, 최근에는 무작위 맹검을 이용한 자료들이 나오고 있어 결과 해석에 좀 더 신빙성을 높여주고 있다. 알파-토코페

롤 50mg과 베타-카로틴 20mg을 매일 복용하는 무작위 이중맹검 조사인 the Alpha-Tocopherol, Beta-Carotene cancer prevention trial(ATBC) 결과, 베타-카로틴 섭취는 폐암을 증가시켜 중단되었지만 비타민 E 그룹은 전립선암 위험이 32% 감소하고 사망률은 41% 감소하는 결과를 나타내었다. 그러나 연구 대상자가 모두 흡연자로 비흡연자에서도 같은 결과가 나온다고는 할 수 없다. 실제 2006년 Kirsh 등의 연구에 따르면 비타민 E의 전립선암 예방에 대한 효과는 단지 흡연군에서만 나타났다.

2. Selenium and Vitamin E Cancer Prevention Trial(SELECT)

2001년부터 진행되고 있는 대규모 무작위 이중맹검 위약대조군 연구로, 비타민 E와 셀레늄의 단독 혹은 병용 요법이 전립선암 예방에 미치는 효과를 일차적으로 알아보는 전향적 연구이다. 50세 이상의 아프리카계 미국인, 55세 이상의 비아프리카계 미국인 중 직장손가락검사상 전립선암이 의심되지 않고 전립선특이항원 수치가 4.0ng/mL 이하이며 정상 혈압을 지닌 35,533명을 대상으로 셀레늄+위약, 비타민 E+위약, 셀레늄+비타민 E, 위약+위약의 4군으로 나누어 12년의 추적관찰 연구를 진행하였다. 연구의 목적은 각 군 사이의 전립선암 발생률 차이를 알아보는 것이었다. 그러나 2008년 중간보고 결과 비타민 E나 셀레늄 투여군에서 위약군과 비교하여 암 발생에 차이가 없었고, 비타민 E 투여군에서는 의미는 없지만 전립선암이 오히려 증가하는 경향을 보였으며, 셀레늄

투여군에서는 2형 당뇨의 위험이 증가하는 것으로 나타났다. 따라서 비타민 E나 셀레늄 모두 전립선암 예방에 효과가 없다는 잠정결론을 내려 연구를 중단할 것을 권고하였다.

Ⅵ 식품 및 기타

1. Selective estrogen receptor modulators(SERMs)

에스트로겐은 전립선 성장을 촉진하고 전립선암 발생에 관여한다. SERMs도 미약한 에스트로겐 작용을 가지고 있어 암을 억제하고 전립선암을 예방할 것으로 생각된다. 식물성 에스트로겐 *phytoestrogen*이 풍부한 음식을 많이 섭취할 경우 전립선암 발생률이 낮아지는 것처럼, SERMs도 에스트로겐수용체에 대한 작용제와 길항제 기능을 갖고 있으며, 에스트로겐수용체에 경쟁적으로 결합하여 에스트로겐 유도 세포증식을 억제한다. 이는 전립선암 형질전환마우스 모델을 이용한 동물실험에서 실험적으로 증명되었다. 제2상 임상연구에서 토레미펜*toremifene*의 안정성이 확인되었으나, 고등급 전립선상피내종양 환자 1,467명을 대상으로 한 무작위 연구에서 토레미펜 투여가 위약과 비교하여 3년째 전립선암 발생률을 감소시키지 못하는 것으로 보고되었다.

2. 콩

아시아에서 전립선암 발생률이 현저히 낮은 것은 서양보다 콩 섭취량이 많고 그에 따라 콩류의 주요성분인 이소플라본*isoflavone*을 구성하는 제니스테인*genistein*, 다이드제인*daidzein*, 그리고 그 대사물의 혈중농도가 높기 때문으로 생각할 수 있다. 이소플라본의 일차적인 작용은 에스트로겐수용체에 작용하여 세포증식을 억제하며, 그 외 세포전달체계를 억제하거나 세포자멸사를 유발하고 혈관신생을 억제하는 것이다. 이 종류의 물질은 단기간 사용 시 심각한 부작용이 없고 심혈관질환 및 골다공증에도 효과가 있는 것으로 알려져 있으나, 전립선암 환자에서 의미 있는 혈중 전립선특이항원 감소를 보이는 이소플라본 보충요법 결과는 아직 보고되지 않았다. 그러나 12,395명을 대상으로 두유를 매일 섭취하도록 한 전향적 연구에서 전립선암 발생 위험을 70%까지 감소시켰다고 하였다. Lin 등은 전립선암과 콩의 관계를 조사한 24편의 논문을 메타 분석한 결과, 콩 식품 섭취량이 많은 남성은 섭취가 적은 남성보다 전립선암 위험성이 26% 낮고, 발효되지 않은 콩 식품을 많이 먹은 남성은 전립선암 위험성이 30% 낮으나, 된장과 같이 발효된 콩 식품은 전립선암 위험을 줄이지 못한다고 하였다. 또 이소플라본의 섭취가 많을수록 전립선암 위험성이 낮아지는 경향(p=0.09)을 보인다고 하였다.

3. 라이코핀

라이코핀*lycopene*은 토마토 등의 붉은색 채소나 과일의 색소 성분으로 항산화, 항암 작용이 있다고 알려져 있다. 라이코핀은 항산화 비타민으로 알려진 베타-카로틴, 눈을 좋아지게 하는 루

테인*lutein*과 함께 카르티노이드*cartinoid* 삼총사로 유명하며, 토마토에 가장 많이 함유되어 있지만 딸기, 수박, 자몽, 살구 등에도 상당량 들어 있다. 미국인의 경우 라이코핀의 약 80%를 토마토와 토마토 가공식품을 통해 공급받는다. 토마토의 라이코핀은 지용성 물질이어서 체내 흡수가 잘 안 되므로 더 많은 양을 흡수하려면 토마토를 열처리 하거나 올리브유 등과 같은 기름과 함께 먹는 것이 좋다. Giovannucci 등은 50,000명을 대상으로 한 전향적 연구에서 라이코핀을 많이 섭취한 군에서 전립선암 위험이 감소한다고 보고했으며, 익힌 토마토가 라이코핀 활성이 증가하여 더 효과적이라고 하였다. 2004년 Etminan 등에 의해 시행된 메타분석에서 토마토와 라이코핀을 섭취한 군에서 전립선암 위험이 23% 감소한다고 보고하였다. 하지만 2007년 Prostate, Lung, Colorectal, and Ovarian(PLCO) Cancer Screening Trial에서 25종 이상의 토마토 함유 식품을 섭취한 남성 29,361명의 전립선암 발병률을 조사한 결과 상관관계를 찾지 못하였고, 2006년 미국 국립암연구소*National Cancer Institutue* 발표에서 라이코핀의 섭취는 전립선암과 관련 없다고 보고하고 있어 대규모 무작위 임상시험을 통한 연구가 필요할 것으로 보인다.

4. 차나무*camellia sinensis*

차의 주요 기능성 성분은 폴리페놀*polyphenol*성 화합물인 카테킨*catechin*으로, 녹차에 10~18% 함유되어 있는데, 이는 찻잎을 발효해서 만드는 우롱차나 홍차에 비해 더 높은 함량이다. 카테킨은 녹차의 쓸쓸하고 떫은맛을 내는 성분으로 항산화효과가 탁월하고 항암효과, 항균효과, 심장병 발생 억제 효능을 나타내는 성분으로 밝혀져 있다. 특히 카테킨 중 가장 강력한 성분인 (-)-epigallocatechin-3-gallate(EGCG)는 비타민 C보다 항산화효능이 20배나 높은 것으로 알려져 있으며 동물실험에서 암 예방 효과가 탁월한 것으로 밝혀졌다.

2006년 Bettuzzi 등은 60명의 고등급 전립선상피내종양 환자를 대상으로 200mg의 녹차 성분을 하루 세 번 1년 동안 섭취한 연구에서 녹차를 섭취한 군에서는 3%에서, 섭취하지 않은 군에서는 30%에서 전립선암이 발견되었다고 했으며, 섭취군에서 전립선암으로 진행되기까지의 시간이 더 오래 걸렸다고 하였다. 2005년 Choan 등은 호르몬불응성*hormone refractory* 전립선암 환자 19명에서 하루 두 번 250mg의 녹차 추출물을 복용했을 때 19명 중 6명에서 3~5개월까지 진행이 억제되는 효과를 보고하였다. 즉 녹차의 폴리페놀 성분이 전립선암 예방뿐 아니라 미미하지만 진행된 전립선암에서도 효과가 있는 것으로 볼 수 있다.

5. 스타틴*statins*

스타틴의 주요 기능은 3-Hydroxy-3-Methyl-glutaryl-Coenzyme A(HMG-CoA) reductase를 억제하는 것으로, 콜레스테롤과 저밀도지질단백질*low density lipoprotein*을 감소시키고 심혈관질환의 위험을 낮추기 위해 널리 사용된다. 일반적으로 스타틴은 여러 질환과 관련이 있는 염증반응, 면역기능조절, 혈관신생, 세포자멸사 및 세포증식 등과 같은 다양한 세포의 기능을 조절하여 암 예방 효과를 나타낸다. 스타틴 복용이 전립선특이항원 수치를 낮춘다는 보고가 있으나, 이는 전립선 조직 검사 시행을 감소시킬 수 있고, 이런 점은 스타틴과 전립선암 발병률 상관관계에 대한 연구의 제한점으로 작용할 수 있다. 2008년 Bonovas 등은 6개의 무작위 대조군 연구, 6개의 코호트조사, 7개의 환자-대조군 연구를 메타 분석했는데, 스타틴을 복용한 남성과 그렇지 않은 남성들 간의 전립선암 발병률 차이는 없었으나 진행된 전립선암에서는 차이를 보였다고 보고하였다. 따라서 전립선암 예방 목적으로 스타틴 복용을 권유하기 위해서는 향후 전향적인 무작위 맹검 연구가 필요하다.

Ⅶ 결론

앞으로 개발해야 할 이상적인 암 예방 물질은 발암과정 중 어느 부분에 작용하는지 기전이 명확해야 하며, 무작위 대조군 연구 등을 통해 효과가 증명되고, 장기간 사용하더라도 부작용이 없는 안전한 물질이어야 한다. 또한 효과를 극대화하고 부작용은 최소화할 수 있는 용량 및 용법에 대한 연구도 이루어져야 한다. 특히 전립선암은 서구사회에서 가장 흔한 암의 하나이며, 최근 국내에서도 환자 수가 빠르게 증가하고 있는 암이다. 또한 비뇨기계 암 중에서 발암과정에서부터 임상적 암까지의 진행시간이 길고 이와 관련된 분자학적 특성이 비교적 잘 알려져 있어 화학예방의 좋은 연구 대상이다. 따라서 더 많은 연구와 실험이 이루어진다면 일반화된 화학예방법을 제시할 수 있을 것으로 생각된다.

참고문헌

Andriole G, Bostwick D, Brawley O, Gomella L, Marberger M, Tindall D, et al. Chemoprevention of prostate cancer in men at high risk: rationale and design of the reduction by dutasteride of prostate cancer events (REDUCE) trial. J Urol 2004;172:1314-7.

Andriole GL, Bostwick DG, Brawley OW, Gomella LG, Marberger M, Montorsi F, et al. Effect of Dutasteride on the Risk of Prostate Cancer. N Engl J Med 2010;362:1192-202.

Andriole GL, Roehrborn C, Schulman C, Slawin KM, Somerville M, Rittmaster RS. Effect of dutasteride on the detection of prostate cancer in men with benign prostatic hyperplasia. Urology 2004;64:537-43.

Bettuzzi S, Brausi M, Rizzi F, Castagnetti G, Peracchia G, Corti A. Chemoprevention of human prostate cancer by oral administration of green tea catechins in volunteers with high-grade prostate intraepithelial neoplasia: a preliminary report from a oneyear proof-of-principle study. Cancer Res 2006; 66:1234-40.

Bjelakovic G, Nikolova D, Gluud LL, Simonetti RG, & Gluud C. Mortality in randomized trials of antioxidant supplements for primary and secondary prevention: Systematic review and meta-analysis. Journal of the American Medical Association 2007;297:842-57.

Boileau TW, Liao Z, Kim S, Lemeshow S, Erdman JW Jr, & Clinton SK. Prostate carcinogenesis in N-methyl-N-nitrosourea (NMU)-testosterone-treated rats fed tomato powder, lycopene, or energy-restricted diets. Journal of the National Cancer Institute 2003;95:1578-86.

Bonovas S, Filioussi K, Sitaras NM. Statin use and the risk of prostate cancer: A metaanalysis of 6 randomized clinical trials and 13 observational studies. Int J Cancer 2008;123:899-904.

Chao C, Haque R, Van Den Eeden SK, Caan BJ, Poon KT, Quinn VP. Red wine consumption and risk of prostate cancer: The California Men's Health Study. Int J Cancer 2009;11:1-31.

Choan E, Segal R, Jonker D, Malone S, Reaume N, Eapen L, et al. A prospective clinical trial of green tea for hormone refractory prostate cancer: an evaluation of the complementary/alternative therapy approach. Urol Oncol 2005;23:108-13.

Clark LC, Combs GF Jr, Turnbull BW, Slate EH., Chalker DK, Chow J, et al. Effects of selenium supplementation for cancer prevention in patients with carcinoma of the skin. A randomized controlled trial. Nutritional Prevention of Cancer Study Group. Journal of the American Medical Association 1996;276:1957-63.

Cohen YC, Liu KS, Heyden NL, Carides AD, Anderson KM, Daifotis AG, et al. Detection bias due to the effect of finasteride on prostate volume: a modeling approach for analysis of the Prostate Cancer Prevention Trial. J Natl Cancer Inst 2007;99:1366-74.

Colli JL, Amling CL. Chemoprevention of prostate cancer: What can be recommended to patients? Curr Urol Rep 2009;10:165-71.

Conney AH, Lu Y, Lou Y, Xie J, Huang M. Inhibitory effect of green and black tea on tumor growth. Proc Soc Exp Biol Med 1999;220:229-33.

Drake EN. Cancer chemoprevention: Selenium as a prooxidant, not an antioxidant. Medical Hypotheses 2006;67:318-22.

Duffield-Lillico AJ, Dalkin BL, Reid ME, Turnbull BW, Slate EH, Jacobs ET, et al. Selenium supplementation, baseline plasma selenium status and incidence of prostate cancer: An analysis of the complete treatment period of the Nutritional Prevention of Cancer Trial. BJU International 2003; 91:608-12.

Epstein JI, Walsh PC, Carmichael M, Brendler CB. Pathologic and clinical findings to predict tumor extent of nonpalpable (stage T1c) prostate cancer. JAMA 1994;271:368-74.

Etminan M, FitzGerald JM, Gleave M, & Chambers K. Intake of selenium in the prevention of prostate cancer: A systematic review and meta-analysis.

Cancer Causes and Control 2005;16:1125-31.

Fleshner N, Gomella LG, Cookson MS, Finelli A, Evans A, Taneja SS, et al. Delay in the progression of low-risk prostate cancer: rationale and design of the Reduction by Dutasteride of Clinical Progression Events in Expectant Management (REDEEM) trial. Contemp Clin Trials 2007;28:763-9.

Giovannucci E, Rimm EB, Liu Y, Stampfer MJ, & Willett WC. A prospective study of tomato products, lycopene, and prostate cancer risk. Journal of the National Cancer Institute 2002;94:391-8.

Gupta S. Prostate cancer chemoprevention: current status and future prospects. Toxicol Appl Pharmacol 2007;224:369-76.

Jacobsen BK, Knutsen SF, Fraser GE. Does high soy milk intake reduce prostate cancer incidence? The Adventist Health Study (United States). Cancer Causes Control 1998;9:553-7.

Jatoi A, Ellison N, Burch PA, Sloan JA, Dakhil SR, Novotny P, et al. A phase II trial of green tea in the treatment of patients with androgen independent metastatic prostate carcinoma. Cancer 2003;97:1442-6.

Kirsh VA, Hayes RB, Mayne ST, Chatterjee N, Subar AF, Dixon LB, et al. Supplemental and dietary vitamin E, beta-carotene, and vitamin C intakes and prostate cancer risk. Journal of the National Cancer Institute 2006;98:245-54.

Kumar NB, Cantor A, Allen K, Riccardi D, Besterman-Dahan K, Seigne J, Helal M, et al. The specific role of isoflavones in reducing prostate cancer risk. Prostate 2004;59:141-47.

Lazier CB, Thomas LN, Douglas RC, Vessey JP, Rittmaster RS, et al. Dutasteride, the dual 5alpha-reductase inhibitor, inhibits androgen action and promotes cell death in the LNCaP prostate cancer cell line. Prostate 2004;58:130-44.

Lin Y, Edward LS. Soy consumption and prostate cancer risk in men: a revisit of a meta-analysis, Am J Clin Nutr 2009;89:1155-63.

Lippman SM, Klein EA, Goodman PJ, Lucia MS, Thompson IM, Ford LG, et al. Effect of Selenium and Vitamin E on Risk of Prostate Cancer and Other Cancers: The Selenium and Vitamin E Cancer Prevention Trial (SELECT) JAMA 2009;301:39-51.

Lucia MS, Darke AK, Goodman PJ, La Rosa FG, Parnes HL, Ford LG, et al. Pathologic characteristics of cancers detected in the Prostate Cancer Prevention trial: implications for prostate cancer detection and chemoprevention. Cancer Prev Res 2008;1:167-73.

Lucia MS, Epstein JI, Goodman PJ, Darke AK, Reuter VE, Civantos F, et al. Finasteride and high-grade prostate cancer in the Prostate Cancer Prevention trial. J Natl Cancer Inst 2007;99:1375-83.

Price D, Stein B, Sieber P, Tutrone R, Bailen J, Goluboff E, et al. Toremifene for the prevention of prostate cancer in men with high grade prostatic intraepithelial neoplasia: Results of a double-blind, placebo controlled, phase IIB clinical trial. Journal of Urology 2006;17:965-70.

Redman MW, Tangen CM, Goodman PJ, Lucia MS, Coltman CA, Thompson IM. Finasteride does not increase the risk of high-grade prostate cancer: a bias-adjusted modeling approach. Cancer Prev Res 2008;1:174-81.

Roehrborn CG, Boyle P, Nickel JC, Hoefner K, Andriole G. Efficacy and safety of a dual inhibitor of 5-alpha-reductase type 1 and 2(dutasteride) in men with benign prostatic hyperplasia. Urology 2002;60:434-41.

Stranges S, Marshall JR, Natarajan R, Donahue RP, Trevisan M, Combs GF, et al. Effects of longterm selenium supplementation on the incidence of type 2 diabetes: A randomized trial. Annals of Internal Medicine 2007;147:217-23.

Syed DN, Khan SN, Afaq F, Mukhtar H. Chemoprevention of prostate cancer through dietary agents: progress and promise. Cancer Epidemiol Biomarkers Prev 2007;16:2193-203.

Syed DN, Suh Y, Afaq F, Mukhtar H. Dietary agents for chemoprevention of prostate cancer. Cancer Lett 2008;265:167-76.

Thomas LN, Douglas RC, Lazier CB, Too CK, Rittmaster RS, Tindall DJ, et al. Type 1 and type 2 5alpha-reductase expression in the development and progression of prostate cancer. Eur Urol 2008;53:244-52.

Thompson IM, Chi C, Ankerst DP, Goodman PJ, Tangen CM, Lippman SM, et al. Effect of finasteride on the sensitivity of PSA for detecting prostate cancer. J Natl Cancer Inst 2006;98:1128-33.

Thompson IM, Goodman PJ, Tangen CM, Lucia MS, Miller GJ, Ford LG, et al. The Influence of finasteride on the development of prostate cancer. N Engl J Med 2003;349:215-24.

Thompson IM, Goodman PJ, Tangen CM, Parnes HL, Minasian LM, Godley PA, et al. Long-term survival of participants in the prostate cancer prevention trial. N Engl J Med 2013;369:603-10.

Thompson IM, Tangen CM, Goodman PJ, Lucia MS, Klein EA. Chemoprevention of prostate cancer. J Urol 2009;182:499-508.

Thompson IM, Tangen CM, Goodman PJ, Lucia MS, Parnes HL, Lippman SM, et al. Finasteride improves the sensitivity of digital rectal examination for prostate cancer detection. J Urol 2007;177:1749-52.

Young CYF. Recent approaches in chemoprevention of prostate cancer. Curr Cancer Drug Targets 2007;7:681-8.

Yuan X, Balk SP. Mechanisms mediating androgen receptor reactivation after castration. Urol Oncol 2009;27:36-41.

Zhu YS, Imperato-McGinley JL. 5alpha-reductase isozymes and androgen actions in the prostate. Ann N Y Acad Sci 2009;1155:43-56.

04

전립선암의 병리

강택원, 최찬

Ⅰ 전립선상피내종양

전립선상피내종양*prostatic intraepithelial neoplasia*; *PIN*은 전립선의 관*duct* 또는 세엽*acinus*의 상피세포가 비정형 세포*atypical cell*로 바뀐 것으로, 이러한 비정형 세포가 상피세포층에 국한된 경우를 가리킨다. 전립선상피내종양의 세포학적 소견을 보면, 전립선암과 비슷한 핵의 변화를 보이지만, 전립선의 구조가 정상이며 상피세포 아래층의 기저세포*basal cell*가 온전히 남아 있다는 점에서 전립선암과 구분된다. 전립선상피내종양에서는 혈청전립선특이항원값이 증가하지 않으며, 직장손가락검사, 경직장초음파검사 등의 영상검사로는 전립선상피내종양과 전립선암을 구별할 수 없다.

전립선상피내종양은 저등급 전립선상피내종양*low grade PIN*; *PIN I*과 고등급 전립선상피내종양*high grade PIN*; *PIN II, PIN III*으로 나뉜다. 저등급 전립선상피내종양은 상피세포의 밀도는 높으나 세포학적 이상은 뚜렷하지 않아 핵의 크기가 다양하면서 핵소체가 분명하게 관찰되지 않는다. 이 병변은 침생검에서 발견되더라도 병리보고서에 언급할 필요가 없고 재생검을 요하지도 않는다. 그 이유는 저등급 전립선상피내종양과 양성 전립선조직을 병리학자가 일률적으로 구분하기 쉽지 않고, 재생검 시 종양 발견 가능성에 있어서도 두 소견 사이에 차이가 없기 때문이다. 반면에 고등급 전립선상피내종양은 세포학적 변화가 뚜렷하여 핵이 크고 염색질이 진하게 보이면서 핵소체가 잘 관찰된다(그림 4-1).

전립선상피내종양은 근치전립선절제술 검체의 80~90%에서 관찰되고, 고등급 전립선상피내종양에서 침습암(전립선암)으로의 이행 소견이 관찰되기도 한다. 고등급 전립선상피내종양은 침습암처럼 다발성으로 존재하는 경우가 많고 전립선의

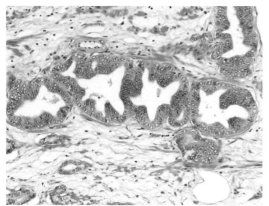

그림 4-1. 고등급 전립선상피내종양*high grade prostatic intraepithelial neoplasia*의 병리 소견

말초구역에서 발생하며, 침습암이 있는 사람에게 더 잘 발생한다. 이는 전립선상피내종양이 침습암과 관련이 있을 수 있다는 것을 시사한다.

전립선 침생검에서 고등급 전립선상피내종양의 발생빈도는 5% 내외인데, 최초 침생검 시 광범위한(multiple biopsy sites, i.e, ≥3) 고등급 전립선상피내종양이 발견된 경우 재생검을 시행하였을 때 최대 30%에서 전립선암이 진단되고, 고등급 전립선상피내종양 주위에 비정형 선들*a few atypical glands*이 같이 존재하는 경우 재생검 시 50%까지 전립선암이 진단되므로, 이러한 경우에는 재생검을 시행해야 한다. 하지만 아직 재생검을 시행하는 시기에 관해서는 일치된 의견이 없다.

II 전립선암

1. 위치*location*

전립선암*prostate adenocarcinoma*의 대부분(70~ 80%)은 전립선 후면의 말초구역*peripheral zone*에, 10~20%는 이행구역*transitional zone*에, 나머지는 중심구역*central zone*과 전방섬유근육기질*anterior fibromuscular stroma*에 위치한다. 전립선암은 85% 이상에서 다발성*multifocal*으로 발생하는데, 주 결절*dominant nodule*이 아닌 결절은 크기가 작고 저등급이며 임상적으로 중요하지 않은 경우가 많다. 근치전립선절제술 후 병변이 두 곳인 경우 침생검에서 암이 발견된 곳에 비하여 그렇지 않은 곳의 병변의 크기가 보통 작다. 그러나 약 20%에서는 침생검에서 암이 발견되지 않았던 곳의 병변이 크기, 전립선외침범, 등급*grade*, 절제변연 양성 여부 등에서 더 나쁜 결과를 보일 수 있다.

2. 종양의 전파*spread of tumor*

전립선외침범*extraprostatic extension*은 암이 전립선을 통과하여 전립선 주위의 연부조직에 도달한 경우이다. 조직학적으로 엄밀히 말해 전립선에는 별도의 피막이 없으므로 전립선외침범이 피막침범*capsular penetration*보다 더 정확한 용어이다. 전립선 말초구역에 위치한 선암*adenocarcinoma*은 신경주위 구역*perineural space*을 지나서 전립선 밖으로 침범하는 경향이 있다. 따라서 전립선외침범은 전립선암의 후면 또는 후측면에서 주로 발견되며, 이는 대부분의 전립선암이 발생하는 위치와 관련이 있다.

정낭침윤은 암세포가 정낭의 근층에 도달한 경우이다. 정낭침윤의 주요 경로는 전립선의 기저부에서 암세포가 전립선을 통과하여 정낭 주위의 연부조직을 거쳐 정낭에 도달하는 것이다. 그 외에 사정관을 통해 정낭에 도달하거나 전립선의 기저부에서 직접 정낭으로 침윤하는 경로가 있다. 전립선암이 직장으로 침윤하는 경우는 드물며, 직장의 원발성 종양과 전립선암이 직장에 전이된 것을 구별하기가 쉽지 않다.

전립선암이 주로 전이하는 곳은 림프절과 뼈이다. 전립선암이 횡경막 상부의 림프절에 전이하는 경우도 있는데, 이때는 쇄골위림프절로 가장 잘 전이한다. 부검에서는 폐로 전이된 경우가 흔히 발견되며, 이 경우 대부분 뼈전이도 동반되어 있다. 전이된 병소는 보통 여러 개의 작은 병소 또는 미만성 림프절 병변으로 나타난다. 전립선암은 림프절, 뼈, 폐 외에도 방광, 간, 부신으로도 전이한다.

3. 종양용적tumor volume

일반적으로 전립선암의 크기는 암의 병기에 비례하여 증가한다. 0.5cm³보다 작은 종양에서는 전립선외침범이 잘 발견되지 않으며, 4cm³보다 작은 종양에서 림프절전이나 정낭침윤은 흔하지 않다. 또한 종양용적은 종양의 등급에 비례하여 증가하며, 종양의 위치와 등급은 종양용적의 효과와 관련이 있다. 예를 들면, 이행구역의 종양에서 전립선외침범이 있는 경우는 말초구역의 종양에 비하여 종양용적이 더 크다. 이는 이행구역에 발생한 종양은 등급이 낮으며 종양이 전립선의 경계로부터 멀리 있기 때문이다.

4. 등급grade

글리슨체계Gleason system는 저배율 현미경 시야에서 보이는 선의 모양에 따라 결정된다. 전립선암의 조직학적 등급은 1966년 처음으로 제안되었으며 2005년 현재의 체계로 변경되었다. 이 체계는 전립선암을 선의 구조에 따라 다섯 등급grade으로 분류하였는데, 분화가 가장 잘된 암종이 1등급이고 분화가 가장 나쁜 암종은 5등급이다. 2005년 국제비뇨병리학회International Society of Urological Pathology; ISUP에 의해 개정된 글리슨체계는 그림 4-2와 같다. 글리슨체계에서는 제일 흔한 병변과 두 번째로 흔한 병변의 등급을 더하여 글리슨점수Gleason score를 정하는 것이 일반적이나, 가장 흔한 병변과 가장 분화가 나쁜 병변의 등급을 더하기도 한다.

만일 종양이 한 종류 등급의 모양을 보이면 이 병변의 글리슨점수는 그 등급의 2배이다. 이론적으로 글리슨점수는 2(1+1)에서부터 10(5+5)까지이며, 글리슨점수 10은 분화되지 않은 암이다. 침생검에서는 병변이 아주 작더라도 글리슨등급을 적용한다. 침생검 조직에서 글리슨점수 2~5는 적용하지 않는 것이 좋은데, 비뇨병리 전문가들이 슬라이드를 재검토하면 대부분 글리슨점수가 높아지고, 비뇨병리 전문가들 사이에서도 재현성이 낮으며, 침생검 조직과 근치전립선절제술의 글리슨점수가 일치하지 않기 때문이다. 결과적으로 침생검 조직에서 가장 낮은 글리슨점수는 6이다. 그러나 이론적으로 글리슨점수는 2~10이므로 환자들은 침생검 조직에서 글리슨점수 6이라는 결과를 받으면 자신의 병변이 중간 정도의 악성도를 가진 것으로 오해할 수 있다. 한편 2005년 변경된 글리슨체계의 중요 변화는 글리슨등급 4의 범주가 넓어져서 이전의 기준보다 더 많은 병변을 포함하고

등급	모양	특징
1등급	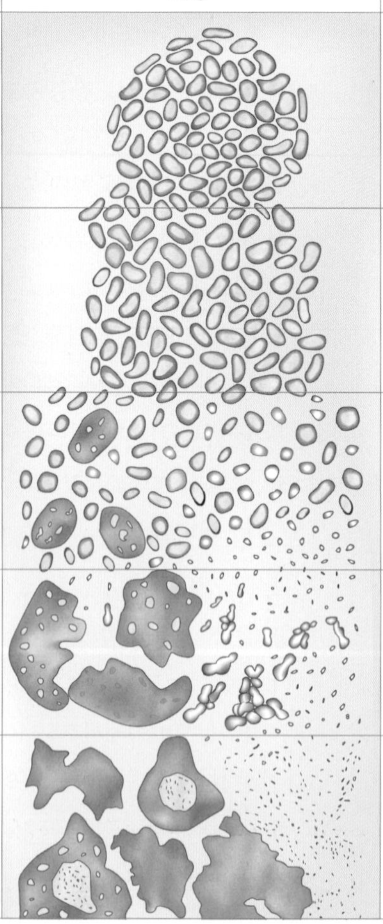	• 잘 둘러싸인 결절*nodule*로서 경계가 분명하고, 각각의 선은 **빽빽**하게 있으며 크기가 일정하고 둥글며 3등급의 병변보다 크다.
2등급		• 1등급의 선과 비슷하게 결절은 잘 둘러싸여 있으나, 경계부는 약간 침습성을 보인다. • 선은 1등급에 비하여 성글게 있으며, 약간의 크기 변화가 있다.
3등급		• 선들이 따로 분리되어 있다. • 글리슨등급 1 또는 2에 비하여 선의 크기가 작다. • 비종양성 전립선의 선 구조 사이로 암종이 침윤한다. • 선의 모양과 크기의 변화가 심하다.
4등급		• 선의 경계가 불분명하며, 선의 내강이 분명하지 않다. • 작은 선들이 융합되어 있거나 선의 밀도가 높은 체모양*cribriform*/유두모양*papillary*의 선을 보인다. • 신세포암처럼 세포질이 투명한*hypernephromatoid* 세포들이 빽빽하게 보인다.
5등급		• 선으로 분화하지 못하여 고형 종괴의 형태를 보인다. 단일세포, 줄*cord* 또는 판*solid sheet* 모양이다. • 체모양/유두모양의 선 안에 여드름집괴사*comedonecrosis*의 중심부를 보인다.

그림 4-2. 2005년 국제비뇨병리학회(ISUP)에 의해 개정된 글리슨체계

있다는 점이다. 그 결과 글리슨등급 4의 비중이 높아졌다. 원래의 기준으로 글리슨점수 6인 병변이 2005년 변경된 기준에 따라 글리슨점수 7로 되면서 환자의 예후에 변화가 나타났다. 원래의 글리슨체계 기준으로 진단된 글리슨점수 6인 환자에서는 암이 진행하는 경우가 더러 있었지만, 2005년 기준에 의한 '전립선에 국한된 글리슨점수 6의 병변'은 근치절제술을 하면 대부분 진행하지 않고 림프절전이도 하지 않는다. 그리고 글리슨점수 6의 병변이 여러 곳에 있더라도 근치절제술을 하면 예후가 좋다.

2005년 개정된 글리슨체계를 이용하여 존스홉킨스 대학병원에서 전립선암 환자 6,462명을 분석한 결과, 침생검과 근치전립선절제술에서 글리슨점수가 6인 환자의 5년 생화학적 무재발생존율*5year biochemical recurrence-free survival*이 각각 94.6%와 96.6%였다. 이 연구에서 글리슨점수 7(3+4)인 경우 5년 생화학적 무재발생존율은 침생검으로 진단된 경우 82.7%, 근치절제술로 진단된 경우 88.1%였다. 글리슨점수가 9 또는 10인

경우는 글리슨점수가 8인 경우에 비해 암이 진행할 위험이 거의 2배였다. 위의 결과는 글리슨점수 8~10을 하나의 범주로 해석하거나, 글리슨점수가 7보다 작은 경우를 저위험군, 7인 경우를 중간위험군, 7보다 큰 경우를 고위험군으로 분류하여 글리슨점수 체계를 지나치게 단순화하면 예후에 관한 중요한 정보를 잃을 수도 있음을 보여준다. 이에 2014년 국제비뇨병리학회에서는 글리슨점수에 따라 전립선암을 Ⅰ군(6 이하), Ⅱ군[7(3+4)], Ⅲ군[7(4+3)], Ⅳ군[8(4+4)], Ⅴ군(9~10)의 5개의 등급 군*grade group*으로 나눌 것을 권고하였다. 이 체계에 따라 미래의 병리보고서는 글리슨 점수와 등급 군을 함께 사용하여 보고하게 될 것이다. 이는 2016년에 발간된 세계보건기구*World Health Organization; WHO*의 'Pathology and Genetics: Tumours of the Urinary System and Male Genital Organs'에도 수록되었다.

침생검 조직의 글리슨점수는 이후의 근치절제술 조직의 글리슨점수와 비교적 잘 맞는다. 일반적으로 침생검에서 글리슨점수 6 이하인 경우의 65%가 근치절제술에서 글리슨점수 6 이하이다. 침생검과 이후의 근치절제술의 글리슨점수가 일치하지 않는 경우도 발생할 수 있는데, 이는 침생검에서 조직채취를 잘못하였기 때문인 것으로 여겨진다. 침생검보다 근치절제술 후 글리슨점수가 올라가는 경우는 환자의 나이가 많은 경우, 혈청전립선특이항원값이 높은 경우, 침생검 검체에서 암이 차지하는 비율이 높은 경우, 전립선이 작은 경우에서 주로 관찰되었다.

저등급 암이 수년 후 고등급 암으로 되는 경우도 가끔 있다. 이 경우 남아 있던 저등급 암이 고등급 암으로 진행했는지, 아니면 다른 부위에서 고등급 암이 새로 발생하였는지는 분명하지 않다. 일반적으로 암 결절이 크면 고등급, 작으면 저등급인 경향을 보인다. 이런 점으로 미루어보아 전립선암은 발생 초기에 저등급으로 시작하여 어느 정도 크기가 커지면 역분화하여 고등급으로 된다고 생각해볼 수 있다. 그러나 다른 한편으로는 고등급 암은 발생할 때부터 고등급이며 빨리 자라기 때문에 발견될 때 큰 종양으로 나타나며, 마찬가지로 저등급 암은 천천히 자라기 때문에 종양이 발견될 때 작을 수도 있다. 침생검 후 2~3년이 지나도 환자의 80%에서는 글리슨등급이 변하지 않는다.

5. 침생검 검체의 평가
assessment of needle biopsy specimens

1) 과정

여러 곳의 다른 위치에서 검체를 채취하여 이들을 각각 다른 용기에 담아 병리과에 보낸다. 기존에는 6부위 생검도 많이 시행되었지만 더 이상 권고되지 않으며, 전립선이 30~40mL인 경우 최소 8부위 이상의 검체가 수집되어야 한다. 통상적으로 10~12부위의 전립선 생검이 권장된다.

침생검 후에는 각각의 검체*core*를 별도의 용기에 담아 병리과에 보내야 하는데, 그 이유는 표 4-1과 같다. 병리 의사는 각각의 검체를 평가하여 글리슨점수를 부여한다. 만일 검체가 특별한 표시 없이 한 용기에 함께 들어 있으면 각각의 검체에 대해 진단을 하거나 전체를 하나의 긴 검체로 생각하고 진단한다.

표 4-1 침생검에서 각각의 검체를 별도의 용기에 담아 병리과에 보내야 하는 이유

- 비전형 병변atypical lesion이 있으면 재생검 시 그 위치를 목표로 하여 생검할 수 있다.
- 근치절제술 후 검체에서 병리 의사가 처음에 암을 발견하지 못할 경우, 침생검 후의 암의 구체적인 위치 정보를 이용하여 근치절제술 검체에서 추가로 조직 슬라이드를 제작하는 데 도움을 받을 수 있다.
- 침생검의 위치정보를 통해 병리 의사가 진단을 하기 어려운 부분(기저부에서 고등급 전립선상피내종양과 유사한 중심구역 및 정낭 조직과의 감별, 첨부에서 암조직과 유사한 Cowper선과의 감별 등)에 대한 정보를 미리 알 수 있다.
- 근접치료brachytherapy를 하는 데 있어서 추가적인 치료위치에 대한 정보를 알 수 있다.
- 파라핀 블록 또는 유리슬라이드 하나에 최대 2개의 검체core조직을 올려 관찰함으로써, 조직이 부스러져서 암이 침범한 검체의 수 또는 각 검체에서 암이 차지하는 비율 및 최고 등급highest grade에 대한 정보가 소실되는 것을 최소화할 수 있다.

(출처: Wein AJ, Kavoussi LR, Novic AC, Partin AW, Peters CA. Campbell-Walsh Urology, 11th ed. 2016)

2) 감별진단

전립선암의 침생검 표본을 진단하는 데 있어 가장 흔히 발생하는 문제는 작은 암 병변을 암이 아니라고 잘못 진단하는 것이다. 양성 병변이면서 조직학적 소견이 전립선암과 비슷한 병변들이 있으므로, 이의 감별을 위해 기저세포 표지자인 고분자량 사이토케라틴high molecular weight cytokeratin; HMWCK(34βE12)과 p63 항체 등을 이용한다. 양성 병변에는 상피세포의 아래층에 기저세포가 있으므로 고분자량 사이토케라틴과 p63에 양성으로 반응하며, 전립선암에서는 기저세포가 없기 때문에 고분자량 사이토케라틴과 p63에 염색되지 않는다. 하지만 양성 병변에서도 침생검으로 얻은 조직의 양이 적을 경우 기저세포가 부분적 혹은 비연속적으로 분포할 수 있으므로 이러한 음성표지자만으로 전립선암을 진단하기에는 무리가 있다. 따라서 요즈음에는 전립선암과 고등급 전립선상피내종양에 모두 반응하는 양성 표지자인 α-methylacyl-CoA racemase(AMACR, P504S)를 고분자량 사이토케라틴, p63과 함께 한 장의 슬라이드에서 염색하는 삼중면역염색을 보통 사용한다(그림 4-3). 그러나 이들의 면역염색에는 위양성과 위음성이 있으므로 결과를 해석하는 데 주의해야 한다.

TMPRSS2:ERG 유전자융합은 전립선암의 50%에서 발견되며, 형광제자리부합fluorescent in situ hybridization; FISH검사를 통해 확인할 수 있고, ERG에 대한 면역염색을 하여 핵에 염색되는 것으로부터 간접적으로 알 수도 있다. 이 검사는 침생검 검체에서 암 병변이 작은 경우 민감도가 30~40%이며, 고등급 전립선상피내종양에서도 양성반응을 보일 수 있다.

앞에서도 말하였듯이 전립선상피내종양의 세포학적 소견은 전립선암과 비슷한 핵의 변화를 보이지만, 전립선암과 달리 전립선의 구조가 정상이며 상피세포 아래층의 기저세포가 온전히 남아 있어, 면역조직염색에서 기저세포를 선택적으로 염색하는 고분자량 사이토케라틴과 p63 염색에 양성을 보인다.

가끔 전립선암이 매우 의심되지만 확정적이지 않은 경우가 있으며, 이런 비전형 병변은 전체 침생검의 약 7.6%에서 발생한다. 이런 경우 병리 의사는 "비전형 증식atypical hyperplasia" 또는 "비전형 작은세엽증식atypical small acinar proliferation;

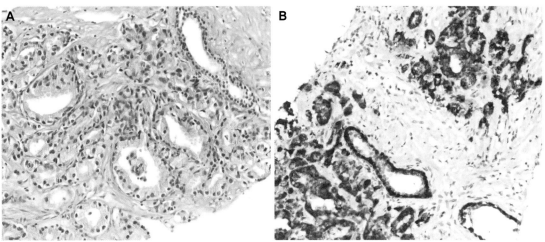

그림 4-3. 전립선암의 염색 소견 A. 전립선암의 H & E 염색 소견, B. 전립선암의 고분자량 사이토케라틴, p63, AMACR 삼중면역염색 소견

ASAP"과 같은 진단보다는 "비전형 병소가 관찰된다"고 병리보고서에 기술하는 것이 더 좋다. 보고서에 담당 의사에게 다시 침생검하도록 요청하면서, "암이 매우 의심되지만 암으로 진단하는 데는 부족한" 이유를 설명해야 한다. 이렇게 하면 비뇨기과 의사는 이 병변이 침습성 암인데 병리 의사가 암으로 진단하는 것을 주저하고 있다고 오해하지 않게 된다. 비전형 병변으로 처음 진단된 후 추가검사를 시행하여 암으로 진단되는 빈도는 40~50%이다. 이전에 비전형 병변으로 진단된 경우라도 혈청전립선특이항원값과 직장수지검사 결과는 암을 진단하는 데 도움이 되지 않는다. 재생검에 대한 확정된 권고사항은 없지만, 일반적으로 비전형 병변으로 진단된 사람은 혈청전립선특이항원값과 상관없이 재생검을 하는 것이 좋다. 비전형 병변으로 진단된 증례는 비뇨병리 전문가가 검토하면 암으로 진단되는 경우도 있으므로, 비뇨기과 의사는 침생검을 다시 하기 전에 유리슬라이드

를 비뇨병리 전문가에게 의뢰하여 다시 검토하도록 하는 것이 좋다.

3) 예후

침생검 결과를 이용하여 ① 병리학적 병기, ② 암이 전립선 밖으로 침범한 위치, ③ 암의 신경혈관다발 침윤, ④ 근치절제술 후 예후, ⑤ 근접치료 *brachytherapy* 대상자 선정, ⑥ 방사선치료의 예후, ⑦ 적극적 감시 대상자 선정, ⑧ 적극적 감시 후 중재술의 기준, ⑨ 냉동수술요법의 예후, ⑩ 고강도 집속초음파*high-intensity focused ultrasound; HIFU*의 예후, ⑪ 국소치료 대상자 결정 등에 도움을 줄 수 있다.

침생검 후에는 가장 흔한 글리슨등급과 두 번째로 흔한 글리슨등급을 더하거나, 세 번째로 흔한 글리슨등급이 더 흔한 병변의 글리슨등급보다 높은 경우 가장 흔한 글리슨등급과 가장 높은 글리슨등급을 더한 글리슨점수를 보고한다. 이 점수는 전립선암의 예후를 예측하는 데 가장 중요한

인자로, 근치절제술 검체의 결과와 상관관계가 높다. 그러나 조직채취가 잘못되면 글리슨점수가 침생검에서 낮게 나오더라도 근치절제술에서는 높게 나오기도 한다. 침생검에서 암의 크기를 예측하는 지표는 암이 있는 검체core의 수, 각 검체에서 암이 있는 병변의 길이, 각 검체에서 암이 차지하는 비율 또는 전체 검체에서 암이 차지하는 비율이다. 병리 의사는 보고서에 암이 있는 검체의 수와 위에 열거한 지표 중 하나 이상을 보고한다. 침생검 병변의 등급과 임상적 병기, 혈청전립선특이항원값을 종합하면 전립선암의 크기를 예측할 수 있다.

신경주위침윤perineural invasion 여부는 병리보고서에 꼭 기록해야 한다. 침생검에서 신경주위침윤이 있는 경우 전립선외침범의 빈도가 증가한다. 침생검에서 신경주위침윤 여부는 외부방사선치료external beam radiotherapy; EBRT의 예후와 관련이 있으나 근접치료의 예후와는 관련이 없다.

전립선의 위축 및 이와 동반된 염증은 암 발생과 관련이 있으나, 이는 전립선암의 발생 초기와 관련이 있는 것이다. 침생검 조직에서의 위축은 전립선암의 발생과 직접적인 관련이 없다. 침생검 조직에서의 위축은 흔하게 발견되는데, 위축은 침생검에서 전립선암뿐만 아니라 전립선상피내종양의 발생 빈도 증가와도 관련이 없다.

6. 경요도절제 검체의 평가
assessment of transurethral resection specimens

1) 과정

종양이 침범한 비율이 검체의 5% 이하이면 T1a 병기이고, 그보다 많으면 T1b 병기이다. 통상적으로 T1b 병기의 병변은 경요도절제 검체 6~8조각을 검사하면 발견할 수 있으며, 검체 8~10조각을 검사하면 T1a 병기 종양의 90% 이상을 발견할 수 있다. 기관에 따라 65세 이하 남성에서 모든 경요도절제 검체를 검사하여 T1a 병기의 종양이 발견되면 공격적인 치료를 하는 경우도 있다.

2) 감별진단

저등급 전립선암과 감별해야 할 병변은 비전형 선종증식atypical adenomatous hyperplasia이다. 양성 경요도절제 검체의 1.6%와 침생검 검체의 0.8%에서 비전형 선종증식이 발견된다. 이 병변은 이행구역에서 주로 발견되며, 보통 다발성이고, 요로폐쇄 증상 때문에 경요도절제술을 한 경우에 우연히 발견된다. 비전형 선종증식은 조직학적으로 선암과 비슷하지만 선암으로 진행하지 않는다.

7. 근치전립선절제 검체의 평가
assessment of radical prostatectomy specimens

1) 평가

일반적으로 근치전립선절제술로 얻은 전립선 검체를 모두 포매하여 결과를 보고하며, 그렇게 하지 않는 기관에서는 제한된 수의 검체를 검사해도 병기를 정확하게 알 수 있도록 포매하여 조직검사 결과를 보고한다.

2) 예후

(1) 글리슨점수

근치전립선절제술로 얻은 조직에서 글리슨점수는 예후와 밀접한 관련이 있다. 글리슨점수 6,

7(3+4), 7(4+3), 8, 9~10에 대한 수술 후 5년 생화학적 무재발생존율은 각각 96.6%, 88.1%, 69.7%, 63.7%, 34.5%이다. 근치전립선절제술 후에는 가장 많은 부분의 글리슨등급과 두 번째로 많은 부분의 글리슨등급을 더한 글리슨점수를 보고하며, 추가적으로 세 번째로 많은 고등급을 따로 명시하는 것이 권장된다. 세 번째로 많은 등급이 4 또는 5로, 첫 번째 및 두 번째로 많은 병변의 등급보다 높은 경우(특히, 전체 종양용적의 5% 이상일 경우) 생화학적 재발에 부정적인 영향을 끼친다. 따라서 세 번째로 많은 등급의 점수와 전체 종양용적에서 차지하는 비율을 함께 명시하는 것이 좋다.

병리 의사는 각각의 주 결절들의 글리슨점수를 보고해야 한다. 대부분의 경우 주 결절은 가장 큰 종양이며, 병기가 가장 높고 조직학적 등급도 가장 높다. 주 결절이 아닌 결절의 병기가 주 결절의 병기보다 더 높으면, 그 결절의 조직학적 등급도 보고한다. 또한 여러 작은 결절 중 하나가 전립선 병변 중 가장 높은 등급인 경우에도 이 작은 결절의 조직학적 등급은 꼭 보고한다. 주 결절과 함께 발견되는 병변으로 조직학적 등급이 낮은 병변은 병리보고서에 보고하지 않아도 된다.

(2) 림프절전이

최근에는 전립선암에서 림프절전이의 빈도가 이전에 비해 많이 감소하였는데, 이는 선별검사로 암이 조기에 발견되는 경우가 많기 때문이다. 림프절전이의 빈도가 낮은 것은 양호한 임상적 병기, 수술 전 혈청전립선특이항원값, 침생검 조직의 조직학적 등급뿐만 아니라 일부 의사들이 전이 가능성이 낮은 환자에서 골반림프절을 적출하지 않는 것과도 관련이 있다. 림프절전이 유무를 확인하기

위해서 수술하는 중에 동결조직검사를 하여 골반림프절전이 여부를 확인할 수 있다. 그러나 수술 전 침생검에서 글리슨점수 8 미만인 환자에서는 원격전이가 충분히 오랜 시간이 경과한 후 나타나므로, 이러한 경우 림프절 절제 후 동결조직검사 없이 근치전립선절제술을 그대로 진행하기도 한다. 최근에는 림프절전이가 있더라도 근치전립선절제술과 림프절절제술을 함께 시행하면 장기 생존율에 도움이 된다는 증거가 많이 발표되고 있어 적극적으로 수술을 하는 기관이 늘고 있다.

생존율을 예측하는 인자는 수술 후 검체의 글리슨점수, 암이 전이된 림프절의 수와 전체 림프절 중 암이 전이된 림프절의 비율이다.

(3) 전립선외침범extraprostatic extension과 정낭침윤

전립선외침범의 정도에 따라 근치전립선절제술 후 암이 진행할 위험이 달라진다. 전립선외침범은 전립선에 국한되지 않은 병변을 지칭하는 것으로, 앞서 언급한 바와 같이 피막침범 또는 피막확대보다 더 적합한 용어이다. 전립선의 피막은 조직학적으로 분명하지 않으며, 특히 첨부, 기저부, 전면부에서 불분명하기 때문이다. 전립선암의 전립선외침범을 알기 어려운 것은, 전립선의 경계가 분명하지 않으며 암이 전립선 주위 지방조직에서 밀도가 높은 결합조직의 증식을 일으키기 때문이다. 전립선외침범의 정도는 몇 개의 선이 전립선 밖에서 관찰되는 국소적focal 전립선외침범과 광범위한 전립선외침범을 보이는 비국소적non-focal 전립선외침범으로 구분한다. 전립선외침범의 정도를 평가하는 여러 지표가 있지만, 어떠한 것도 '국소적'과 '비국소적'으로 구별하는 방법보다 더 효율적이지는 않다.

정낭침윤은 예후에 많은 영향을 미치며, 정낭침윤이 있으면 근치전립선절제술 5년 후 암의 65%가 진행한다.

(4) 절제변연resection margin

절제변연 양성 소견은 근치전립선절제술 후 10~60%로 보고되어 왔고, 최근 로봇보조 근치전립선절제술에서의 빈도는 6.5~32%로서 평균 15%이다. 절제변연 양성인 환자의 약 50%에서만 근치전립선절제술 후 암이 진행한다. 그 이유는 조직학적으로 절제변연이 양성이더라도 절제변연에서 떨어져 나온 조직에 암세포가 항상 있지는 않고, 절제변연에 아주 가까이near margin 종양이 위치해도 재발위험을 높이지 않으며, 수술이나 병리검사를 위해 전립선을 조작할 때 전립선을 감싸는 일부 조직이 떨어져 나가면서 인공적으로 절제변연 양성을 보일 수 있기 때문이다.

수술 도중에 전립선 내의 종양을 절개(전립선 내 절개intraprostatic incision)하여 절제변연 양성을 보일 수도 있다. 전립선 내 절개의 빈도는 1.3%에서 높게는 71%까지 보고되는데, 그 이유는 수술 중 전립선외침범을 확인하는 것이 어려워 전립선이 절개된 것을 인지하지 못하는 경우가 많기 때문일 것으로 사료된다. 만일 절제변연에 결합조직 증식이 있으면서 암의 전립선외침범이 있으면, 전립선 내 절개로 인한 절제변연 양성으로 보기보다는 전립선에 국한된 병변으로 보아야 한다. 특히 전립선 첨부의 경우 전립선의 경계가 다소 모호하기 때문에 양성 변연positive margin을 보이는 종양이 전립선 내에 있는 것인지를 구분하기가 쉽지 않다. 이외에도 상대적으로 전립선 내 절개가 흔한 부위는 신경혈관다발이 있는 구역인데, 비뇨기과

의사들이 발기력 유지를 위해 이 구역을 보존하며 수술하다가 전립선 안쪽을 절개할 수 있다. 종양tumor과 양성 선 구조benign gland가 같은 부위에서 절단되어 잉크가 묻은 변연에서 함께 관찰될 때, 전립선 내 절개로 인한 양성 변연이라고 진단하는 것이 바람직하다. 전립선 내 절개는 국소적인 전립선외침범이나 양성 변연과 비슷한 정도의 수술 후 진행 위험을 나타낸다.

다변량분석에서 글리슨점수, 암의 전립선외침범, 암의 절제변연 양성 여부는 암의 생화학적 진행을 독립적으로 예측할 수 있는 인자이다. 절제변연 양성으로 수술 후 보조방사선치료 여부를 결정할 때 절제변연 양성의 범위와 절제변연에 있는 암의 등급을 고려하여 결정하는 것이 좋다.

(5) 종양용적

종양용적은 대부분의 연구에서 등급, 병기, 절제변연을 고려하였을 때 근치전립선절제술 후 암의 진행을 예측하는 독립적인 인자가 아니라고 밝혀졌지만, 국제비뇨병리학회에서는 근치절제술 후에 종양용적을 객관적으로 표시할 것을 권고하고 있다. 종양용적은 종양으로 침윤된 전립선의 전체적인 비율을 표시하는 것과 같이 간단하고 이해하기 좋은 방법으로 표시하는 것이 바람직하다.

(6) 신경주위 및 혈관 침윤

신경주위침윤은 근치전립선절제술에서 자주 관찰되지만, 예후와 관련이 없으므로 병리보고서에 넣지 않아도 된다.

혈관침윤은 근치전립선절제술에서 흔하지 않게 관찰되는 소견이며, 4cc보다 작은 종양의 7%에서 발견된다. 혈관침윤은 예후에 나쁜 영향을 미치는 인자(전립선외침범, 조직학적 등급, 절제변연 양성 여부)

와 관련이 있고, 그 자체도 예후에 영향을 미친다.

8. 호르몬 및 방사선 치료 이후의 전립선암

남성호르몬박탈요법으로 치료받은 전립선암은 실제보다 암의 등급이 높아 보인다. 그러므로 조직을 판독할 때 병리 의사는 호르몬치료 후의 암 병소에는 등급을 부여하지 않아야 한다. 만일 종양의 다른 부분에서 호르몬치료에 의한 효과가 관찰되지 않는다면 이곳에는 글리슨등급을 부여해도 된다. 한편 finasteride 투여는 전립선암이나 양성 전립선의 조직학적 변화에 큰 영향을 주지 않는다.

방사선조사를 받으면 양성 전립선 조직이 조직학적 변화를 일으켜 전립선암처럼 보일 수 있다. 양성 전립선 조직에서 방사선조사로 인한 이형성은 최초 치료한 후 길게는 72개월까지 남아 있을 수 있기 때문에 침생검 조직을 평가하는 데 주의해야 한다. 따라서 환자가 이전에 방사선치료를 받은 것을 알고 있다면 병리 의사에게 반드시 알려야 한다.

방사선치료를 받은 전립선암에서는 조직학적 변화가 관찰될 수도 그렇지 않을 수도 있다. 방사선치료 후의 침생검 조직을 판독할 때는 ① 방사선치료 효과를 보이는 양성 전립선 조직, ② 치료효과를 보이지 않는 암(글리슨점수 부여), ③ 치료효과를 보이는 암(글리슨점수 부여하지 않음) 중 하나로 진단한다. 방사선치료를 받은 전립선암 환자에서 12~18개월 후에 생검을 실시하여 전립선암 세포가 발견되면 방사선치료 실패의 강력한 예측인자가 된다.

Ⅲ 전립선암의 아형 및 기타 암종

전립선암의 95%는 관 또는 세엽의 분비상피에서 발생하는 선암adenocarcinoma이며, 나머지는 요로상피세포암urothelial carcinoma, 신경내분비암(소세포암), 육종 등이다.

1. 전립선(선)암의 아형
subtypes of prostate adenocarcinoma

점액선암mucinous adenocarcinoma은 일반적인 전립선암과 생물학적 특성이 비슷하며, 진행하면 뼈로 잘 전이한다. 근치전립선절제술로 치료한 점액선암의 치료성적은 비점액선암보다 더 나쁘지 않다. 점액선암의 조직학적 등급은 주위 암 조직의 성장양식에 따라 결정된다. 광학현미경에서 신경내분비 분화neuroendocrine differentiation를 보이지 않는 일반적인 전립선암에서 다양한 신경내분비 표지자로 면역염색을 하면 거의 절반에서 신경내분비 분화를 보인다. 신경내분비 분화의 정도와 전립선암의 예후는 관련이 없다. 전립선의 소세포암small cell carcinoma은 폐의 소세포암과 비슷하며, 약 50%는 선암adenocarcinoma과 소세포암이 혼합된 형태이다. 소세포암에는 글리슨등급을 부여하지 않는다. 전립선의 소세포암 환자의 평균 생존율은 1년 미만이고, 순수한 소세포암과 선암-소세포암 혼합형의 예후는 다르지 않다.

전립선암의 0.4~0.8%는 전립선의 관에서 발생한다. 전립선암의 5%에서는 선암과 전립선관 선암 *prostatic duct adenocarcinoma*이 모두 보인다. 전립선관 선암이 요도 주위의 큰 전립선관에서 발생한 경우에는 정구verumontanum 또는 요도의 내강으로 자라서 요로폐색 증상 또는 혈뇨를 유발한다. 말초구역의 전립선관에서 발생한 경우는 일반적인 전립선암과 비슷한 증상을 보이며 침생검에서 진단된다. 전립선관 선암은 직장손가락검사에서 촉지되지 않거나 혈청전립선특이항원값이 상승하지 않으므로 임상적으로 간과되기 쉽다. 전립선관 선암은 대부분 글리슨점수 8(4+4)의 전립선세엽선암acinar adenocarcinoma과 같이 체모양cribriform이며 예후도 비슷하기 때문에 글리슨점수 8로 간주하며, 진단 당시 고병기high stage이고 빠른 진행을 보이는 경우가 많다. 예외적으로 전립선상피내종양과 비슷한 전립선관 선암은 글리슨등급 3이며, 괴사 소견이 있으면 글리슨등급 5이다.

전립선에서 기원한 순수한 편평세포암squamous carcinoma은 예후가 나쁘다. 이들은 골파괴성osteoclastic 전이를 하며 호르몬치료에 반응하지 않는다. 일반적으로 편평세포 분화는 에스트로겐 치료를 한 전립선암의 원발병소 또는 전이병소에서 관찰된다.

2. 기타 암종

전립선의 육종sarcoma은 전립선에서 발생하는 악성 종양의 0.1~0.2%를 차지한다. 전립선에서는 횡문근육종rhabdomyosarcomas이 가장 호발하는 중간엽 종양mesenchymal tumor으로, 대부분 어린이들에서 발생한다. 반면에 평활근육종leiomyosarcoma은 보통 성인에서 발견되는데, 방추상 세포spindle cell 병변이 평활근육종과 매우 흡사하게 보일 수 있다. 염증성 근섬유모세포 종양inflammatory myofibroblastic tumor은 경요도절제 후에 나타날 수 있으나 일부는 경요도절제 기왕력 없이도 발생한다.

전립선의 간질 종양으로는 불확실한 악성 잠재성의 전립선간질종양prostatic stromal tumors of uncertain malignant potential; STUMP부터 전립선 간질육종prostatic stromal sarcoma까지 조직학적으로 다양하다. 이들 중 전립선의 엽상종양phyllodes tumor은 유방에서 발생하는 병변과 조직학적으로 유사하다. 대부분의 불확실한 악성 잠재성의 전립선간질종양은 양성이지만, 절제 후 빨리 재발하는 증례도 있으며, 육종이 섞여 있거나 간질육종으로 발전할 수도 있다. 불확실한 악성 잠재성의 전립선 간질종양은 조직학적 양상으로 육종으로의 진행 여부를 예측할 수 없기 때문에 젊은 환자에서는 확실하게 절제하고 면밀하게 추적관찰을 해야 한다. 간질육종은 전이할 가능성이 있다.

방광을 침범하지 않고 전립선에 발생한 요로상피세포암은 전체 전립선암의 1~4%를 차지하며, 방광 경부와 주변의 연부조직을 침윤하므로 환자의 50% 이상이 T3 또는 T4 병기이다. 환자의 20%에서 원격전이가 나타나며, 뼈(주로 골파괴성), 폐, 간 등에 전이한다.

방광의 상피내암carcinoma in situ을 수개월 또는 수년 동안 방광 내 항암제 투여intravesical topical chemotherapy로 치료한 경우에 요로상피세포암이 전립선의 소엽이나 관에 침범하기도 한다. 요로상피세포암의 치료 목적으로 시행된 근치방광전립선절제 검체의 35~45%에서 요로상피세포암의 전립선침범이 발견된다. 요로상피세포암이 전립선에 침습되는 빈도는 조직검사를 위해 얼마나 많은 수의 전립선 검체를 추출하느냐에 따라 다르게 나타날 수 있으며, 절제한 전립선 조직을 완전히 분석하면 그 빈도는 더 높아진다. 방광전립선절제술을 한 경우에 요로상피세포암이 전립선의 관에 국한되어 있으면 요로상피세포암의 예후는 방광암의 병기에 의해 결정되며 전립선 관으로의 침습 때문에 예후가 더 나빠지지는 않는다. 전립선의 관에 전이한 요로상피세포암은 인접한 요도로부터 직접적으로 전립선 관에 침범해 들어온 것으로 보이며, 보통은 상피내암이 전파된 것으로 여겨진다. 전립선 관 내 침범 후 전립선에 침습적인 증식을 보이는 경우는 병기가 높은 방광암에서 주로 나타나는 경향이 있는데, 이러한 병변을 가진 환자는 진행성 방광암 또는 전립선암으로부터 기인하는 나쁜 예후를 보인다. 요로상피세포암이 전립선을 침습한 경우 암이 상피하 결합조직까지 침습하면 pT1 병기이며, 전립선의 선이나 간질을 침습하면 pT2 병기이다. 방광전립선절제술의 경우 방광의 요로상피세포암이 전립선을 침범한 경우에 병기를 기술하는 방법에는 두 가지 주장이 있다. 하나는 방광과 전립선의 병기를 각각 보고하자는 것이며, 다른 하나는 방광과 전립선 중 높은 병기를 보고하고 낮은 병기의 장기는 보고서에 침윤의 정도를 기술하자는 주장이다. 요로상피세포암을 치료하기 위해서 방광전립선절제술 검체를 철저하게 검사하여 암종이 전립선에 침윤한 정도를 정확하게 평가하는 것이 중요하다.

방광의 요로상피세포암이 전립선의 간질로 직접 침윤하기도 한다. 분화가 나쁜 요로상피세포암과 분화가 나쁜 전립선암을 구별하는 것은 쉽지 않다. 이 두 질환의 감별을 위해 면역염색이 이용된다. 분화가 나쁜 전립선암의 95%는 전립선특이항원에 대한 면역염색에 국소적으로라도 양성을 보이지만, 일부는 음성을 보일 수 있는데, 이 경우는 새로운 전립선암 표지자인 prostate specific membrane antigen(PSMA), p501S나 NKX 3.1에 양성을 보여 요로상피세포암과 구별할 수 있다. CK7과 CK20은 전립선암에 비해 요로상피세포암에서 더 자주 발현되지만, 전립선암에서 발현되는 경우도 있다. 요로상피세포암에 양성이면서 전립선암에 음성인 표지자는 GATA3(민감도 80%), uroplakin과 thrombomodulin(민감도 49~69%), p63과 고분자량 사이토케라틴(민감도 83~90%) 등이 있다.

참고문헌

Alcaraz A, Barranco MA, Corral JM, Ribal MJ, Carrió A, Mallofré C, et al. High-grade prostate intraepithelial neoplasia shares cytogenetic alterations with invasive prostate cancer. Prostate 2001;47:29-35.

Alsikafi NF, Brendler CB, Gerber GS, Yang XJ. High-grade prostatic intraepithelial neoplasia with adjacent atypia is associated with a higher incidence of cancer on subsequent needle biopsy than high-grade prostatic intraepithelial neoplasia alone. Urology 2001;57:296-300.

Ayala AG, Ro JY, Babaian R, Troncoso P, Grignon DJ. The prostatic capsule: does it exist? Its importance in the staging and treatment of prostatic carcinoma. Am J Surg Pathol 1989;13:21-7.

Brinker DA, Potter SR, Epstein JI. Ductal adenocarcinoma of the prostate diagnosed on needle biopsy: correlation with clinical and radical prostatectomy findings and progression. Am J Surg Pathol 1999;23:1471-9.

Chan TY, Epstein JI. Patient and urologist driven second opinion of prostate needle biopsies. J Urol 2005;174:1390-4.

Chang A, Amin A, Gabrielson E, Illei P, Roden RB, Sharma R, et al. Utility of GATA3 immunohistochemistry in differentiating urothelial carcinoma from prostate adenocarcinoma and squamous cell carcinomas of the uterine cervix, anus, and lung. Am J Surg Pathol 2012;36:1472-6.

Chuang AY, DeMarzo AM, Veltri RW, Sharma RB, Bieberich CJ, Epstein JI. Immunohistochemical differentiation of high-grade prostate carcinoma from urothelial carcinoma. Am J Surg Pathol 2007;31:1246-55.

Chuang AY, Epstein JI. Positive surgical margins in areas of capsular incision in otherwise organ-confined disease at radical prostatectomy: histologic features and pitfalls. Am J Surg Pathol 2008;32:1201-6.

Crook JM, Malone S, Perry G, Eapen L, Owen J, Robertson S, et al. Twenty-four-month postradiation prostate biopsies are strongly predictive of 7-year disease-free survival: results from a Canadian randomized trial. Cancer 2009;115:673-9.

Epstein JI. Diagnosis and reporting of limited adenocarcinoma of the prostate on needle biopsy. Mod Pathol 2004;17:307-15.

Epstein JI. Pathology of prostate neoplasia. In: Wein AJ, Kavoussi LR, Partin AW, Peters CA, editors. Campbell-Walsh urology. 11th ed. Philadelphia: Elsevier; 2016;2593-600.

Epstein JI, Allsbrook WC Jr, Amin MB, Egevad LL. ISUP Grading Committee. The 2005 International Society of Urological Pathology (ISUP) Consensus Conference on Gleason Grading of Prostatic Carcinoma. Am J Surg Pathol 2005;29:1228-42.

Epstein JI, Egevad L, Amin MB, Delahunt B, Srigley JR, Humphrey PA. Grading Committee. The 2014 International Society of Urological Pathology (ISUP) Consensus Conference on Gleason Grading of Prostatic Carcinoma: Definition of Grading Patterns and Proposal for a New Grading System. Am J Surg Pathol 2016;40:244-52.

Epstein JI, Herawi M. Prostate needle biopsies containing prostatic intraepithelial neoplasia or atypical foci suspicious for carcinoma: implications for patient care. J Urol 2006;175:820-34.

Epstein JI, Pizov G, Walsh PC. Correlation of pathologic findings with progression after radical retropubic prostatectomy. Cancer 1993;71:3582-93.

European Association of Urology. The 2016 European Association of Urology prostate cancer guidelines. Available at https://uroweb.org/guideline/prostate-cancer/ [accessed on 19 April 2016].

Gakis G, Boorjian SA, Briganti A, Joniau S, Karazanashvili G, Karnes RJ, et al. The role of radical prostatectomy and lymph node dissection in lymph node-positive prostate cancer: a systematic review of the literature. Eur Urol 2014;66:191-9.

Gleason DF, Mellinger GT. Prediction of prognosis for prostatic adenocarcinoma by combined histological grading and clinical staging. J Urol 1974;111:58-64.

Godoy G, Huang GJ, Patel T, Taneja SS. Long-term follow-up of men with isolated high-grade prostatic intra-epithelial neoplasia followed by serial delayed interval biopsy. Urology 2011;77:669-74.

Haffner MC, Barbieri CE. Shifting paradigms for high-grade prostatic intraepithelial neoplasia. Eur Urol 2006;69:831-3.

Herawi M, Epstein JI. Specialized stromal tumors of the prostate: a clinicopathologic study of 50 cases. Am J Surg Pathol 2006;30:694-704.

Herawi M, Kahane H, Cavallo C, Epstein JI. Risk of prostate cancer on first re-biopsy within 1 year following a diagnosis of high grade prostatic intraepithelial neoplasia is related to the number of cores sampled. J Urol 2006;175:121-4.

Hernandez DJ, Han M, Humphreys EB, Mangold LA, Taneja SS, Childs SJ, et al. Predicting the outcome of prostate biopsy: comparison of a novel logistic regression-based model, the prostate cancer risk calculator, and prostate-specific antigen level alone. BJU Int 2009;103:609-14.

Hess KR1, Varadhachary GR, Taylor SH, Wei W, Raber MN, Lenzi R, et al. Metastatic patterns in adenocarcinoma. Cancer 2006;106:1624-33.

Makarov DV, Trock BJ, Humphreys EB, Mangold LA, Walsh PC, Epstein JI, et al. Updated nomogram to predict pathologic stage of prostate cancer given prostate-specific antigen level, clinical stage, and biopsy Gleason score (Partin tables) based on cases from 2000 to 2005. Urology 2007;69:1095-101.

McNeal JE, Villers AA, Redwine EA, Freiha FS, Stamey TA. Histologic differentiation, cancer volume, and pelvic lymph node metastasis in adenocarcinoma of the prostate. Cancer 1990;66:1225-33.

Mellinger GT, Gleason D, Bailar J 3rd. The histology and prognosis of prostatic cancer. J Urol 1967;97:331-7.

Moch H, Humphrey PA, Ulbright TM, Reuter V. WHO Classification of Tumours of the Urinary System and Male Genital Organs. Lyon, France: International Agency for Research on Cancer; 2016.

Ohori M, Scardino PT, Lapin SL, Seale-Hawkins C, Link J, Wheeler TM. The mechanisms and prognostic significance of seminal vesicle involvement by prostate cancer. Am J Surg Pathol 1993;17:1252-61.

Pierorazio PM, Walsh PC, Partin AW, Epstein JI. Prognostic Gleason grade grouping: data based on the modified Gleason scoring system. BJU Int 2013;111:753-60.

Rohr LR. Incidental adenocarcinoma in transurethral resections of the prostate. Partial versus complete microscopic examination. Am J Surg Pathol 1987;11:53-8.

Sánchez-Chapado M, Olmedilla G, Cabeza M, Donat E, Ruiz A. Prevalence of prostate cancer and prostatic intraepithelial neoplasia in Caucasian Mediterranean males: an autopsy study. Prostate 2003;54:238-47.

Smith DM, Murphy WM. Histologic changes in prostate carcinomas treated with leuprolide (luteinizing hormone-releasing hormone effect). Distinction from poor tumor differentiation. Cancer 1994;73:1472-7.

Steinberg DM, Sauvageot J, Piantadosi S, Epstein JI. Correlation of prostate needle biopsy and radical prostatectomy Gleason grade in academic and community settings. Am J Surg Pathol 1997;21:566-76.

Yang XY, Crawford ED. Precancerous lesions of the prostate. Up To Date 2016.

05

전립선암 종양표지자

하유신

Ⅰ 서론

전립선암 환자가 국내뿐만 아니라 전 세계적으로 늘고 있고 그로 인한 사망도 증가하는 추세이므로, 조기발견 및 진행의 예측인자로서 전립선암 종양표지자의 중요성이 부각되고 있다. 전립선특이항원prostate specific antigen; PSA을 필두로 최근 다양한 생물표지자biomarker에 대한 연구가 이루어지고 있으며, 또한 여러 종류의 생물표지자를 조합하여 분석하는 방법을 통해 전립선암의 발견, 예후 및 재발에 대한 더 정확한 정보를 얻을 수 있게 되었다. 현재까지 미국 식품의약국Food and Drug Administration; FDA의 승인을 받은 생물표지자로는 PSA, 유리전립선특이항원 비율free-to-total PSA ratio; %fPSA, 전립선건강지수prostate health index; PHI, 전립선암항원-3prostate cancer antigen 3; PCA3가 있다. 또한 웹 사이트를 기반으로 하는 Prostate Cancer Prevention Trial(PCPT)을 이용하면 인종, 나이, PSA, 전립선암 가족력, 직장손가락검사, 전립선생검 이력 등을 고려하여

표 5-1 전립선암 생물표지자 분류

혈액 생물표지자	요 생물표지자	조직 생물표지자
kallikrein	PCA3	AMACR
PSA(PSA, fPSA, fPSA isoform)	TMPRSS2	GSTP1
PSMA	sarcosine	APC
endoglin	annexin A3	RARβ2
circulating tumor cells	microRNAs	RASSF1A
		SNPs

PSA: prostate specific antigen, fPSA: free prostate specific antigen, PSMA: prostate specific membrane antigen, PCA3: prostate cancer antigen 3, TMPRSS2: transmembrane protease serine 2, AMACR: α-methylacyl coenzyme A racemase, GSTP1: glutathione-S-transferase π, APC: adenomatous polyposis coli, RARβ2: retinoic acid receptors beta 2, RASSF1A: RAS association domain family protein isoform A, SNPs: single nucleotide polymorphisms

전립선암의 위험도를 계산할 수 있고 이를 통해 치료방침을 결정하는 데 도움을 얻을 수 있다(http://deb.uthscsa.edu/URORiskCalc/Pages/calcs.jsp).

이 장에서는 검체의 종류에 따라 혈액 생물표지자, 요 생물표지자, 조직 생물표지자로 나누어 종양표지자에 대해 알아보도록 하겠다(표 5-1).

Ⅱ 혈액 생물표지자 blood biomarkers

1. 전립선특이세포막항원
prostate specific membrane antigen; PSMA

전립선특이세포막항원은 모든 전립선 상피세포에 함입되어 있는 엽산 가수분해효소로, 11번 염색체의 단완에 위치한 유전자에 의해 발현된다. PSMA는 주로 전립선의 세엽상피 acinar epithelium에 나타나지만 중추신경계나 소장에서 발견되기도 하며, 정상 전립선 조직에 비해 전립선암에서 더 많이 발현되고, 고형암에서의 혈관형성에 관여한다고 알려져 있다. 이 중 유전자변이로 발생한 PSM′의 경우 정상 전립선 조직, 전립선비대증, 전립선암에서 각각 다르게 발현되며 PSMA/PSM′은 정상에서 0.075~0.45, 전립선비대증에서 0.76~1.6, 전립선암에서 3~6으로 측정된다는 보고가 있다. PSMA의 발현은 근치전립선절제술을 받은 환자의 나쁜 예후와 관련이 있으며 향후 표적영상이나 치료영역에서의 활용이 기대된다.

2. 인간 칼리크레인 유전자군
human kallikrein gene family

인간 칼리크레인 유전자군 중 현재 밝혀진 유전자는 인간 칼리크레인-2 human kallikrein-2; hK-2와 인간 칼리크레인-3(PSA)를 비롯하여 총 15개이며, 혈관형성과 세포성장에 연관된 역할을 한다고 알려져 있다. 이 중 가장 잘 알려진 것이 인간 칼리크레인-3 유전자에서 발현되는 PSA이다.

1) 전립선특이항원 prostate specific antigen; PSA
(1) 전립선특이항원

PSA는 1979년 처음 발견된 이후 전립선암의 조기발견, 병기결정, 모니터링에서 중요한 역할을 담당하게 되었다. PSA는 전립선 상피세포에서 생성되는 당단백질 glycoprotein이며 세린 단백질 분해효소로, 19번 염색체의 장완에 위치한 유전자에 의해 발현되는데, 이는 칼리크레인 유전자군의 한 종류인 인간 칼리크레인-3로 알려져 있다. PSA는 정액의 겔형성단백질 gel-forming protein인 semenogelin과 fibronectin에 작용하여 사정 후에 정액을 액화시켜 정자의 운동성을 향상시키는 역할을 하며, 전립선 조직 및 정낭액에 국한되어 존재하지만 전립선의 구조가 파괴될 경우 혈관으로 흘러들어가 혈중 농도가 상승한다. PSA는 악성 유방종양, 정상 유방 조직, 모유, 부신이나 신장의 암종에서도 낮은 농도로 발현되기는 하지만, 전립선 상피세포에서 주로 생산되기 때문에 장기특이성이 매우 높은 생물표지자이다.

PSA의 효소원은 preproPSA라고 부르며 17-아미노산 선도서열 leader sequence을 가진다. preproPSA

가 분할되어 불활성 형태인 proPSA가 생성되고, 이 것이 다시 인간 칼리크레인-2human kallikrein-2; hK-2에 의해 분할되어 활성화된 형태의 PSA가 생성된다. 혈중 PSA는 결합형bound form, complexed PSA; cPSA과 분리형unbound form[유리 전립선특이항원(fPSA)]으로 존재하게 된다. PSA에 결합하는 단백질은 α_2-macroglobulin(A2M), α_1-antichymotrypsin(ACT)와 α_1-protease inhibitor (API)이다. 이 중 5~10%를 차지하는 A2M과 결합한 cPSA는 모든 항원결정부epitope가 폐쇄되어 검사상 나타나지 않게 되며, ACT 또는 API와 결합한 cPSA와 분리형인 fPSA는 검사로 측정된다. fPSA는 전립선 상피세포에서부터 불활성 상태로 혈청으로 분비되는 것으로 알려져 있으며, 단백분해작용이 없고 결합단백과 복합체를 이루지 않는 분리형으로 혈청에 분포하게 된다.

PSA는 정낭액에 0.5~5.0ng/mL의 농도로 존재하며 전립선 질환이 없는 50~80세 남성의 혈청에서는 1.0~4.0ng/mL으로 측정된다. PSA의 혈중 농도는 안드로겐 의존적이므로 황체형성호르몬luteinizing hormone과 테스토스테론이 증가하는 사춘기 이후부터 측정이 가능해지며 전립선암이 없는 경우 나이, 인종, 전립선 크기에 따라 다양하게 나타난다.

전립선암보다 양성 전립선 조직에서 분비되는 PSA가 더 많음에도 불구하고 PSA의 혈중농도가 전립선암의 강력한 예측인자로 꼽히는 이유는, 전립선암 조직이 기저막을 파괴하면서 전립선의 정상적인 구조가 붕괴되어 전립선 조직 내에 생성되어 있던 PSA가 혈액 내로 유출되기 때문이라고 알려져 있다. 이전 연구들에 따르면 양성 전

립선비대 조직은 1g당 PSA 약 0.3ng/mL를 상승시키며, 전립선암 조직은 상기한 바와 같이 주위의 정상조직을 파괴하면서 1g당 약 3.5ng/mL가 상승하게끔 만드는 효과가 있는 것으로 나타났다. 일반적으로 4.0ng/mL까지 정상으로 판단되며, 최근 PSA의 기준치 상한을 3.0ng/mL로 낮추어야 한다는 보고도 있으나 경제적 비용을 고려할 때 아직 논란의 여지가 있다. 유럽비뇨기과학회European Association of Urology; EAU 진료지침에 따르면 4.0ng/mL 이하의 낮은 PSA에서 전립선암의 위험은 0.5ng/mL 이하일 경우 6.6%, 0.6~1.0ng/mL에서는 10.1%, 1.1~2.0ng/mL에서는 17.0%, 2.1~3.0ng/mL에서는 23.9%, 3.1~4.0ng/mL에서는 26.9%로 보고된다.

이러한 PSA는 전립선암의 종양표지자로 널리 사용되고 있으나 암 특이성을 가진 것이 아니라 장기 특이성을 가진 것으로, 전립선염이나 양성 전립선비대증 등의 전립선 질환 및 요폐urinary retention에서도 상승할 수 있으며 전립선 마사지 및 전립선생검 후에도 증가할 수 있다. 전립선생검과 같은 전립선 외상의 경우 일시적인 PSA 급증이 발생하는데, 기저치로 돌아오는 데 4주 이상이 소요된다. 사정할 경우에도 PSA의 혈중 농도가 변할 수 있으며 이는 연령별로 차이가 있다. 사정 후 PSA가 30~40세 이하에서는 감소한다는 연구결과가 있으며, 50세 이상에서는 증가할 수 있어 위양성의 원인이 될 수 있으므로 사정한 후 24시간 이내에 시행한 검사의 경우 금욕 후 다시 시행해야 한다. 장거리 자전거 타기도 PSA 상승의 위양성을 일으키는 잠재적인 원인일 수 있는데, 55km 이상 자전거를 타는 경우 PSA 수치가 약 10% 상승

하는 것으로 보고된다.

반면 체질량지수가 높을 경우는 혈청 PSA가 낮아지는 것으로 알려져 있으며, 대사증후군 역시 혈청 PSA를 낮아지게 하는 독립적인 인자로 알려져 있다. 양성 전립선비대증 치료에서 사용되는 finasteride 및 dutasteride와 같은 5-α환원효소억제제의 경우, 치료 12개월 이후에 PSA의 농도를 50%로 감소시키게 되므로 5-α환원효소억제제를 복용하던 환자의 경우 PSA를 2배로 계산한 수치로 전립선암의 위험을 평가해야 한다. 다만 이 방법은 5-α환원효소억제제의 복용 6개월 이내에서는 PSA가 높게, 복용 수년 후에서는 낮게 평가될 수 있는 단점이 있다.

전립선암의 선별검사로 PSA가 널리 사용되면서 전립선에 국한된 암의 조기발견이 가능하게 되어 근치전립선절제술이나 방사선치료와 같은 국소치료를 통해 완치될 가능성이 높아지게 되었다. 과거 전립선암은 직장손가락검사를 통해 결절이 만져지는 경우에만 발견할 수 있었으나, PSA의 도입 이후 PSA 2.5~10.0ng/mL에서 직장손가락검사상 촉지되지 않는 저병기 암의 진단이 매우 많아지게 되었다. 이렇듯 PSA의 도입으로 진단 시에 진행성 전립선암이 많았던 과거에 비해 최근 전립선에 국한된 암의 비율이 높아지면서 전립선암으로 인한 사망률이 감소하는 이점이 있는 반면, 전립선암이 비교적 양호한 경과를 보이며 전립선암 환자의 상당수가 동반질환으로 인해 사망한다는 점을 미루어볼 때 PSA 선별검사로 인해 과도한 진단이 발생할 수 있어 그로 인한 치료의 득실을 따져봐야 한다. 따라서 전립선암에 보다 특이적이고 암의 진행 경과를 예측할 수 있는 검사를 위해 PSA에서 파생된 여러 방법에 대한 연구가 이루어지고 있는데, PSA밀도density, PSA속도velocity, fPSA, fPSA isoform 등이 이에 해당한다.

PSA밀도는 PSA 수치를 전립선 크기로 나눈 값으로, 전립선비대증에 의한 PSA 상승과 전립선암에 의한 PSA 상승을 구분하는 데 도움을 줄 수 있다. 일반적으로 PSA 수치가 4.0~10.0ng/mL이고 직장손가락검사가 정상일 때 PSA밀도가 0.15 이상이면 전립선조직검사가 권장된다. PSA속도는 시간에 따른 PSA 변화율로, PSA밀도와 같이 전립선암에 의한 PSA 상승 여부를 판단하는 데 참고자료로 사용할 수 있다. 보통 PSA 수치가 4.0~10.0ng/mL인 환자에서 PSA가 1년간 0.75ng/mL 이상 상승하는 경우 전립선암의 존재를 의심해볼 수 있다.

(2) 유리전립선특이항원fPSA

혈청 PSA는 단백분해효소와 결합한 복합체 또는 유리형인 fPSA의 형태로 존재하며, fPSA는 전체 PSA의 5~45%를 차지한다. 전립선암에서 생성되는 PSA는 대부분 ACT와 결합한 형태이기 때문에 혈중 유리전립선특이항원 비율%fPSA은 전립선암 환자에서 정상에 비해 낮게 측정되고, 이를 이용하면 총 PSA 수치로만 판별하는 것보다 전립선암 선별능력을 향상시킬 수 있다. %fPSA 검사는 총 PSA가 10.0ng/mL 이하인 환자에서 예측력이 높아 가장 유용하며, 그 이상의 PSA 수치에서는 예측률이 다소 낮아진다. Catalona 등은 %fPSA가 0.1 미만인 경우 56%에서, 0.25 이상인 경우 8%에서 전립선암이 발견되었다고 보고하였다. 또한 PSA가 4.0~10.0ng/mL일 때 %fPSA의 절단값cutoff을 0.25로 할 경우 전립선암의 95%가 진단될 수 있고(민감도), 20%에서 불필요한 전립선생검을 피할 수 있는(특이도) 것으로 나타났으며, PSA가 4.0ng/mL 미만일 때는 %fPSA의 절단값을 0.27로 할 경우 90%의 민감도와 18%의 특이도를 보였다. 반면 %fPSA와 전립선암의 예후의 연관성에 대해서는 여러 연구가 이루어졌지만 아직 논란의 여지가 있다.

fPSA에 영향을 미칠 수 있는 인자로 온도와 보관시간이 있는데, 검체를 다루는 방법에 따라 결과가 다르게 측정될 수 있으므로 %fPSA 분석에 오차가 발생할 소지가 있다. 또한 5-α환원효소억제제를 복용한 경우에서는 PSA와 fPSA 모두 영향을 받기 때문에 %fPSA는 유지되는 것으로 알려져 있다.

여러 연구에 따르면, 혈청 PSA 수치가 2.5~4.0ng/mL인 환자에서 PSA, PSA밀도, 이행구역의 PSA밀도, PSA속도에 비해 %fPSA의 측정이 전립선암의 진단에 더 도움이 되는 것으로 보고되었다. 일부 연구자들은 전립선생검에 대해서 %fPSA를 감안하여 다음과 같은 생검의 적응증을 주장하기도 하였다. ① 직장손가락검사에서 전립선암이 의심되는 경우, ② PSA가 10.0ng/mL 이상인 경우, ③ PSA가 2.5ng/mL 이하에서 %fPSA가 15% 미만인 경우, ④ PSA가 2.6~4.0ng/mL에서 %fPSA가 20% 미만인 경우, ⑤ PSA가 4.1~10.0ng/mL에서 %fPSA가 25% 미만인 경우.

(3) 유리전립선특이항원 isoform

최근 50세 이상의 남성 중 PSA가 4.0~10.0ng/mL이고 직장손가락검사상 음성인 경우 전립선건강지수*prostate health index*; *PHI*를 이용하는 방법이 전립선암의 진단과 고등급 전립선암의 예측 면에서 중요성이 인정되어 FDA의 승인을 받았다. PHI는 fPSA isoform인 [-2]proPSA(p2PSA)를 fPSA, PSA와 함께 계산하여 구할 수 있는데, 계산식은 아래와 같다.

$$PHI = [p2PSA/fPSA] \times \sqrt{PSA}$$

PSA isoform은 PSA의 분해과정에서 발생한다. 앞에서 설명하였듯이 preproPSA가 분할되어 proPSA가 생성되며, 이는 7-아미노산 선도서열을 지니고 있어 [-7]proPSA라고도 한다. 7-아미노산 선도서열은 hK-2에 의해서 분열되어 활성화된 PSA가 생성되지만, 불완전하게 분열될 경우 [-5]proPSA, [-4]proPSA, [-2]proPSA가 생성되기도 한다. 활성화된 PSA는 분해되어 양성PSA*benign PSA*; *BPSA*나 intact PSA(iPSA)로 전환되는데, 이러한 BPSA, iPSA와 불완전하게 분열된 일부 proPSA는 단백분해효소와 결합하지 않는 fPSA이다. 활성화된 PSA가 불활성 PSA로 전환된 후 혈청으로 유입되는 정상 전립선과 달리, 전립선암의 경우 기저막이 파괴되면서 활성화된 PSA가 불활성 PSA로 전환되기 전에 혈청 내로 유입되어 cPSA가 늘어나게 되며, proPSA 또한 hK-2에 의해 분해되기 전에 혈청으로 유입되어 농도가 증가하고 특히 p2PSA의 농도가 높아지게 된다고 알려져 있다(그림 5-1).

Lazzeri 등은 PSA가 2.0~10.0ng/mL인 환자를 대상으로 전립선생검의 결과와 p2PSA의 관계를 분석하여 fPSA에 대한 p2PSA의 비율(%p2PSA) 및 PHI가 PSA, %fPSA보다 전립선암 진단에 더 정확하며, 특히 글리슨점수 7 이상인 전립선암의 강력한 예측인자라고 보고하였다.

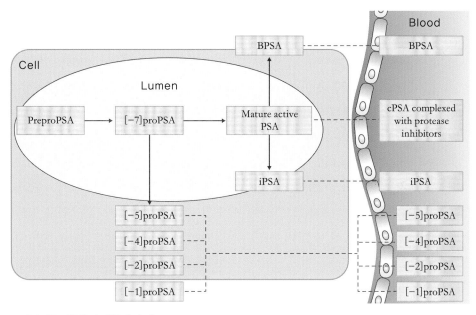

그림 5-1. 전립선특이항원의 생합성 과정 PSA: prostate specific antigen, BPSA: benign prostate specific antigen, iPSA: intact prostate specific antigen

BPSA의 경우 전립선의 크기와 밀접한 관련이 있으며 전립선비대증과 전립선암의 구분에는 유용하지 않으나, 다른 표지자와의 조합을 이용한 연구가 진행 중에 있다. iPSA는 fPSA와의 비율을 통해 전립선암의 발견에 도움이 될 것으로 예상되나 분석과정에서 proPSA와의 구분이 어려워 이용에 한계가 있다.

2) 인간 칼리크레인-2*human kallikrein-2*; *hK-2*

hK-2와 PSA는 80%의 아미노산 상동성을 지니고 있으며 전립선 조직에 대한 특이도가 비슷하고 안드로겐에 의해 조절된다는 공통점을 가지고 있다. hK-2와 PSA 모두 효소원의 형태로 분비되어 A2M 및 ACT와 결합하여 복합체를 형성하기도 하지만, hK-2의 경우 대부분 유리형으로 존재한다. hK-2의 중요한 역할은 proPSA의 아미노

산 선도서열을 분열시켜 활성화된 PSA로 전환하는 것이다. hK-2는 PSA 농도의 2% 미만으로 전립선 조직, 정액, 혈청 내에 분포하고 있다. 정상 전립선 조직에서는 PSA가 훨씬 우세하게 발현되지만 암세포에서는 hK-2가 더 우세하게 발현되고, 이는 나쁜 조직학적인 등급 및 불량한 암의 진행 양상과 관련이 있다. 저등급의 전립선암에서는 혈청 hK-2 수치가 더 낮게 검출된다.

혈청 hK-2와 PSA의 결과를 조합하여 분석하는 방법이 전립선생검 여부를 결정하는 데 도움이 될 수 있다. 이러한 방법으로 hK-2와 PSA의 비율 또는 hK-2와 fPSA의 비율을 분석하는 연구가 진행된 바 있다. 전립선암에서 hK-2/PSA mRNA의 발현이 증가한다고 보고되었고, PSA 4.0~10.0ng/mL인 환자에서 hK2/fPSA는 전립선비대증과 전립선암을 구분하는 데 유의한 인자

로 나타났다.

3) 그 외의 칼리크레인 종양표지자

hK-2, hK-3 외에도 전립선암과의 연관성에 대한 연구가 이루어진 칼리크레인 유전자로 칼리크레인 4, 14, 15가 있으며, 혈청에서보다는 주로 조직에서 전립선암 표지자로서의 역할이 기대되고 있다. 칼리크레인 4는 대부분의 전립선암에서 높은 수치로 발현되며, 칼리크레인 14와 15는 근치 전립선절제술 후 생화학적 재발에 부정적인 예측인자로 나타났다.

3. Endoglin

CD105로도 알려져 있는 endoglin은 막관통당단백transmembrane glycoprotein으로 세포 표면에 있는 TGF베타 수용체 복합체transforming growth factor-β receptor complex의 일부이며, 주로 혈관 내피세포에서 발현되어 혈관의 형성에 관여한다. Endoglin은 전립선암이 있는 남성의 혈액뿐만 아니라 소변, 전립선조직 모두에서 검출될 수 있으며, 수술 전 혈액의 endoglin 수치로 임파선전이, 생화학적 재발을 예측할 수 있다는 연구결과가 있다. 한편 소변의 endoglin 수치가 전립선암의 크기와 관계있고 전립선 조직검사의 결과 예측에 있어 PSA보다 더 정확할 수 있다는 보고도 있다.

4. 순환 종양세포circulating tumor cells; CTCs

순환 종양세포는 혈액 내를 순환하고 있는 암세포로 타 장기로 전이되는 과정 중인 세포이다.

1994년 Katz 등에 의해 처음 언급된 후 전립선암의 예후와 치료반응을 평가하는 잠재적인 생물표지자로 여겨져 연구가 진행되었으나, 혈액 내에서 암세포만을 분리해내는 확실한 방법이 없어 아직도 많은 연구가 필요한 분야이다. FDA의 승인을 받은 CellSearch™ CTC 검사는 상피세포부착분자epithelial cell adhesion molecule; EpCAM에 대한 항체를 이용하는 방법으로, 백혈구 공통 항원인 CD45가 발현되지 않으면서 사이토케라틴cytokeratin 8, 18, 19가 발현되는 경우 CTCs라 판단한다. 이 방법을 이용하여 7.5mL의 혈액에서 CTCs가 5개 이상 발견될 경우 나쁜 예후를 시사한다. CTCs는 암의 전이 및 예후를 파악하는 데 있어서 임상적 유용성이 매우 크지만, EpCAM이나 사이토케라틴을 발현하지 않는 CTCs는 위의 방법으로 검출할 수 없기 때문에 이를 극복하기 위해 여러 검출방법에 대한 연구가 진행 중이다.

5. 자가면역반응autoimmune reponses

신체가 암세포에 반응하는 자가면역을 이용하는 생물표지자에 대한 여러 연구가 진행 중이며 전립선암과의 연관성이 입증되고 있다. 자가면역표지자는 암의 유무뿐만 아니라 전이의 가능성을 반영할 수 있는 생물표지자로 기대된다.

Ⅲ 요 생물표지자urine biomarkers

1. 전립선암항원-3
prostate cancer antigen 3; PCA3

PCA3는 1999년 Bussemakers 등에 의해 처음 언급되었으며, 비부호화noncoding RNA로 전립선 외에서는 발현하지 않고, 양성 전립선 조직에서보다 전립선암에서 수치가 크게 증가한다고 알려져 있다. 소변에서 역전사중합효소연쇄반응reverse transcriptase polymerase chain reaction이나 전사매개증폭법transcription mediated amplification을 통해 PCA3를 검출할 수 있다. 전사매개증폭법을 이용한 방법으로 FDA의 승인을 받은 Progensa™라는 분석법이 있으며, 이전에 전립선생검에서 음성으로 확인된 환자를 대상으로 사용할 수 있다. PCA3를 추출하기 위한 검체는 직장손가락검사로 전립선을 압박한 후 1시간 이내의 소변으로 20~30mL를 채취해야 한다. 요 PSA mRNA에 대한 요 PCA3 mRNA의 비율에 1,000을 곱한 수를 PCA3 score라고 하며, 이를 이용하여 전립선생검의 결과를 예측할 수 있다. 절단값으로 10, 25, 35가 주로 사용되고, 절단값 25를 사용하는 방법이 FDA의 승인을 받았으며 74%의 민감도와 57%의 특이도를 보인다.

여러 연구에서 PSA보다 PCA3가 암의 발견에 더 유용하지만 고등급 암을 구별하는 데 있어서는 서로 차이가 없는 것으로 보고되어, PCA3를 사용하는 것이 환자의 예후에는 큰 도움이 되지 않는 것으로 여겨진다.

2. 유전자융합gene fusions

유전자융합은 염색체의 부분 전좌translocation나 결손deletion 또는 역위inversion 등으로 재배열이 일어나면서 발생하며, 이로 인해 암이 발생할 수 있다. 안드로겐 조절 유전자인 transmembrane protease, serine 2(TMPRSS2) 및 전사조절인자regulatory transcription factor인 erythroblastosis virus E26 transforming sequence(ETS)의 결합이 전립선암의 대표적인 융합유전자이다. TMPRSS2에 결합하는 ETS로는 ETS related gene(ERG)과 ETS variant 1(ETV1)이 있는데, ERG와 TMPRSS2의 결합유전자인 TMPRSS2:ERG가 90%를 차지하고 나머지는 ETV1과 TMPRSS2의 결합유전자인 TMPRSS2:ETV1이다. TMPRSS2:ERG는 전립선암의 50%에서 발견되고 TMPRSS2:ETV1은 전립선암의 10%에서 발견된다. 이러한 유전자융합들이 발견되는 경우 전립선암에 대한 특이도는 100%에 육박하는 것으로 알려져 있다. 조직기반tissue-based의 검사도 이용될 수 있지만, 유전자융합 표지자의 검출은 요 기반urine-based의 분석에서 가장 효용력이 높다. 예를 들어, 직장손가락검사 후의 요 검체로부터 TMPRSS2:ERG를 확인함으로써 전립선 조직검사 시행 여부를 정하는 데 도움을 얻을 수 있다. 최근 TMPRSS2:ERG를 혈청 PSA, 요 PCA3 등과 조합하여 분석하는 방법에 대한 여러 연구가 이루어지고 있다.

3. 기타 요 생물표지자

1) Metabolomics

Metabolomics란 질병에 따른 특이적인 상황에서 발현하는 대사체의 패턴을 분석하는 방법이다. 최근 이를 통해 전립선암의 진단, 예후 및 생화학적 재발의 예측이 가능하다는 연구결과들이 있다. 가장 잘 알려진 대사체로는 glycine의 대사산물인 sarcosine이 있으며, 직장손가락검사 후 소변에서 대사체를 채취하는 Prostarix™ 분석법을 통해 정상 전립선 조직과 악성 조직을 구별할 뿐만 아니라 전이 여부를 판단하는 데 도움을 얻을 수 있다고 보고되었다.

2) Annexin A3

Annexin A3는 칼슘과 인지질이 결합하는 단백질의 일종으로 암에서 변형된다. 직장손가락검사 후 수집한 소변에서 검출하며, 이를 PSA 결과와 조합하여 전립선암의 예측에 도움을 얻을 수 있다. 또한 PSA가 4.0~10.0ng/mL인 환자에서 annexin A3, PCA3, *TMPRSS2:ERG*, sarcosine을 조합한 다표지자모형*multimarker model*은 전립선암에 대한 높은 예측률을 보이고 있다.

3) MicroRNAs

유전체에 있는 DNA의 대부분은 비부호화 RNA를 나타내는데, 이 중 microRNA라는 작은 RNA가 유전자의 발현을 제어하는 역할을 한다. MicroRNA는 여러 종류의 암을 진단하는 데 있어 잠재적인 생물표지자로 연구되고 있다. 전립선암에서는 소변의 microRNA-187이 전립선생검

에서 암의 예측인자라는 연구결과가 있으며, 혈액의 microRNA-141이 전립선암의 진단 및 진행양상과 관련이 있다는 보고도 있다.

Ⅳ 조직 생물표지자*tissue biomarkers*

1. Glutathione-S-transferase Pi*(GSTP1)*

식이요법이나 스트레스 등 여러 환경적 요인에 노출되면 DNA 메틸화와 같은 유전자의 후성적 *epigenetic* 변화가 발생하여 유전자의 발현이 영향을 받게 되고 이로 인해 암이 발생할 수 있다. 전립선암의 발생에서 이와 같은 과메틸화와 연관된 유전자로는 glutathione-S-transferase P1*(GSTP1)*, adenomatous polyposis coli*(APC)*, retinoic acid receptors beta 2*(RARβ2)*, RAS association domain family protein isoform A*(RASSF1A)* 등이 있다.

*GSTP1*은 발암물질의 대사를 저해하는 효소로서, 과메틸화로 인해 발현이 억제되면서 전립선암의 발생에 영향을 미친다고 알려져 있다. Harden 등의 연구에 따르면, 전립선생검 조직에서 전립선암이 진단된 15명 중 11명이 *GSTP1*의 과메틸화를 보이고 있었으며 전립선암이 아닌 14명은 *GSTP1*의 과메틸화를 보이지 않았다. 이후 여러 연구를 통해 *GSTP1*의 전립선암 진단에 대한 민감도는 82%, 특이도는 95%라고 알려졌으며, *GSTP1*이 암의 진행 정도와 연관성이 있다는 보고도 있다. 또한 증식염증성 위축*proliferative inflammatory atrophy*; *PIA*, 전립선상피내종양*pro-*

state intraepithelial neoplasm; *PIN*과 같은 병변에서도 *GSTP1*의 과메틸화가 관찰된다는 연구도 있다. 뿐만 아니라 전립선생검상 음성인 환자의 조직에서 과메틸화가 발견된 경우 주변에 전립선암이 있을 가능성을 시사하므로 재조직검사를 염두에 두고 경과 관찰해야 한다는 주장도 있다.

GSTP1 이외에 과메틸화와 관련된 유전자로, 가족성 선종성 용종증*familial adenomatous polyposis*과 관련되어 잘 알려진 종양억제유전자인 *APC*가 전립선암의 진행과 연관성이 있다고 보고되며 *RASSF1A*, *RARβ2*에 대한 연구도 진행 중인데, 전립선생검의 결정에 도움이 될 것으로 예상된다.

2. α−Methylacyl coenzyme A racemase

α−Methylacyl coenzyme A racemase(*AMACR*)는 분지지방산*branched−chain fatty acid*을 베타 산화시키는 데 필요한 효소로, 유전자는 5번 염색체에 있으며 전립선암 조직에서 발현이 증가한다. Luo 등이 시행한 연구에 따르면, *AMACR*는 전립선암의 88%에서 발현이 증가하였으며, 치료받지 않은 전이성 전립선암이나 거세저항성 전립선암과도 연관성이 있는 것으로 밝혀졌다. *AMACR*의 발현은 현재 전립선암 진단에 97%의 민감도와 100%의 특이도를 가지므로, 전립선생검상 모호한 암의 진단에 *AMACR* 면역염색법을 이용하는 것이 도움이 될 수 있다.

3. 유전체 발현 프로파일
genomic expression profiles

최근 유전체 분석기술의 진보로 전립선암 조직에서 유전자 발현을 평가할 수 있게 되면서 암의 진행을 예측할 수 있는 다양한 검사법이 소개되고 있다.

1) Cell cycle progression(CCP) score
Prolaris™검사는 세포주기진행*cell cycle progression* 유전자들을 평가하는 것으로, 많은 연구에서 전립선암의 진행위험 및 암특이 사망에 대한 예측력이 입증되었다. 일부 연구에서는 전립선 조직검사 검체를 이용하여 근치전립선절제술 후 생화학적 재발을 예측하는 독립적인 검사라고 밝혀내기도 하였다.

2) Genomic prostate score(GPS)
OncotypeDx™검사는 암 진행과 관련 있는 여러 경로의 유전자조합을 활용하며, 근치전립선절제술 시 불량한 병리학적 결과가 나올 가능성을 예측하는 데 도움을 준다.

3) Genomic classifier(GC)
Decipher™검사는 전립선절제술 검체에서의 조직을 이용한 유전체 분류검사법으로, 전립선암 고위험군인 환자나 생화학적 재발 환자에서 전이성 암으로의 진행을 예측할 수 있는 것으로 나타났다.

4. 감수성 유전자 *gene susceptibility loci*

개인의 유전적 다양성을 결정하는 인자로 단일염기다형성 *single nucleotide polymorphisms*; *SNPs* 이 있으며, 이는 전립선암의 유전적 성향과 일부 연관되어 있다. SNPs는 전립선암의 직접적인 위험인자라고 볼 수는 없으나 주위의 다른 유전자에 변화를 일으켜 궁극적으로 암의 발생을 조장하는 것으로 알려져 있다. SNPs는 유전성 전립선암의 위험을 25% 정도 반영할 수 있지만 암의 병기나 예후와는 관련이 없다고 보고되고 있다.

이 밖에 유전성 전립선암과 연관된 유전자로 *BRCA1*, *BRCA2*, *HOXB13* 등이 있고, 이러한 유전자의 변이로 발생하는 가족성 전립선암은 일반적인 비유전성 전립선암보다 나쁜 경과를 보이며 젊은 나이에서 발생할 수 있다고 알려져 있다.

Ⅴ 결론

전립선암의 경과는 환자마다 다양하게 나타나기 때문에 PSA만을 이용한 선별검사는 불필요한 암의 조기발견으로 인해 과잉진단의 우려를 낳고 있다. 임상적으로 무의미한 전립선암의 진단에 따른 비용발생 및 저병기 전립선암의 치료로 인한 삶의 질 저하는, 추후 전립선암의 생물표지자가 개발되어야 할 방향이 개인별 암의 침습 정도 및 예후를 예측하는 데 있음을 시사한다. 생물표지자는 현재 활발히 연구되는 분야이며 새로운 검사들의 임상적 적용이 점차 증가함에 따라 추후 전립선암의 진단 및 치료방침 결정에 많은 도움이 될 것으로 예상된다.

참고문헌

Ablin RJ, Soanes WA, Bronson P, Witebsky E. Precipitating antigens of the normal human prostate. J Reprod Fertil 1970;22:573-4.

An G, Ng AY, Meka CS, Luo G, Bright SP, Cazares L, et al. Cloning and characterization of UROC28, a novel gene overexpressed in prostate, breast, and bladder cancers. Cancer Res 2000;60:7014-20.

Andriole GL. Overview of pivotal studies for prostate cancer risk reduction, past and present. Urology 2009;73(5 Suppl):S36-43.

Ankerst DP, Boeck A, Freedland SJ, Thompson IM, Cronin AM, Roobol MJ, et al. Evaluating the PCPT risk calculator in ten international biopsy cohorts: results from the Prostate Biopsy Collaborative Group. World J Urol 2012;30:181-7.

Artibani W. Landmarks in prostate cancer diagnosis: the biomarkers. BJU Int 2012;110 Suppl 1:8-13.

Baden J, Green G, Painter J, Curtin K, Markiewicz J, Jones J, et al. Multicenter evaluation of an investigational prostate cancer methylation assay. J Urol 2009;182:1186-93.

Balk SP, Ko YJ, Bubley GJ. Biology of prostate-specific antigen. J Clin Oncol 2003;21:383-91.

Barrett JA, Coleman RE, Goldsmith SJ, Vallabhajosula S, Petry NA, Cho S, et al. First-in-man evaluation of 2 high-affinity PSMA-avid small molecules for imaging prostate cancer. J Nucl Med 2013;54:380-7.

Becker C, Piironen T, Pettersson K, Hugosson J, Lilja H. Clinical value of human glandular kallikrein 2 and free and total prostate-specific antigen in serum from a population of men with prostate-specific antigen levels 3.0 ng/mL or greater. Urology 2000;55:694-9.

Bradley LA, Palomaki GE, Gutman S, Samson D, Aronson N. Comparative effectiveness review: prostate cancer antigen 3 testing for the diagnosis and management of prostate cancer. J Urol 2013;190:389-98.

Bryant RJ, Pawlowski T, Catto JW, Marsden G, Vessella RL, Rhees B, et al. Changes in circulating microRNA levels associated with prostate cancer. Br J Cancer 2012;106:768-74.

Cao DL, Ye DW, Zhang HL, Zhu Y, Wang YX, Yao XD. A multiplex model of combining gene-based, protein-based, and metabolite-based with positive and negative markers in urine for the early diagnosis of prostate cancer. Prostate 2011;71:700-10.

Casanova-Salas I, Rubio-Briones J, Calatrava A, Mancarella C, Masia E, Casanova J, et al. Identification of miR-187 and miR-182 as biomarkers of early diagnosis and prognosis in patients with prostate cancer treated with radical prostatectomy. J Urol 2014;192:252-9.

Catalona WJ, Partin AW, Slawin KM, Brawer MK, Flanigan RC, Patel A, et al. Use of the percentage of free prostate-specific antigen to enhance differentiation of prostate cancer from benign prostatic disease: a prospective multicenter clinical trial. JAMA 1998;279:1542-7.

Choi WS, Heo NJ, Paick JS, Son H. Prostate-specific antigen lowering effect of metabolic syndrome is influenced by prostate volume. Int J Urol 2016;23:299-304.

Christensson A, Laurell CB, Lilja H. Enzymatic activity of prostate-specific antigen and its reactions with extracellular serine proteinase inhibitors. Eur J Biochem 1990;194:755-63.

Conway RE, Petrovic N, Li Z, Heston W, Wu D, Shapiro LH. Prostate-specific membrane antigen regulates angiogenesis by modulating integrin signal transduction. Mol Cell Biol 2006;26:5310-24.

Darson MF, Pacelli A, Roche P, Rittenhouse HG, Wolfert RL, Saeid MS, et al. Human glandular kallikrein 2 expression in prostate adenocarcinoma and lymph node metastases. Urology 1999;53:939-44.

De Bono JS, Scher HI, Montgomery RB, Parker C, Miller MC, Tissing H, et al. Circulating tumor cells predict survival benefit from treatment in metastatic castration-resistant prostate cancer. Clin Cancer Res 2008;14:6302-9.

De Kok JB, Verhaegh GW, Roelofs RW, Hessels D,

Kiemeney LA, Aalders TW, et al. DD3(PCA3), a very sensitive and specific marker to detect prostate tumors. Cancer Res 2002;62:2695-8.

Djavan B, Zlotta A, Kratzik C, Remzi M, Seitz C, Schulman CC, et al. PSA, PSA density, PSA density of transition zone, free/total PSA ratio, and PSA velocity for early detection of prostate cancer in men with serum PSA 2.5 to 4.0 ng/mL. Urology 1999;54:517-22.

Etzioni RD, Howlader N, Shaw PA, Ankerst DP, Penson DF, Goodman PJ, et al. Long-term effects of finasteride on prostate specific antigen levels: results from the prostate cancer prevention trial. J Urol 2005;174:877-81.

Fujita K, Ewing CM, Chan DY, Mangold LA, Partin AW, Isaacs WB, et al. Endoglin (CD105) as a urinary and serum marker of prostate cancer. Int J Cancer 2009;124:664-9.

Gallagher DJ, Gaudet MM, Pal P, Kirchhoff T, Balistreri L, Vora K, et al. Germline BRCA mutations denote a clinicopathologic subset of prostate cancer. Clin Cancer Res 2010;16:2115-21.

Goldfarb DA, Stein BS, Shamszadeh M, Petersen RO. Age-related changes in tissue levels of prostatic acid phosphatase and prostate specific antigen. J Urol 1986;136:1266-9.

Guazzoni G, Nava L, Lazzeri M, Scattoni V, Lughezzani G, Maccagnano C, et al. Prostate-specific antigen (PSA) isoform p2PSA significantly improves the prediction of prostate cancer at initial extended prostate biopsies in patients with total PSA between 2.0 and 10 ng/ml: results of a prospective study in a clinical setting. Eur Urol 2011;60:214-22.

Haese A, Graefen M, Steuber T, Becker C, Pettersson K, Piironen T, et al. Human glandular kallikrein 2 levels in serum for discrimination of pathologically organ-confined from locally-advanced prostate cancer in total PSA-levels below 10 ng/ml. Prostate 2001;49:101-9.

Harden SV, Guo Z, Epstein JI, Sidransky D. Quantitative GSTP1 methylation clearly distinguishes benign prostatic tissue and limited prostate adenocarcinoma. J Urol 2003;169:1138-42.

Heidenreich A, Bastian PJ, Bellmunt J, Bolla M, Joniau S, Van Der Kwast T, et al. EAU guidelines on prostate cancer. part 1: screening, diagnosis, and local treatment with curative intent-update 2013. Eur Urol 2014;65:124-37.

Heidenreich A, Vorreuther R, Neubauer S, Westphal J, Engelmann UH, Moul JW. The influence of ejaculation on serum levels of prostate specific antigen. J Urol 1997;157:209-11.

Jin Y, Qu S, Tesikova M, Wang L, Kristian A, Maelandsmo GM, et al. Molecular circuit involving KLK4 integrates androgen and mTOR signaling in prostate cancer. Proc Natl Acad Sci U S A. 2013;110: E2572-81.

Jones PA, Baylin SB. The fundamental role of epigenetic events in cancer. Nat Rev Genet 2002;3: 415-28.

Jung K, Reszka R, Kamlage B, Bethan B, Stephan C, Lein M, et al. Tissue metabolite profiling identifies differentiating and prognostic biomarkers for prostate carcinoma. Int J Cancer 2013;133:2914-24.

Karam JA, Svatek RS, Karakiewicz PI, Gallina A, Roehrborn CG, Slawin KM, et al. Use of preoperative plasma endoglin for prediction of lymph node metastasis in patients with clinically localized prostate cancer. Clin Cancer Res 2008;14: 1418-22.

Klokk TI, Kilander A, Xi Z, Waehre H, Risberg B, Danielsen HE, et al. Kallikrein 4 is a proliferative factor that is overexpressed in prostate cancer. Cancer Res 2007;67:5221-30.

Kote-Jarai Z, Easton DF, Stanford JL, Ostrander EA, Schleutker J, Ingles SA, et al. Multiple novel prostate cancer predisposition loci confirmed by an international study: the PRACTICAL Consortium. Cancer Epidemiol Biomarkers Prev 2008;17:2052-61.

Kuriyama M, Wang MC, Papsidero LD, Killian CS, Shimano T, Valenzuela L, et al. Quantitation of prostate-specific antigen in serum by a sensitive enzyme immunoassay. Cancer Res 1980;40:4658-62.

Lange EM, Salinas CA, Zuhlke KA, Ray AM, Wang Y, Lu Y, et al. Early onset prostate cancer has a significant genetic component. Prostate 2012;72:

147-56.

Lazzeri M, Haese A, De La Taille A, Palou Redorta J, Mcnicholas T, Lughezzani G, et al. Serum isoform [-2]proPSA derivatives significantly improve prediction of prostate cancer at initial biopsy in a total PSA range of 2-10 ng/ml: a multicentric European study. Eur Urol 2013;63:986-94.

Lilja H, Weiber H. Synthetic protease inhibitors and post-ejaculatory degradation of human semen proteins. Scand J Clin Lab Invest 1984;44:433-8.

Lintula S, Stenman J, Bjartell A, Nordling S, Stenman UH. Relative concentrations of hK2/PSA mRNA in benign and malignant prostatic tissue. Prostate 2005;63:324-9.

Luo J, Zha S, Gage WR, Dunn TA, Hicks JL, Bennett CJ, et al. Alpha-methylacyl-CoA racemase: a new molecular marker for prostate cancer. Cancer Res 2002;62:2220-6.

Malik G, Rojahn E, Ward MD, Gretzer MB, Partin AW, Semmes OJ, et al. SELDI protein profiling of dunning R-3327 derived cell lines: identification of molecular markers of prostate cancer progression. Prostate 2007;67:1565-75.

Marks LS, Andriole GL, Fitzpatrick JM, Schulman CC, Roehrborn CG. The interpretation of serum prostate specific antigen in men receiving 5alpha-reductase inhibitors: a review and clinical recommendations. J Urol 2006;176:868-74.

Massoner P, Lueking A, Goehler H, Hopfner A, Kowald A, Kugler KG, et al. Serum-autoantibodies for discovery of prostate cancer specific biomarkers. Prostate 2012;72:427-36.

Mavridis K, Stravodimos K, Scorilas A. Quantified KLK15 gene expression levels discriminate prostate cancer from benign tumors and constitute a novel independent predictor of disease progression. Prostate 2013;73:1191-201.

Mccormack RT, Rittenhouse HG, Finlay JA, Sokoloff RL, Wang TJ, Wolfert RL, et al. Molecular forms of prostate-specific antigen and the human kallikrein gene family: a new era. Urology 1995;45:729-44.

Mcgee RS, Herr JC. Human seminal vesicle-specific antigen is a substrate for prostate-specific antigen (or P-30). Biol Reprod 1988;39:499-510.

Mehra R, Tomlins SA, Shen R, Nadeem O, Wang L, Wei JT, et al. Comprehensive assessment of TMPRSS2 and ETS family gene aberrations in clinically localized prostate cancer. Mod Pathol 2007;20:538-44.

Meng FJ, Shan A, Jin L, Young CY. The expression of a variant prostate-specific antigen in human prostate. Cancer Epidemiol Biomarkers Prev 2002;11:305-9.

Mikolajczyk SD, Grauer LS, Millar LS, Hill TM, Kumar A, Rittenhouse HG, et al. A precursor form of PSA (pPSA) is a component of the free PSA in prostate cancer serum. Urology 1997;50:710-4.

Milowsky MI, Nanus DM, Kostakoglu L, Sheehan CE, Vallabhajosula S, Goldsmith SJ, et al. Vascular targeted therapy with anti-prostate-specific membrane antigen monoclonal antibody J591 in advanced solid tumors. J Clin Oncol 2007;25:540-7.

Nakayama M, Bennett CJ, Hicks JL, Epstein JI, Platz EA, Nelson WG, et al. Hypermethylation of the human glutathione S-transferase-pi gene (GSTP1) CpG island is present in a subset of proliferative inflammatory atrophy lesions but not in normal or hyperplastic epithelium of the prostate: a detailed study using laser-capture microdissection. Am J Pathol 2003;163:923-33.

Obiezu CV, Soosaipillai A, Jung K, Stephan C, Scorilas A, Howarth DH, et al. Detection of human kallikrein 4 in healthy and cancerous prostatic tissues by immunofluorometry and immunohistochemistry. Clin Chem 2002;48:1232-40.

Oesterling JE, Chan DW, Epstein JI, Kimball AW, Jr., Bruzek DJ, Rock RC, et al. Prostate specific antigen in the preoperative and postoperative evaluation of localized prostatic cancer treated with radical prostatectomy. J Urol 1988;139:766-72.

Otto A, Bar J, Birkenmeier G. Prostate-specific antigen forms complexes with human alpha 2-macroglobulin and binds to the alpha 2-macroglobulin receptor/LDL receptor-related protein. J Urol 1998;159:297-303.

Partin AW, Brawer MK, Subong EN, Kelley CA, Cox JL, Bruzek DJ, et al. Prospective evaluation of percent free-PSA and complexed-PSA for early detection of prostate cancer. Prostate Cancer

Prostatic Dis 1998;1:197-203.

Partin AW, Carter HB, Chan DW, Epstein JI, Oesterling JE, Rock RC, et al. Prostate specific antigen in the staging of localized prostate cancer: influence of tumor differentiation, tumor volume and benign hyperplasia. J Urol 1990;143:747-52.

Polascik TJ, Oesterling JE, Partin AW. Prostate specific antigen: a decade of discovery--what we have learned and where we are going. J Urol 1999;162:293-306.

Pound CR, Walsh PC, Epstein JI, Chan DW, Partin AW. Radical prostatectomy as treatment for prostate-specific antigen-detected stage T1c prostate cancer. World J Urol 1997;15:373-7.

Richiardi L, Fiano V, Vizzini L, De Marco L, Delsedime L, Akre O, et al. Promoter methylation in APC, RUNX3, and GSTP1 and mortality in prostate cancer patients. J Clin Oncol 2009;27:3161-8.

Schmid HP, McNeal JE, Stamey TA. Observations on the doubling time of prostate cancer. The use of serial prostate-specific antigen in patients with untreated disease as a measure of increasing cancer volume. Cancer 1993;71:2031-40.

Schroder FH. Review of diagnostic markers for prostate cancer. Recent Results Cancer Res 2009; 181:173-82.

Seamonds B, Yang N, Anderson K, Whitaker B, Shaw LM, Bollinger JR. Evaluation of prostate-specific antigen and prostatic acid phosphatase as prostate cancer markers. Urology 1986;28:472-9.

Sensabaugh GF. Isolation and characterization of a semen-specific protein from human seminal plasma: a potential new marker for semen identification. J Forensic Sci 1978;23:106-15.

Sokoll LJ, Bruzek DJ, Dua R, Dunn W, Mohr P, Wallerson G, et al. Short-term stability of the molecular forms of prostate-specific antigen and effect on percent complexed prostate-specific antigen and percent free prostate-specific antigen. Urology 2002;60(4 Suppl 1):24-30.

Sokoll LJ, Ellis W, Lange P, Noteboom J, Elliott DJ, Deras IL, et al. A multicenter evaluation of the PCA3 molecular urine test: pre-analytical effects, analytical performance, and diagnostic accuracy.

Clin Chim Acta 2008;389:1-6.

Sreekumar A, Poisson LM, Rajendiran TM, Khan AP, Cao Q, Yu J, et al. Metabolomic profiles delineate potential role for sarcosine in prostate cancer progression. Nature 2009;457:910-4.

Stamey TA, Yang N, Hay AR, Mcneal JE, Freiha FS, Redwine E. Prostate-specific antigen as a serum marker for adenocarcinoma of the prostate. N Engl J Med 1987;317:909-16.

Stephan C, Yousef GM, Scorilas A, Jung K, Jung M, Kristiansen G, et al. Hepsin is highly over expressed in and a new candidate for a prognostic indicator in prostate cancer. J Urol 2004;171:187-91.

Stephenson RA, Stanford JL. Population-based prostate cancer trends in the United States: patterns of change in the era of prostate-specific antigen. World J Urol 1997;15:331-5.

Steuber T, Vickers AJ, Serio AM, Vaisanen V, Haese A, Pettersson K, et al. Comparison of free and total forms of serum human kallikrein 2 and prostate-specific antigen for prediction of locally advanced and recurrent prostate cancer. Clin Chem 2007;53:233-40.

Su SL, Huang IP, Fair WR, Powell CT, Heston WD. Alternatively spliced variants of prostate-specific membrane antigen RNA: ratio of expression as a potential measurement of progression. Cancer Res 1995;55:1441-3.

Svatek RS, Karam JA, Roehrborn CG, Karakiewicz PI, Slawin KM, Shariat SF. Preoperative plasma endoglin levels predict biochemical progression after radical prostatectomy. Clin Cancer Res 2008;14:3362-6.

Thompson IM, Goodman PJ, Tangen CM, Lucia MS, Miller GJ, Ford LG, et al. The influence of finasteride on the development of prostate cancer. N Engl J Med 2003;349:215-24.

Van Neste L, Herman JG, Otto G, Bigley JW, Epstein JI, Van Criekinge W. The epigenetic promise for prostate cancer diagnosis. Prostate 2012;72:1248-61.

Veltri RW, Miller MC. Free/total PSA ratio improves differentiation of benign and malignant disease of the prostate: critical analysis of two different test populations. Urology 1999;53:736-45.

Vessella RL, Lange PH, Partin AW, Chan DW, Sokoll LJ, Sasse EA, et al. Probability of prostate cancer detection based on results of a multicenter study using the AxSYM free PSA and total PSA assays. Urology 2000;55:909-14.

Wang X, Yu J, Sreekumar A, Varambally S, Shen R, Giacherio D, et al. Autoantibody signatures in prostate cancer. N Engl J Med 2005;353:1224-35.

Xi Z, Klokk TI, Korkmaz K, Kurys P, Elbi C, Risberg B, et al. Kallikrein 4 is a predominantly nuclear protein and is overexpressed in prostate cancer. Cancer Res 2004;64:2365-70.

Yousef GM, Stephan C, Scorilas A, Ellatif MA, Jung K, Kristiansen G, et al. Differential expression of the human kallikrein gene 14 (KLK14) in normal and cancerous prostatic tissues. Prostate 2003;56:287-92.

Zhou M, Tokumaru Y, Sidransky D, Epstein JI. Quantitative GSTP1 methylation levels correlate with Gleason grade and tumor volume in prostate needle biopsies. J Urol 2004;171(6 Pt 1):2195-8.

06

전립선의 초음파 및 생검

조문기

1968년 Watanabe 등에 의해 처음으로 기술된 경직장초음파*transrectal ultrasonography*; *TRUS*는 전립선에 대한 표준적인 영상의학적 검사이다. 전립선생검뿐만 아니라 적극적 감시*active surveillance*를 위한 추적생검, 근접치료*brachytherapy*, 냉동치료*cryotherapy* 및 고강도집속초음파*high-intensity focused ultrasound*; *HIFU* 등 영상을 이용한 전립선암 관련 시술에서 반드시 필요한 검사방법으로 대두되었다. 또 악성 종양 이외에 양성 전립선비대증, 전립선농양, 선천성 기형, 남성불임, 혈정액증 등의 진단과 치료에도 매우 중요한 역할을 하고 있다.

전립선생검은 1980년대 후반까지는 손가락 유도 전립선생검*digitally directed prostate biopsy*이 흔하였지만, 이후 경직장초음파 유도 전립선생검*TRUS-guided prostate biopsy*이 증가하게 되었다. 이와 더불어 전립선특이항원*prostate specific antigen*; *PSA*을 이용한 선별검사가 보급되면서 전립선암의 진단은 이전에 비해 급격히 늘어났다.

전립선생검 core 수와 관련하여 다양한 시도가 있었다. 1989년 Hodge 등은 무작위 6 core 생검*sextant biopsy*이 저반향*hypoechoic* 병변에 대한 표적생검*targeted biopsy*보다 높은 진단율을 보인다고 보고하였다. 하지만 최근에는 12 core에서 조직을 얻는 확대생검*extended biopsy*이 표준검사법으로 자리 잡고 있다.

I 전립선의 초음파 해부학
ultrasonographic anatomy of the prostate

전립선의 구조는 McNeal에 의해 주창된 병리학적 구역해부학*pathologic zonal anatomy*으로 설명하는 것이 일반적이며, 분비선이 없는 전방섬유근육기질*anterior fibromuscular stroma*과 분비선 조직

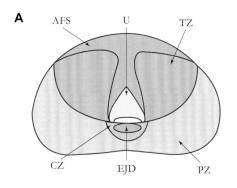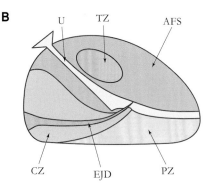

그림 6-1. 전립선의 구역해부학zonal anatomy A. 횡단면, B. 시상면. AFS: 전방섬유근육기질, CZ: 중심구역, EJD: 사정관, PZ: 말초구역, TZ: 이행구역, U: 요도

인 이행구역transition zone, 중심구역central zone, 요도주위구역periurethral zone, 말초구역peripheral zone으로 구성되어 있다(그림 6-1).

초음파로 각 구역을 명확하게 구분하기는 쉽지 않다. 하지만 이행구역은 균질적인 반향homogenous echogenicity을 갖고 있는 중심구역이나 말초구역에 비해 비균질적인 반향을 보이기 때문에 윤곽이 구분되어 보일 수 있는데, 전립선비대가 심한 경우 더욱 뚜렷하게 관찰된다. 또한 노화가 진행되면 외과적 피막surgical capsule을 따라 석회화(corpora amylacea)가 흔히 발생하여 이를 경계로 말초구역과 이행구역을 구분하기 쉬워진다.

전립선요도는 전립선의 가운데에서 종방향으로 지나간다. 요도내강은 보통 저반향으로 관찰되나, 요도 주위 석회화가 동반된 경우 반향성echogenic의 얇은 경계선을 보이기도 한다. 내요도조임근internal sphincter의 평활근smooth muscle은 방광경부에서 시작하여 요도를 감싸 지나면서 정구verumontanum에 이르는 근육이다. 초음파에서 이 근육섬유는 상부 전립선요도를 둘러싼 저반향의 고리처럼 관찰되며 근위부로는 깔때기 모양을 형

성하며 방광경부에 분포한다. 상부 전립선을 통과한 요도는 정구에 이르러 앞쪽으로 꺾이면서 전립선 첨부apex를 지나간다.

좌우 하나씩 짝을 이룬 정낭seminal vesicle은 전립선 기저부base의 후방에 위치한다. 정낭은 매끈한 주머니 형태를 가지고 있으며, 양측이 대칭으로 보여야 정상 소견이다. 정상적인 정낭은 4.5~5.5cm 길이에 2cm 정도의 너비를 갖는다. 정낭에 있는 낭종성 종물은 대개 양성이지만 고형 종물은 일부에서 악성일 수 있는데, 특히 다른 부위에 원발종양이 있다면 전이암의 가능성도 고려해야 한다. 정낭 무형성증은 동측ipsilateral의 신무형성증과 동반되는 경우가 많다(79%). 전립선 초음파의 횡단면transverse plane에서 정관은 동측 정낭의 바로 위를 따라 진행한다. 정관은 점차 좁아지는 정낭의 내측medial을 따라 주행하다가 정낭과 합쳐지면서 사정관ejaculatory duct을 형성한다. 사정관은 저반향의 구조물로 관찰될 수 있으며, 전립선의 뒤쪽을 관통하여 정구에서 요도로 연결된다.

Ⅱ 회색조 경직장초음파 검사
gray-scale transrectal ultrasonography

전립선초음파는 경직장, 경복부*transabdominal*, 경회음부*transperineal*를 통해 검사할 수 있으나, 경직장초음파가 다른 방법에 비해 영상의 질이 우수하여 주로 사용되며, 직장수술 등으로 경직장검사가 어려운 환자에서는 경복부 또는 경회음부를 통해 초음파검사를 시행할 수 있다.

상용화된 직장 내 탐색자*endorectal probe*로는 6~10MHz의 주파수를 가진 side-fire 또는 end-fire 형태가 있다. 탐색자 종류에 따른 암의 진단율에는 차이가 없는 것으로 알려져 있다. 양면 탐색자는 시상면*sagittal plane*과 횡단면 영상을 동시에 볼 수 있다.

주파수를 높이면 해상도가 증가하고 탐촉자*transducer*와 가까운 부위의 영상을 선명하게 얻을 수 있다. 최근 가장 흔히 사용되는 7MHz 탐촉자는 전립선의 말초구역이 가장 잘 보이는 1~4cm 거리의 영상 획득에 유용하다. 이전에 사용되던 4MHz 탐촉자는 해상도가 다소 떨어져 전립선 내부구조 관찰에는 적절하지 않지만, 2~8cm의 초점범위를 가지고 있어 크기가 큰 전립선의 전방부 윤곽을 관찰하거나 전립선 용적을 측정하는 데 이점이 있다. 연부조직*soft tissue*의 음향성질*acoustic property*은 물과 유사하여 초음파 에너지가 잘 전파*propagation*되는 반면, 공기를 통해서는 전파되지 않는다. 따라서 양질의 초음파영상을 얻기 위해서는 물과 유사한 밀도를 가진 결합매질*coupling medium*이 필요하다. 결합매질은 초음파 젤이나 윤활제로, 탐색자와 직장면 사이에 도포되어야 하

며 탐촉자 덮개를 사용하는 경우 안쪽과 바깥쪽에 모두 도포해야 한다.

1. 초음파 검사방법

횡단면과 시상면 영상을 모두 잘 보기 위해 환자를 측와위*lateral decubitus*, 보통은 좌측 측와위 자세로 눕힌다. 무릎을 굽혀 가슴 쪽으로 붙이고 등을 구부린 채 엉덩이를 침대 밖으로 약간 돌출시켜 탐색자의 조작이 용이하도록 자세를 취하고 검사를 진행한다. 기구 사용법은 초음파 장비의 종류에 따라 조금씩 다를 수 있으므로 기기의 매뉴얼을 미리 숙지해야 한다. 중심구역이나 말초구역의 저반향 병변의 유무, 전체적인 전립선 윤곽의 이상 유무, 정낭과 정관의 대칭 여부 등을 자세히 관찰하고, 전립선 용적을 측정해야 한다(그림 6-2).

2. 용적계산

전립선의 모양이 원형에 가깝다면 한 축의 지름을 구한 후 '$\pi/6$(통상적으로 0.523)$\times$지름^3'으로 계산하여 용적을 구할 수 있다. 그러나 대부분의 전립선은 타원체나 불규칙한 모양을 가지고 있으므로 실제로는 '$\pi/6 \times$가로지름$\times$앞뒤지름$\times$세로지름'의 공식을 흔히 사용한다. 횡단면에서 가로지름과 앞뒤지름의 최대거리를 측정하고, 시상면의 정중선*midline* 바로 옆에서 세로지름을 측정하는 것이 일반적이다(시상면의 완전한 정중선에서 세로지름을 측정하는 경우 방광목 부위 때문에 전립선 기저부의 윤곽이 불분명하게 보일 수 있다).

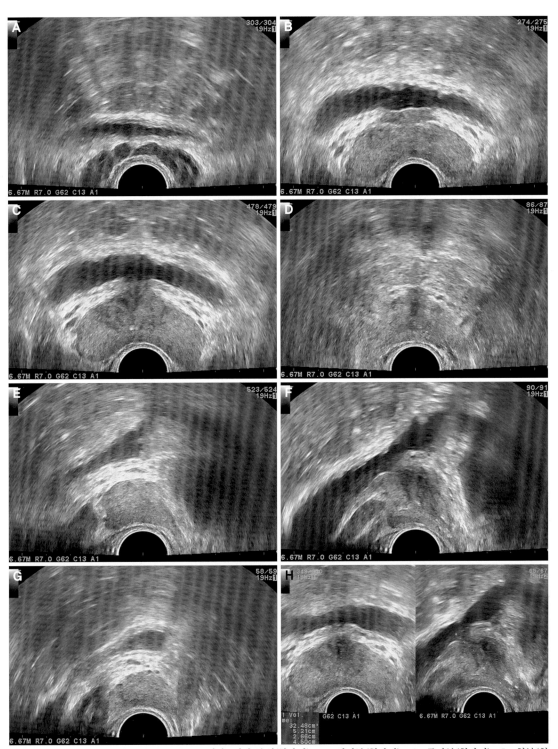

그림 6-2. 전립선의 경직장초음파 영상 A. 정낭-정관 부위(횡단면), B. 기저부(횡단면), C. 중간부(횡단면), D. 첨부(횡단면), E. 우측엽(시상면),* F. 정중선(시상면), G. 좌측엽(시상면),* H. 전립선 용적 측정

*: 각각의 단일 영상에서 우측엽과 좌측엽을 구분하기는 쉽지 않다.

전립선 용적 계산은 전립선비대 정도를 알 수 있을 뿐만 아니라 전립선특이항원의 진단 정확도를 향상시키기 위해 사용되는 전립선특이항원밀도(PSA density=serum PSA/prostate volume)를 계산하는 데에도 반드시 필요하다.

경직장초음파를 시행할 수 없는 환자에서 경복부초음파를 통해 전립선 용적을 측정하는 경우 방광 충만용적이 클수록 전립선 용적이 작게 측정되는 경향이 있으며, 충만용적이 400mL 미만일 경우 경직장초음파로 측정한 전립선 용적과 가깝게 측정된다.

초음파 주파수가 높으면 탐촉자로부터 먼 부위는 해상도가 저하되어 경계가 불분명하게 보일 수 있으므로, 주파수 조절이 되는 경우 주파수를 낮추어 거리를 측정하는 것이 정확한 용적계산에 도움이 된다.

3. 전립선의 낭성 병변
cystic lesions of the prostate

전립선의 낭성 구조물은 경직장초음파에서 매우 흔히 발견된다. 단순 낭종은 다른 장기의 낭종과 동일한 영상을 보인다. 얇은 벽을 가지고 있고 반향이 없으며 낭종 후방에 음향증강*acoustic enhancement*을 보인다. 전립선낭종은 선천적일 수도 있고 후천적일 수도 있으나, 발생원인에 상관없이 임상적 의미를 갖는 경우는 드물다.

4. 경직장초음파에서 전립선암의 영상
prostate cancer imaging on transrectal ultrasonography
(그림 6-3)

경직장초음파에서는 정상적인 말초구역의 밝기를 기준으로 그보다 어두우면 저반향*hypoechoic*, 비슷하면 동일반향*isoechoic*, 더 밝으면 고반향*hyperechoic*, 완전히 검은색이면 무반향*anechoic*으로 판단한다.

경직장초음파에서의 저반향 병변은 전립선암 특유의 초음파 소견으로 간주되어 왔다. 말초구역에 보이는 모든 저반향 병변은 생검 시 생검조직에 포함시켜야 한다. 특히 저반향 병변이 클수록 더욱 전립선암을 의심해야 하는데, 지름 0.1~1.0cm의 저반향 병변인 경우 22%, 1.1~1.5cm인 경우 42%, 1.6cm 이상인 경우 78%에서 전립선암 가

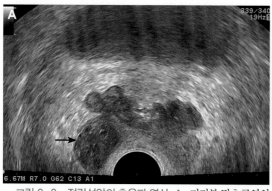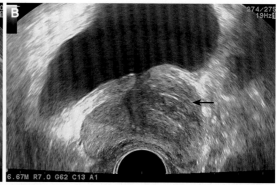

그림 6-3. 전립선암의 초음파 영상 A. 기저부 말초구역의 전립선암(화살표), B. 중간부 이행구역의 전립선암(화살표)

능성이 있다고 보고되었다.

한편 통상적인 경직장초음파에서 전체 전립선암 중 39%는 동일반향을 보이고, 1%는 고반향 병변이었다. 또한 전립선생검을 받은 환자를 대상으로 한 연구에서 저반향 병변이 있는 환자의 25.5%, 저반향 병변이 보이지 않았던 환자의 25.4%에서 전립선암이 진단되었다. 따라서 저반향 병변에 대한 생검의 필요성은 인정하더라도 저반향 병변 자체가 전립선암에 특이적인 소견이라고 판단해서는 안 되며, 뚜렷한 저반향 병변이 관찰되지 않았다고 해서 전립선생검을 배제해서도 안 된다.

대부분의 악성 종양처럼 전립선암도 양성 병변보다 혈관성이 증가되어 있으므로, 초음파에서 암으로 의심되는 병변이 관찰되면 색도플러color doppler나 강화도플러power doppler를 통해 내부의 혈류가 증가되어 있는지 확인하는 것이 좋다.

전립선암 외에도 육아종성 전립선염granuloma-tous prostatitis, 전립선경색prostatic infarct, 림프종lymphoma에서 저반향 병변이 관찰될 수 있다.

Ⅲ 초음파 유도 전립선생검

경직장초음파와 전립선특이항원검사가 보편화되기 전 임상의들은 전립선암이 의심될 때 직장손가락검사에 의존할 수밖에 없었고, 손가락 유도 전립선생검을 시행하였다. 오늘날에는 무증상 일반인을 대상으로 한 전립선특이항원 선별검사에서 이상 소견을 보이는 경우 전립선암 여부를 확인하기 위해 경직장초음파를 이용해 생검하는 것이 표준진료로 자리 잡았다. 경직장초음파 검사는 전

립선암 진단에 있어 민감도와 특이도가 높지 않으므로 전립선생검 없이 경직장초음파 검사만 단독으로 실시하는 것은 암진단에 큰 도움이 되지 않는다. 처음 시행한 초음파 유도 전립선생검에서 암이 진단될 확률은 약 30%이다.

1. 전립선생검의 적응증

연구기관이나 분석결과마다 다르지만 통상적으로 전립선특이항원치가 4.0ng/mL 이상인 경우 전립선생검을 실시해 왔다. 그러나 PCPT(Prostate Cancer Prevention Trial)의 데이터에 따르면 어느 연령대에서나 적용될 수 있는 전립선특이항원치 기준은 없으며, 실제로 4.0ng/mL 미만인 환자의 약 15%에서도 전립선암이 진단되고 이 중 약 15%는 글리슨점수Gleason score 7 이상을 보이는 것으로 나타났다.

전립선특이항원이 선별검사로 활용되면서 조기 전립선암의 진단율이 급증하였고, 임상적으로 무의미한 전립선암에 대한 치료가 늘면서 과잉진단과 과잉치료에 대한 우려가 없는 것은 아니다. 선별검사에 대한 이득을 두고 임상연구들이 다른 결론을 도출하면서 다소 논란을 빚고 있다. ERSPC(European Randomized study of Screening for Prostate Cancer)에서는 선별검사를 할 경우 전체적으로는 이득이 있다고 보고했으나, PLCO(U. S.-based Prostate, Lung, Colorectal, and Ovarian) Cancer Screening Trial에서는 암특이사망에 대한 이득이 없다고 하였다. 이러한 차이는 이미 선별검사를 받아 온 인구비율이 높은 지역과 그렇지 않은 지역에서 연구가 각각 진행되었다는 사실과 관련이

있을 것으로 생각된다. 아직 논란의 여지가 있으므로 전립선생검을 할 때는 대상자의 전반적인 건강상태, 연령, 가족력, 선택 가능한 치료방법, 환자의 희망, 다른 위험인자들뿐만 아니라 전립선생검 자체의 이환율 및 치사율도 고려해야 한다.

미국비뇨기과학회*American Urology Association*; *AUA*에서는 55~69세의 남성을 대상으로 전립선특이항원을 이용한 선별검사를 실시하고 이 연령대가 아닌 경우에는 임상증거가 부족하므로 실시하지 말기를 권고하고 있다. 유럽비뇨기과학회 *European Association of Urology*; *EAU*에서는 전립선특이항원검사의 약점을 보완하기 위해 유리전립선특이항원비율*free-to-total PSA ratio*, 전립선특이항원속도*PSA velocity*, 전립선특이항원밀도와 같은 전립선특이항원 파생검사의 사용을 지지하기는 하나, 이러한 검사법 역시 신뢰도 면에서 아직 불완전하다.

최초생검*initial biopsy*에 대한 적응증은 진료지침마다 다양하지만, 일반적으로 통용되는 적응증은 다음과 같다.

- 50세 이상(가족력이 있는 경우 45세 이상)의 무증상 환자에서 전립선특이항원 수치가 높을 때(3.0 또는 4.0ng/mL 이상)
- 직장손가락검사에서 의심스러운 전립선결절이 촉지될 때
- 전립선암에 의한 증상이 의심될 때
- 전립선암에 의한 전이질환(뼈전이 또는 림프절병증)이 의심될 때
- 경요도전립선절제술 후 우발성*incidental* 전립선암으로 진단되었을 때

또한 최초생검 후 전립선암으로 진단되지 않았지만 재생검*repeat biopsy*을 권고하는 적응증은 다음과 같다.

- 전립선특이항원 수치가 상승하거나 지속적으로 높을 때
- 비전형 작은세엽증식*atypical small acinar pro-liferation*; *ASAP*
- 다발성의 고등급 전립선상피내종양*prostatic intraepithelial neoplasia*; *PIN*
- 고등급 전립선상피내종양 주위에 비정형 선들*a few atypical glands*이 같이 존재할 때
- 요*urinary* 전립선암항원−3*prostate cancer antigen 3*; *PCA3* 검사나 다른 유전체검사*genomic test*에서 양성을 보일 때
- 전립선 자기공명영상*magnetic resonance imaging*; *MRI*에서 의심스러운 병변이 있을 때

2. 전립선생검의 금기

심각한 혈액응고장애, 면역결핍증, 급성 전립선염이 있는 환자의 경우 전립선생검을 실시하면 안 된다. 직장항문 부위에 과도한 통증이 있거나 항문협착이 있는 경우에는 전신마취, 부분마취, 수면마취 등을 고려해야 한다.

3. 생검 전 준비사항

환자에게 시술의 위험과 이득에 관해 충분한 정보를 주고 동의를 받아야 한다. 생약성분의 건강보조식품은 공인되지 않은 물질이 다수 포함되어

있으므로 시술 전에 반드시 복용을 중단해야 한다. 저용량의 아스피린aspirin을 복용하는 경우 굳이 중단할 필요는 없다. 와파린warfarin, 클로피도그렐clopidogrel과 같은 항응고제는 생검 시행 7~10일 전에 중단해야 한다. 최근 개발된 항응고제인 아픽사반apixaban, 다비가트란dabigatran, 리바록사반rivaroxaban은 2~5일만 중단해도 충분하다.

혈액응고장애가 있거나 와파린을 사용하고 있는 환자라면 프로트롬빈시간prothrombin time; PT의 국제표준화비율international normalized ratio; INR이 1.5 이하가 된 후 생검을 시행해야 한다. 항응고제 중단으로 인해 뇌혈관 및 심혈관 질환이 발생할 수 있는 고위험군에 대해서는 헤파린 제제로 교체투여bridging 하는 것을 고려해야 한다.

방광-전립선 연결부의 관찰이 용이하도록 생검 전에 잠시 소변을 참도록 하여 약간의 잔뇨가 있는 상태에서 생검을 시행하도록 한다.

1) 예방적 항생제prophylactic antibiotics 투여

전립선생검 후 입원이 필요한 합병증은 대부분 시술 후 감염 때문에 발생하는 것으로 알려져 있다. 그러므로 생검 후 감염을 줄이는 것이 합병증을 줄이는 지름길이다. 대부분의 다른 하부요로 시술들은 굳이 예방적인 항생제 투여가 필요하지 않지만, 전립선생검의 경우는 위험인자에 관계없이 생검을 받는 모든 환자에게 예방적 항생제 투여가 필수적이다. 미국비뇨기과학회의 2014년 권고지침에서는 플루오로퀴놀론fluoroquinolone, 1~3세대 세팔로스포린cephalosporin, 아미노글리코시드aminoglycoside, 트리메토프림-설파메톡사졸trimethoprim-sulfamethoxazole; TMP-SMX을 권장

하고 있으며, 신기능이 저하된 환자에서는 아미노글리코시드 대신 아즈트레오남aztreonam을 사용할 수 있다. 또한 단일용량single dose요법이나 1일요법이 3일요법과 동등한 효과를 보이므로 24시간 이상 처방하는 것은 권장되지 않는다고 하였다. 인공관절, 심박동조율기, 자동제세동기의 감염이나 심내막염의 우려가 있는 경우 시술 전 암피실린(페니실린 알레르기가 있는 경우 반코마이신) 정맥주사와 겐타마이신 근육주사 투여 후 2~3일간의 플루오로퀴놀론 경구투여가 권장된다.

전립선생검의 예방적 항생제로 플루오로퀴놀론이 가장 흔히 처방되어 왔지만, 2016년 7월 미국 식품의약국Food and Drug Administration; FDA에서 건염이나 건파열, 중증근무력증, 말초신경병 등의 플루오로퀴놀론 부작용에 대해 안전성의 경고수위를 높이고 단순감염에 대해서는 사용제한을 권고하여 향후 플루오로퀴놀론 처방 시 주의해야 할 것으로 보인다.

2) 청결관장cleansing enema

과거에는 감염을 예방하고 대변을 제거하기 위해 비교적 철저한 관장법을 사용하였으나, 최근에는 직장에서 대변을 제거하여 우수한 전립선 영상을 얻을 목적으로 생검 전에 집에서 스스로 관장하는 것을 권장하고 있다. 실제적으로 관장 자체가 감염을 예방하는지에 관해서는 논란이 있다.

3) 통증완화analgesia

경직장초음파하에 신경혈관다발neurovascular bundle 주위로 1~2% 농도의 리도카인을 주사하면 좋은 마취효과를 얻을 수 있는데, 양측의 전립

선-정낭 접합부에서 관찰되는 고반향의 지방층에 리도카인 5mL를 주사하면 된다. 또한 전립선에 직접 리도카인을 주사하면 효과를 더욱 높일 수 있다. 과거에는 직장 안에 국소마취제를 도포하기도 하였으나, 통증완화 효과는 약한 것으로 알려져 있다. 경회음부 생검에서는 회음부의 피부와 피하지방에 마취가 이루어져야 한다. 통상적으로 국소마취만으로 충분하나 환자의 민감도, 공포심, 혹은 기저질환에 따라 다른 마취방법을 선택할 수도 있다.

4) 환자의 체위patient positioning

앞서 기술한 경직장초음파와 크게 다르지 않다. 좌측 측와위 자세에서 무릎과 고관절을 90도 정도 굽힌 자세를 취한다. 경우에 따라서는 우측 측와위나 쇄석위lithotomy 자세를 취할 수도 있다. 환자의 엉덩이가 침대 바깥쪽으로 조금 나와 있어야 탐색자와 생검총biopsy gun 조작이 원활하여 전립선생검에 유리하다.

4. 경직장초음파 유도 전립선생검 기법

전립선생검 전에는 반드시 직장손가락검사를 시행하여 결절이 만져지는지, 항문 또는 직장 부위에 촉지되는 병적 부위가 없는지 확인해야 한다. 최근에는 대부분 18gauge의 생검총을 사용하며, 세침흡인생검fine-needle aspiration biopsy은 거의 시행하지 않는다. 6 core 생검, 확대생검, 포화생검 모두 경직장초음파를 이용하여 체계적systemic 무작위 생검을 하는 방법으로, 검사의 기본원칙은 동일하다.

1) 6 core 생검sextant biopsy

6 core 생검은 전립선의 기저부base, 중간부mid, 첨부apex에서 각각 하나씩 양측을 생검하여 총 6 core의 조직을 얻을 수 있는 방법이다(그림 6-4A). 이 기법은 이전에 시행하던 손가락 유도 생검, 촉지된 결절에 대한 생검, 저반향 부위에 대한 생검에 비해 암진단율에서 향상된 결과를 보였다.

2) 확대생검extended-core biopsy

현재 6 core 생검은 전립선암 진단율이 다소 떨어져 표준적인 생검법으로는 부적절한 것으로 평가된다. 확대생검은 이를 보완하기 위해 기본적인 6 core 생검 부위 외에도 그 외측에 추가로 생검을 실시하는 방법이다. 확대생검은 10 core 생검, 12

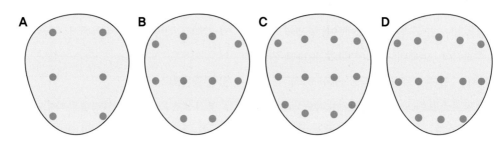

그림 6-4. 전립선생검의 다양한 기법 A. 6 core 생검, B. 10 core 생검, C. 12 core 생검(표준생검법), D. 13 core 생검

core 생검, 13 core 생검 등 다양한 방법이 있다(그림 6-4B, 6-4C, 6-4D). 현재 최초생검으로 12 core 생검이 표준적인 방법으로 자리 잡고 있으며, 일반적으로 이행구역이나 정낭 부위의 생검은 포함하지 않는다.

3) 재생검 및 포화생검repeat & saturation biopsy

재생검은 1회 이상의 전립선생검에서 암이 진단되지는 않았으나 암의심 소견이 지속될 경우 고려해 본다(자세한 재생검 기준은 'Ⅲ-1. 전립선생검의 적응증' 참조). 그런데 재생검은 대개 반복해서 시행할수록 암진단율이 점차 낮아진다. 전립선특이항원 선별검사를 통해 생검을 시행한 한 연구에서는 최초생검에서 진단율이 34%이었으나, 2차생검에서 19%, 3차생검에서 8%, 4차생검에서 7%로 진단율이 점차 낮아졌다. 재생검에서는 말초구역 및 이행구역의 전방부위를 포함해야 하고, 첨부를 세심하게 생검해야 하며, 영상에서 의심되는 부위를 포함하여 확대생검을 재시행하는 것이 권장된다(그림 6-5). 전립선 전방부위를 재생검할 때는 생검총의 바늘을 전립선 중간까지 밀어 넣은 상태에서 발사firing해야 한다.

확대생검으로 최초생검을 받은 환자에서 재생검을 시행하는 경우 12 core를 초과한 core 수(대개 20 core 이상)를 뽑아내는 포화생검을 고려할 수 있다. 연구에 따라 다소 차이는 있지만, 일반적으로 이전 생검결과가 음성으로 나온 환자에서 포화생검을 시행하는 경우 전립선암 진단율이 14~34% 상승하는 것으로 나타났다. 하지만 높은 수준의 마취 가능성과 생검으로 인한 합병증 염려 때문에 전립선암 가능성이 매우 높은 일부 환자군에서 선별적으로 시행하는 것이 적절하다.

5. 경회음 전립선생검
transperineal prostate biopsy

최근에는 경직장초음파 유도 생검이 보편화되면서 경회음 전립선생검은 거의 시행되지 않고 있다. 그러나 선천성 기형이나 직장수술 등의 이유로 직장을 통한 접근이 어려운 경우 선별적으로 시행할 수 있다. 경회음 전립선생검은 관장이 불필요하고, 감염을 포함한 여러 합병증이 낮은 편이며, 전립선 첨부종양의 확인이 더 용이하다는 장점이 있다. 하지만 경직장초음파 유도 생검보다 높은 수준의 마취를 요하고 생검 후 환자의 통증이 더 심한 편이어서 환자의 편의 면에서는 불리하다고 할 수 있다. 또한 경직장초음파에 비해 영상의 질이 떨어져 말초구역의 저반향 병변이나 정낭의 이상 소견을 관찰하기 쉽지 않다.

한편 최초생검 시 전립선암 진단율은 경직장생검과 비슷하였지만, 재생검 시에는 경회음생검에서 진단율이 더 높았다는 연구들이 있다. 이러한 결과는 경회음생검에서 전립선 전방 부위와 첨부의 조직채취가 원활하기 때문이라 하겠다. 원칙적으로 경회음 전립선생검은 예방적 항생제가 필요하지 않으므로 항생제 내성이 우려되거나 당뇨 등의 면역저하질환으로 패혈증의 가능성이 높은 환자에 대해 선택적으로 시행될 수 있다.

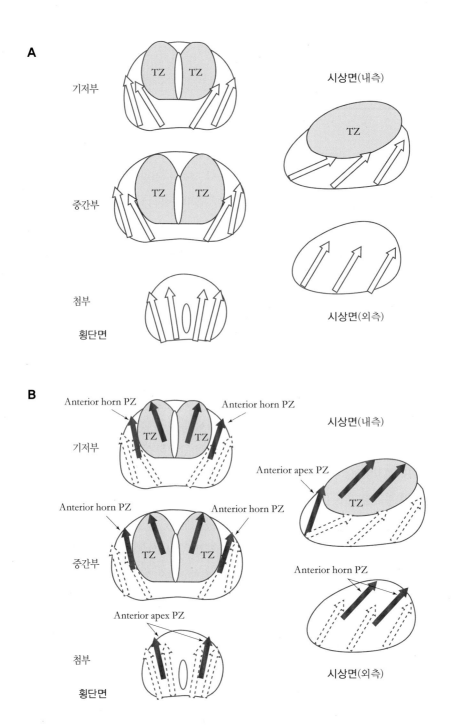

그림 6-5. 최초생검 및 재생검 기법 A. 최초생검, B. 재생검. TZ: 이행구역, Anterior horn PZ: 말초구역의 앞뿔, Anterior apex PZ: 말초구역의 앞첨부

6. 경요도 전립선생검
transurethral prostate biopsy

말초구역에 암이 존재하지 않으면서 이행구역에만 암이 있는 경우는 전체 전립선암의 5% 미만으로 보고되므로 굳이 1차생검에서 이행구역을 별도로 생검할 필요는 없지만, 2차생검부터는 이행구역을 포함하여 실시해야 한다. 경요도절제 생검 *transurethral resection biopsy*은 이행구역의 암을 진단할 목적으로 이용되거나, 경직장초음파를 이용한 채취에서 암이 진단되지 않은 경우에 선택적으로 사용되어 왔다. 하지만 현재 통상적인 경직장초음파 유도 전립선생검으로도 이행구역의 생검을 적절히 시행할 수 있으므로 경요도 생검의 필요성은 급감하였다고 볼 수 있다.

7. 전립선생검의 합병증
complications of prostate biopsy

전립선생검의 합병증은 혈정액증, 혈뇨, 직장출혈, 전립선염, 부고환염, 급성 요폐*acute urinary retention* 등이다. 입원이 필요한 중대한 합병증은 1% 미만으로 낮은 편이다.

1) 생검 후 감염
입원치료를 요하는 가장 흔한 합병증은 세균감염으로 전체 입원환자의 72%를 차지한다. 전립선생검 후 발생하는 감염의 가장 흔한 원인균은 플루오로퀴놀론에 내성을 갖는 직장 내 세균으로, 이는 그동안 플루오로퀴놀론이 광범위하게 사용되어 왔기 때문일 것으로 추측된다. 내성균에 대비하여 생검 전 직장면봉법*rectal swab*으로 실시한 배양검사 및 항생제 감수성 검사가 감염 예방과 치료에 도움이 될 수 있다. 장처치 방법에 따른 감염의 차이는 분명하지 않은 것으로 알려져 있다.

2) 출혈
혈액응고지표에 이상이 없더라도 출혈은 전립선생검 후 발생할 수 있는 가장 흔한 합병증이다. 항응고제 등은 앞서 언급한 대로 사전에 적절히 투약을 중단해야 한다. 한 연구에 따르면 6 core 생검 후 23~63%에서 혈뇨가 발생하고, 혈전에 의한 요폐는 0.7%에서 나타나는 것으로 보고되었다. 직장출혈은 2~22%에서 나타나지만 보통 심하지 않고, 초음파 탐색자나 손가락으로 압박하는 것만으로도 지혈이 잘되는 것으로 알려져 있다.

혈정액증은 10~50%에서 발생하며 대개 임상적으로 별로 중요하지 않다. 대부분 4주 경과 후 또는 여섯 번 정도의 사정 후에 소실되는 것으로 알려져 있다.

3) 기타 합병증
혈관미주신경 반응*vasovagal response*이 1~5%에서 나타난다. 생검 시 불안과 통증 때문에 미주신경이 자극되어 혈관이 확장되고 그에 따라 심장으로의 관류가 감소되어 발생한다. 이런 경우 바로 시술을 중단한 후 Trendelenburg 자세를 취하고 필요한 경우 정맥을 통한 수액공급을 하면 보통 호전된다.

급성 요폐는 1% 미만에서 발생하며 일시적인 도뇨를 필요로 한다. 전립선이 크거나 생검 전에 하부요로증상이 저명한 경우에 발생위험이 증가하며 대개 일시적이다.

발기부전에 대해서는 정립된 바가 없다. 초창기 연구에서는 신경혈관다발에 손상을 주어 발기에 악영향을 끼치는 것으로 분석되었지만, 이후 연구에서는 상충되는 결과를 보이기도 하였다. 한편 생검 후 암이 진단되지 않은 환자에서보다 암으로 진단된 경우 발기부전이 더 저명한 것으로 나타났다.

Ⅳ 전립선생검을 위한 최신 검사법

1. 색도플러 및 강화도플러 경직장초음파
color and power doppler transrectal ultrasonography

색도플러나 강화도플러 초음파검사는 병변의 혈관성을 보여주는 것으로, 회색조 초음파 검사와 함께 간단히 시행할 수 있다. 대개 악성 병변은 주위 조직에 비해 높은 혈관성을 보이므로 의심 병변에 대한 도플러검사를 통해 보다 정확한 평가가 이루어질 수 있다.

색도플러 영상은 입사된 초음파와 반사되어 들어오는 음파의 주파수 변위*frequency shift*에 기반하기 때문에 혈류의 속도를 보여줄 수 있다. 보통 빨간색은 탐촉자 방향으로 흐르는 혈류이고, 파란색은 탐촉자로부터 멀어지는 방향의 혈류로, 동맥이나 정맥을 의미하지는 않는다. 색도플러가 전립선암 진단, 글리슨점수, 정낭침범, 수술 후 생화학적 재발 등을 예측하는 데 도움이 된다는 보고도 있다.

강화도플러는 증강색도플러*enhanced color doppler*, 색증폭영상*color amplitude imaging*, 색조

영술*color angiography*이라고도 불린다. 색도플러처럼 혈류의 방향에 대한 정보를 제공하지는 못하지만 느린 혈류를 찾는 데 강점이 있어 전립선암에서 신생혈관을 발견하는 데 유용하다.

2. 조영증강 경직장초음파
contrast-enhanced TRUS; CE-TRUS 및
탄성초음파*sonoelastography*

조영제를 사용하지 않는 도플러초음파에서는 상대적으로 크기가 큰 혈관의 혈류신호만을 감지할 수 있고 미세혈관(지름 10~15microns)을 확인하기 어렵다. 조영증강 경직장초음파는 1~10microns 크기의 정맥 내에 미세기포를 발생시키는 조영제를 주입하여 전립선암의 미세혈관 내 혈류신호를 영상화하는 검사로, 초음파검사를 통한 전립선암 진단의 민감도를 38%에서 65%로 향상시키고 조영된 병변을 표적생검 하여 암진단율을 높이는 데 도움을 주는 것으로 보고되었다.

탄성초음파는 기본 전립선초음파에서 다양한 압력을 가해 전립선조직의 경직도*stiffness*에 대한 정보를 얻어 압력을 가하기 전후 경직도의 차이를 영상에 반영한 검사이다. 조직의 탄성이 저하되는 부분에서 전립선암을 의심할 수 있다. 실시간으로 탄성초음파하에 표적생검을 실시함으로써 전립선암 진단율을 높일 수 있다고 밝혀졌으나, 아직 무작위 생검을 대체할 수 있는 수준은 아닌 것으로 여겨진다.

3. 그 외 새로운 초음파 검사법

전립선 히스토스캔*Prostate HistoScanning*, 3차원(3D) 초음파 등이 있으며, 아직 연구 초기단계로 발표된 결과물이 많지 않다.

4. 자기공명영상을 이용한 전립선생검

1) 인지결합생검*cognitive fusion, visual estimation TRUS-guided biopsy*

시술자가 사전에 실시한 자기공명영상에서 관찰된 암의심 병변을 초음파 유도하에 생검하는 방법으로, 쉽게 적용이 가능하고 자기공명영상과 초음파 외에는 추가적인 장비나 소프트웨어가 필요하지 않은 것이 장점이다. 인지결합생검의 단점은 생검침의 위치가 실시간으로 확인되지 않는다는 것과 그로 인해 시술자의 경험에 의존할 수밖에 없다는 것이다.

2) 자기공명영상 검사대 내 생검*"in-bore" MRI-directed biopsy*

자기공명영상 검사대에서 영상의학과 의사에 의해 행해지는데, 사전에 실시한 자기공명영상을 통해 생검계획을 세우고, 자기공명영상을 반복 촬영하면서 생검침의 위치를 확인한다. 통상적으로 몇 개의 표적생검만 시행하고 정상으로 보이는 전립선조직에서는 생검을 하지 않기 때문에 체계적인 생검은 아니다. 이 방법의 장점은 생검 수를 최소화할 수 있고, 영상으로 되먹임*feedback*을 받아 생검침의 정확한 위치를 직접 확인할 수 있으며, 자기공명영상에서 보이는 암의심 병변은 생검상 저등급이 적기 때문에 이론적으로는 임상적으로 무의미한 종양에 대한 생검을 줄일 수 있다는 것이다. 그러나 생검시간이 1~2시간 소요되고 가격이 비싸며 환자가 자기공명영상 장비에서 오랜 시간 머물러야 한다는 단점이 있다.

3) 자기공명영상/초음파결합생검*MRI/US fusion, software co-registered MRI targeted TRUS biopsy*

경직장초음파 영상에 암의심 병변의 위치 등 생검에 도움을 주는 정보를 표시한 자기공명영상을 중첩시키는 소프트웨어를 이용하여 실시간 초음파 영상에서 사전에 표시한 관심영역*region of interest*을 몇 분 이내에 확인할 수 있다. 자기공명영상/초음파결합생검은 생검위치의 실시간 되먹임 영상을 제공하기 때문에 시술자에 대한 의존도를 줄일 수 있어 재현성이 높고 자기공명영상을 이용하면서도 많은 시간이 소요되지 않는다는 이점을 가지고 있다. 반면 추가장비에 대한 비용이 발생하고, 전문기술의 훈련이 필요하다. 자기공명영상 검사대 내 생검과 마찬가지로 자기공명영상을 기반으로 하여 표적생검을 하기 때문에 저등급 전립선암의 진단율은 낮은 것으로 보고된다.

참고문헌

Abdelkhalek M, Abdelshafy M, Elhelaly H, Kamal M. Hemospermia after transrectal ultrasound-guided prostatic biopsy: a prospective study. Urol Ann 2013;5:30-3.

American Urological Association. Best practice policy statement on urologic surgery antimicrobial prophylaxis, <http://www.auanet.org/education/guidelines/antimicrobial-prophylaxis.cfm>; 2008 (revised August 2011, updated July 29, 2016) [accessed 07/31/2016].

Aron M, Rajeev TP, Gupta NP. Antibiotic prophylaxis for transrectal needle biopsy of the prostate: a randomized controlled study. BJU Int 2000;85:682-5.

Ashley RA, Inman BA, Routh JC, Mynderse LA, Gettman MT, Blute ML. Reassessing the diagnostic yield of saturation biopsy of the prostate. Eur Urol 2008;53:976-81.

Berger AP, Frauscher F, Halpern EJ, Spranger R, Steiner H, Bartsch G, et al. Periprostatic administration of local anesthesia during transrectal ultrasound-guided biopsy of the prostate: a randomized, double-blind, placebo-controlled study. Urology 2003;61:585-8.

Beyersdorff D, Hamm B. MRI for troubleshooting detection of prostate cancer. Rofo 2005;177:788-95.

Bjurlin MA, Carter HB, Schellhammer P, Cookson MS, Gomella LG, Troyer D, et al. Optimization of initial prostate biopsy in clinical practice: sampling, labeling and specimen processing. J Urol 2013;189:2039-46.

Bjurlin MA, Wysock JS, Taneja S. Optimization of prostate biopsy review of technique and complications. Urol Clin North Am 2014;41:299-313.

Bokhorst LP, Zhu X, Bul M, Bangma CH, Schröder FH, Roobol MJ. Positive predictive value of prostate biopsy indicated by prostate-specific-antigen-based prostate cancer screening: trends over time in a European randomized trial. BJU Int 2012;110:1654-60.

Borboroglu PG, Comer SW, Riffenburgh RH, Amling CL. Extensive repeat transrectal ultrasound guided prostate biopsy in patients with previous benign sextant biopsies. J Urol 2000;163:158-62.

Bratt O. The difficult case in prostate cancer diagnosis: when is a diagnostic TURP indicated? Eur Urol 2006;495:769-71.

Bude RO, Rubin JM. Power Doppler sonography. Radiology 1996;200:21-3.

Cam K, Sener M, Kayikci A, Akman Y, Erol A. Combined periprostatic and intraprostatic local anesthesia for prostate biopsy: a double-blind, placebo controlled, randomized trial. J Urol 2008;180:141-4, discussion 144-5.

Carter HB, Albertsen PC, Barry MJ, Etzioni R, Freedland SJ, Greene KL, et al. Early detection of prostate cancer: AUA guideline. J Urol 2013;190:419-26.

Catalona WJ, Smith DS, Ratliff TL, Basler JW. Detection of organ-confined prostate cancer is increased through prostate-specific antigen-based screening. JAMA 1993;270:948-54.

Chang DT, Challacombe B, Lawrentschuk N. Transperineal biopsy of the prostate: is this the future? Nat Rev Urol 2013;10:690-702.

Culkin D, Exaire EJ, Greed D, Soloway M, Gross A, Desai M, et al. Anticoagulation and antiplatelet therapy in urologic practice: ICUD and AUA review paper, <http://www.auanet.org/common/pdf/education/clinical-guidance/Anticoagulation-Antiplatelet-Therapy.pdf>; 2016 [accessed 07/30/2016].

Djavan B, Remzi M, Marberger M. When to biopsy and when to stop biopsying. Urol Clin North Am 2003;30:253-62.

Djavan B, Waldert M, Zlotta A, Dobronski P, Seitz C, Remzi M, et al. Safety and morbidity of first and repeat transrectal ultrasound guided prostate needle biopsies: results of a prospective European prostate cancer detection study. J Urol 2001;166:856-60.

Enlund AL, Varenhorst E. Morbidity of ultrasound-guided transrectal core biopsy of the prostate without prophylactic antibiotic therapy: a prospective study in 415 cases. Br J Urol 1997;79:777-80.

Epstein JI, Walsh PC, Sauvageot J, Carter HB. Use of repeat sextant and transition zone biopsies for assessing extent of prostate cancer. J Urol 1997;158:1886-90.

Feliciano J, Teper E, Ferrandino M, Macchia RJ, Blank W, Grunberger I, et al. The incidence of fluoroquinolone resistant infections after prostate biopsy--are fluoroquinolones still effective prophylaxis? J Urol 2008;179:952-5.

Fleshner N, Klotz L. Role of saturation biopsy in the detection of prostate cancer among difficult diagnostic cases. Urology 2002;60:93-7.

Geramoutsos I, Gyftopoulos K, Perimenis P, Thanou V, Liagka D, Siamblis D, et al. Clinical correlation of prostatic lithiasis with chronic pelvic pain syndromes in young adults. Eur Urol 2004;45:333-7, discussion 337-8.

Giannarini G, Mogorovich A, Valent F, Morelli G, De Maria M, Manassero F, et al. Continuing or discontinuing low-dose aspirin before transrectal prostate biopsy: results of a prospective randomized trial. Urology 2007;70:501-5.

Gomella L, Amirian M. PSA elevation following negative prostate biopsy. In: Gomella LG, editor. The 5-minute urology consult 3rd ed. Philadelphia: Wolters Kluwer; 2015.

Grummet JP, Weerakoon M, Huang S, Lawrentschuk N, Frydenberg M, Moon DA, et al. Sepsis and 'superbugs': should we favour the transperineal over the transrectal approach for prostate biopsy? BJU Int 2014;114:384-8.

Halpern EJ, Strup SE. Using gray-scale and color and power Doppler sonography to detect prostatic cancer. AJR Am J Roentgenol 2000;174:623-7.

Halpern EJ, Verkh L, Forsberg F, Gomella LG, Mattrey RF, Goldberg BB. Initial experience with contrast-enhanced sonography of the prostate. AJR Am J Roentgenol 2000;174:1575-80.

Hara R, Jo Y, Fujii T, Kondo N, Yokoyoma T, Miyaji Y, et al. Optimal approach for prostate cancer detection as initial biopsy: prospective randomized study comparing transperineal versus transrectal systematic 12-core biopsy. Urology 2008;71:191-5.

Hayes JH, Barry MJ. Screening for prostate cancer with the prostate-specific antigen test: a review of current evidence. JAMA 2014;311:1143-9.

Heidenreich A, Bastian PJ, Bellmunt J, Bolla M, Joniau S, van der Kwast T, et al. EAU guidelines on prostate cancer. I. Screening, diagnosis, and local treatment with curative intent: update 2013. Eur Urol 2014;65:124-37.

Helfand BT, Glaser AP, Rimar K, Zargaroff S, Hedges J, McGuire BB, et al. Prostate cancer diagnosis is associated with an increased risk of erectile dysfunction after prostate biopsy. BJU Int 2013;111:38-43.

Heuer OE, Kruse H, Grave K, Collignon P, Karunasagar I, Angulo FJ. Human health consequences of use of antimicrobial agents in aquaculture. Clin Infect Dis 2009;49:1248-53.

Hodge KK, McNeal JE, Terris MK, Stamey TA. Random systematic versus directed ultrasound guided transrectal core biopsies of the prostate. J Urol 1989;142:71-4, discussion 74-5.

Hricak H, Choyke PL, Eberhardt SC, Leibel SA, Scardino PT. Imaging prostate cancer: a multidisciplinary perspective. Radiology 2007;243:28-53.

Ismail M, Gomella LG. Transrectal prostate biopsy. Urol Clin North Am 2013;40:457-72.

Ismail M, Petersen RO, Alexander AA, Newschaffer C, Gomella LG. Color Doppler imaging in predicting the biologic behavior of prostate cancer: correlation with disease-free survival. Urology 1997;50:906-12.

Javed S, Chadwick E, Edwards AA, Beveridge S, Laing R, Bott S, et al. Does prostate HistoScanning™ play a role in detecting prostate cancer in routine clinical practice? Results from three independent studies. BJU Int 2014;114:541-8.

Keetch DW, Catalona WJ, Smith DS. Serial prostatic biopsies in men with persistently elevated serum prostate specific antigen values. J Urol 1994;151:1571-4.

König K, Scheipers U, Pesavento A, Lorenz A, Ermert H, Senge T. Initial experiences with real-time elastography guided biopsies of the prostate. J Urol 2005;174:115-7.

Kossoff G. Basic physics and imaging characteristics of ultrasound. World J Surg 2000;24:134–42.

Kundavaram CR, Halpern EJ, Trabulsi EJ. Value of contrast-enhanced ultrasonography in prostate cancer. Curr Opin Urol 2012;22:303–9.

Lange D, Zappavigna C, Hamidizadeh R, Goldenberg SL, Paterson RF, Chew BH. Bacterial sepsis after prostate biopsy-a new perspective. Urology 2009;74:1200–5.

Lee F, Torp-Pedersen ST, Siders DB, Littrup PJ, McLeary RD. Transrectal ultrasound in the diagnosis and staging of prostatic carcinoma. Radiology 1989;170:609–15.

Loeb S. Antimicrobial prophylaxis for transrectal ultrasound biopsy. American Urology Association Update Series, Lesson 1, Vol. 32, 2013.

Loeb S, Vellekoop A, Ahmed HU, Catto J, Emberton M, Nam R, et al. Systematic review of complications of prostate biopsy. Eur Urol 2013;64:876–92.

Logan JK, Rais-Bahrami S, Turkbey B, Gomella A, Amalou H, Choyke PL, et al. Current status of magnetic resonance imaging (MRI) and ultrasonography fusion software platforms for guidance of prostate biopsies. BJU Int 2014;114:641–52.

Mazal PR, Haitel A, Windischberger C, Djavan B, Sedivy R, Moser E, et al. Spatial distribution of prostate cancers undetected on initial needle biopsies. Eur Urol 2001;39:662–8.

McNeal JE. The zonal anatomy of the prostate. Prostate 1981;2:35–49.

National Comprehensive Cancer Network. Guidelines. Version 2.2016. Prostate cancer early detection, <http://nccn.org>; [accessed 07/30/2016].

Onur R, Littrup PJ, Pontes JE, Bianco FJ Jr. Contemporary impact of transrectal ultrasound lesions for prostate cancer detection. J Urol 2004;172:512–4.

Pelzer AE, Bektic J, Berger AP, Halpern EJ, Koppelstätter F, Klauser A, et al. Are transition zone biopsies still necessary to improve prostate cancer detection? Results from the Tyrol screening project. Eur Urol 2005;48:916–21, discussion 921.

Pinkstaff DM, Igel TC, Petrou SP, Broderick GA, Wehle MJ, Young PR. Systematic transperineal ultrasound-guided template biopsy of the prostate: three-year experience. Urology 2005;65:735–9.

Pokorny MR, de Rooij M, Duncan E, Schröder FH, Parkinson R, Barentsz JO, et al. Prospective study of diagnostic accuracy comparing prostate cancer detection by transrectal ultrasound-guided biopsy versus magnetic resonance (MR) imaging with subsequent MR-guided biopsy in men without previous prostate biopsies. Eur Urol 2014;66:22–9.

Purohit RS, Shinohara K, Meng MV, Carroll PR. Imaging clinically localized prostate cancer. Urol Clin North Am 2003;30:279–93.

Raaijmakers R, Kirkels WJ, Roobol MJ, Wildhagen MF, Schrder FH. Complication rates and risk factors of 5802 transrectal ultrasound-guided sextant biopsies of the prostate within a population-based screening program. Urology 2002;60:826–30.

Raber M, Scattoni V, Gallina A, Freschi M, De Almeyda EP, Girolamo VD, et al. Does the transrectal ultrasound probe influence prostate cancer detection in patients undergoing an exten-ded prostate biopsy scheme? Results of a large retrospective study. BJU Int 2012;109:672–7.

Rodriguez LV, Terris MK. Risks and complications of transrectal ultrasound guided prostate needle biopsy: a prospective study and review of the literature. J Urol 1998;160:2115–20.

Sabbagh R, McCormack M, Péloquin F, Faucher R, Perreault JP, Perrotte P, et al. A prospective randomized trial of 1-day versus 3-day antimicrobial prophylaxis for transrectal ultrasound guided prostate biopsy. Can J Urol 2004;11:2216–9.

Salomon G, Drews N, Autier P, Beckmann A, Heinzer H, Hansen J, et al. Incremental detection rate of prostate cancer by real-time elastography targeted biopsies in combination with a conventional 10-core biopsy in 1024 consecutive patients. BJU Int 2014;113:548–53.

Salomon G, Schiffmann J. Real-time elastography for the detection of prostate cancer. Curr Urol Rep 2014;15:392.

Shigemura K, Tanaka K, Yasuda M, Ishihara S, Muratani T, Deguchi T, et al. Efficacy of 1-day prophylaxis medication with fluoroquinolone for prostate biopsy. World J Urol 2005;23:356-60.

Shinohara K, Wheeler TM, Scardino PT. The appearance of prostate cancer on transrectal ultrasonography: correlation of imaging and pathological examinations. J Urol 1989;142:76-82.

Siddiqui MM, Rais-Bahrami S, Truong H, Stamatakis L, Vourganti S, Nix J, et al. Magnetic resonance imaging/ultrasound-fusion biopsy significantly upgrades prostate cancer versus systematic 12-core transrectal ultrasound biopsy. Eur Urol 2013;64:713-9.

Stewart CS, Leibovich B, Weaver AL, Lieber MM. Prostate cancer diagnosis using a saturation needle biopsy technique after previous negative sextant biopsies. J Urol 2001;166:86-91, discussion 91-2.

Terris MK, Macy M, Freiha FS. Transrectal ultrasound appearance of prostatic granulomas secondary to bacillus Calmette-Guérin instillation. J Urol 1997;158:126-7.

Terris MK, McNeal JE, Stamey TA. Detection of clinically significant prostate cancer by transrectal ultrasound-guided systematic biopsies. J Urol 1992;148:829-32.

Thompson IM, Ankerst DP, Chi C, Lucia MS, Goodman PJ, Crowley JJ, et al. Operating characteristics of prostate-specific antigen in men with an initial PSA level of 3.0 ng/ml or lower. JAMA 2005;294:66-70.

Thompson IM, Pauler DK, Goodman PJ, Tangen CM, Lucia MS, Parnes HL, et al. Prevalence of prostate cancer among men with a prostate-specific antigen level < or = 4.0 ng per milliliter. N Engl J Med 2004;350:2239-46.

Thomsen FB, Brasso K, Klotz LH, Røder MA, Berg KD, Iversen P. Active surveillance for clinically localized prostate cancer: a systematic review. J Surg Oncol 2014;109:830-5.

Trucchi A, De Nunzio C, Mariani S, Palleschi G, Miano L, Tubaro A. Local anesthesia reduces pain associated with transrectal prostatic biopsy: a prospective randomized study. Urol Int 2005;74:209-13.

Ukimura O, Coleman JA, de la Taille A, Emberton M, Epstein JI, Freedland SJ, et al. Contemporary role of systematic prostate biopsies: indications, techniques, and implications for patient care. Eur Urol 2013;63:214-30.

Varghese SL, Grossfeld GD. The prostatic gland: malignancies other than adenocarcinomas. Radiol Clin North Am 2000;38:179-202.

Vis AN, Boerma MO, Ciatto S, Hoedemaeker RF, Schröder FH, van der Kwast TH. Detection of prostate cancer: a comparative study of the diagnostic efficacy of sextant transrectal versus sextant transperineal biopsy. Urology 2000;56:617-21.

Watanabe H, Kato H, Kato T, Morita M, Tanaka M. Diagnostic application of ultrasonotomography to the prostate. Nippon Hinyokika Gakkai Zasshi 1968;59:273-9.

Wilson NM, Masoud AM, Barsoum HB, Refaat MM, Moustafa MI, Kamal TA. Correlation of power Doppler with microvessel density in assessing prostate needle biopsy. Clin Radiol 2004;59:946-50.

Yuen JS, Ngiap JT, Cheng CW, Foo KT. Effects of bladder volume on transabdominal ultrasound measurements of intravesical prostatic protrusion and volume. Int J Urol 2002;9:225-9.

Zisman A, Leibovici D, Kleinmann J, Siegel YI, Lindner A. The impact of prostate biopsy on patient well-being: a prospective study of pain, anxiety and erectile dysfunction. J Urol 2001;165:445-54.

Zlotta AR, Nam RK. To biopsy or not to biopsy: thou shall think twice. Eur Urol 2012;61:1115-7, discussion 1117-8.

07

전립선암의 진단과 병기

김현태, 이현무

I 조기발견 *early detection*

1. 선별검사 *screening*

1) 선별검사의 일반적 개념

진단이란 질환과 관련된 증상이나 징후가 있는 인구의 질병을 식별하는 과정인 반면, 선별검사 *screening*는 건강하고 증상이 없는 인구에서 시행하는 병에 대한 검사를 의미한다. 선별검사의 주된 목적은 초기 단계에서 질병을 식별하고 치료하여 전체 인구의 건강을 증진시키는 데 있다.

선별검사를 통한 조기진단이 항상 유익하다는 것은 잘못된 인식이며, 선별검사를 무작위로 시행하는 것은 손해가 될 수도 있다. 전립선암의 선별검사가 진단 시점에서 진행된 암의 비율을 감소시키고 전립선암의 사망률을 감소시킨다는 최신 연구결과가 있지만, 선별검사의 득과 실의 균형에 관한 논란은 여전히 존재한다. 이러한 선별검사의 득과 실의 구체적인 균형은 환자 개개의 특성과 선호도에 따라 크게 좌우된다. 최근 전립선특이항원 *prostate specific antigen*; *PSA*검사가 널리 보급되어 전립선암으로 인한 사망률은 40% 이상 감소했고, 진단 시점에서 진행된 암의 비율은 75% 감소하였다. 전립선특이항원을 이용한 선별검사로 미국에서 전립선암으로 인한 사망률이 45~70% 감소하였다는 수학적 모델도 존재한다.

하지만 선별검사를 시행한 남성과 시행하지 않은 남성의 질병특이결과 *disease-specific outcome*를 비교한 무작위 시행에서 선별검사의 필요성에 대한 수준 높은 증거 *highest level of evidence*는 아직까지 없다.

2) 무작위시험 *randomized trials*

1993년부터 시행된 Prostate, Lung, Colorectal,

and Ovarian(PLCO) 연구와 European Randomized study of Screening for Prostate Cancer (ERSPC) 연구에서 선별검사를 시행한 군과 시행하지 않은 군 사이의 전립선암 특이사망률(primary end point)에 대한 비교를 시행하였다.

ERSPC 연구는 순차적 선별검사를 시행한 군에서 고등급 및 국소진행성 혹은 전이성 전립선암의 감소를 보고했고, 13년의 추적관찰 결과 전립선암 특이사망률이 선별검사를 시행한 군에서 대조군에 비해 21% 감소했다고 보고하였다. 하지만 ERSPC 연구결과에 따르면, 전립선암으로 인한 사망 환자 1명을 예방하기 위해서는 13년간 781명의 선별검사와 추가적인 27명의 전립선암 진단이 필요하였다. 이에 반해 PLCO 연구에서는 13년의 추적관찰 결과, 선별검사를 시행한 군과 대조군을 비교하였을 때 전립선암 사망률은 차이를 보이지 않았다. 두 연구에서 서로 다른 결과를 보인 것은 PLCO 연구의 대조군에서 연구 시행 전과 시행 중에 상당수의 환자가 선별검사를 시행하여 PLCO 연구에서 ERSPC 연구에 비해 사망률이 약 3배 더 적게 관찰되었기 때문으로 생각된다.

이러한 무작위 연구들은 선별검사로 인한 전립선암의 과잉진단과 과잉치료의 가능성에 대해 강조하고 있다. 과잉치료는 대기관찰요법watchful waiting에 비해 수술적 치료에서 별다른 이득을 기대할 수 없는 65세 이상의 환자에서 특히 우려된다. 최근 평균 진단연령이 66세인 것을 감안하면 과잉치료의 위험은 높다고 볼 수 있다.

3) 특수군의 권고사항specialty group recommendations

여러 전문가 그룹에서 전립선암의 선별검사에 대한 지침과 권고안을 발표하였다. 2008년 미국 질병예방특별위원회U.S Preventive Service Task Force; USPSTF는 75세 이하에 대한 전립선암 선별검사는 이해득실을 평가하는 것에 대한 근거가 부족하며, 75세 이상에서는 선별검사가 추천되지 않는다고 결론을 내렸고, 전립선 선별검사를 grade D로 권고하였다. The American College of Preventive Medicine(ACPM)은 일반인에 대한 선별검사로 전립선특이항원과 직장손가락검사digital rectal examination; DRE를 권고하고, 50세 이상의 기대수명이 10년 이상인 남성에서 충분한 상의 후 선별검사를 결정할 것을 제안하였다. 미국암학회American Cancer Society는 기대수명이 10년 이상인 일반인 남성에서 저위험군은 50세부터, 고위험군은 50세 이전부터 전립선특이항원 선별검사를 시작할 것을 권고하고 있다. 미국비뇨기과학회American Urological Association; AUA는 이전에는 저위험군은 50세부터, 고위험군(전립선암 가족력, 흑인)은 50세 이전부터 매년 선별검사를 시작할 것을 권고했으나, 2013년 55~69세 사이의 남성에서 충분한 상의 후 선별검사를 결정하는 것으로 수정하였다. ERSPC 연구에서는 2년에 1회 선별검사를 시행하는 것이 적합하다고 권고하였다. The National Comprehensive Cancer Network(NCCN)는 40세에 기준이 되는 전립선특이항원 선별검사를 시행하고 이 결과에 따라 추적검사 빈도를 결정할 것을 권고하였다. 이와 비슷하게 Memorial Sloan Kettering Cancer

Center(MSKCC)는 45세에서 49세 사이에 기준 전립선특이항원치를 검사하고 이를 토대로 선별검사 간격을 결정할 것을 권고하였다. 가장 최근에 유럽 비뇨기과학회European Association of Urology; EAU는 선별검사 간격을 결정하기 위해 40~45세 사이의 기준 전립선특이항원치를 이용하여 위험도에 따른 검사기준을 제시하였다. 예를 들어 전립선특이항원치가 1.0ng/mL 이상이면 선별검사는 2~4년 간격으로 시행하고, 기준 전립선특이항원치가 더 낮은 남성에서는 선별검사 간격을 8년까지 더 길게 설정할 수 있다. 결국 새로운 무작위연구가 발표되지 않은 한 선별검사의 시작 및 중지 적정연령, 적절한 간격에 대한 논란은 계속될 것이다.

여러 전문가 그룹의 서로 다른 권고안과 전립선암 선별검사에 관한 논란에도 불구하고 전립선암 선별검사는 미국에서 매우 일반적으로 시행되고 있다. 전립선암 선별검사가 논란은 있지만 주기적으로 건강검진을 시행하는 남성의 경우 전립선특이항원 검사의 유용성을 인지하고 있으므로 향후 선별검사의 시행 여부에 대해 현명한 결정을 할 수 있을 것이다.

2. 진단방법

1) 직장손가락검사 digital rectal examination

직장손가락검사는 전립선특이항원검사가 시행되기 이전 전립선암의 조기발견을 위해 의사들이 유일하게 사용할 수 있는 방법이었다. 직장손가락검사는 숙달된 검사자가 시행할 경우 적절한 재현성을 보여주지만, 상당수의 초기 전립선암을 놓칠 수 있다. 전립선특이항원치가 3.0ng/mL 이하일 때 선별검사를 위한 직장손가락검사의 유용성은 제한적이다. 직장손가락검사 결과가 비정상 소견일 때 전립선암에 대한 위험성과 검사의 편의성 때문에 대부분의 비뇨기과 의사들은 전립선암 진단을 위해 전립선특이항원검사와 직장손가락검사를 함께 사용하고 있다.

또한 전립선특이항원은 전립선암에 대한 직장손가락검사의 양성 예측도를 증가시킨다. 전립선특이항원치가 0~2.9ng/mL인 경우 직장손가락검사의 양성 예측도는 4~11%이고, 3.0~9.9ng/mL 또는 그 이상인 경우 33~83%이다.

전립선암 선별검사로 직장손가락검사와 전립선특이항원검사를 이용할 경우 진단율은 직장손가락검사 단독보다 전립선특이항원검사 단독이 더 높고 두 검사를 함께 시행할 때 가장 높다. 직장손가락검사와 전립선특이항원검사로 항상 동일하게 전립선암을 진단할 수 없기 때문에 두 검사는 상호보완적이다. 또한 전립선암의 개인화된 위험도를 제공하는 많은 계산도표nomogram에 직장손가락검사 결과가 포함되어 있다.

2) 전립선특이항원

전립선특이항원은 인간 칼리크레인 유전자군 human kallikrein gene family의 구성요소 중 하나로 고농도로 정액으로 분비되고, 결합체complexed PSA나 결합되지 않은free PSA 형태로 체내를 순환하며, 미국 FDA에서 승인한 분석법을 이용하여 측정이 가능하다.

(1) 전립선특이항원에 영향을 미치는 인자

혈청전립선특이항원치는 나이, 인종 및 전립선 크기에 따라 차이를 보인다. 전립선암이 없는 흑인의 경우 백인보다 전립선특이항원치가 높다. 전립선특이항원은 전립선 크기 1mL당 4%씩 증가하고, 전립선 크기로 인해 30%, 나이로 인해 5%의 전립선특이항원치 차이를 보일 수 있다.

전립선특이항원의 발현은 안드로겐에 의해 큰 영향을 받는다. 혈청전립선특이항원은 사춘기에 황체형성호르몬luteinizing hormone; LH과 테스토스테론 분비가 증가하면서 혈액 내에서 측정 가능하게 된다. 테스토스테론치가 낮은 저성선증 환자에서 혈청전립선특이항원치는 낮게 측정되는데, 이는 발현의 저하가 그 원인이며 암과 같은 전립선질환 때문은 아니다.

대사요인은 전립선특이항원치에 영향을 미친다. 비만한 사람은 그렇지 않은 사람보다 약간 낮은 전립선특이항원치를 보이고, 이는 혈액 내 희석으로 인한 것으로 생각된다. 스타틴statin 복용이 전립선특이항원치를 감소시킨다는 보고도 있다.

전립선특이항원치에 영향을 줄 수 있는 또 다른 요인은 측정에 사용하는 분석법이다. 연속적으로 측정하면서 서로 다른 분석법을 사용한다면 전립선특이항원치가 높거나 낮게 나와서 검사결과에 혼란을 초래할 수 있다. 최근 연구에서 유전적 요인이 전립선특이항원치에 영향을 줄 수 있고 미래에는 유전적 특성이 반영된 전립선특이항원의 정상치를 제시할 수 있을 것으로 예상되고 있다.

결국 전립선질환(전립선암, 양성 전립선비대증, 전립선염)은 전립선특이항원치에 영향을 미치는 가장 중요한 인자이다. 전립선특이항원의 증가로 전립선질환을 의심할 수 있지만, 전립선질환이 있는 모든 환자에서 전립선특이항원이 증가하는 것은 아니며 전립선특이항원의 증가가 전립선암에 특이적인 것도 아니다.

정상 전립선 구조가 파괴되면 전립선특이항원이 체내로 방출되어 혈청전립선특이항원치가 상승한다. 이는 전립선질환(전립선암, 양성 전립선비대증, 전립선염)이 있거나 전립선시술(전립선마사지, 전립선생검, 경요도절제)을 시행할 때 발생할 수 있다. 직장손가락검사는 혈청전립선특이항원치의 상승을 조금 일으킬 수 있지만 그 상승 정도가 측정오차 범위 이내이므로 직장손가락검사가 전립선특이항원치와 관련된 위양성 결과를 일으키지는 않는다.

사정이 혈청전립선특이항원치에 미치는 영향에 대한 연구들은 서로 상반된 결과를 보고하고 있으나, 금욕 48시간 이후 시행한 전립선특이항원 재검사가 정확한 전립선특이항원치를 측정하는 데 도움이 될 수 있다.

전립선암이나 양성 전립선비대증 등 전립선질환에 대한 치료는 전립선특이항원 생산이 가능한 전립선 상피의 크기를 줄이고 세포당 생산되는 전립선특이항원의 양을 감소시키므로 전립선특이항원치를 낮출 수 있다.

양성 전립선비대증 치료에 사용되는 type 2 iso-enzyme inhibitor(finasteride)와 dual type 1 and 2 isoenzyme inhibitor(dutasteride) 등의 5-α환원효소억제제5α-reductase inhibitors; 5ARI는 전립선특이항원치를 감소시킨다. 남성형 탈모에 사용되는 finasteride 1mg(Propecia™)은 양성 전립선비대증 치료에 사용되는 5mg과 동일하게 혈청전립선특이항원치를 낮출 수 있다는 보고가 있다.

5-α환원효소억제제를 복용하는 남성들은 초기 전립선특이항원치를 측정해야 하고, 반복적으로 전립선특이항원치를 추적해야 한다. 12개

월 이상 5-α환원효소억제제를 복용한 환자에서 정확한 전립선특이항원치를 계산하기 위해 대개 측정된 전립선특이항원치의 2배로 계산하지만, finasteride에 대한 전립선특이항원의 반응은 아주 다양하다. 여러 연구에서 복용 후 2년 뒤 전립선특이항원치는 2.3배, 7년 뒤 2.5배로 계산해야 한다고 보고되었다. 이와 같은 애매한 전립선특이항원치 계산은 실제 전립선특이항원치의 임상적 적용을 복잡하게 하므로, 5-α환원효소억제제 사용 후 전립선특이항원 최저치PSA nadir에 도달한 다음 전립선특이항원치가 증가하는 경우에 조직검사를 시행하자는 의견도 있다.

양성 전립선비대증에 대한 수술적 치료는 전립선특이항원 생산의 주요인자인 이행구역transition zone을 제거하여 혈청전립선특이항원치를 낮추고 전립선특이항원 기준치를 재설정하게 한다. 마지막으로 전립선암에 대한 내과적 또는 수술적 치료도 전립선특이항원치를 감소시킨다.

이처럼 전립선특이항원치에 대한 판단은 항상 나이, 요로감염, 전립선질환 유무, 최근의 진단적 시술 및 전립선치료 등을 고려해야 한다.

(2) 전립선특이항원의 진단적 적용

1994년 전립선암의 조기발견을 위해 최초로 FDA 승인을 받은 분석법은 α_1-antichymotrypsin(ACT)에 대한 유리전립선특이항원free PSA; fPSA과 결합전립선특이항원complexed PSA; cPSA이었다. 그래서 이 분석법에 의한 유리전립선특이항원치와 결합전립선특이항원치를 합쳐서 혈청전립선특이항원치로 명명하였다. 유리전립선특이항원 단독검사와 결합전립선특이항원 단독검사도 많은 연구결과를 통해 전립선암 발견을 위한 검사법으로 승인되었다.

전립선암을 진단할 때 전립선특이항원치를 이용할 경우 국소 전립선암의 진단을 증가시킨다는 것은 현재 잘 알려져 있다. 많은 관찰연구와 무작위 연구에서 전립선암의 위험과 조직검사를 통한 전립선암 진단율은 전립선특이항원치에 비례해서 증가한다고 알려져 있다.

Gann 등은 기준 전립선특이항원치가 환자의 향후 전립선암 발견에 중요한 인자임을 보고하였고 이는 다른 연구들에서도 확인되었다. 최근 Malmo Preventive Project 연구에 의하면 40대의 전립선특이항원치가 25년 후 전립선암 전이와 사망 위험성을 예측할 수 있다고 입증되었다.

표 7-1 혈청전립선특이항원치와 직장손가락검사 결과에 의한 전립선암 진단율

전립선특이항원(ng/mL)	직장손가락검사 결과	진단율(%)*	조직검사진단율(%)†	조직검사고등급암비율(%)
0~1	−		8.8	0.9
1~2	−		17.0	2.0
0~2	−		12	1.4
		0.7	8	
2~4	−		15~25	5.2
		2	21	
4~10	+	11	17~32	4.1
		11~27	45~51	11.7
>10		41	43~65	19.4
	+	31~76	70~90	50.5
<4	−		15	2.3
	+	1~3	13~17	
>4	−	14	23~38	5.8
	+	14~38	55~63	20.6

*선별검사를 시행한 환자에서 암으로 진단될 확률
†조직검사를 한 환자에서 암으로 진단될 확률
(출처: Wein AJ, Kavoussi LR, Novic AC, Partin AW, Peters CA. Campbell-Walsh Urology. 11th ed. 2016:2603.)

전립선특이항원은 전립선암에 대한 향후의 위험 예측뿐만 아니라 현재의 전립선암 위험도에 직접적으로 관련이 있다. 전립선특이항원치의 전 구간에서 전립선조직검사를 통해 전립선암을 발견할 확률은 전립선특이항원치가 증가함에 따라 함께 증가한다(표 7-1).

결론적으로 전립선특이항원검사와 직장손가락검사는 다른 임상인자들과 함께 전립선암의 위험도를 평가하는 데 이용되고 있다.

(3) 전립선생검의 기준

전립선생검에 대한 전립선특이항원 역치는 논란이 많아 예전부터 많은 연구가 진행되었다. Gann 등은 전립선특이항원 결과를 정상과 비정상으로 나누게 되면 정상 전립선특이항원치 이하에서 전립선암 진단을 놓칠 수 있다고 주장하였다. Prostate Cancer Prevention Trial(PCPT) 데이터에서 전립선암의 위험도는 전립선특이항원치와 비례하여 증가한다고 보고하였다. 이에 많은 연구자가 전립선특이항원을 상승 또는 비정상으로 명명하는 데 반대하고 있다.

전립선특이항원의 정상 범위를 높게 적용하면 완치가 가능한 전립선암의 진단을 놓칠 수 있고, 정상 범위를 낮게 적용하면 불필요한 생검과 과잉진단이 증가할 수 있다. 전립선생검의 기준으로 초기에는 정상 전립선특이항원치 4.0ng/mL를 적용하였으나, 최근에는 더 낮은 범위(2.5~3.0ng/mL)를 사용하고 있다. ERSPC 연구에서 대부분의 센터들은 전립선생검의 기준으로 3.0ng/mL를 적용하고 있다. 하지만 최근에는 70세 이상 환자에서 전립선생검의 합병증을 줄이기 위해 10.0ng/mL를 기준으로 할 것을 권유하기도 한다.

전립선특이항원 검사결과 전립선암이 의심되는 경우 전립선특이항원치 변동에 의한 위양성을 줄이기 위해 조직검사 전 반드시 재검사를 시행해야 한다. 하지만 전립선특이항원치가 높으면서 배뇨 증상은 없는 환자에게 전립선생검을 하지 않고 경험적 항생제만을 투여해서는 안 된다.

현재 많은 학회와 연구에서 전립선생검을 위해 전립선특이항원과 함께 환자의 가족력, 인종 및 직장손가락검사 결과를 이용할 것을 권고하고 있다.

3) 전립선특이항원 유도체와 분자적 형태PSA derivatives and molecular forms

전립선특이항원검사의 정확도와 진단율을 향상하기 위해 전립선특이항원을 기반으로 하는 많은 검사가 개발되었다. 전립선특이항원밀도PSA density; PSAD, 이행구역 부피transitional zone volume, 전립선특이항원속도PSA velocity; PSAV, 유리전립선특이항원 비율free/total PSA ratio; %fPSA, 전립선건강지수prostate health index; PHI 등이 대표적이다.

(1) 전립선 부피를 기반으로 한 전립선특이항원검사

양성 전립선비대증에서 더 흔히 상승하는 전립선특이항원은 전립선암에 특이적인 검사가 아니어서 전립선특이항원이 증가한 환자에서 전립선암과 양성 전립선비대증을 감별하는 것은 어렵다. 전립선 부피를 기반으로 한 전립선특이항원검사는 이 두 질환의 감별을 위해 연구되어 왔다. 이러한 검사들에는 전립선특이항원을 전립선 부피로 나눈 전립선특이항원밀도와 결합전립선특이항원을 전립선 부피로 나눈 결합전립선특이항원밀도complexed PSAD, 전립선특이항원을 전립선이행구역 부피로 나눈 전립선특이항원 이행구역밀도PSA transition zone density가 있다.

Benson 등은 전립선특이항원밀도가 양성 전립선비대증과 전립선암을 감별하는 데 도움이 될 수 있다고 보고하였다. 전립선특이항원밀도와 전립선암 발병률에 대한 직접적인 상관관계가 보고되었고, 전립선특이항원치가 4.0~10.0ng/mL이고 직장손가락검사 결과가 정상인 환자에서 전립선특이항원밀도가 0.15 이상인 경우 전립선생검이 필요하다고 제안한 연구들이 있다.

많은 연구가 발표되고 있지만 전립선암 진단에 대한 전립선특이항원밀도의 유용성은 아직까지는 결론을 내릴 수 없다. 전립선특이항원밀도는 전립선암의 중증도와 직접적인 관계가 있어 전립선암 환자에서 적극적 감시active surveillance를 고려할 때 적합성을 평가하는 데 도움이 된다.

일반적으로 전립선특이항원밀도와 관련 검사들은 전립선암을 예측하는 데 결점이 있지만, 전립선특이항원치가 4.0~10.0ng/mL인 환자의 전립선생검이나 지속적인 전립선특이항원 증가가 있는 환자의 재생검을 결정할 때 고려할 수 있는 유용한 검사이다.

(2) 전립선특이항원속도

전립선특이항원의 일시적인 변동은 주로 생리적 변화로 인해 나타나는데, 전립선암의 유무와 관계없이 나타날 수 있다. 하지만 전립선특이항원 측정 간격을 교정한 전립선특이항원속도는 전립선암의 위험도와 관련이 있다. Carter 등은 전립선암 진단을 받기 몇 년 전부터 채취한 냉동혈청의 전립선특이항원을 측정한 결과, 전립선특이항원 4.0~10.0ng/mL인 환자에서 0.75ng/mL/yr 이상의 전립선특이항원속도가 전립선암 특이적인 진단검사임을 보고하였다. 여러 연구에서도 전립선암 환자의 전립선특이항원치가 암이 없는 사람보다 더 빠른 상승을 보인다고 보고하였다. 이후 전립선특이항원치가 4.0ng/mL 이하인 환자에서도 전립선특이항원속도가 전립선암을 진단하는 데에 유용할 수 있다는 연구결과가 있었고, 일부 연구들은 낮은 전립선특이항원치의 환자에서 전립선특이항원속도 0.4ng/mL/yr를 전립선암 진단에 적용할 것을 제안하였다.

하지만 일부 연구들은 전립선암을 예측하는 데 전립선특이항원 단독검사 이상으로 전립선특이항원속도가 효용성이 있음을 입증하지 못하였다. 이러한 여러 연구의 서로 상반된 결과는 전립선암특이항원속도의 측정방법과 측정시점 때문으로 생각된다.

전립선특이항원속도는 고위험도 전립선암을 예측하는 데 중요한 역할을 할 수 있다. 전립선암 진단 10~15년 전의 전립선특이항원속도가 0.35ng/mL/yr 이상인 경우 고위험도 전립선암 발생률을 5배 증가시키고, 전립선암 진단 1년 전에 전립선특이항원속도가 2ng/mL/yr 이상인 경우 근치전립선절제술이나 방사선치료 후 전립선암으로 인한 사망을 증가시켰다. 2007년까지 연구들의 체계적 문헌고찰에서는 치료 전 전립선특이항원속도는 전립선특이항원 단독검사와 비교했을 때 전립선암의 추가적인 예후인자가 될 수 없다고 했지만, 최근 대규모 연구에서는 전립선특이항원 단독검사보다 전립선특이항원 변화치를 고위험도뿐만 아니라 전체 전립선암의 예측인자로 사용할 수 있다고 제시하였다.

(3) 유리전립선특이항원

일반적으로 혈청결합전립선특이항원cPSA은 전립선암 환자들에서 암에 걸리지 않은 사람보다 더 높은 비율로 존재하므로, 전체 전립선특이항원 tPSA 중 유리전립선특이항원fPSA은 상대적으로 낮은 비율로 측정된다. 이러한 차이는 대부분의 전립선암이 발생하는 말초구역과 양성 전립선비대증이 발생하는 이행구역의 조직의 차이에 따른 전립선특이항원 isoform의 발현 차이 때문으로 생각된다.

유리전립선특이항원치는 연령과 전립선 부피에 따라 직접적으로 변하고 전체 전립선특이항원치에 따라 간접적으로 변한다. 또한 유리전립선특이항원과 전체 전립선특이항원을 측정하는 분석법이 달라 측정값이 분석법의 종류에 따라 다를 수 있다. 유리전립선특이항원 비율%fPSA은 인종이나 5−α환원효소억제제 복용에 영향을 받지 않는 것으로 보인다.

유리전립선특이항원 비율은 전립선특이항원 단독검사와 비교하여 전립선암 유무를 감별하는 데 더 효과적이다. 특히 유리전립선특이항원 비율은 전립선 크기가 큰 환자에서 전립선암을 진단하는 데 도움이 된다.

유리전립선특이항원 비율은 전립선특이항원치 4.0~10.0ng/mL에서 전립선암을 감별하는 데 가장 유용하다. 전립선특이항원치가 4.0~10.0ng/mL이고 양성 전립선비대증이 있는 환자에서 유리전립선특이항원 비율 기준치를 25%로 하였을 때 95%의 전립선암을 진단할 수 있었고 20%의 불필요한 조직검사를 줄일 수 있었다. 전립선특이항원이 4.0ng/mL 미만일 때 유리전립선특이항원 비율을 이용하여 전립선암을 예측할 수 있는지에 대해서는 아직 연구결과가 불충분하다.

유리전립선특이항원 비율(기준치 25%)과 전립선특이항원밀도(기준치 0.078)는 95%의 민감도에서 비슷한 특이도를 보이지만, 유리전립선특이항원 비율은 전립선 부피를 측정하지 않아도 된다. 따라서 유리전립선특이항원 비율은 전립선특이항원 4.0~10.0ng/mL인 환자에서 전립선암의 위험도에 대한 상담에 유용하게 사용될 수 있다.

(4) 결합전립선특이항원

전립선암 환자에서 단백질과 결합된 전립선특이항원의 비율이 더 높기 때문에 예전부터 전립선암 진단을 위한 결합전립선특이항원에 대한 연구가 진행되고 있다. 전립선특이항원치가 4.0~10.0ng/mL일 때 결합전립선특이항원의 특이도가 전립선특이항원에 비해 더 높고, 95%의 민감도를 기준으로 하였을 때 결합전립선특이항원이 유리전립선특이항원 비율과 비슷한 특이도를 보였다. 이는 전립선특이항원치 2.6~4.0ng/mL에서도 비슷한 결과를 보였다. 결국 전립선암 진단에 있어 높은 민감도를 기준으로 하였을 때, 결합전립선특이항원은 전립선특이항원보다는 더 높은 특이도를, 유리전립선특이항원 비율과는 비슷한 특이도를 보인다. 결합전립선특이항원은 단일검사로 측정이 가능하기 때문에 임상적으로 유용하게 사용할 수 있다.

(5) 전립선특이항원 isoforms

전립선특이항원은 전립선 관상상피luminal epithelium에서 전구체 형태(전구전립선특이항원 proPSA; pPSA)로 분비된다. 한편 활성화된 유리전립선특이항원active fPSA은 양성 전립선특이항원

benign PSA; bPSA과 활성화나 결합이 되지 않은 무손상전립선특이항원intact PSA; iPSA으로 분리될 수 있다. 이러한 전립선특이항원 isoform을 측정하기 위한 분석법이 지속적으로 개발되고 있다.

이러한 전립선특이항원 isoform의 상대적인 농도는 전립선 질환의 유무에 따라 차이를 보인다. 양성 전립선특이항원은 이행구역에서의 양성 전립선비대증 결절에서 주로 검출되어 양성 전립선비대증의 표지자로 고려될 수 있는 반면, 전구전립선특이항원의 비율이 높은 경우는 전립선암과 관련이 있다. 일부 연구들에서 전구전립선특이항원이 여러 전립선특이항원 구간(2.0~4.0ng/mL, 4.0~10.0ng/mL, 2.0~10.0ng/mL)에서 전립선암 진단율을 개선할 수 있다고 주장하였지만, 다른 여러 연구에서는 유리전립선특이항원 비율보다 더 높은 예측도를 보이는 전립선특이항원 isoform은 현재까지 확인되지 않았다.

(6) 인간 칼리크레인 2human kallikrein 2; hK2

hK2는 전립선암 진단을 위해 연구되어 왔던 PSA/kallikrein gene family의 serine protease와 밀접한 관계가 있다. 악성도가 높은 전립선암 조직에서 hK2의 발현이 정상 조직이나 양성 조직보다 더욱 높게 나타난다. 일부 연구에서는 hK2와 유리전립선특이항원의 비율이 전립선암 진단을 향상시킬 수 있다고 주장하였지만 다른 연구에서는 그 결과가 일치하지 않았다. hK2는 전립선암 등급 및 부피와 직접적 상관관계가 있는 것으로 보여 전립선암 진단 후 환자 평가에 유용할 것으로 생각된다.

(7) 복합검사

위와 같은 서로 다른 전립선특이항원 isoform의 발견은 여러 인자를 조합한 복합검사를 발달시켰다. 전립선건강지수prostate health index; PHI(PHI=[−2] proPSA/fPSA×√PSA)는 전립선특이항원과 유리전립선특이항원 및 [−2] 전구전립선특이항원을 계산식으로 만들어 FDA의 승인을 받은 검사이다. 전향적 다기관 연구에서 전립선건강지수는 전립선특이항원이나 유리전립선특이항원 비율에 비해 전립선암 진단과 고위험군을 예측할 수 있는 정확도가 더 높았다. 이와 비슷한 검사가 전립선특이항원, 유리전립선특이항원, 무손상전립선특이항원 및 hK2를 조합한 4 kallikrein panel(4K panel)이다. 4K panel도 임상적으로 치료가 필요한 전립선암을 예측할 수 있다는 결과를 보였다.

4) 다른 표지자

전립선암항원-3prostate cancer gene 3; PCA3는 전립선암 조직에서 과발현되는, 암호화되지 않은 전립선특이 메신저 RNAnoncoding prostate-specific messenger RNA이다. PCA3 mRNA는 소변을 이용하여 검사할 수 있고, 이는 전립선생검이나 재생검에서 전립선암 진단과 관련이 있다. 하지만 PCA3와 전립선암의 악성도에 대해서는 아직까지 이견이 있다.

소변을 이용하여 검사할 수 있는 또 다른 표지자로 TMPRSS2:ERG 유전자융합TMPRSS2:ERG gene fusion이 있다. 유전자융합의 개념은 백혈병의 BCR-ABL 등과 같이 다른 악성 종양에서 예전부터 연구되어 왔다. 많은 연구에서 TMPRSS2:ERG 유전자융합을 이용하여 전립선암 진단의 특이도를 높일 수 있다고 보고하였다. 하지만 PCA3처럼

*TMPRSS2:ERG*와 전립선암의 악성도에 대해서는 아직까지 이견이 있다.

결론적으로 향후 혈청과 소변의 표지자를 조합한 검사는 전립선암의 위험인자인 나이, 가족력, 인종 등과 함께 전립선암 발견을 위한 검사로 유용하게 사용될 것이다.

5) 전립선생검

전립선생검은 전립선특이항원치와 직장손가락검사 소견에 이상이 있는 경우 시행할 수 있고, 나이, 환자의 상태, 전립선암 진단 후 치료계획 등을 고려하면 불필요한 전립선생검을 줄일 수 있다. 한 번의 전립선특이항원검사에서 이상 소견을 보인다고 해서 바로 전립선생검을 시행하기보다는 금욕기간, 요로감염, 최근 진단적 전립선 시술 등을 고려하여 몇 주 뒤에 동일한 검사법으로 전립선특이항원을 재검사해야 한다. 증상이 없는 환자에서 전립선특이항원치를 낮추기 위해 경험적 항생제를 사용해서는 안 된다. 전립선생검은 주로 초음파유도하에 시행하고, 회음부보다 경직장을 통한 생검이 많이 사용된다. 전립선암 진단율은 회음부 접근법이나 경직장 접근법이나 차이가 없다.

전립선생검 결과 전립선암이 진단되지 않았지만 전립선암이 의심되는 경우 재생검을 시행할 수 있다. 전립선 재생검은 전립선특이항원치가 지속적으로 증가하는 경우, 직장손가락검사에서 전립선암이 의심되는 경우, 비전형 작은세엽증식*atypical small acinar proliferation; ASAP*이 발견된 경우, 고등급 전립선상피내종양*high grade prostatic intraepithelial neoplasia; HGPIN*이 세 군데 이상 발견된 경우, 고등급 전립선상피내종양 주

위에 비정형 선들이 같이 존재*a few atypical glands immediately adjacent to HGPIN; PINATYP*하는 경우에 시행할 수 있다. 하지만 고등급 전립선상피내종양이 두 군데 이하에서 발견된 경우에는 전립선 재생검을 권유하지 않는다.

Ⅱ 병기*staging*

1. 병기의 일반적 개념*general concepts of staging*

전립선암의 임상적 병기는 치료 전 암의 범위를 파악하고 예후를 예측하여 적절한 치료방침을 결정하는 척도로 사용된다. 전립선암의 범위를 파악하기 위해 사용할 수 있는 치료 전 평가방법에는 직장손가락검사(임상적 종양병기), 전립선특이항원, 전립선특이항원 isoform, 전립선생검의 조직소견 및 영상의학적 검사 등이 있다. 골반림프절에 대한 생검은 완치를 위한 치료를 시행하기 전에는 거의 시행되지 않는다.

1) 임상적 병기 대 병리학적 병기*clinical staging versus pathologic staging*

임상적 병기는 전립선암 치료 전에 시행한 평가 척도를 이용하여 병의 정도를 파악할 수 있는 반면, 병리학적 병기는 전립선절제 후 전립선, 정낭 및 골반림프절(림프절절제를 시행한 경우)에 대한 조직검사 결과에 따라 결정된다. 병리학적 병기는 전립선암의 범위를 보다 정확하게 평가할 수 있고 임상적 병기보다 예후 판단에 더 유용하다. 생화학적 무재발생존율*biochemical recurrence-free* survival과 종양특이생존율cancer-specific survival은 모두 병리학적 병기와 반비례한다. 근치전립선절제술 시행 후 예후를 예측할 수 있는 가장 중요한 병리학적 척도는 종양등급tumor grade, 절제면 양성 유무, 피막외침범, 정낭침범, 골반림프절침범이다.

2) 분류classifications -TNM 병기

현재의 임상적 병기는 종양tumor, 림프절node, 전이metastasis의 TNM 분류법에 기초를 두고 있다. 이 분류법은 1975년 American Joint Committee on Cancer(AJCC)에서 처음으로 채택된 이후 수차례 개정되었다. 최신 개정된 2010년 TNM 병기는 표 7-2와 같다.

전립선침생검에서 한쪽 또는 양쪽 엽에서 전립선암이 발견되더라도 직장손가락검사에서 촉지되지 않거나 영상의학적 검사에서 종양이 관찰되지 않는 경우 종양병기 T1c로 규정한다. 전립선 첨부prostatic apex 침범이나 전립선 피막prostatic capsule 침범은 병리학적 병기 pT3가 아니라 pT2로 규정한다. 국소 림프절은 진성 골반true pelvis 내 림프절을 의미하며 총장골동맥common iliac artery 하방 골반림프절로 규정한다. 국소 림프절전이를 평가할 때 단측 또는 양측 림프절전이 유무는 포함되지 않는다. 한 군데 이상의 먼 곳 전이가 있을 때에는 더 높은 전이병기를 따른다.

2. 종양범위의 예측

1) 전립선특이항원

전립선특이항원과 전립선암 부피의 연관성에 대

표 7-2 2010년 TNM 전립선암 병기

종양병기		정의
TX		원발종양이 평가되어 있지 않음.
T0		원발종양이 관찰되지 않음.
T1		종양이 촉지되지 않고 영상검사에서 발견되지 않음.
	T1a	경요도전립선절제술을 통해 절제된 조직의 5% 이하에서 종양이 발견됨.
	T1b	경요도전립선절제술을 통해 절제된 조직의 5% 초과에서 종양이 발견됨.
	T1c	전립선특이항원의 증가 등으로 인해 침생검을 통해 종양이 발견됨.
T2		전립선 내에 국한된 종양
	T2a	한쪽 엽의 50% 미만에 종양이 있는 경우
	T2b	한쪽 엽의 50% 이상에 종양이 있는 경우
	T2c	양쪽 엽을 침범한 경우
T3		전립선 피막을 넘어 침범한 종양
	T3a	한쪽 또는 양쪽 엽의 피막을 넘어 침범한 경우
	T3b	정낭을 침범한 경우
T4		종양이 고착되어 있거나 정낭을 제외한 주위 장기(방광, 외요도조임근, 직장, 올림근, 골반벽)를 침범한 경우
림프절병기		정의
NX		국소 림프절이 평가되지 않음.
N0		국소 림프절전이가 없음.
N1		국소 림프절전이가 있음.
전이병기		정의
MX		먼 곳 전이가 평가되지 않음.
M0		먼 곳 전이가 없음.
M1		먼 곳 전이가 있음.
	M1a	먼 곳 림프절전이가 있음.
	M1b	뼈전이가 있음.
	M1c	뼈 이외에 다른 먼 곳 장기의 전이가 있음.

해 이견이 있지만, 전립선특이항원치는 전립선암의 병리학적 병기 및 종양의 범위와 직접적인 관계가 있다. 전립선특이항원치만으로 전립선암의 범위를 정확하게 예측하기는 힘들다. 이는 전립선특이항원치가 병기에 따라 구분되지 않고, 양성 전립선비대증으로 인한 전립선특이항원치의 영향

을 반영하기 어려우며, 분화도가 나쁜 전립선암의 경우 단위 질량에 대한 전립선특이항원 분비가 더 적기 때문이다. 그렇지만 전립선특이항원치에 따른 병리학적 국소암의 비율은 전립선특이항원치 4.0ng/mL 이하에서 80%, 4.0~10.0ng/mL에서 66%, 10.0ng/mL 이상에서 50% 미만으로 발견된다. 또한 골반림프절전이는 전립선특이항원치 20.0ng/mL 이상에서 20%, 50.0ng/mL 이상에서 75%에서 발견된다.

전립선특이항원뿐만 아니라 유리전립선특이항원, hK2, 전구전립선특이항원, 전립선특이항원밀도 및 전립선특이항원속도 역시 전립선암 등급과 범위의 예측인자로 평가받고 있다. 전립선산성인산분해효소prostatic acid phosphatase는 병리학적 병기와 근치전립선절제술 후 병의 진행과 관계가 있지만, 전립선특이항원치가 전립선암의 범위와 밀접한 관계가 있기 때문에 전립선산성인산분해효소는 임상적으로 거의 사용되지 않고 있다.

2) 직장손가락검사

직장손가락검사는 종양의 촉지 여부를 확인하고 국소병변의 범위를 측정하여 임상적 종양병기 clinical T stage를 결정하는 데 사용된다. 또한 선별검사에서 직장손가락검사가 비정상인 경우 고등급 전립선암(글리슨점수 8~10)의 위험도가 증가한다.

하지만 직장손가락검사는 민감도와 재현성이 낮기 때문에 전립선암의 범위를 저평가 혹은 과대평가 할 수 있다. 한 연구에서 직장손가락검사로 국소암이 의심되었던 565명의 환자들을 조사한 결과, 국소암 예측에 대한 민감도는 52%, 특이도는

81%였다. 그럼에도 불구하고 직장손가락검사는 전립선암의 범위를 예측하기 위해 다른 여러 인자와 병행하여 사용할 수 있다.

3) 전립선침생검prostate needle biopsy

전립선침생검으로 얻을 수 있는 가장 중요한 정보는 조직학적 등급으로, 글리슨등급 체계가 가장 널리 사용되고 있다. 글리슨점수(2~10)는 저배율에서 가장 많은 부분을 차지하는 등급(1~5)과 두 번째로 많은 등급(1~5)을 합하여 정한다.

현재까지 여러 연구에서 세 번째 등급이 예후에 영향이 있다는 결과를 보여, 2005년 국제비뇨병리학회International Society of Urological Pathology; ISUP consensus conference에서 글리슨등급 체계의 개정을 권고하면서 세 번째 등급이 5인 글리슨점수 3+4 또는 4+3은 글리슨점수 3+5 또는 4+5로 간주해야 한다고 하였다. 최근 글리슨점수 6인 전립선암의 임상적 의미에 대한 논란으로 새로운 분류 시스템이 필요하다는 주장이 나오고 있다. 이에 2014 ISUP consensus conference에서는 글리슨점수 6 이하, 3+4=7, 4+3=7, 8, 9~10의 다섯 그룹으로 나누어 ISUP 등급 1~5로 분류할 것을 권고했고, 이 분류법이 환자의 예후를 예측하는 데 좀 더 유용하다고 보고하였다.

높은 글리슨등급이 나쁜 예후와 관련이 있지만, 글리슨등급 단독만으로 예후를 예측하지는 않고, 전립선생검 결과 중 양성 core 개수, 양성 core 비율(%) 및 신경주위침범perineural invasion의 유무 등을 종합하여 전립선암의 범위와 예후를 예측할 수 있다. 이러한 인자들은 근치전립선절제술 후 조직검사 결과와 관련이 있으며, 적극적 감

시를 결정하는 기준으로 사용되고 있다.

전립선침생검 결과에서 정낭침범과 전립선 주위 지방 침범은 나쁜 예후와 관련이 있다. 몇몇 연구에서 병기설정을 정확하게 하기 위해 정낭과 전립선 피막 생검을 하자고 하지만, 다른 많은 연구에서는 전립선 기저부에 크게 촉지되는 종양이 있을 때만 정낭과 전립선 피막 생검을 실시할 것을 권유하고 있다.

3. 치료 전 지표의 병용
combined use of pretreatment parameters

좀 더 정확한 병기설정을 위해 여러 임상지표를 통합한 계산도표와 알고리즘들이 개발되고 있다. 직장손가락검사를 기반으로 한 종양병기, 혈청전립선특이항원치 및 글리슨등급을 고려한 알고리즘과 계산도표는 단일지표를 이용한 것보다 좀 더 정확하게 전립선암의 범위와 치료 후 장기예후를 예측할 수 있게 한다.

현재 임상적 예후와 상관관계가 있는 여러 분류체계가 소개되고 있다. D'Amico 등은 전립선암을 저위험군(clinical stage T1 to 2a, PSA≤10.0ng/mL, 글리슨점수 ≤6), 중간위험군(stage T2b 또는 10.0ng/mL<PSA≤20.0ng/mL 또는 글리슨점수 7) 및 고위험군(stage T2c 또는 PSA>20.0ng/mL 또는 글리슨점수 8~10)으로 분류했고, 이러한 분류는 근치전립선절제술 후 10년 무재발생존율(저위험군 83%, 중간위험군 46%, 고위험군 29%)과 밀접한 관계가 있음을 보고하였다. 이외에도 Cancer of the Prostate Risk Assessment(CAPRA) score 같은 검증된 여러 분류체계가 개발되고 있다. 이렇게 여러 임상지표를 이용한 치료 전 위험도 평가는 환자 상담에 유용하게 사용할 수 있다.

4. 영상검사imaging

1) 컴퓨터단층촬영computed tomography; CT

컴퓨터단층촬영은 림프절전이를 평가하기 위해 시행할 수 있고, 임상병기 T3 이상 또는 계산도표에서 림프절전이 가능성이 20% 이상인 고위험군 환자에게 권장된다. 선별검사를 통해 진단된 전립선암 환자의 경우 대부분 림프절침범 가능성이 낮은 점을 감안하여 환자의 상태에 따라 선택적으로 시행할 수 있다.

2) 다인자자기공명영상multi-parameteric magnetic resonance imaging; MP-MRI

자기공명영상은 수년 동안 전립선암의 병기설정을 위해 이용되어 왔지만, 최근에 들어서야 임상적 활용도와 정확성이 향상되었다. 특히 예전의 통상적인 T2 강조T2-weighted 영상과 함께 확산강조diffusion-weighted 영상, 동적 조영증강dynamic contrast-enhanced 영상 등의 기능적 영상을 추가하여 전립선암의 국소침범 범위를 진단하는 기능을 개선시켰다. 이러한 다인자자기공명영상은 완치를 위한 치료 전 계획과 능동적 감시의 적용에 대한 평가를 위해 현재 몇몇 기관에서 사용되고 있다. 또한 자기공명영상은 경직장초음파 유도하 전립선생검 결과 음성인 환자에서 표적 전립선생검targeted prostate biopsy을 시행할 때 경직장초음파와 융합해서 사용할 수 있다.

3) 뼈스캔bone scan

방사선핵종 섬광조영술radionuclide scintigraphy인 뼈스캔은 뼈전이를 발견하기 위해 가장 흔히 사용되는 영상검사이다. 일반적인 엑스선 뼈사진skeletal radiography은 원격전이를 발견하는 데 낮은 민감도를 가지고 있어, 뼈전이 위험도가 낮은 환자의 뼈스캔에서 전이가 의심되는 경우 이를 확인하는 경우에만 사용된다. 전립선특이항원을 이용한 선별검사가 일반적인 현시점에서 무증상 환자의 뼈전이 발생빈도는 낮다. 그래서 이러한 환자에게 뼈스캔을 일괄적으로 시행하는 것은 위양성의 결과로 인한 불안과 비용을 발생시킬 수 있다. 따라서 최근 여러 진료지침에서는 전립선특이항원 20.0ng/mL 이상, 글리슨점수 8~10, 임상병기 T3 또는 T4, 또는 임상 증상이 있는 환자에서 뼈스캔 사용을 권고하고 있다. 또한 Choosing Wisely Campaign에서는 저위험군 전립선암 환자에서 뼈스캔을 일괄적으로 사용할 필요는 없다고 강조하였다.

4) 양전자방출단층촬영positron emission tomography; PET/CT

림프절전이에 대한 [11]C- 또는 ^{18}F-choline 양전자방출단층촬영은 특이도는 높지만 민감도는 10~73%로 다양하다. 609명의 환자를 대상으로 한 골반림프절전이에 대한 choline 양전자방출단층촬영의 메타분석 결과에서 민감도와 특이도는 각각 62%(95% CI, 51~66%)와 92%(95% CI, 89~94%)였다. 림프절전이에 대한 중간위험군 75명의 환자를 대상으로 한 전향적 연구에서 양전자방출단층촬영의 민감도는 8.2~18.9%로 매우 낮

아 임상적 효용성이 떨어진다고 보고하였다. 따라서 choline 양전자방출단층촬영은 림프절전이를 확인하는 데 유용한 방법이 아니어서, 최근에는 PSMA 양전자방출단층촬영prostate-specific membrane antigen-PET/CT에 대한 연구가 진행 중에 있다. 최근 여러 연구에서 중간위험군 이상의 전립선암 환자에서 PSMA 양전자방출단층촬영은 전이병소 진단에 있어 컴퓨터단층촬영이나 다인자자기공명영상보다 더 높은 성적을 보였고, 생화학적 재발이 있는 전립선암 환자에서도 ^{68}Ga-PSMA 양전자방출단층촬영을 이용한 경우 높은 전이 부위 진단율을 보였다. 물론 대부분 후향적 연구 결과로 한계가 있지만, 향후 전립선암 병기설정에 효과적인 검사법이 될 것으로 생각된다.

뼈전이에 대한 ^{18}F-fluoride 양전자방출단층촬영은 뼈스캔보다 민감도가 우수하다. ^{11}C-choline 양전자방출단층촬영이 뼈스캔보다 뼈전이에 대한 민감도가 높은지는 불분명하지만 전이를 판단하기 애매한 병소에서의 특이도는 높다. 최근 메타분석에서 양전자방출단층촬영의 뼈전이에 대한 특이도가 다른 영상검사보다 높지만, 뼈전이 발견율은 자기공명영상이 choline 양전자방출단층촬영이나 뼈스캔보다 더 높은 결과를 보였다. 하지만 뼈전이의 진단에 대한 양전자방출단층촬영과 자기공명영상에 대한 비용 효과 측면을 고려하여 좀 더 많은 연구가 필요하다. 따라서 효용성과 비용을 고려하여 뼈전이에 대한 검사로 아직까지는 뼈스캔을 가장 많이 시행하고 있다.

5. 분자적 병기 *molecular staging*

분자적 병기는 혈액 내 순환하는 전립선암 세포를 발견하는 데 초점을 맞추고 있다. 이는 직접적으로 원심분리/면역염색법을 시행하거나 간접적으로는 순환하는 전립선 세포의 전립선특이 생물표지자 *biomarker* (전립선특이항원, 전립선특이세포막항원 등)에 대한 유전물질 검사를 통해 시행할 수 있다. 이러한 중합효소연쇄반응 *polymerase chain reaction; PCR*을 기반으로 한 분석법들은 병리적 병기와 관련이 있지만, 혈액 내 순환하는 전립선암 세포를 발견하는 민감도에 대해서는 여러 연구에서 다양한 결과를 보였다. 전이성 유방암과 전립선암을 찾기 위한 semiautomated CellSearch system(Veridex, Janssen Diagnostics, Raritan, NJ)이 FDA 승인을 받은 후 혈액 내 순환하는 종양세포가 초기암의 병기설정에 어떠한 영향을 미칠지에 대한 연구들이 진행 중이다.

최근 여러 조직기반검사법 *tissue-based test*이 새로 소개되었고, 이는 전립선암의 위험도 분류를 개선시킬 수 있다.

Prolaris test(Myriad Genetics, Salt Lake City, UT)는 암세포 증식과정에 관여하는 세포주기 진행 유전자들의 패널을 측정하는 검사법이다. 최근 메타분석에서 Prolaris test의 세포주기 진행 점수 *cell cycle progression score*로 전립선암의 위험도를 예측할 수 있어 적극적 감시나 근치적 치료를 결정하는 데 도움이 된다고 보고하였다.

OncotypeDX Test(Genomic Health, Redwood City, CA)는 다섯 가지 전립선암 형성 관련 경로와 관련된 17가지 유전자에 대한 정량적 역전사중합 효소연쇄반응 *reverse transcription polymerase chain reaction; RT-PCR* 분석법이다. OncotypeDX Test는 5개의 표준유전자 *reference gene*와 12개의 암유전자 *cancer gene*로 구성되어 있고, 12개의 암유전자들을 이용해서 genomic prostate score(GPS)를 0~100으로 측정하며, 측정값이 높을수록 고위험 전립선암에 속하게 된다. 여러 연구에서 GPS를 통해 병리 소견과 전이까지의 기간을 예측할 수 있어 치료방침을 결정하는 데 유용하다고 보고하였다.

Decipher test(GenomeDx Biosciences, San Diego, CA)는 근치전립선절제술 후 검체를 이용하여 whole-transcriptome microarray assay를 통한 genomic classifier(GC) test이다. 여러 연구에서 GC test는 근치전립선절제술 후 전이와 전립선암특이사망률을 예측할 수 있어 고위험군 전립선암 환자의 보조 또는 구제 치료를 결정하는 데 유용할 것으로 보고하였다.

이러한 검사법에 대한 예비연구들은 이러한 검사법들이 현재의 전립선암 위험군 분류체계를 좀 더 구체화할 수 있을 것이라고 주장하고 있지만, 추가적인 전향적 연구를 통해 비용 효과 여부에 대한 검증이 필요할 것으로 생각된다.

6. 골반림프절절제술
pelvic lymphadenectomy; PLND

임상적 국소 전립선암 환자에서 림프절전이가 있는 경우 더 나쁜 예후를 보인다. 림프절전이 유무 확인은 치료방침 결정에 매우 중요하다. 골반림프절전이가 종양병기, 혈청전립선특이항원치, 생검조직 등급과 직접적 관련이 있지만, 골반림프절절제술은 잠재된 림프절침범을 발견하는 가장 정확한 방법이다.

전립선특이항원 선별검사는 전립선암의 전이율을 1970~1980년대 20~40%에서 최근 4% 미만으로 꾸준히 감소시켰다. 이에 따라 현재 림프절절제술은 완치를 위한 치료(근치전립선절제술, 방사선치료) 전에 종종 생략된다. 전립선특이항원검사가 널리 보급된 현재 골반림프절절제술의 시행빈도는 감소하고 있으나, 골반림프절절제술은 글리슨점수 8 이상, 직장손가락검사 결과 전립선 피막외침범, 전립선특이항원 20.0ng/mL 초과, 영상의학적 검사에서 림프절비대가 의심되는 환자에서 시행되고 있다.

환자마다 전립선의 림프 배출경로에 차이가 있어 일부 연구자들은 제한 골반림프절절제술limited pelvic lymphadenectomy보다 확장 골반림프절절제술extended pelvic lymphadenectomy을 더 선호한다. 확장 골반림프절절제술에서 합병증 발생률이 더 높은 것을 감안하면 현재 저위험군으로 진단된 대부분의 환자에서 확장 골반림프절절제술을 시행하는 것에 대해서는 이견이 있다. 이러한 골반림프절절제술의 범위에 따른 치료효과를 평가하기 위해서는 더 많은 전향적 연구결과가 필요할 것으로 생각된다.

참고문헌

Andriole GL, Crawford ED, Grubb RL 3rd, Buys SS, Chia D, Church TR, et al. Prostate cancer screening in the randomized Prostate, Lung, Colorectal, and Ovarian Cancer Screening Trial: mortality results after 13 years of follow-up. J Natl Cancer Inst 2012;104:125-32.

Barry MJ. Screening for prostate cancer: the controversy that refuses to die. N Engl J Med 2009;360: 1351-4.

Bill-Axelson A, Holmberg L, Ruutu M, Garmo H, Stark JR, Busch C, et al. Radical prostatectomy versus watchful waiting in early prostate cancer. N Engl J Med 2011;364:1708-17.

Bul M, Zhu X, Valdagni R, Pickles T, Kakehi Y, Rannikko A, et al. Active surveillance for low-risk prostate cancer worldwide: the PRIAS study. Eur Urol 2013;63:597-603.

Carlsson S, Maschino A, Schröder F, Bangma C, Steyerberg EW, van der Kwast T, et al. Predictive value of four kallikrein markers for pathologically insignificant compared with aggressive prostate cancer in radical prostatectomy specimens: results from the European Randomized Study of Screening for Prostate Cancer section Rotterdam. Eur Urol 2013;64:693-9.

Carroll PR, Parsons JK, Andriole G, Bahnson RR, Barocas DA, Castle EP, et al. Prostate Cancer Early Detection, Version 2.2015. J Natl Compr Canc Netw 2015;13:1534-61.

Carter HB, Partin AW, Walsh PC, Trock BJ, Veltri RW, Nelson WG, et al. Gleason score 6 adenocarcinoma: should it be labeled as cancer? J Clin Oncol 2012;30:4294-6.

Catalona WJ, Partin AW, Sanda MG, Wei JT, Klee GG, Bangma CH, et al. A multicenter study of [-2]pro-prostate specific antigen combined with prostate specific antigen and free prostate specific antigen for prostate cancer detection in the 2.0 to 10.0 ng/ml prostate specific antigen range. J Urol 2011;185:1650-5.

Cooperberg MR, Simko JP, Cowan JE, Reid JE, Djalilvand A, Bhatnagar S, et al. Validation of a cell-cycle progression gene panel to improve risk stratification in a contemporary prostatectomy cohort. J Clin Oncol 2013;31:1428-34.

D'Amico A, Roehrborn CG. Effect of 1 mg/day finasteride on concentrations of serum prostate-specific antigen in men with androgenic alopecia: a randomised controlled trial. Lancet Oncol 2007;8:21-5.

Davis JW, Nakanishi H, Kumar VS, Bhadkamkar VA, McCormack R, Fritsche HA, et al. Circulating tumor cells in peripheral blood samples from patients with increased serum prostate specific antigen: initial results in early prostate cancer. J Urol 2008;179:2187-91.

Deras IL, Aubin SM, Blase A, Day JR, Koo S, Partin AW, et al. PCA3: a molecular urine assay for predicting prostate biopsy outcome. J Urol 2008;179:1587-92.

Eggener SE, Yossepowitch O, Roehl KA, Loeb S, Yu X, Catalona WJ. Relationship of prostate-specific antigen velocity to histologic findings in a prostate cancer screening program. Urology 2008;71:1016-9.

Etzioni R, Tsodikov A, Mariotto A, Szabo A, Falcon S, Wegelin J, et al. Quantifying the role of PSA screening in the US prostate cancer mortality decline. Cancer Causes Control 2008;19:175-81.

Gosselaar C, Roobol MJ, Roemeling S, Schröder FH. The role of the digital rectal examination in subsequent screening visits in the European randomized study of screening for prostate cancer (ERSPC), Rotterdam. Eur Urol 2008;54:581-8.

Guazzoni G, Nava L, Lazzeri M, Scattoni V, Lughezzani G, Maccagnano C, et al. Prostate-specific antigen (PSA) isoform p2PSA significantly improves the prediction of prostate cancer at initial extended prostate biopsies in patients with total PSA between 2.0 and 10 ng/ml: results of a prospective study in a clinical setting. Eur Urol 2011;60:214-22.

Gudmundsson J, Besenbacher S, Sulem P, Gudbjartsson DF, Olafsson I, Arinbjarnarson S, et al. Genetic correction of PSA values using sequence variants associated with PSA levels. Sci Transl Med 2010;2:1-9.

Haese A, de la Taille A, van Poppel H, Marberger M, Stenzl A, Mulders PF, et al. Clinical utility of the PCA3 urine assay in European men scheduled for repeat biopsy. Eur Urol 2008;54: 1081-8.

Heidenreich A, Abrahamsson PA, Artibani W, Catto J, Montorsi F, Van Poppel H, et al. Early detection of prostate cancer: European Association of Urology recommendation. Eur Urol 2013;64:347-54.

Heijnsdijk EA, Wever EM, Auvinen A, Hugosson J, Ciatto S, Nelen V, et al. Quality-of-life effects of prostate-specific antigen screening. N Engl J Med 2012;367:595-605.

Helfand BT, Loeb S, Hu Q, Cooper PR, Roehl KA, McGuire BB, et al. Personalized prostate specific antigen testing using genetic variants may reduce unnecessary prostate biopsies. J Urol 2013;189:1697-701.

Helo P, Cronin AM, Danila DC, Wenske S, Gonzalez-Espinoza R, Anand A, et al. Circulating prostate tumor cells detected by reverse transcription-pcr in men with localized or castration-refractory prostate cancer: concordance with cellsearch assay and association with bone metastases and with survival. Clin Chem 2009;55:765-73.

Hugosson J, Carlsson S, Aus G, Bergdahl S, Khatami A, Lodding P, et al. Mortality results from the Goteborg randomised population-based prostate-cancer screening trial. Lancet Oncol 2010;11:725-32.

Klein EA, Cooperberg MR, Magi-Galluzzi C, Simko JP, Falzarano SM, Maddala T, et al. A 17-gene assay to predict prostate cancer aggressiveness in the context of Gleason grade heterogeneity, tumor multifocality, and biopsy undersampling. Eur Urol 2014;66:550-60.

Knezevic D, Goddard AD, Natraj N, Cherbavaz DB, Clark-Langone KM, Snable J, et al. Analytical validation of the Oncotype DX prostate cancer assay: a clinical RT-PCR assay optimized for prostate needle biopsies. BMC Genomics 2013;14:690.

Laxman B, Morris DS, Yu J, Siddiqui J, Cao J, Mehra R, et al. A first-generation multiplex biomarker analysis of urine for the early detection of prostate cancer. Cancer Res 2008;68:645-9.

Lim LS, Sherin K. Screening for prostate cancer in U.S. men ACPM position statement on preventive practice. Am J Prev Med 2008;34:164-70.

Lin K, Lipsitz R, Miller T, Janakiraman S; U.S. Preventive Services Task Force. Benefits and harms of prostate-specific antigen screening for prostate cancer: an evidence update for the U.S. Preventive Services Task Force. Ann Intern Med 2008;149:192-9.

Loeb S, Eastham JA. Diagnosis and staging of prostate cancer. In: Wein AJ, Kavoussi LR, Partin AW, Peters CA, editors. Campbell-Walsh urology. 11th ed. Philadelphia: Elsvier; 2016;2601-8.e7.

Loeb S, Kettermann A, Ferrucci L, Landis P, Metter EJ, Carter HB. PSA doubling time versus PSA velocity to predict high-risk prostate cancer: data from the Baltimore Longitudinal Study of Aging. Eur Urol 2008;54:1073-80.

Loeb S, Metter EJ, Kan D, Roehl KA, Catalona WJ. Prostate-specific antigen velocity (PSAV) risk count improves the specificity of screening for clinically significant prostate cancer. BJU Int 2012;109:508-13.

Loeb S, Sutherland DE, D'Amico AV, Roehl KA, Catalona WJ. PSA velocity is associated with Gleason score in radical prostatectomy specimen: marker for prostate cancer aggressiveness. Urology 2008;72:1116-20.

Makarov DV, Loeb S, Getzenberg RH, Partin AW. Biomarkers for prostate cancer. Annu Rev Med 2009;60:139-51.

Mattei A, Fuechsel FG, Bhatta Dhar N, Warncke SH, Thalmann GN, Krause T, et al. The template of the primary lymphatic landing sites of the prostate should be revisited: results of a multimodality mapping study. Eur Urol 2008;53:118-25.

Murphy DG, Ahlering T, Catalona WJ, Crowe H, Crowe J, Clarke N, et al. The Melbourne Consensus Statement on the early detection of prostate cancer. BJU Int 2014;113:186-8.

Nakanishi H, Groskopf J, Fritsche HA, Bhadkamkar

V, Blase A, Kumar SV, et al. PCA3 molecular urine assay correlates with prostate cancer tumor volume: implication in selecting candidates for active surveillance. J Urol 2008;179:1804-9.

Parekh DJ, Punnen S, Sjoberg DD, Asroff SW, Bailen JL, Cochran JS, et al. A multi-institutional prospective trial in the USA confirms that the 4Kscore accurately identifies men with high-grade prostate cancer. Eur Urol 2015;68:464-70.

Salagierski M, Schalken JA. Molecular diagnosis of prostate cancer: PCA3 and TMPRSS2:ERG gene fusion. J Urol 2012;187:795-801.

Schaeffer EM, Carter HB, Kettermann A, Loeb S, Ferrucci L, Landis P, et al. Prostate specific antigen testing among the elderly: when to stop? J Urol 2009;181:1606-14.

Schröder FH, Hugosson J, Roobol MJ, Tammela TL, Ciatto S, Nelen V, et al. Prostate-cancer mortality at 11 years of follow-up. N Engl J Med 2012;366:981-90.

Schröder FH, Hugosson J, Roobol MJ, Tammela TL, Zappa M, Nelen V, et al. Screening and prostate cancer mortality: results of the European Randomised Study of Screening for Prostate Cancer (ERSPC) at 13 years of follow-up. Lancet 2014;384:2027-35.

Siddiqui MM, Rais-Bahrami S, Turkbey B, George AK, Rothwax J, Shakir N, et al. Comparison of MR/ ultrasound fusion-guided biopsy with ultrasound-guided biopsy for the diagnosis of prostate cancer. JAMA 2015;313:390-7.

Simmons LA, Autier P, Zát'ura F, Braeckman J, Peltier A, Romic I, et al. Detection, localisation and characterisation of prostate cancer by prostate HistoScanning. BJU Int 2012;110:28-35.

Sokoll LJ, Ellis W, Lange P, Noteboom J, Elliott DJ, Deras IL, et al. A multicenter evaluation of the PCA3 molecular urine test: pre-analytical effects, analytical performance, and diagnostic accuracy. Clin Chim Acta 2008;389:1-6.

Somford DM, Hamoen EH, Fütterer JJ, van Basten JP, Hulsbergen-van de Kaa CA, Vreuls W, et al. The predictive value of endorectal 3 Tesla multiparametric magnetic resonance imaging for extraprostatic extension in patients with low, intermediate and high risk prostate cancer. J Urol 2013;190:1728-34.

Sonn GA, Chang E, Natarajan S, Margolis DJ, Macairan M, Lieu P, et al. Value of targeted prostate biopsy using magnetic resonance-ultrasound fusion in men with prior negative biopsy and elevated prostate-specific antigen. Eur Urol 2014;65:809-15.

U.S. Preventive Services Task Force. Screening for prostate cancer: U.S. Preventive Services Task Force recommendation statement. Ann Intern Med 2008;149:185-91.

van Gils MP, Hessels D, Hulsbergen-van de Kaa CA, Witjes JA, Jansen CF, Mulders PF, et al. Detailed analysis of histopathological parameters in radical prostatectomy specimens and PCA3 urine test results. Prostate 2008;68:1215-22.

Vargas HA, Akin O, Afaq A, Goldman D, Zheng J, Moskowitz CS, et al. Magnetic resonance imaging for predicting prostate biopsy findings in patients considered for active surveillance of clinically low risk prostate cancer. J Urol 2012;188:1732-8.

Vickers AJ, Gupta A, Savage CJ, Pettersson K, Dahlin A, Bjartell A, et al. A panel of kallikrein marker predicts prostate cancer in a large, population-based cohort followed for 15 years without screening. Cancer Epidemiol Biomarkers Prev 2011;20:255-61.

Wallner LP, Frencher SK, Hsu JW, Chao CR, Nichol MB, Loo RK, et al. Changes in serum prostate-specific antigen levels and the identification of prostate cancer in a large managed care population. BJU Int 2013;111:1245-52.

Whitman EJ, Groskopf J, Ali A, Chen Y, Blase A, Furusato B, et al. PCA3 score before radical prostatectomy predicts extracapsular extension and tumor volume. J Urol 2008;180:1975-8.

Wolf AM, Wender RC, Etzioni RB, Thompson IM, D'Amico AV, Volk RJ, et al. American Cancer Society guideline for the early detection of prostate cancer: update 2010. CA Cancer J Clin 2010;60:70-98.

08

전립선암의 기대관리

조정기, 홍성규

I 대기관찰요법과 선택적인 지연 근치적 치료로서 적극적 감시요법watchful waiting and active surveillance with selective delayed definitive therapy

대기관찰요법과 적극적 감시요법은 전립선암에서만의 특별한 치료법이다. 대기관찰요법이란 암의 진행과 전이 등으로 인해 고식적 치료palliative treatment가 필요할 때까지 환자를 감시monitoring하는 것을 말한다. 이러한 방법이 대두되는 것은 글리슨점수 6의 경우 일반적으로 매우 좋은 예후를 나타내며 일부에서는 글리슨점수 6의 경우 더 이상 진행하지 않는 것으로 여기기 때문이나, 일반적으로 이러한 방법을 선택함에 있어서 제일 중요한 기준은 기대여명이라고 볼 수 있다. 기대여명 10년을 기준으로 10년 이내의 고령의 환자나 다른 질병을 가지고 있는 환자에 있어서 환자의 삶의 질을 위해 적극적 치료보다는 대기관찰요법을 선택할 수 있다. 일반적으로 대기관찰요법은 이러한 경우를 제외하고는 국소적 혹은 국소진행성 전립선암에서 채택되지 않으며, 저위험도 전립선암의 경우에서도 적극적 감시요법의 대두로 적극적 감시요법의 대상이 될 수 있다면 일반적으로는 적극적 감시요법을 선택하며 대기관찰요법을 선택하지는 않는다.

선택적인 지연 근치적 치료로서 적극적 감시요법은 전립선암으로 진단받은 환자에서 바로 적극적 치료 결정을 내리지 않고 근접관찰을 통해 명백한 암의 진행이 있을 때까지 근치적 치료를 연기하는 것을 말한다. 대기관찰요법과의 차이는 근치적 치료법의 적용에 있다. 적극적 감시요법은 적극적 감시, 주기적 조직검사, 연속적인 전립선특이항원prostate specific antigen; PSA검사 시행이라는 세 가지 특징이 핵심이다.

Ⅱ 대기관찰요법 *watchful waiting*

2014년 Bill-Axelson 등은 국소 전립선암에서 수술을 시행받은 그룹과 대기관찰요법을 시행받은 환자를 대상으로 분석하였는데, 장기간의 추적관찰 시 수술을 시행받은 환자에서 사망률이 더 낮은 것으로 관찰되었다. 두 군 간의 사망률 차이는 11%로 나타났으며, 수술받은 환자에서 사망에 대한 상대위험도는 0.56으로 유의하게 낮은 결과를 보였다(p=0.001).

Ⅲ 적극적 감시요법 *active surveillance*

1. 전립선암의 자연경과 *natural history* 및 선별검사 *screening* 의 영향

저위험도를 가진 전립선암의 자연경과는 느리게 진행하는 것을 특징으로 한다. 50세 이상의 일본인을 대상으로 한 부검연구에서 21%에서 전립선암이 발견되었으며, 아프리카계 미국인을 대상으로 한 부검연구에서는 37%에서 전립선암이 발견되었다. 80세 이상에서는 80%에 해당하는 사람들에서 전립선암의 미세병변을 발견할 수 있었다.

전립선암에서 발병률과 사망률은 약 7:1의 비율로 나타난다. 새로 진단된 환자의 약 50%에서는 저위험의 전립선암, 글리슨점수 6 이하, 전립선특이항원 10.0ng/mL 이하의 전립선암으로 진단되었다.

최근 전립선특이항원을 통한 선별검사에 있어서 점점 낮은 수치의 전립선특이항원 역치에서 조직검사를 하게 되었으며, 경직장초음파하 전립선생검도 과거 6 core보다 더 확장하여 보통 12 core를 시행하게 되었다.

2. 임상적으로 무의미한 전립선암 *clinically insignificant prostate cancer*

저위험군 전립선암의 정의는 여러 가지이나, D'Amico 정의에 따르면 전립선특이항원 10.0ng/mL 이하, 임상병기 T1c에서 T2a, 글리슨점수 6 이하를 말한다. 이러한 정의는 매우 위험도가 낮은 저위험군과 일반적인 저위험군으로도 분류된다. 매우 위험도가 낮은 저위험군은 1개 혹은 2개의 core에서만 암이 발견되며 하나의 core 내에서 암 조직이 50% 이상 침범되어 있지 않고 전립선특이항원밀도 *prostate specific antigen density; PSAD* 가 0.15ng/mL/cm^{3}를 넘지 않는 경우로 정의되는 것이 일반적이다. 이러한 정의는 매우 위험도가 낮은 저위험군의 전립선암을 가진 환자에서 임상적으로 무의미한 전립선암으로 나타날 경우가 일반적인 저위험도를 가지는 전립선암보다 많다는 것에서 기인하며, 이러한 매우 위험도가 낮은 저위험군의 전립선암이 있다는 것 자체가 적극적 감시요법을 해야만 하는 이유이기도 하다.

3. 글리슨점수 6(3+3)의 자연적 경과

글리슨점수 6의 경우 다른 글리슨점수와는 다른 특성을 지니고 있음을 알 수 있는데, 아직까지 이와 관련하여 논쟁이 있다. 글리슨등급 3과 글리슨등급 4는 다른 기원을 가진다는 주장과 글리슨

표 8-1 글리슨등급 3의 암 특성 결여에 대한 정리

암의 특성	글리슨등급 3	글리슨등급 4
Expression of pro-proliferation embryonic, neuronal, haematopoietic stem cell genes, EGF, EGFR	Not present	Overexpressed
AKT pathway	Not present	Aberrant
Her2neu	Not present	Amplified
Insensitivity to antigrowth signals such as cyclin D2 methylation, CKDN1β	Expressed	Absent
Resistance to apoptosis: DAD1	Negative	Strong expression
BCL2	Mostly negative	Upregulated
Absence of senescence	Normal	Increased
Sustained angiogenesis: VEGF	Expression low	Increased
Other pro-angiogenic factors and microvessel density	Normal	Increased
Tissue invasion and metastasis markers(CXCR4, others)	Normal	Overexpressed
PTEN	Present(7% deleted)	Deleted
TMPRSS2-ERG translocation	Present 45%	Present 50~60%
Clinical evidence of metastasis and mortality	Virtually absent	Present

등급 3이 글리슨등급 4로 진행된다는 의견이 엇갈리고 있다. 그런데 최근 유전분석의 발달로 분자생물학적 접근이 가능해지면서 글리슨등급 3이 4와는 다르다는 걸 보여주는 결과가 보고되고 있다. 증식에 관여하는 유전적 통로에 관여하는 부분이 두 등급에서 서로 다르게 나타나는 것이 보고되었으며, 이외에도 혈관생성인자 등 암의 진행과 연관된 통로에 관여하는 부분에서도 글리슨등급 3과 4가 다르게 발현되는 것이 관찰되었다(표 8-1). 이러한 글리슨등급 3의 자연적 경과는 글리슨등급 3으로만 주로 발견되는 글리슨점수 6(3+3)을 가진 환자들에서 적극적 감시요법이 반드시 고려되어야 한다는 것을 의미하는 것이기도 하다.

4. 적극적 감시요법의 현재 추세

아무리 엄격한 기준으로 선별된 명백한 저위험군 환자라도 현재 사용되는 조직검사 방법의 부정확성 때문에 좋지 않은 성상을 지닌 *unfavorable* 전립선암을 가지고 있을 가능성이 있다. 반면에 최근 적극적 감시요법의 기준이 너무 엄격하여 몇몇 환자에서는 적극적 치료로 인한 요실금이나 발기부전 등의 합병증을 경험하게 된다. 이러한 환자들 중 즉시 적극적 치료를 하지 않아도 병이 진행되지 않고 유지되는 환자들도 있어 이러한 환자들을 감별할 도구의 필요성이 대두되고 있다.

5. 대상환자의 선택 및 감시계획

기관별로 적극적 감시요법의 대상환자 선택기준이 조금씩 다르다. 토론토 대학의 경우 글리슨점수 6 이하, 전립선특이항원 10.0ng/mL 이하, 임상적 병기상 T2a 이하를 기준으로 삼는다. 존스홉킨스 대학 기준은 글리슨점수 6 이하, 전립선특이항원밀도 0.15ng/mL/cm^3 미만, 임상적 병기 T1c 이하, 악성으로 나온 core 2군데 이하, 암 조직이 core당 50% 이하로 침범하였을 때이다. 국제 전립선암 적극적 감시요법 연구회Prostate Cancer Research International Active Surveillance; PRIAS 의 기준은 글리슨점수 6 이하, 전립선특이항원 10.0ng/mL 이하, 전립선특이항원밀도 0.2ng/mL/cm^3 미만, 임상적 병기 T2 이하, 악성 조직으로 나온 core 2군데 이하로 정의된다. 이외의 대부분의 경우 글리슨점수 6 이하, 전립선특이항원 10.0ng/mL 이하, 임상적 병기 T2a 이하, 악성 조직으로 나온 core 2군데 이하 등으로 정의된다. 특

이하게 로얄마스덴 병원의 기준만이 글리슨점수 3+4를 포함하며 전립선특이항원 10.0ng/mL 초과 15.0ng/mL 미만이 포함된다(표 8-2). 전립선특이항원은 매 6개월마다 검사해야 하며, 환자가 더 이상 근치적 치료의 대상이 아닐 때까지 1년 내지 2년 간격으로 조직검사를 시행해야 한다. 최근에는 전립선 전방부를 포함한 재조직검사를 6개월에서 12개월 내에 시행하는 것이 최소한으로 받아들여지고 있다. 글리슨점수가 상승한 환자의 대부분은 치료가 반드시 필요하다.

6. 치료결정 시기

기관별로 대상환자 선택기준이 다르듯이, 치료결정 시기도 조금씩 다르다. 토론토 대학 기준으로는 전립선특이항원배가시간prostate specific antigen doubling time; PSADT이 3년 미만이거나 재조직검사에서 글리슨점수가 4+3 이상으로 증가한 경우 근치적 치료를 결정한다. 존스홉킨스 대

표 8-2 대표적인 적극적 감시요법의 대상환자 선택기준

Protocol	조직검사의 글리슨점수	전립선특이 항원	전립선특이 항원밀도	임상병기	악성으로 나온 조직 검사 core 수	조직검사 core당 침범 정도
존스홉킨스 대학	≤6	–	<0.15	T1c	≤2	≤50%
토론토 대학	≤6	≤10.0	–	T1c/T2a	–	–
샌프란시스코 대학	≤3+3	<10.0	–	T1/T2a	<33% cores	–
PRIAS	≤3+3	≤10.0	<0.2	T1c/T2	≤2	–
마이애미 대학	≤6	≤10.0	–	T1/T2	≤2	≤20%
MSKCC	≤3+3	<10.0	–	T1/T2a	≤3	≤50%
로얄마스덴 병원	≤3+4	<15.0	–	T1/T2a	≤50%	–
NCCN(very low)	≤6	<10.0	<0.15	T1c	≤2	≤50%

PRIAS: Prostate Cancer Research International Active Surveillance(국제 전립선암 적극적 감시요법 연구회), MSKCC: Memorial Sloan Kettering Cancer Center, NCCN: National Comprehensive Cancer Network

표 8-3 대표적인 적극적 감시요법의 치료결정 시기 기준

Protocol	전립선특이항원 배가시간	전립선특이항원 속도	조직학적 진행	임상적 진행
존스홉킨스 대학	–	–	GS7≥ or >2+cores or >50% cores involved	–
토론토 대학	<3년	–	GS≥4+3	–
샌프란시스코 대학	–	–	GS≥7	–
PRIAS	<3년	–	GS≥7 or >2+cores	>T2
마이애미 대학	–	–	GS≥7 or >2+cores	–
로얄마스덴 병원	–	>1.0ng/mL/yr	GS≥4+3 or >50% cores involved	–

PRIAS: Prostate Cancer Research International Active Surveillance(국제 전립선암 적극적 감시요법 연구회)

학 기준으로는 글리슨점수가 7 이상이거나 재조직검사상 악성으로 나온 core가 2군데를 초과하거나 core당 50%를 초과하여 암 조직이 침범하였을 때 근치적 치료를 시행한다. 로얄마스덴 병원의 기준은 전립선특이항원속도*prostate specific antigen velocity*; *PSAV*가 1.0ng/mL/yr를 초과한 경우이거나 재조직검사에서 글리슨점수 4+3 이상 혹은 core당 50%를 초과하여 암 조직이 침범하였을 때 근치적 치료를 시행한다. 국제 전립선암 적극적 감시요법 연구회의 기준은 전립선특이항원배가시간이 3년 미만인 경우 또는 재조직검사상 글리슨점수가 4+3 이상으로 증가하거나 악성으로 나온 core가 2군데 넘게 나온 경우, 또는 병기가 T2를 넘는 경우이다. 마이애미 대학의 기준으로는 글리슨점수가 7 이상이거나 악성으로 나온 core가 2군데 넘게 나온 경우이다. 샌프란시스코 대학의 경우 글리슨점수가 7 이상인 경우 근치적 치료를 시행한다(표 8-3).

7. 적극적 감시요법의 방법

적극적 감시요법은 진단 후 전립선특이항원 수치, 직장손가락검사 및 조직검사 결과 등의 기준에 따라 적극적 감시요법의 대상을 선정한 후 전립선특이항원, 직장손가락검사, 재조직검사 등으로 추적관찰 하며 위에서 제시된 것과 같이 근치적 치료가 필요한 상태가 되면 근치적 치료를 시행한다(그림 8-1).

8. 적극적 감시요법의 성적

대단위 전향적 연구들에서 보고된 결과(표 8-4)로는 시간이 흐르면서 1/3 정도는 고위험 전립선암으로 재분류되어 치료받게 된다. 이런 결과는 적극적 감시요법의 대상환자 선택 당시 포함기준에 영향받은 것이며, 가장 엄격한 기준을 가진 존스홉킨스 대학 기준으로 보면 재분류되는 경우가 더 적은 것을 알 수 있다.

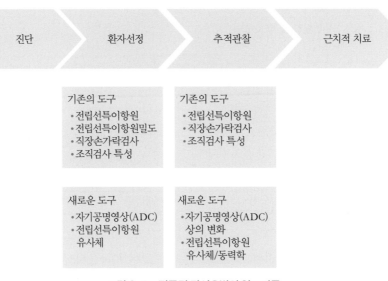

그림 8-1. 적극적 감시요법의 알고리즘

표 8-4 대표적인 적극적 감시요법의 임상결과

Protocol	출판연도	환자 수 (명)	추적기간 (개월)	치료받은 비율(%)	전체생존율/ 질병에 의한 생존율(%)	생화학적 재발률(%)
존스홉킨스 대학	2007	407	36	NR	NR	NR
토론토 대학	2009	450	80	30	79/97(at 10yr)	50(전체 중 13)
샌프란시스코 대학	2008	328	43	24	100/100(at 10yr)	NR
유럽 다기관	2009	2,500	47	32	77/100(at 10yr)	20%
마이애미 대학	2007	99	35	8	NR	NR
MSKCC	2004	88	35	35	NR	NR
로얄마스덴 병원	2005	80	42	14	NR	0%
일본 다기관	2008	118	36	51	NR	NR

NR: not reported, MSKCC: Memorial Sloan Kettering Cancer Center

9. 적극적 감시요법의 미래

새로운 진단도구를 도입하여 적극적 감시요법의 선정대상 및 치료대상의 정확성을 높이려 하고 있다. 이들 중 가장 알려진 것으로는 자기공명영상MRI, 혈액 내 표지자serum marker, 소변 내 표지자urine marker 등이 있다. 자기공명영상은 ADC(apparent diffusion coefficient) 등을 이용한 다인자자기공명영상multi-parameter MRI; MP-MRI으로 발전되어 암의 병기 및 분화도를 좀 더 정확하게 진단하는 데 도움이 되나, 저위험 전립선암에서 높은 특이도를 나타내는 반면 고위험 전립선암에서는 민감도가 낮고, 관찰 중 사용할 경우 그 재현성에 있어서 한계점이 있다. 혈액 내 표지자는 반복 시행하는 조직검사에서 좋지 않은 성상을 지닌*unfavorable* 전립선암과 관련이 있어 적극적 치료로 전환하는 데 도움이 되나 아직 그 경계가 명확하지 않다. 소변 내 표지자의 경우 혈액 내 표지자와 마찬가지로 좋지 않은 성상을 지닌 전립선암과 관련이 있으며 검사가 쉽고 암용적과도 연관이 있는 것으로 알려져 있으나, 아직 정확도가 좋지 않고 병기 및 글리슨점수와의 관계에 있어서 한계점을 지닌다.

1) 적극적 감시요법에서 자기공명영상*MRI*의 효용성

자기공명영상에서 보이는 소견과 적극적 감시요법의 결과를 비교한 연구에서, 3명의 영상의학과 전문의가 각각의 영상에 5점까지 점수를 부여하고(Likert scale) 이를 적극적 감시요법과 비교하였다. 자기공명영상 점수가 1~2점인 환자군의 96~100%에서 실제로 재조직검사상 글리슨점수가 상승되는 소견이 없다고 보고하였다. 재조직검사상 글리슨점수의 상승이 없는 환자의 95~100%에서 자기공명영상에서 이상 소견이 관찰되지 않았다. 재조직검사상 상승이 있던 환자들 중 87~98%에서 자기공명영상 점수가 5점으로 나타났다. 다변량분석에서도 자기공명영상 점수가 높을수록 재조직검사상 상승된 소견을 보이는 것으로 나타났으며(OR: 2.16~3.97), 자기공명영상 결과를 단순히 정상 소견과 비정상 소견으로 나누어 비교하였을 때도 적극적 감시요법에 있어 자기공명영상 결과가 유효하다고 보고되었다.

Stamatakis 등은 3-T(테슬라) 자기공명영상 장치를 이용하여 존스홉킨스 대학 기준에 따른 적극적 감시에 대해 분석하였다. 이 연구에서는 자기공명영상에서 의심되는 부분의 정도와 의심되는 정도의 양(의심되는 부분을 전립선의 크기로 나눈 값)이 재조직검사로 확진된 결과와 연관성이 있다는 것을 보고하였다.

아직 적극적 감시요법에 있어서 자기공명영상의 효용성은 논란이 있으며 대부분 자기공명영상의 결과를 치료의 기준으로 사용하고 있지는 않다. 하지만 다인자자기공명영상 결과는 아주 높은 음성 예측도*negative predictive value*; NPV를 보여 재조직검사를 하지 않는 데 활용할 가능성이 있다. 고위험 전립선암에 있어서 자기공명영상의 양성 예측도*positive predictive value*; PPV는 낮다. 더욱이 자기공명영상에서 보이는 병변들이 조직검사나 적출된 전립선의 병리결과와 항상 연관이 있는 것은 아니다.

2) 적극적 감시요법에서의 새로운 표지자

(1) 전전립선특이항원*proPSA*

유리전립선특이항원*free PSA*; fPSA의 분자형태로, 주로 암 조직에서 추출된다고 알려져 있다. 이것은 전립선암의 조기진단에 도움을 주고 공격적인*aggressive* 전립선암을 감별하는 데 도움이 되는 것으로 알려져 있다.

(2) 전립선건강지수*prostate health index*; PHI

임상적으로 다음과 같은 공식을 통해 구할 수 있다.

$$[-2]proPSA=p2PSA$$
$$PHI=[p2PSA/fPSA]\times\sqrt{PSA}$$

이 지수는 양성 전립선비대증과 악성 전립선암을 구별하는 데 사용될 수 있다.

요약하면 전전립선특이항원은 암의 발견과 공격적인 암을 진단하는 데 유리전립선특이항원보다 도움이 되고 이를 이용한 전립선건강지수는 전립선암의 발견에 도움이 된다. 이들을 이용하여 적극적 감시기간 동안(중앙값: 4.3년) 약 37%의 환자가 재분류되는 것으로 확인되었다.

(3) 전립선암항원-3_prostate cancer antigen 3; PCA3_

Progensa PCA3 assay를 이용한 검사로, 직장손가락검사 이후 소변을 채취하여 RNA를 분리하여 전립선암항원-3 점수를 측정한다. 이 점수에 따라 전립선암을 예측하는데, 전립선암항원-3 점수는 전립선암의 부피와 연관성이 높은 것으로 알려져 있다. 대개 이 점수가 높은 경우 예후가 좋지 않고 전립선에 국한되지 않으며 글리슨점수 6을 넘는 경향을 나타낸다. 이 점수를 이용하면 적극적 감시요법의 대상자를 선정하는 데 있어 도움이 될 것으로 예상된다.

10. 결론

① 적극적 감시요법이란 근접 모니터링 후 고위험 전립선암으로 재분류될 때까지 선택적으로 근치적인 치료를 늦추는 것을 말하며, 저위험군 전립선암 환자에서 과잉치료로 인해 발생하는 문제점들을 보완할 수 있는 좋은 치료법이다.

② 적극적 감시요법의 폭넓은 채택은 질병으로 인한 사망률의 증가 없이 근치적 치료를 필요로 하는 수를 줄여주는 결과를 가져다준다.

③ 다인자자기공명영상의 발전 및 전립선특이항원의 한계점을 극복하기 위한 유전적 표지자를 포함한 새로운 표지자의 개발로 인해 병의 진행뿐만 아니라 병의 발견에 있어서 정확도를 증가시켜 이를 이용한 적극적 감시요법의 발전을 꾀하고 있다.

④ 최근에는 전립선 전방부를 포함하는 재조직검사를 6개월에서 12개월 내에 시행하는 것이 최소한으로 받아들여지고 있다.

⑤ 적극적 감시요법의 추적검사로 전립선특이항원검사와 직장손가락검사를 최소 6개월 내지 1년 간격으로 시행하고, 조직검사를 1년 내지 2년 간격으로 환자가 더 이상 근치적 치료의 대상이 아닐 때까지 시행하는 것이 추천되고 있다.

⑥ 자기공명영상은 글리슨점수의 상승, 조직검사 core당 종양용적의 증가(적극적 감시요법 대상 기준보다 증가) 혹은 전립선특이항원의 역동성에 변화가 있는 환자에서 적응증이 된다.

⑦ 글리슨점수가 상승된 환자의 대부분은 치료가 반드시 필요하다.

참고문헌

http://uroweb.org/wp-content/uploads/1607-Prostate-Cancer_LRV3.pdf

Bill-Axelson A, Holmberg L, Garmo H, Rider JR, Taari K, Busch C, et al. Radical prostatectomy or watchful waiting in early prostate cancer. N Engl J Med 2014;370:932-42.

Fradet V, Kurhanewicz J, Cowan JE, Karl A, Coakley FV, Shinohara K, et al. Prostate cancer managed with active surveillance: role of anatomic MR imaging and MR spectroscopic imaging. Radiology 2010;256:176-83.

Klotz L. Active surveillance for low-risk prostate cancer. Curr Urol Rep 2015;16:24.

Klotz L. Active surveillance: patient selection. Curr Opin Urol 2013;23:239-44.

Klotz L, Emberton M. Management of low risk prostate cancer: active surveillance and focal therapy. Curr Opin Urol 2014;24:270-9.

Lees K, Durve M, Parker C. Active surveillance in prostate cancer: patient selection and triggers for intervention. Curr Opin Urol 2012;22:210-5.

Ploussard G, Durand X, Xylinas E, Moutereau S, Radulescu C, Forgue A, et al. Prostate cancer antigen 3 score accurately predicts tumour volume and might help in selecting prostate cancer patients for active surveillance. Eur Urol 2011;59:422-9.

Sartori DA, Chan DW. Biomarkers in prostate cancer: what's new? Curr Opin Oncol 2014;26:259-64.

Sokoll LJ, Sanda MG, Feng Z, Kagan J, Mizrahi IA, Broyles DL, et al. A prospective, multicenter, National Cancer Institute Early Detection Research Network study of [-2]proPSA: improving prostate cancer detection and correlating with cancer aggressiveness. Cancer Epidemiol Biomarkers Prev 2010;19:1193-200.

Stamatakis L, Siddiqui MM, Nix JW, Logan J, Rais-Bahrami S, Walton-Diaz A, et al. Accuracy of multiparametric magnetic resonance imaging in confirming eligibility for active surveillance for men with prostate cancer. Cancer 2013;119:3359-66.

Thomsen FB, Brasso K, Klotz LH, Røder MA, Berg KD, Iversen P. Active surveillance for clinically localized prostate cancer--a systematic review. J Surg Oncol 2014;109:830-5.

van den Bergh RC, Ahmed HU, Bangma CH, Cooperberg MR, Villers A, Parker CC. Novel tools to improve patient selection and monitoring on active surveillance for low-risk prostate cancer: a systematic review. Eur Urol 2014;65:1023-31.

09

근치전립선절제술

유탁근, 이상은

I 수술 해부학surgical anatomy

1. 정맥 및 동맥vein and artery

등쪽정맥dorsal vein은 치골 아래가지inferior pubic ramus와 요도조임근striated urethral sphincter 사이를 통해 골반으로 진입한 후, 표재성 등쪽정맥central superficial branh과 2개의 측부정맥lateral plexus으로 나눠지는데, 표재성 등쪽정맥은 치골전립선인대puboprostatic ligament 사이로 주행하며 전립선의 등쪽 중앙부를 통과한 후 방광 앞면과 전립선 사이에서 골반내근막endopelvic fascia을 뚫고 지나간다. 측부정맥은 전립선 옆에서 아래로 광범위하게 분포하게 되며, 직장의 정맥과 연결되면서 방광의 아랫부분을 지나 하방광정맥얼기inferior vesical plexus와 연결되고 내장골정맥internal iliac vein, hypogastric vein으로 배출된다(그

림 9-1).

내장골동맥internal iliac artery은 골반에서 앞쪽가지anterior trunk와 뒤쪽가지posterior trunk로 분지한다. 앞쪽가지에서 상방광동맥superior vesical artery이 나오고, 뒤쪽가지에서 하방광동맥inferior vesical artery이 기원한다. 하방광동맥에서 하부요관, 방광하부, 전립선 및 정낭seminal vesicle에 혈액을 공급하는 동맥들이 분지한다. 중직장동맥middle rectal artery은 전립선과 정낭에 작은 가지를 분지한 후 상직장 및 하직장 동맥과 연결된다. 전립선의 혈액은 대부분 전립선동맥에 의해 공급되고 있으나, 내음부동맥internal pudendal artery에서도 일부 혈관이 분지하여 전립선에 혈액을 공급한다.

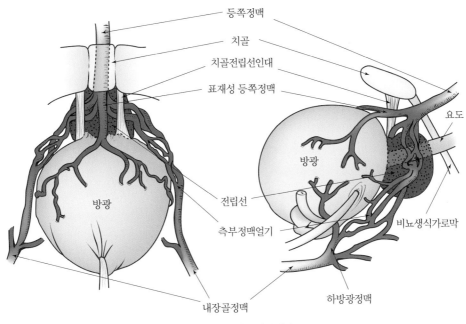

등쪽정맥

치골

치골전립선인대

표재성 등쪽정맥

요도

방광

전립선

비뇨생식가로막

측부정맥얼기

방광

내장골정맥

하방광정맥

그림 9-1. 전립선정맥얼기

2. 골반림프관 및 골반신경얼기

pelvic lymphatics and pelvic plexus

골반림프절*pelvic lymph node*은 대체로 지방 및 섬유 조직에 파묻혀 있기 때문에 식별하기가 어려운데, 대부분의 림프절은 골반 내 혈관들과 관련되어 있다. 내장골림프절*internal iliac node*과 그 분지들을 통해 골반 내 장기에서 나온 대부분의 림프액이 배출된다. 외장골림프절*external iliac node*은 외장골혈관의 전측, 외측, 내측에 위치하고 있으며, 요막관과 방광에서 나온 림프액 일부가 이곳을 통해 배출된다. 총장골림프절*common iliac node*은 내장골림프절 및 외장골림프절의 배출로가 되며, 이후 측면대동맥림프절*lateral aortic lymph node*을 통해 배출된다.

방광, 요관, 직장, 요도, 외부생식기 등의 자율신경을 지배하는 골반신경얼기*pelvic plexus*는 천수(S2~S4)에서 분지하는 부교감신경과 흉요수(T12~L2)에서 분지하는 교감신경인 하복신경*hypogastric nerve*으로 구성된다. 이 신경들은 정낭을 통과한 후 측면골반근막*lateral pelvic fascia* 안에 위치하면서 전립선 측후방을 따라 주행한다. 이 신경다발과 측후방의 혈관들을 신경혈관다발*neurovascular bundle*이라 부른다(그림 9-2).

3. 신경해부학*neuroanatomy*

1970년대 이전에는 발기와 관련된 신경들이 전립선 안으로 지나간다고 생각하였고, 근치전립선절제술 후 발기부전은 당연한 것으로 받아들여졌었다. 하지만 1970년대 말 Walsh가 근치전립선절제술 후 1년째 발기능이 완전히 회복되는 것을 관

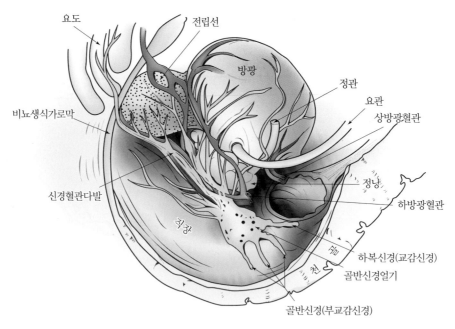

요도

전립선

방광

정관

요관

상방광혈관

비뇨생식가로막

신경혈관다발

정낭

하방광혈관

직장

하복신경(교감신경)

골반신경얼기

골반신경(부교감신경)

그림 9-2. 신경혈관다발

찰한 후, 이를 설명해줄 신경해부학적 근거를 밝히려는 시도가 처음 시작되었다. Walsh는 이후 4개월 된 남아 카데바 연구를 통해 골반 신경해부학에 대한 새로운 기본개념을 정립했는데, 전립선 주변에 측면골반근막이 있고 그 사이에 해면체신경cavernosal nerve이 다발bundle을 이루며 주행한다고 하였다. 이 신경은 막요도membranous urethra로 넘어오면 횡문조임근rhabdosphincter 앞쪽으로 주행이 변하게 되고, 근위요도proximal urethra에서는 최종적으로 1시와 11시 방향으로 주행하는 것이 관찰되었다. 1985년 Lepoor 등은 신경혈관다발이 전립선 기저부base에서는 후외측posterolateral 방향으로 주행하고, 전립선 첨부apex에서는 중앙 방향mid portion으로 주행하며, 측면 골반근막과 전립선 피막 사이에 존재한다고 보고하였다. 2003년 Tewari 등은 이 신경혈관다발이

정낭과 매우 밀접하게 위치하여 전립선 pedicle을 처리할 때 신경이 많이 손상될 수 있다고 주장하였다. Costello 등도 카데바 연구를 통해 신경혈관 다발에서 정낭까지의 최소거리는 0mm이며 방광 경부bladder neck까지의 최소거리는 4mm라고 발표하였으며, 이런 연구결과들을 바탕으로 근치전립선절제술 시 정낭보존술식seminal vesicle sparing technique이 개발되었다. Kourambas 등은 많은 수의 신경들이 Denonvilliers 근막 앞쪽에도 분포한다고 주장했고, Eichelberg 등은 21~28%의 신경이 전립선 앞쪽에 위치한다고 보고하였다. 2004년 Kyoshima 등은 전립선 검체를 분석하여 신경혈관다발이 전립선 전외측anterolateral에 넓게 퍼져 있는 것을 확인하였다. Lunacek 등은 전립선이 성장하면서 전외측의 신경다발이 커튼 형태로 전립선을 싸고 있다고 주장했고, 이를 기초

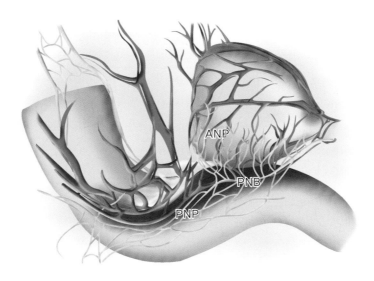

그림 9-3. 세 종류의 그물형태로 구성된 전립선 신경망에 대한 모식도 ANP: accessory neural pathways, PNB: predominant neurovascular bundles, PNP: proximal neurovascular plate

로 하여 수술 중 최대한 전립선 앞쪽에서 커튼을 걷어내듯이 하는 수술기법*curtain dissection*을 적용해야 한다고 주장하였다. Lee 등은 전립선 검체를 분석한 결과 일반적인 신경들보다 발기능에 직접 관여할 것으로 예상되는 ganglinated nerve 상당수가 전립선의 후외측에 국한되지 않고 전외측에도 분포하는 것을 관찰하였다. 2006년 Tewari 등은 기존연구들을 종합하여 Tri-zonal neural hammock이라는 개념을 주장하였다(그림 9-3). 이는 수술 시 구분되는 세 가지 zone인 방광과 정낭 옆의 proximal neurovascular plate(PNP), 전립선 후외측에 뚜렷하게 관찰되는 predominant neurovascular bundles(PNB), 전립선의 앞쪽으로 연결되는 accessory neural pathways(ANP)를 말하는데, 세 가지 zone은 서로 그물망처럼 연결되어 있다는 것이다. 연구결과를 종합해보면 전립선의 신경해부학은 복잡하며, 해면체신경이 전립선

후외측뿐만 아니라 전외측에도 많이 분포하고 있고, 개인별로 다양한 차이를 보인다고 할 수 있다. 하지만 아직까지도 전립선 주위 신경이 어떤 생리적 기능과 관련되고 있는지는 불분명한 점이 많고, 심지어 전립선 내로 들어오는 신경들이 해면체신경과 어떤 연관이 있는지도 불확실하기 때문에 추후 많은 연구가 필요한 분야이다.

4. 요도조임근*urethral sphincter complex*

내요도조임근은 수동적 요자제를 담당하고 있는 평활근으로 안쪽의 세로근과 바깥쪽의 둘레근으로 구성되어 있으며, 평활*smooth*조임근 혹은 근위*proximal*요도조임근으로 불리기도 한다. 내요도조임근의 더 바깥쪽에는 횡문*striated*조임근(외*external*요도조임근, 원위*distal*요도조임근)이 있어 내요도조임근의 압력이 증가하는 경우 추가적

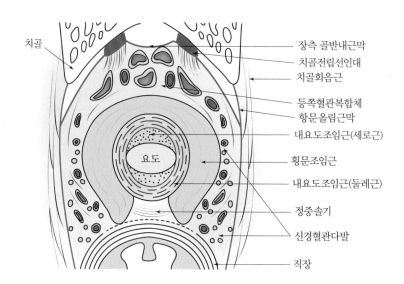

치골

장측 골반내근막
치골전립선인대
치골회음근

등쪽혈관복합체
항문올림근
내요도조임근(세로근)

요도

횡문조임근

내요도조임근(둘레근)

정중솔기

신경혈관다발

직장

그림 9-4. 요도조임근의 모식도 요도를 둘러싸고 있는 내요도조임근은 안쪽의 세로근과 바깥쪽의 둘레근으로 이루어져 있다. 내요도조임근의 바깥쪽에는 횡문조임근이 있다.

인 요자제를 가능하게 해준다(그림 9-4). 1980년 Oelrich 등은 카데바 연구를 통해 내요도조임근이 방광-전립선-요도에 걸쳐 존재한다는 통합적인 개념과 비뇨생식가로막*urogenital diaphragm*에 의해 전립선과 분리되어 있지 않다는 것을 밝혔다. 내요도조임근은 전립선 아래에서는 말굽형태 *horseshoe-like*지만, 요도에서는 원형으로 요도를 감싸고 있음도 보고되었다. 막양부요도의 단면을 살펴보면, 횡문조임근은 오메가(Ω) 형태로 생겼으며 아랫부분은 정중솔기*median dorsal raphe*로 발달되어 있다. 이 부분은 요도수축의 지렛점으로 작용하는 부분으로, 머리쪽으로는 Denonvilliers 근막과 연결되고 꼬리쪽으로는 골반중심근막*central perineal tendon*과 연결된다. 특히 위쪽 방향으로 요도를 당기는 치골회음근*puboperinealis*의 작용과 반대로 요도를 아래쪽 방향으로 당기면서 이중고리기전*double-sling mechanism*을 이루고 있다.

5. 골반근막 및 전립선근막
pelvic fascia and prostatic fascia

항문올림근*levator ani*은 치골직장근*puborectalis*, 치골미골근*pubococcygeus* 및 장골미골근*iliococcygeus muscle*으로 구성된다. 항문올림근의 내측을 덮고 있는 근막을 골반내근막*endopelvic fascia*이라고 한다. 골반근막*pelvic fascia*은 후복막과 연속하면서 이루어지는데, 위쪽은 골반내근막으로 배가로근막과 연결되고 아래쪽은 직장과 방광을 덮은 후 전립선 아래를 지나면서 Denonvilliers 근막이 된다.

복강경*laparoscopy* 술기가 발전하면서 비뇨기과 의사들은 전립선 해부학에 대해 보다 깊이 이해하게 되었고, 전립선절제술 시 근막내*intrafascial*, 근막사이*interfascial*, 근막외*extrafascial* 박리*dissection*의 개념도 발전하였다. 하지만 아직까지 술자마다

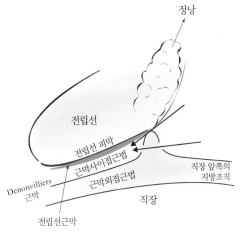

정낭

전립선

전립선 피막

근막사이접근법

근막외접근법

Denonvilliers 근막

직장 앞쪽의 지방조직

직장

전립선근막

그림 9-5. 전립선근막 모식도(시상면)

혼선이 있어 Denonvilliers 근막에 대한 개념을 정확히 이해하는 것이 중요하다. Denonvilliers 근막은 1899년 Cuneo 등에 의해 처음 기술되었는데, 배아 발생embryonic development 시 직장방광오목rectovesical pouch에 있던 복벽이 성인이 되면서 전립선과 직장을 구분해주는 근막으로 자라게 된다. Denonvilliers 근막은 앞면과 뒷면 두 층으로 분리가 가능한데, Villiers 등은 정낭을 둘러싸고 있는 얇은 막만 Denonvilliers 근막의 앞면이고 나머지는 뒷면으로 구분하였다. 흔히 지칭하는 근막내접근법은 전립선근막prostate fascia 안쪽으로 전립선을 분리하는 것이고, 근막사이접근법은 전립선근막과 Denonvilliers 근막 사이로 들어가는 것을 말하며, 근막외접근법은 Denonvilliers 근막 바깥쪽으로 들어가 전립선을 분리하는 것을 지칭한다 (그림 9-5).

Ⅱ 수술적 접근surgical approach

근치전립선절제술은 전립선조직검사 6~8주 이후, 경요도전립선절제술 3개월 이후에 시행하는 것을 권장한다. 이는 염증으로 인한 주변 해부학적 구조물들의 유착이 해소될 수 있도록 시간을 주어, 수술 중 타 장기의 손상을 줄이고 신경혈관다발의 보존을 용이하게 하기 위해서이다. 수술방법으로는 현재 비뇨기과 대부분의 영역에서 복강경수술의 적용이 가능하고 추가적으로 로봇보조 수술기법이 도입되면서 새로운 전기가 마련되었다. 국내에도 다빈치 로봇의 급속한 보급으로 40여 대의 다빈치 로봇 시스템이 도입되면서 로봇보조 복강경하 근치전립선절제술robotic assisted laparoscopic radical prostatectomy; RALP의 시행이 빠르게 늘어나고 있다. 로봇수술은 복강경수술과 비교하여 초보자도 쉽게 배울 수 있고, 3차원 입체영상을 제공하며, 로봇 팔의 이동이 자유로워 공간적 제약이 적다. 이런 장점 때문에 최근 대두되는 개념인 Trifecta(요자제, 발기능, 생화학적 재발) 및 Pentafecta(Trifecta+수술 후 무합병증, 절제변연 음성)에 가장 적합한 술기로 로봇보조 복강경하 근치전립선절제술이 추천되고 있다.

1. 근치치골후전립선절제술
radical retropubic prostatectomy; RRP

근치치골후전립선절제술은 1980년대 이후 국소전립선암에 대한 표준치료로, 전 세계적으로 여전히 많이 시행되고 있다. 대부분의 비뇨기과 의사들이 골반강 내 해부학적 구조에 익숙하지만, 이

술기는 비뇨기과 영역에서 기술적으로 어려운 분야 중 하나로, 우수한 종양학적 및 기능적 결과를 얻기 위해서는 술자의 숙련된 경험이 반드시 필요하다. 전립선암의 병기에 따라 골반 내 림프절절제술도 동시에 시행된다. 근치치골후전립선절제술은 음경의 등쪽정맥을 박리하여 결찰해야 하므로 과도한 출혈로 수혈이 필요할 수 있으며, 수술 후 요실금이 다른 수술법에 비해 많이 발생한다. 일반적인 수술 순서는 다음과 같다.

① 피부를 치골에서부터 중앙 절개하고 치골후 공간을 확보한다.
② 골반림프절절제술을 시행한다.
③ 골반내근막을 절개한 후 치골전립선인대를 절단한다.
④ 등쪽정맥복합체를 결찰한 후 절단한다.
⑤ 전립선 첨부를 박리한 다음 요도를 절단한다.
⑥ 신경혈관다발을 보존하면서 전립선 외측면 박리를 시작한다.
⑦ 전립선근막과 직장을 분리하면서 정낭 및 정관을 박리한 후 절단한다.
⑧ 전립선-방광 접합부를 절개한 다음 방광 경부를 재건하고 요도-방광 문합을 실시한다.

2. 근치회음부전립선절제술
radical perineal prostatectomy; RPP

근치회음부전립선절제술은 1905년 Young 등에 의해 처음 기술되었고, 골반림프절절제술의 중요성이 대두되기 전까지 전립선암 수술의 표준술식이었다. 하지만 Walsh 등이 1970년대에 치골후

전립선절제술과 골반림프절절제술의 결과를 발표한 이후, 그 시행 건수가 점차 감소하였다. 최근 전립선암의 림프절 침범 여부를 수술 전에 예측하는 계산도표*nomogram* 등이 개발되면서 이 수술기법에 대한 관심도 다시 증가하고 있다. 이 수술의 장점은 전립선 경부와 요도의 박리가 쉽고 요도-방광 문합이 치골후전립선절제술에 비해 용이하다는 점이다. 하지만 전립선 주위의 해부학적 구조를 확인하기 어려워 신경혈관다발을 보존하기 어렵고 골반림프절절제술을 할 수 없다는 단점이 있다.

3. 복강경하 근치전립선절제술 및 로봇보조 복강경하 근치전립선절제술

1) 기구*instrumentation*

복강경수술이란 복벽에 직경 약 10mm의 트로카*trocar* 3~6개를 배안으로 진입시켜 이를 통해 카메라/비디오 시스템과 특수한 수술기구들을 넣어 수술을 진행하는 것을 말한다. 복강경수술의 장점은 최소절개로 인한 미용효과, 수술 후 통증 감소, 일상생활로의 빠른 복귀 등이 있다. 특히 전립선절제술 시에는 개복수술에 비해 수술시야

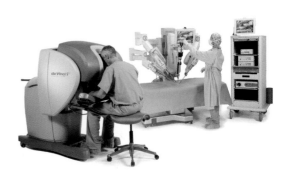

그림 9-6. 다빈치 로봇 시스템

를 확보하기 쉬운 장점이 있다. 최근에는 다빈치시스템*da Vinci system*을 이용하여 로봇보조 복강경하 근치전립선절제술이 시행되고 있는데, 다빈치시스템은 고화질의 입체영상을 탑재한 주조절장치*surgeon console*, 로봇 조작기*robotic manipulator*, 부속장비를 위한 카트*surgical cart*의 세 가지 요소로 구성된다(그림 9-6).

2) 접근법*approach*: 경복막*transperitoneal*접근법과 복막외*extraperitoneal*접근법

복강경을 통해 전립선절제술을 하는 방법에는 두 가지가 있다. 경복막접근법은 복강에 기복을 만들어 수술을 시행하는 것을 지칭하며, 복막외접근법은 인위적으로 공간을 만들어 수술을 시행하는 것을 말한다. 일반적으로 경복막접근법이 기구사용이 편하고 해부학적 구조를 파악하기 쉬운 장점 때문에 더 많이 사용되고 있으나, 복강 내 다른 장기 손상이나 장마비 같은 수술 후 합병증의 가능성이 복막외접근법에 비해 높다. 복막외접근법은 공간이 협소하고 기구사용이 불편하지만, 복강 내 합병증의 가능성은 적다.

3) 수술성적(종양학적 및 기능적 결과와 경제적 고려)

복강경하 근치전립선절제술은 1997년 Schuessler 등에 의해 처음 보고되었는데, 축적된 임상결과에 따르면 숙련된 술자가 시행할 경우 개복수술과 비교 시 종양학적 결과에 차이가 없는 것으로 되어 있다. 경험이 부족할 때는 개복수술에 비해 수술시간이 많이 걸리지만, 술자의 숙련도가 상승함에 따라 극복할 수 있다고 보고되고 있다. 로봇보조 복강경하 근치전립선절제술은 2002년 Menon 등이 처음으로 보고한 이래 기존의 복강경수술에 비해 학습곡선이 더 짧고 종양학적 결과들도 우수한 것으로 보고되고 있다. 이미 대부분의 기관에서 로봇수술의 전립선 절제변연의 양성률이 개복과 차이가 없음이 입증되었다. 또한 수술시야가 더 확대되고 정교한 술식이 가능해져 수술시간이 단축되고, Denonvilliers 근막을 더 정확히 박리할 수 있게 해주며, 신경혈관다발 보존기술도 개복수술에 비해 많이 향상시킬 수 있었다. 최근 보고에 의하면 로봇수술이 전립선절제술 후 초기 요자제능*urinary continence*과 발기기능의 회복에도 도움을 주는 것으로 보고되고 있다. 비용적 측면을 보면, 미국에서는 로봇수술 후 입원기간을 단축할 수 있어 개복수술과 로봇수술의 전체 의료비용에 차이가 없는 것으로 발표되었으나, 아직까지 국내 연구결과는 없다. 다만 국민건강보험에서는 로봇수술 비용을 따로 보전해주지 않고 있다.

Ⅲ. 로봇보조 복강경하 근치전립선절제술

1. 전립선 접근 및 등쪽정맥복합체 처리
exposure of the prostate and ligation of the dorsal vein complex

가장 먼저 확인할 구조물은 정중배꼽인대*median umbilical ligament*이다. 일반적으로 정낭이 들어오는 부위까지 정중배꼽인대를 절제하여 후복막 공간을 확보한다(그림 9-7). 이때 너무 바깥쪽까지 절

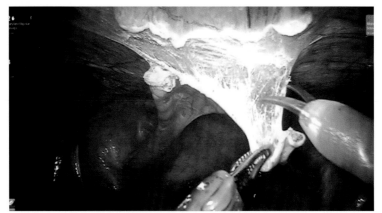

그림 9-7. 정중배꼽인대를 절제하여 후복막 공간 확보

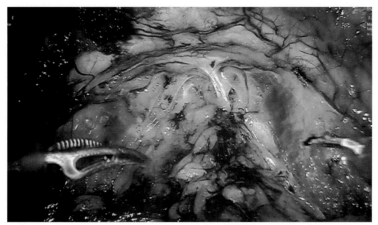

그림 9-8. Retzius 공간 확보

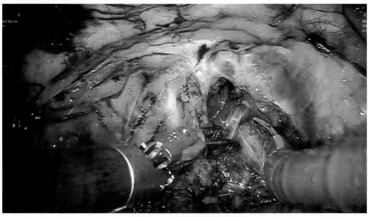

그림 9-9. 골반내근막 절개

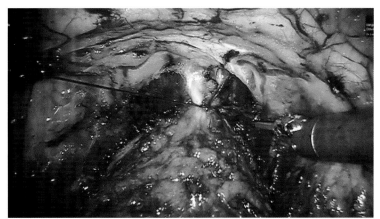

그림 9-10. 등쪽정맥복합체 결찰

제하면 복벽혈관*epigastric vessel*이 손상될 수 있어 주의가 필요하다. 절제가 진행되면 시야 앞쪽에 Retzius 공간이 확보된다(그림 9-8). 전립선 앞면에 있는 지방조직을 제거한 후 골반내근막을 절개한다(그림 9-9). 이때 항문올림근의 손상을 최소화하면서 전립선의 바깥쪽 경계를 확보한다. 양쪽 골반내근막이 모두 절개된 후에는 등쪽정맥복합체와 요도 사이의 패임*notch*을 확인하고 등쪽정맥복합체를 결찰한다(그림 9-10).

2. 방광경부*bladder neck* 처리

로봇수술 시 방광경부를 박리할 때 가장 주의할 점은 방광경부가 크게 열리는 것을 방지하면서 절제하는 것이다. 일반적으로 방광 위의 지방조직*perivesical fat*이 끝나는 부분이 전립선-방광 연결부위이며, Foley카테터를 balloon한 채 당겨보면 정확한 방광경부 위치를 확인하는 데 도움이 된다(그림 9-11). 이후 단극성 가위*monopolar scissors*나 훅*hook*을 사용하여 절제를 시작한다(그림 9-12). 반대편 손은 양극성 겸자*bipolar forceps*로 가볍게

당겨준다. 절제를 계속하면 Foley카테터가 보이면서 전립선-방광 연결 부위가 노출되며, Foley카테터의 풍선*balloon*을 제거하면 방광 삼각부*trigone*를 확인할 수 있다. 방광경부 뒤쪽과 정낭을 더 잘 노출시키기 위해 3번 로봇팔*robotic arm*을 사용하여 Foley카테터를 당겨주면 유용하다(그림 9-13). 이후 박리를 지속하는 데 있어서 해부학적으로 주의할 점은 환자 머리 쪽으로 파듯이 박리해야 전립선이 열리는 것을 방지할 수 있다는 점이다. Jeong 등에 의하면, 수술 전 전립선 자기공명영상*magnetic resonance imaging*; MRI의 시상면을 분석하였을 때 전립선 기저부가 방광경부에 비해 평균 5.3mm 환자 머리 쪽으로 튀어 나온 것이 확인되었다. 따라서 이 점을 참고하여 박리를 조심스럽게 진행해야 한다.

해부학적으로 방광경부는 내요도조임근 역할을 하며 3개의 독립적인 근육층으로 구성되어 있다. 방광경부 바깥쪽의 종축 섬유소는 배뇨 시 방광경부가 열리는 데 관여하며, 방광 후벽 쪽으로 퍼지면서 방광삼각부의 섬유소와 연결되는 구조로 방광경부가 닫히는 데 중요한 역할을 한다. 따라서

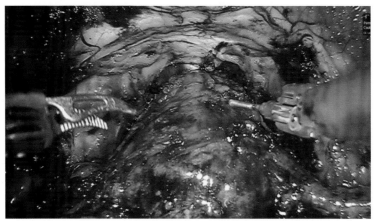

그림 9-11. Foley카테터를 당겨서 방광경부 위치 확인

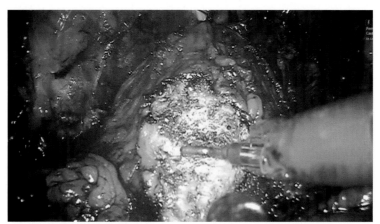

그림 9-12. 양극성 겸자로 당기면서 단극성 기구로 절제 시작

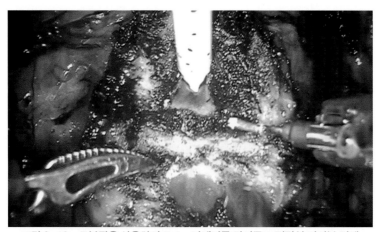

그림 9-13. 로봇팔을 사용하여 Foley카테터를 당겨주고 전립선 기저부 절제

방광경부 보존은 수술 후 요자제능의 빠른 회복에 중요하다. Freire 등은 로봇수술 시 방광경부 보존술식을 통해 4개월 및 24개월째 요자제능이 유의하게 향상됨을 밝힌 바 있으며, Friedlander 등도 방광경부를 보존할 경우 빠르게 요실금 빈도를 감소시킬 수 있으면서 종양학적 결과에는 영향을 주지 않는다는 점을 강조한 바 있다. 방광경부가 많이 열려 있을 경우에는 요도직경과 비슷한 크기로 방광경부를 좁혀주는 방광경부 재건이 필요하다.

3. 정낭seminal vesicle 처리

방광경부 박리가 진행되면 정관의 앞면이 먼저 시야에 노출된다. 정관 앞면은 주변 조직과 쉽게 분리가 가능한데, 정관 근위부에는 작은 동맥이 지나가기 때문에 주의가 필요하다. 정관을 잡아당기면 뒤쪽으로 정낭이 관찰된다. 정낭 첨부에는 혈관이 지나가기 때문에 수술용 클립(Hem-o-lock이나 clip)을 사용하여 혈관만 결찰해주어야 한다 (그림 9-14). 혈관을 결찰하였다면 나머지 정낭 주

변조직은 쉽게 박리가 가능하다.

해부학적으로 정낭 첨부 근처에는 신경혈관다발이 가깝게 위치하기 때문에, 전통적인 근치전립선절제술에서는 이들 구조물이 많이 손상되었으며 수술 후 발기력 저하 및 요실금의 위험요소로 작용하였다. John 등은 방광경부를 절제한 후에 정낭의 근위부를 찾아서 들어올린 다음 정낭의 첨부를 남긴 상태로 전립선으로부터 분리시키는 정낭첨부보존술식을 적용함으로써, 골반신경 보존 및 요자제능 향상을 유도할 수 있었다고 보고하였다. Zlotta 등은 특히 조직검사에서 글리슨점수 6 이하, 전립선특이항원 수치 10.0ng/mL 미만인 환자에서는 전립선암의 정낭침범 가능성이 5% 미만이므로, 정낭보존술식이 종양학적 결과에 영향을 주지 않는다는 점을 보고하였다. Albers 등도 저위험 전립선암 환자에서 비무작위 2상 임상시험을 통해 정낭보존술식이 기존 술식과 비교하여 동등한 종양학적 결과를 보이면서도, 수술 후 합병증 비율이 낮고 수술 후 1년째 요자제능 회복률이 96.3%(대 86%, p<0.005)로 기존 술식에 비해 우수

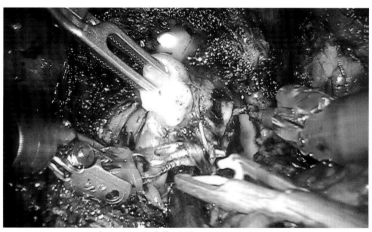

그림 9-14. 수술용 클립으로 정낭의 혈관 결찰

함을 밝힌 바 있다.

4. 전립선 후면*posterior plane of prostate* 처리

Denonvilliers 근막을 박리하면서 신경보존술
식을 어느 정도로 할지 정해야 한다. 앞에서 잠시
언급하였지만 근막내접근법은 Denonvilliers 근
막과 전립선근막 안쪽으로 박리를 하는 것으로,
전립선에는 근막층을 전혀 남기지 않고 조직 바
로 위로 박리를 진행하는 것이다. 근막사이접근법
은 Denonvilliers 근막과 전립선근막 사이로 박
리를 진행하는 것으로, 일반적으로 신경보존술
식을 시행할 때 가장 많이 시행된다(그림 9-15).
Denonvilliers 근막을 양극성 겸자로 당기거나 보
조의가 suction으로 아래로 눌러주면 정확한 박
리공간이 쉽게 확보되며(그림 9-16), 한 번 정확한
공간이 만들어지면 출혈이 거의 없기 때문에 전립
선 첨부까지 같은 방식으로 박리를 진행할 수 있
다. 전립선 기저부에서 전립선 첨부로 갈수록 직
장과의 거리가 가까워지기 때문에 주의해야 한다.

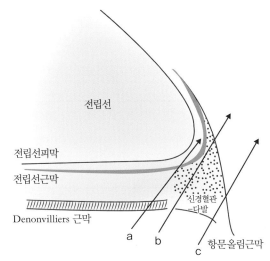

그림 9-15. 신경보존술식 a: 근막내접근법, b: 근막사이
접근법, c: 근막외접근법

근막외접근법은 Denonvilliers 근막 바깥쪽으로
들어가서 직장 주변 지방조직*perirectal fat*을 조금
만 노출시킨 후 박리를 진행하는 것이다. 이 경우
이전 조직검사로 인한 유착이 심할 수 있어 주의해
야 한다.

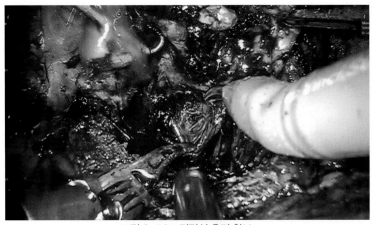

그림 9-16. 전립선 후면 확보

5. 신경보존술식

neurovascular bundle preservation

신경보존술식은 발기력 회복에 매우 중요한 요소로, 보다 확대되고 정밀한 해부학적 구조를 볼 수 있는 로봇수술의 장점으로 인해 한층 발전하였다. 먼저 신경혈관다발과 전립선 pedicle의 관계를 잘 구분해야 한다. 전외측에서 측면골반근막*lateral pelvic fascia*을 먼저 잘라내어 정확한 박리면을 확보한다(그림 9-17). 전립선 기저부에 있

는 pedicle을 결찰하면서 측면골반근막을 잘라내어 확보한 박리면을 따라 전립선 첨부까지 커튼을 걷어내듯 박리를 진행한다(curtain dissection). 전립선 pedicle을 결찰할 때마다 조금씩 신경혈관다발을 걷어내면서 박리를 진행하는데, 수술용 클립이나 흡수 봉합사로 결찰해주고 전기소작기의 사용은 최대한 피하는 것이 중요하다(그림 9-18). 결찰을 많이 할수록 신경손상이 많이 발생할 수 있기 때문에 수술 중 지혈 여부에 대해 정확히 판단하는 것이 중요하다.

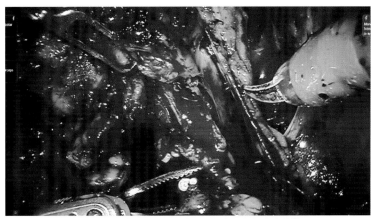

그림 9-17. 측면골반근막을 먼저 잘라내어 박리면 확보

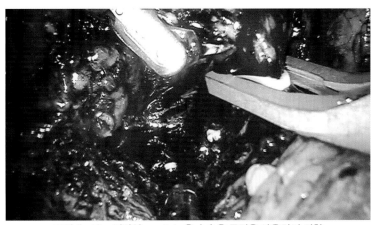

그림 9-18. 전립선 pedicle을 수술용 클립을 사용하여 결찰

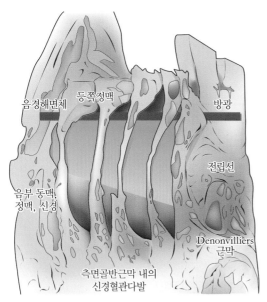

그림 9-19. Veil of Aphrodite

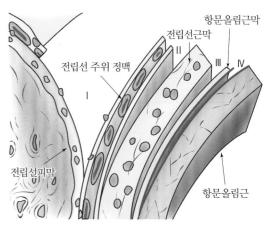

그림 9-20. 신경보존술식에 대한 해부학적 등급을 나눈 모식도 Tewari 등이 혈관 및 근막에 따라 총 네 가지 유형으로 분류하였다.

Menon 등은 Denonvilliers 근막 및 전립선근막에도 많은 수의 신경 및 혈관 조직이 있으며(이를 Veil of Aphrodite로 지칭했다), 이를 보존하는 술식으로 90% 이상의 환자에서 수술 후 발기력이 회복되었다고 보고하였다(그림 9-19). Tewari 등은 등급을 기반으로 한 신경보존술식을 정립하였는데, 전립선근막과 전립선 주위 정맥*periprostatic vein*을 포함하여 신경혈관다발을 보존한 경우 등급 Ⅰ, 전립선 주위 정맥 바깥쪽과 전립선근막(prostatic fascia, i.e. lateral pelvic fascia medial layer)의 안쪽으로 박리를 하는 경우 등급 Ⅱ, 전립선근막을 포함하여 보다 넓게 박리하는 경우를 등급 Ⅲ, 항문올림근막(levator fascia, i.e. lateral pelvic fascia lateral layer) 바깥으로 박리가 되면서 신경혈관다발이 완전히 제거되는 경우를 등급 Ⅳ로 구분하였다(그림 9-20).

6. 요도 박리 및 절제
urethra division and transection

여기까지 수술이 진행되면 전립선은 이전에 결찰한 등쪽정맥복합체와 전립선-요도 접합 부위에 의해서만 지지되고 있다. 먼저 결찰한 등쪽정맥복합체를 조심스럽게 잘라준다. 출혈이 발생할 시 추가결찰을 시행한다. 등쪽정맥복합체가 잘려지면 전립선 첨부와 요도가 노출된다(그림 9-21). 전립선 첨부는 섬유근층으로 구성된 피막이 존재하지 않아 절제변연 양성률이 높다는 점을 염두에 두어야 한다. 또한 수술 후 요자제능 회복을 위해 요도의 정상 조임근 및 신경다발을 최대한 남기려고 하는데, 이런 시도로 인해 절제변연 양성률의 위험은 증가하게 된다. 따라서 전립선 첨부 박리 시에는 첨부를 감싸고 있는 요도의 섬유근층만을 최대한 부드럽게 분리해냄으로써 막요도부의 길이를 충분히 확보하는 한편, 전립선 첨부 및 요도 조직을 직접 눈으로 관찰하면서 조심스럽게

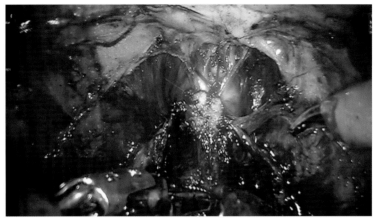

그림 9-21. 등쪽정맥복합체 절제 및 요도 박리

제거하는 방식을 권장한다. 절제변연 평가를 위해 남은 요도의 조직 일부를 동결절편을 보내 병리학적 진단으로 절제변연 양성 여부를 확인하는 것도 좋다. 먼저 요도의 앞면을 조심스럽게 자르면서 Foley카테터를 관찰하여 요도 내부를 확인한다. 이후 전립선 첨부와 요도 사이를 정확히 확인하면서 요도의 후면도 절제해준다.

7. 요도-방광 문합urethrovesical anastomosis

전립선이 적출되면 마지막으로 출혈이 있는지 확인한다(그림 9-22). 유의미한 출혈이 없다면 요도-방광 문합을 실시한다(그림 9-23). 최근 개발된 쐐기형 실barbed suture은 실이 뒤로 풀리지 않아 요도-방광 문합에 유용하다. 주의할 점은 문합 주변에 수술용 클립 등이 있으면 추후 요도 안으로 돌출되는 경우가 발생하므로 문합 주변에서는

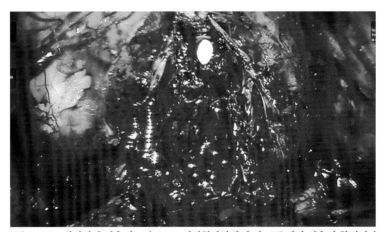

그림 9-22. 전립선이 적출된 모습으로, 신경혈관다발이 잘 보존되어 있음이 확인된다.

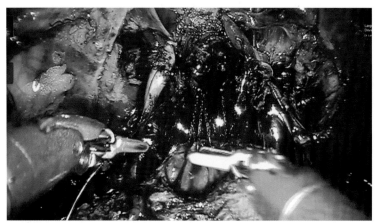

그림 9-23. 요도-방광 문합

출혈이 있어도 수술용 클립 사용을 자제해야 한다. 첫 문합은 방광 6시 방향에서 시작하는 것이 일반적이다. 실제 문합을 시행하면서는 방광 및 요도 점막이 잘 포함되어 있는지와 요관구ureteral orifice가 너무 가깝지는 않은지 확인하는 것이 중요하다. 요도 쪽 문합을 너무 깊게 하면 신경혈관다발에 손상이 갈 수 있다. 보통은 요도에 비해 방광입구가 더 크기 때문에 문합 시 이를 고려해야 하고, 방광 쪽이 너무 많이 남게 되면 전면부에서 방광경부를 좁혀주는 술식을 추가하는 것이 좋다.

Ⅳ 수술적 변형surgical modifications

1. 요자제urinary continence

요자제능 회복을 위해서는 요도평활근 손상을 최소화하고 방광경부의 구경이 너무 좁거나 넓지 않도록 만들어주는 것이 중요하다. 요도평활근 손상을 줄이기 위해서는 등쪽정맥복합체 결찰 및 전립선 첨부 절제 시 주의해야 하며, 요도와 방광경부 문합 시 장력이 가해지지 않도록 하는 것이 중요하다. 특히 수술 전에 방광출구 폐색에 따른 배뇨근 비후 및 방광유순도 저하가 있는 환자들에서는 수술 중 방광의 과도한 견인이 수술 후 요자제 회복을 저해하므로, 이를 최소화하는 것이 권장된다. 요자제와 관련하여 다양한 술기가 있으므로 이를 잘 적용해야 한다. Lin 등은 방광경부재건술을 적용함으로써 수술 후 6개월 및 12개월에 요자제능 회복률 97.3%의 우수한 결과를 보고하였다. Hammerer 및 Huland 등은 요역동학검사를 이용하여 근치전립선절제술 후 요도길이와 요자제능의 연관성을 규명했는데, 수술 중 요도길이를 충분히 확보해야 한다고 주장하였다. Patel 등은 요도 주위 지지봉합periurethral suspension stitch을 적용함으로써 수술 후 3, 6, 9개월의 요자제능 회복률이 92.8, 97.9, 97.9%라고 보고하였다. Rocco 등은 방광 후부의 남은 Denonvilliers 근막과 요도의 정중솔기median dorsal raphe를 봉합함으로써 후부근막을 재건하는 방법으로 요자

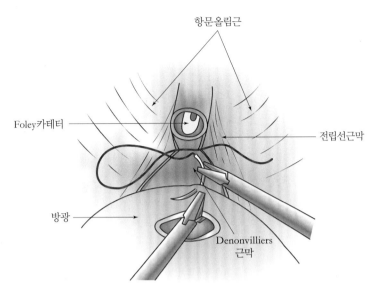

항문올림근

Foley카테터

전립선근막

방광

Denonvilliers
근막

그림 9-24. 후부근막 재건*posterior reconstruction*

제능 회복을 유의하게 향상시킬 수 있음을 보고하였다(그림 9-24). 이러한 술식을 시행받은 환자들에서 Foley카테터 제거 직후 요자제를 유지한 환자가 62%에 달한다고 보고하였다. 이후 많은 연구자가 이와 같은 후부근막을 재건하는 방법의 유용성을 보고했지만, Menon 등의 연구에서는 그 효과가 입증되지 못하였다. 이런 차이는 정중솔기를 Denonvilliers 근막에 추가하여 방광경부 1~2cm 뒤에 존재하는 더 두꺼운 구조물을 재건에 포함하는지에 따라 발생하는 것이다. Lee 등은 Denonvilliers 근막이 아니라 posterior detrusor apron에 직접 연결하는 방법을 사용하여 퇴원 시 60%의 요자제능 회복이 가능하다고 보고하였다. Tewari 등은 골반내근막과 방광을 연결해주는 전부근막을 재건하는 방법으로 요자제능의 조기회복이 가능하다고 주장했는데, 수술 후 16주 안에 95%의 환자에서 요자제능이 회복되었다고 보고하였다(그림 9-25). Hurtes 등은 전부 및 후부 동

시 재건술식을 통해 수술 후 1개월 및 3개월의 요자제능이 유의하게 향상됨을 보고하였다. 요자제능 회복을 위해 가급적이면 전립선 주변의 구조물을 그대로 두려는 시도가 지속적으로 이루어지고 있다. Galfano 등은 전립선 후면으로 접근하여 치골전립선인대를 보존하는 술식을 발표했는데, 수술 직후 92%의 요자제능 회복이 가능하다고 하였다. Lei 등은 등쪽정맥복합체의 선택적 결찰을 통해 수술 5개월 후 요자제능 회복이 유의하게 향상되었음을 밝힌 바 있으며, Takenaka 등은 골반 내근막의 보존 또한 요자제능 회복에 도움이 된다고 보고하였다.

2. 발기능*erectile function*

앞서 기술한 바와 같이 Walsh에 의해 근치적 전립선적출술 시의 신경보존술식이 처음 제시되면서 수술 후 발기능을 향상시키는 개념이 정립되기

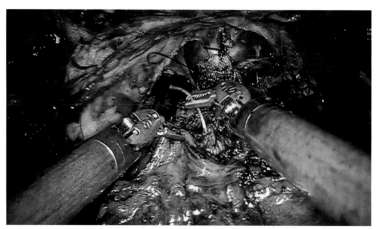

그림 9-25. 전부근막 재건*anterior reconstruction*

시작하였다. Stolzenburg는 근막내접근법을 소개하면서 신경보존을 위한 박리 깊이에 대한 이해를 추가하였다. 이는 Denonvilliers 근막을 완전히 분리하고 전립선근막을 따라 주변 구조물을 완전히 보존하는 방법이다. 이와 같은 방법을 이용한 경우 수술 후 12개월째 발기력 회복이 약 80%로 기존의 방법보다 우수하였다. 로봇수술의 보편화와 더불어 신경혈관다발의 보존을 위한 가장 대표적인 술식은 Menon 등이 제시한 Veil of Aphrodite(lateral prostate fascia) 보존술식이다. 이 술식은 치골전립선인대와 등쪽정맥복합체를 보존하면서 Veil of Aphrodite도 전립선 첨부까지 연장하여 보존하는 superveil 술식으로 발전하였다. 이를 통해 수술 후 발기력을 94%의 환자에서 보존할 수 있었다. Masterson 등은 변형된 신경보존술식으로 고전방 유리*high anterior release* 방식을 제시했으며, 수술 후 6개월째 발기력을 비교한 결과 기존술식에 비해 발기력 회복률이 22%포인트 향상되었다(45% 대 67%). Srivastava 등은 방광경부와 전립선 기저부를 분리하고 골반내근막과

전립선근막을 2시 방향에서 절개하여 신경혈관다발까지 외측으로 박리를 진행한 후 Denonvilliers 근막과 만난 지점에서 전방분리*antegrade dissection*를 시행하는 방법을 소개하였다. 이는 정낭을 먼저 분리한 후에 전립선의 우측면을 방광경부에서 완전히 분리하는 방식으로, 신경혈관다발의 불필요한 견인 및 열손상을 피할 수 있었다. 또한 작은 혈관에는 전기소작기가 아닌 수술용 작은 클립을 사용하였다. 이 방법은 기존 술식에 비해 신경혈관다발의 손상을 최소화할 수 있어 전체 환자의 91%, 특히 60세 이하의 환자에서는 약 95%에서 발기력이 회복되었다고 보고하였다. 부속 음부동맥*accessory pudendal artery*을 보존하는 것도 중요하다(그림 9-26). 부속 음부동맥의 위치에는 다양한 변이가 있으나, 주로 해면체동맥과 연결되는 것으로 보고 있으며, 전립선을 기준으로 첨부 부속음부동맥*apical accessory pudendal artery*과 측면 부속음부동맥*lateral accessory pudendal artery*으로 구분한다. 도플러 초음파를 시행하면 발기 시 부속음부동맥의 혈류가 증가하는 것으로 확인되어,

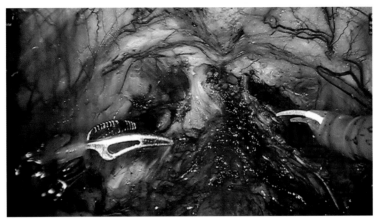

그림 9-26. 좌측 부속음부동맥

이의 보존이 발기의 유지에 영향을 줄 수 있을 것으로 생각된다. 2004년 Rogers 등은 2,399명을 대상으로 부속음부동맥의 보존에 대한 연구를 보고했는데, 부속음부동맥을 보존하면 발기력 회복까지의 시간이 더 짧다고 하였다. Secin 등은 부속음부동맥을 보존해도 종양학적 결과에는 영향을 주지 않는다고 보고하였다. 비록 발견빈도가 높지는 않지만 항상 부속음부동맥이 모든 환자에게 있다고 생각하면서 수술에 주의를 기울여야 한다.

3. 신경이식술*interposition nerve grafting*

신경이식술은 일측 또는 양측 신경혈관다발을 절제한 후 신경을 삽입하여 단단문합술*end-to-end anastomosis*로 이어주는 술기로, 1999년 Kim 등에 의해 9명의 비신경보존 근치전립선절제술 시행 환자를 대상으로 적용한 연구결과가 처음으로 소개되었다. Kim 등은 후속연구를 통해 비신경보존술을 받은 환자에서 양측 장딴지신경*sural nerve*을 이용한 신경이식술을 시행하고 수술 후 1년 뒤 발기력을 측정한 결과 완전 회복 및 부분 회복된

환자가 각각 26%였으며, 발기부전치료제 보조하에 발기력이 회복된 환자가 43%에 이른다고 보고하였다. 신경이식술은 주로 장딴지신경이나 음부대퇴신경*genitofemoral nerve*이 사용된다. 장골서혜신경*ilioinguinal nerve* 이식도 보고된 바 있으나, 신경 직경이 좁은 문제 등으로 현재는 잘 사용되지 않는다. 신경이식술은 수술 중 신경조직의 구축을 감안하여 필요한 길이보다 10~20% 길게 준비해야 하며, 단단문합술로 연결한 후에 작은 수술 클립이나 fibrin glue 등으로 문합 부위를 처리해주는 것을 권장하고 있다.

V 골반림프절절제술
pelvic lymph node dissection; PLND

1. 적응증과 범위*indications and extent*

1) 적응증

골반림프절절제술은 전립선암에서 림프절 침범을 진단하는 데 가장 정확하고 믿을 만한 진단적

술기에 해당한다. 현재의 컴퓨터단층촬영 또는 자기공명영상 등의 영상진단 기술로는 림프절 침범을 예측하는 데 한계가 있기 때문에, 골반림프절절제술을 통해서만 림프절전이 여부를 정확히 파악할 수 있다는 점에서 임상적 중요성도 크다. 하지만 다음 세 가지 쟁점으로 인해 전립선암에서 골반림프절절제술은 여전히 논쟁이 되고 있다. 첫째, 환자에 따라 림프절전이의 위험이 다르기 때문에 골반림프절절제술의 적응증을 보다 정확히 확립해야 한다. 둘째, 골반림프절절제술을 적절히 수행하기 위해서는 술자의 숙련도와 수술시간의 연장이 필요하다. 셋째, 골반림프절절제술이 전립선암의 종양학적 예후에 미치는 영향은 아직도 명확한 결론이 나지 않은 쟁점으로, 전향적 무작위 배정 연구를 통한 림프절절제술의 검증이 필요하다. 현재 주요 가이드라인에서 공통적으로 권고하고 있는 골반림프절절제술의 적응증은 임상병기 cT2b, 전립선특이항원 20ng/mL, 조직검사 글리슨점수 8 이상의 고위험 환자군에서는 반드시 시

행하고, cT2a, 전립선특이항원 10~20ng/mL, 조직검사 글리슨점수 7의 중등도위험 환자군에서는 술자의 선택에 따라 시행하거나, 계산도표에서 림프절 침범의 확률이 2% 이상인 경우에 시행하도록 권장하고 있다. 저위험 환자군(cT1c, 전립선특이항원 10ng/mL 이하, 글리슨점수 6 이하)에서는 림프절 침범의 빈도가 낮기 때문에 대체로 권장하지 않고 있다.

2) 범위

여러 연구를 통해 전립선암에서 림프절 침범의 빈도는 골반림프절절제술의 범위와 비례하여 증가한다고 보고된 바 있으며, 확대 림프절절제술이 제한적 림프절절제술에 비해 숨어 있는 미세 림프절전이 등의 병변을 제거하는 데 효과적일 것으로 추측되나, 여전히 상반된 결과들이 많다. 전립선암에서 골반림프절절제술의 범위를 구분해 보면 다음과 같다. ① 제한적limited 림프절절제술: 외장골정맥external iliac vein과 폐쇄신경obturator

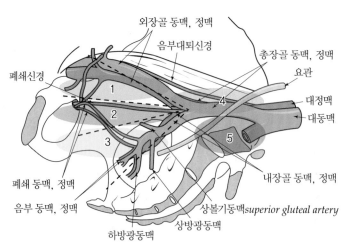

그림 9-27. 골반림프절절제술의 적응증과 범위 area 1 제한적 림프절절제술, area 1~3 표준 림프절절제술, area 1~4 확대 림프절절제술, area 1~5 초확대 림프절절제술

nerve 위쪽을 포함하는 부위, ② 표준*standard* 림프절절제술: 폐쇄신경의 아랫부분 및 내장골혈관*internal iliac vessels*에 연한 부위까지, ③확대*extended* 림프절절제술: 총장골혈관*common iliac vessels* 부위까지, ④ 초확대*super-extended* 림프절절제술: 전천골강*presacral space* 부위(그림 9-27).

2. 술기*surgical technique*

골반림프절절제술은 전립선절제술 전에 시행하는 것을 원칙으로 한다. 종양이 주로 발견된 부위와 동일한 방향에서 외장골정맥의 외막을 따라 분리하는 것을 시작으로, nodal pocket을 내측으로 견인하면서 외측 골반벽 사이로 드러난 무혈관 박리층을 따라 절제를 지속한다. 근위부로는 장골분지, 원위부로는 치골까지를 경계로 하여 절제하고, 이후 폐쇄신경을 찾은 후에는 손상을 피하도록 주의하면서 신경을 감싸고 있는 림프절을 원위부에서 결찰한 후 환자의 머리 방향으로 견인하여 박리를 시행한다. 절제된 부위의 가장 원위부 및 근위부의 림프관은 반드시 수술 클립으로 결찰하여 림프류*lymphocele* 등의 합병증을 최소화한다.

3. 합병증*complications*

골반림프절절제술에 따른 합병증은 2~51%로 다양하게 보고되고 있다. Stone 등은 확대 림프절절제술과 제한적 림프절절제술 후의 합병증 빈도를 비교한 결과 35.9% 대 2%로 큰 차이를 보였다고 보고하였으며, Briganti 등이 보고한 연구에서도 확대 림프절절제술에서는 19.8%의 평균 합병증 발생률을 보인 반면, 제한적 절제술에서는 8.2%로 서로 유의한 차이를 보였다. 하지만 Bader 등은 림프류 발생 이외의 합병증은 림프절절제술의 범위와 무관하다는 결과를 발표하였으며, Heidenreich 등도 확대 및 제한적 림프절절제술 간의 합병증 빈도가 8.7% 대 9%로 유의한 차이를 보이지 않았음을 보고한 바 있다. 따라서 림프절절제술의 범위가 합병증의 빈도와 연관이 있는지에 대해서는 여전히 논쟁이 있다. 하지만 대부분의 논문에서는 골반림프절절제술은 숙련된 술자가 시행하더라도 합병증에서 자유로운 술기가 아니므로 외장골동맥 외측의 림프절은 보존하고, 림프관의 원위부 결찰 시에는 가능한 한 작은 클립을 적용하며, 수술 후 배액관은 골반의 양측에 각각 거치하고, 하루 배액량이 50mL 이하인 경우 제거를 하는 등의 기본원칙을 준수할 것을 권장하고 있다.

VI 수술 전 준비*preoperative preparation*

1. 수술 전 장 준비

최근의 연구들에서는 수술 전 기계적 장 청소*mechanical bowel preparation*는 수술 후 합병증을 줄이는 데 도움이 되지 못하며 수술 중 직장손상이 발생한다 하더라도 이득이 없을 뿐만 아니라 환자불편 및 비용의 증가 등을 이유로 추천하지 않고 있다. 하지만 보통 수술 전날 저녁에 구연산마그네슘*magnesium citrate* 용액을 마시게 하고, 수술 당일 아침에 플리트*Fleet* 자가 관장 혹은 글리세린 관장을 시행하고 있다.

2. 수술 팀의 구성

근치전립선절제술 시에는 수술 팀의 구성이 필요하며 술자를 비롯하여 보조의사, 수술실 간호사 및 마취과로 구성된다. 개복수술 시에는 수술 보조의사가 최소 2명 이상 있어야 하며, 복강경하 근치전립선절제술 시에는 조직의 견인 등을 위해 제2 보조의사가 필요할 수도 있으나 필수적이지는 않다. 모든 수술방법에서 제1 보조의사의 역할은 중요하나, 특히 로봇보조 복강경하 근치전립선절제술 시의 제1 보조의사는 해부학적 지식을 비롯한 기본적인 복강경수술의 술식, 로봇의 시스템 및 구조 등을 숙지하고 있어야 하며 수술 중 발생하는 다양한 상황에 즉각적으로 대응할 수 있는 능력이 있어야 하므로 역할이 매우 중요하다. 수술실 간호사는 로봇장비를 비롯한 복강경기구에 대한 숙지 및 이해가 있어야 하며, 마취과에서는 기복pneumoperitoneum 및 급격한 Trendelenburg 자세로 인한 생리학적 변화에 대해 이해하고 있어야 하며 적절한 처치를 할 수 있어야 한다.

3. 환자자세

근치치골후전립선절제술 시에는 환자를 앙와위로 수술대에 눕히며 골반이 올라올 수 있게 수술대를 약간 굴곡지게 하는 것이 도움이 될 수 있다. 수술대를 20도 정도의 경사로 기울여 Trendelenburg 자세를 취하게 한다. 근치회음부 전립선절제술 시에는 극한 쇄석위extreme lithotomy

자세를 시행해야 하며, 환자의 엉덩이는 수술대의 끝부분에 위치하게 하고 무릎은 굽혀서 엉덩이 위로 위치하게 하여 회음부가 완전히 노출되어야 한다. 복강경하 및 로봇보조 복강경하 근치전립선절제술 시에는 양팔은 환자의 몸 옆에 위치하게 하며 척골신경ulnar nerve, 요골신경radial nerve 등의 압박손상을 피하기 위해 푹신한 패드 및 솜을 사용하여 환자의 팔을 감싼 후 넓은 천을 사용하여 환자의 몸 옆에 고정한다. 환자의 다리는 압박 스타킹 혹은 연속압박장치sequential compression device를 사용하는 것이 심부정맥혈전증 예방에 도움이 된다. Steep Trendelenburg 자세에 의해 어깨 및 상완 신경총의 압박손상의 가능성이 있어 푹신한 패드를 사용하여 어깨를 고정하며 흉부도 푹신한 패드를 사용하여 압박 고정한다.

4. 마취 시 고려사항

개복 치골후전립선절제술 및 회음부전립선절제술은 하반신 마취로도 시행할 수 있으나, 복강경하 및 로봇보조 복강경하 전립선절제술은 전신마취가 필요하다. 마취과에서는 이산화탄소의 복강 내 기복 및 급격한 Trendelenburg 자세로 인한 생리학적 변화에 대해서 고려해야 한다. 이산화탄소의 복강 내 기복으로 인해 산소포화도 저하, 호기말 이산화탄소 분압 상승 및 과탄산혈증이 발생할 수 있으며 이로 인한 전신적 산증acidosis이 발생할 수 있다. 또한 복강 내 기복에 의한 심박출량 감소로 인해 신혈류량 감소가 발생하여 일시적인 소변량의 감소 및 혈청 크레아티닌 수치의 상승을 보일 수도 있다. 급격한 Trendelenburg 자세 및 복강 내 기복으로 인한 두개 내 압력의 상승이 발생할 수 있어, 수두증으로 인한 뇌실-복강 간 션트수술을 받은 환자 및 두개 내 압력상승의 위험이 있는 환자들은 마취 전 신경외과와 협진이 필요하다. 또한 안구 내 압력의 상승으로 인해 수술 후 안구 주위 부종 및 안구의 통증이 발생할 수 있으나, 일반적으로 건강한 환자에서는 일시적인 현상으로 시간이 지남에 따라서 사라지는 것으로 알려져 있다. 급격한 Trendelenburg 자세로 인해 기도 및 후두의 부종이 발생할 수 있어 기관삽관 제거 시 주의해야 하며, 장시간 수술로 인한 심부정맥혈전증의 발생 가능성도 항상 염두에 두어야 한다.

Ⅶ 적응증 및 금기증

1. 적응증

근치전립선절제술은 국소 전립선암에 있어서 일차적인 치료방법이다. 일반적으로 수술을 통해 전립선암 조직의 완전 제거가 힘들다고 판단되는 경우에는 근치전립선절제술은 추천되지 않는다. 나이만으로는 근치전립선절제술에 대한 제한은 없으나, 기대여명이 10년 이상이며 만성 복합질환이 동반되지 않은 경우에 수술에 대한 이득이 있는 것으로 알려져 있다. 최근 2014년에 발표된 SPCG-4(Scandinavian Prostate Cancer Group-4) 연구에서 국소 전립선암으로 진단된 환자들을 근치전립선절제술군과 대기관찰요법watchful waiting군으로 나누어 1년간 추적관찰 하여 비교 분석하였는데, 근치전립선절제술군에서 모든 원인에 의

한 사망death from any cause이 유의하게 낮았다(상대위험도relative risk 0.71). 또한 전립선암으로 인한 사망의 상대위험도도 대기관찰요법군에 비해 0.56으로 유의하게 낮았는데, 특히 65세 미만에서 상대위험도는 0.45로 근치전립선절제술의 효과가 더 뚜렷하였다. 하지만 PIVOT(The Prostate Cancer Intervention Versus Observation) 연구에서는 10년간 추적관찰 하여 비교 분석한 결과 근치전립선절제술군에서 대기관찰요법군에 비해 통계적으로 유의한 모든 원인에 의한 사망률all-cause mortality 및 전립선암 특이사망률prostate-cancer specific mortality의 저하를 관찰하지는 못하였다.

2. 금기증

근치전립선절제술의 절대적 금기증은 조절되지 않는 출혈성 질환과 심장, 폐 등의 문제로 인해 전신마취가 불가능할 경우이다. 수술 전 신보조남성호르몬박탈요법neoadjuvant androgen deprivation therapy을 시행받은 경우, 경요도 전립선절제술을 시행받은 경우, 방사선치료를 받은 경우 등에서 전립선 주위 유착으로 수술 술기가 어려울 수 있어 상대적 금기증이 될 수 있으나 최근 수술 술기의 발전으로 극복해 나가고 있다. 또한 복강경 혹은 로봇보조 복강경하 근치전립선절제술에서는 이전에 복강 내 수술을 받은 경우 복강 내 트로카 설치 시에 장기손상의 가능성 때문에 과거에는 상대적 금기증이었으나, 요즘에는 첫 트로카를 개복하에 설치(open technique)하여 복강 내 유착 여부를 관찰한 후 나머지 트로카를 설치함으로써 장기손상을 피할 수 있다. 또한 중증도 이상의 비만에서

는 steep Trendelenburg 자세로 인한 심·폐 합병증의 발생 위험이 높기 때문에 주의 깊은 마취 및 수술이 필요하며 트로카 및 복강경 기구의 길이가 짧을 수 있어 수술 전 세밀한 평가가 요구된다.

Ⅷ 환자선택과 계산도표nomogram의 활용

1996년 근치전립선절제술 및 양측 골반림프절절제술을 시행한 2,439명을 분석하여 수술 후 병리학적 검사에서 림프절 침범 위험도를 예측하기 위한 수술 전 인자에 대한 연구가 Pisansky 등에 의해 최초로 발표된 이후 다양한 예측모델이 발표되었다. 1997년 Partin 등은 수술 전 전립선특이항원 수치, 침생검조직의 글리슨점수 및 임상적 T 병기를 이용하여 수술 후 조직검사에서 전립선에 국한된 전립선암으로 진단될 확률을 예측하고자 Partin 표Partin table를 발표하였다. 1998년 Kattan 등은 Kattan 계산도표nomogram를 발표하였는데, 임상적으로 국소 전립선암 환자의 수술 전 전립선특이항원 수치, 침생검조직의 글리슨점수 및 임상적 병기를 이용하여 근치전립선절제술 시행 후 5년 생화학적 재발률biochemical recurrence; BCR을 예측하고자 하였다. 이후 2009년 Stephenson 등은 근치전립선절제술을 시행받은 환자 12,677명의 수술 전 전립선특이항원 수치, 침생검조직의 글리슨점수 및 임상적 병기를 분석하여 15년 후 전립선암 특이사망률을 예측하는 Stephenson 계산도표를 발표하였는데, 내부 정확도는 82%로 측정되었다. 2011년 Briganti 등

은 임상적 국소 전립선암으로 근치전립선절제술 및 확대 골반림프절절제술을 시행받은 환자 588명을 분석하여 조직검사에서 림프절 침범이 나타날 확률을 예측하고자 하였다. 수술 전 전립선특이항원 수치, 임상적 병기, 수술 전 조직검사에서의 글리슨점수 및 조직검사 시 양성 검체core에서의 암의 분포비율percentage of positive core을 사용하여 수술 후 조직검사에서 림프절 양성이 나타날 확률을 계산하고자 하였고 내부 정확도는 87.6%로 측정되었다(그림 9-28).

많은 연구에서 전립선암 환자의 위험도에 따른 적합한 치료 및 예후 예측을 위해 치료 전 전립선특이항원 수치, 수술 전 조직검사에서의 글리슨점수 및 임상적 T 병기를 사용하여 전립선암의 위험도를 세분화하여 분류하였다. 1998년 D'Amico 등은 최초로 전립선암을 근치전립선절제술 혹은 외부방사선치료 후 생화학적 실패biochemical failure가 발생할 수 있는 위험도에 따라 세 그룹으로 분류하였다. 저위험도low risk 전립선암은 1992년 AJCC 병기 T1/T2a, 글리슨점수 6 이하 및 전립선특이항원 수치 10ng/mL 이하로 정의했고, 중간위험도intermediate risk 전립선암은 임상적 병기 T2b, 혹은 글리슨점수 7, 혹은 전립선특이항원 수치 10ng/mL 초과 20ng/mL 이하로 정의하였다. 고위험도high risk 전립선암은 임상적 병기 T2c 이상, 혹은 글리슨점수 8~10, 혹은 전립선특이항원 수치 20ng/mL 초과로 정의하였다. 이후 AUA(American Urological Association), NCCN(National Comprehensive Cancer Network), EAU(European Association of Urology) 등 다양한 기관 및 연구에서 전립선암의 위험도를 분류하였다(표 9-1).

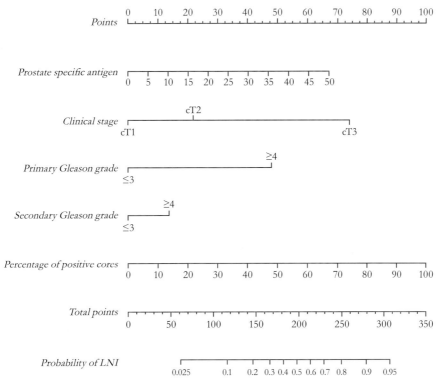

그림 9-28. 확대 골반림프절절제술을 시행받은 환자에서 림프절 침범 가능성을 예측하는 계산도표

표 9-1 기관별 치료 전 전립선암 위험도 분류체계

Institution/ organization	Low risk	Intermediate risk	High risk
D'Amico AUA EAU	T1~T2a and GS≤6 and PSA≤10	T2b and/or GS=7 and/or PSA>10~20 not low risk	≥T2c or PSA>20 or GS 8~10
NCCN	Very low risk: T1c and GS≤6 and PSA<10 and Fewer than 3 biopsy cores positive and ≤50% cancer in each core and PSAD<0.15	T2b~T2c or GS=7 or PSA 10~20 not low risk	T3a or PSA>20 or GS 8~10 not very high risk category
	T1~T2a and GS 2~6 and PSA<10 not very low risk		Very high risk: T3b~T4 or primary Gleason pattern 5 or >4 cores with GS 8~10

AUA: American Urological Association, EAU: European Association of Urology, NCCN: National Comprehensive Cancer Network

1. 저위험도 전립선암

SPCG-4 연구에서는 저위험도 전립선암 환자에서 근치전립선절제술 시행군과 대기관찰요법군을 비교 분석하였는데, 근치전립선절제술군에서의 모든 원인에 의한 사망의 상대위험도는 0.57(95% 신뢰구간, 0.40~0.81)로 분석되었고, 원격전이distant metastases의 상대위험도는 0.40(95% 신뢰구간, 0.21~0.73)으로 분석되어 근치전립선절제술을 시행함으로써 유의하게 감소되었다. 그러나 전립선암 특이사망의 상대위험도는 0.54(95% 신뢰구간, 0.26~1.13)로 유의하게 감소되지는 않았다. PIVOT 연구에서는 저위험도 전립선암 환자에서의 근치전립선절제술은 모든 원인에 의한 사망위험률hazard ratio은 1.15(95% 신뢰구간, 0.80~1.66), 전립선암 특이사망의 사망위험률은 1.48(95% 신뢰구간, 0.42~5.24)로 분석되어 근치전립선절제술이 사망의 위험을 유의하게 낮추지 못하였다. 그러나 기대여명이 10년 이상인 경우 근치전립선절제술은 치료의 선택이 될 수 있으며, 이때 환자의 선호도, 건강상태, 배뇨증상, 발기능력 및 장 기능 등을 모두 고려하여 결정해야 한다. 2015년 EAU 지침에 따르면, 기대여명이 10년 미만인 경우에는 대기관찰요법을 시행하고, 10년 이상인 경우 적극적 감시active surveillance, 근치전립선절제술, 방사선치료 및 냉동수술cryotherapy이 저위험도 전립선암에서 선택될 수 있는데, 이때 근치전립선절제술 및 방사선치료에서보다 적극적 감시에서의 기능적 결과functional outcome가 더 우수하다는 정보를 알려주어야 한다(level of evidence 2, grade B). 근치전립선절제술 시 피막외침범 위험이 낮은 환자들

(T1c, GS<7 and PSA<10ng/mL, 혹은 Partin 표/계산도표에 의거) 중 수술 전 발기능이 있는 환자에서는 신경보전 근치전립선절제술을 시행할 수 있고, 저위험도 전립선암에서는 림프절 양성이 나타날 확률은 5%가 넘지 않기 때문에 골반림프절절제술은 일반적으로 필요 없다. 2016 NCCN 지침에서는 초저위험도 전립선암very low risk prostate cancer에서 기대여명이 10년 미만일 경우에는 경과관찰observation, 10년에서 20년 사이일 경우에는 적극적 감시를 시행해야 하며, 기대여명이 20년 이상일 경우에는 적극적 감시, 방사선치료 및 근치전립선절제술이 치료의 선택이 될 수 있다 하였다. 또한 골반림프절절제술은 림프절전이 위험이 2%를 넘는 경우에만 시행하도록 하고 있다. 저위험도 전립선암에서는 기대여명이 10년 미만일 경우 경과관찰, 10년 이상일 경우 적극적 감시, 방사선치료 및 근치전립선절제술이 치료의 선택이 될 수 있다 했고, 초저위험도 전립선암과 마찬가지로 림프절전이 위험이 2%를 넘는 경우에만 골반림프절절제술을 시행하도록 하였다.

2. 중간위험도 전립선암

SPCG-4 연구에서 중간위험도 전립선암에서 근치전립선절제술의 모든 원인에 의한 사망의 상대위험도는 0.71(95% 신뢰구간, 0.53~0.95), 전립선암특이사망의 상대위험도는 0.38(95% 신뢰구간, 0.23~0.62) 및 원격전이의 상대위험도도 0.49(95% 신뢰구간, 0.32~0.74)로 유의하게 낮게 분석되어 근치전립선절제술이 더 이득이 있는 것으로 나타났다. PIVOT 연구에서는 중간위험도의 전립선

암에서 근치전립선절제술의 모든 원인에 의한 사망위험률은 0.69(95% 신뢰구간, 0.49~0.98)로 유의하게 낮았으나 전립선암 특이사망의 사망위험률은 0.50(95% 신뢰구간, 0.21~1.21)으로 유의하게 낮추지 못하였다. 2015년 EAU 지침에 의하면, 기대여명이 짧거나 국소치료를 하지 못하는 환자에서는 대기관찰요법을 시행하며, 적극적 감시는 중간위험도 전립선암에서 적합하지 않으며 기대여명이 10년 이상일 경우에는 근치전립선절제술 혹은 4~6개월간 호르몬치료를 병합한 방사선치료를 시행해야 한다. 근치전립선절제술 시 피막외침범의 위험이 낮은 환자들 중 수술 전 발기능이 있는 환자에서는 신경보존 근치전립선절제술을 시행할 수 있으며, 골반림프절 침범이 3.7~20%에서 발견되기 때문에 계산도표에서 림프절전이 위험이 5% 이상인 경우 제한 골반림프절절제술이 아닌 확대 골반림프절절제술을 시행해야 한다. 2016년 NCCN 지침에는 기대여명이 10년 이상인 경우 근치전립선절제술 및 골반림프절절제술(림프절전이 위험이 2% 이상인 경우) 혹은 4~6개월간 호르몬치료를 병합한 외부방사선치료 및 근접방사선치료 또는 단독 근접방사선치료를 시행해야 하며, 기대여명이 10년 미만일 경우에는 경과관찰 또는 4~6개월간의 호르몬치료를 병합한 외부방사선치료 및 근접방사선치료 또는 단독 근접방사선치료를 시행해야 한다고 명시되어 있다.

3. 고위험도 전립선암

SPCG-4 연구에 따르면, 고위험도 전립선암에서 근치전립선절제술을 시행한 환자와 대기관찰요법을 시행한 환자를 비교 분석하였을 때 수술한 그룹의 모든 원인에 의한 사망의 상대위험도는 0.84(95% 신뢰구간, 0.60~1.19), 전립선암 특이사망의 상대위험도는 0.87(95% 신뢰구간, 0.52~1.46)로 유의한 차이가 없게 분석되었다. PIVOT 연구에서도 모든 원인에 의한 사망위험률은 0.74(95% 신뢰구간, 0.49~1.13), 전립선암 특이사망의 사망위험률은 0.40(95% 신뢰구간, 0.16~1.00)으로 유의한 차이를 발견하지 못하였다. 고위험도 전립선암 환자의 치료에서는 다방법 병합치료multimodality treatment가 필요하며, 2015년 EAU 지침에서는 적극적 감시는 적합하지 않으며 기대여명이 10년 이상인 경우 근치전립선절제술은 다방법 병합치료의 한 부분으로 시행 가능하며 확대 골반림프절절제술을 시행해야 한다라고 권고하고 있다. Partin 표 혹은 계산도표에 의거하여 피막외침범의 위험이 낮은 환자들 중 수술 전 발기능이 있는 환자에서는 신경보전 근치전립선절제술을 시도할 수 있다고 하였다. 근치전립선절제술 전 신보조호르몬치료neoadjuvant hormone therapy는 추천되지 않으며, T3 이상의 환자들에서 근치전립선절제술 후 전립선특이항원값이 측정되지 않는 환자들에게도 보조 외부방사선치료는 생화학적 무재발생존율biochemical recurrence free survival 연장에 도움을 줄 수 있고 보조 외부방사선치료를 시행하지 않는 환자들에게는 추후 전립선특이항원 상승 시 구제방사선치료를 시행할 수 있다는 점을 알려주어야 한다고 명시되어 있다. NCCN 지침에는 고위험도 전립선암 환자에서는 일차적으로 방사선치료 및 2~3년간 남성호르몬박탈요법의 병합요법을 추천하나(category 1) 골반림프절절제술을 포함한 근치전립선절제술도 치료의 선택이 될 수 있다. 수술 후 병리검사상에서 림프절전이가 관찰되면 경과관찰을 할 수 있으나(category 2B) 일차적으로는 남성호르몬박탈요법이 추천되며(category 1) 여기에 보조방사선치료를 시행할 수 있다고 하였다(category 2B). 초고위험도 전립선암에서는 방사선치료와 2~3년간 남성호르몬박탈요법의 병합이 일차적으로 추천되며(category 1) 골반림프절절제술을 포함한 근치전립선절제술은 주위 장기 침범이 없는 경우 선택적으로 시행할 수 있으며 남성호르몬박탈요법 단독치료는 국소치료를 하지 못하는 경우에서만 고려되어야 한다고 하였다.

IX 수술 후 관리

수술 전에 사용하는 예방적 항생제는 절개 시작 전 1시간 이내에 투여해야 하며 수술 후 24시간 내에 중단해야 한다. Cephalosporin 계열의 항생제를 추천하며, 일반적으로 수술 시작 1시간 이내에 cefazolin 1g의 정맥투여로 시작한다. β-lactam 계열에 과민반응이 있는 환자들은 vancomycin 1g과 clindamycin 600~900mg의 동시 투여를 권장한다. 수술 술기의 발전으로 근치전립선절제술 시 수혈을 필요로 하는 대량 출혈의 발생 가능성은 매우 감소하였으나 수술 전후의 헤마토크리트 검사는 반드시 필요하다. 수술 시 많은 출혈이 예상되는 환자들에게 수술 전 재조합 에리스로포이에틴recombinant erythropoietin을 투여하여 수혈의 위험을 낮출 수 있다. 수술 후 폐허탈atelectasis을 방지하기 위해 적극적 기침 및 심호흡을 격려해

야 하며, 흡기훈련기(incentive spirometer)를 사용하게 하여 이를 보조할 수 있다. 심부정맥혈전증의 감소 및 폐허탈 발생의 감소를 위해 수술 후 조기 보행을 격려해야 한다. 수술 전후 기간 동안 항혈전 압박스타킹 및 연속압박장치의 사용은 심부정맥혈전증의 감소에 도움이 된다. 수술 후 심부정맥혈전증의 예방을 위해 헤파린류의 사용을 주장하는 연구도 있으나 일반적으로 수술 후 출혈의 가능성이 있기 때문에 사용하지 않는다. 복강경하 혹은 로봇보조 복강경하 근치전립선절제술은 근치치골후전립선절제술에 비해 수술 후 통증이 적음에도 불구하고 경도에서 중증도의 통증을 보이며 수술 후 통증의 조절은 환자의 회복에 있어서 매우 중요하다. 일반적으로 환자 자가 통증조절기구 patient controlled analgesia를 사용하지만 반드시 필요한 것은 아니다. 환자 자가 통증조절기구를 사용하지 않는 환자들은 수술 직후 ketorolac 30mg 정맥투여 후 36시간 동안 6시간마다 ketorolac 15mg의 정맥투여를 권장한다. 수술 후 조기식이를 시행하는 것이 환자의 회복과 조기퇴원에 도움이 되며, 일반적으로 수술 후 다음 날에 유동식 full liquid diet을 시작하며, 두 번의 유동식 후 특별한 문제가 관찰되지 않으면 식이적으로는 퇴원에 문제가 없는 것으로 알려져 있다. 요도 카테터는 일반적으로 수술 후 7~14일에 제거한다. 요도 카테터를 제거하기 전에 방광조영술을 시행하지 않아도 안전하다는 주장이 있으나 일반적으로 방광조영술을 시행하여 요도-방광 문합 부위의 조영제 누출이 없음을 확인한 후 제거한다. 요도 카테터의 조기제거는 요도-방광 문합 부위의 부종의 잔재로 인한 급성 요폐acute urinary retention의

발생위험이 있다. 한 연구에 따르면, 근치치골후 전립선절제술 후 요도 카테터를 7일간 유치한 군에서 15%의 급성 요폐가 발생하여 요도 카테터의 재삽입을 시행하였으나 14일간 유치한 군에서는 급성 요폐가 발생하지 않았다 한다. 다른 연구에서는 수술 후 8~9일째 요도 카테터를 제거한 환자군에서 급성 요폐의 발생률은 2%라고 보고하였다.

X 합병증

1. 수술 중 합병증

트로카에 의한 출혈은 복강경하 혹은 로봇보조 복강경하 근치전립선절제술 시에 가장 흔히 일어나는 합병증이다. 트로카에 의한 작은 피하정맥의 손상에 의해 발생되며 트로카의 삽입 혹은 제거 직후 발견되고 대부분 전기소작술에 의해 조절된다. 등쪽정맥복합체dorsal vein complex에서 문제를 일으킬 만한 출혈이 발생할 수 있는데, 이 경우에는 요도와 등쪽정맥복합체를 확실히 박리한 후 양 끝을 oversewing해야 한다. 복강경 혹은 로봇보조 수술 시에는 기복압에 의한 눌림으로 출혈이 가려질 수 있으므로 수술 종료 시에는 기복압을 낮추어 출혈 여부를 자세히 관찰해야 한다. 골반림프절절제술 시에는 폐쇄신경의 손상이 발생할 수 있으며 발생률은 0~1.8%로 보고되었다. 폐쇄신경 손상 시에는 5-0 혹은 6-0의 비흡수성 봉합사로 봉합해주어야 한다. 직장 손상은 0~2.5%로 보고되고 있으며, 골반강 내에 물을

채운 다음 직장 카테터를 사용해 공기를 주입하여 공기가 새는지 여부를 확인하여 발견할 수 있다(air bubble test). 흡수성 봉합사를 사용하여 여러 층으로 봉합해야 하며 그물막을 사용하여 덧댐으로써 직장-요도 누공rectourethral fistula 등의 합병증의 발생위험을 낮출 수 있는 것으로 알려져 있다. 이전 방사선치료를 받은 후 구제 근치전립선절제술 시의 직장 손상인 경우에는 직장-요도 누공의 발생위험이 높기 때문에 대장루조성술colostomy을 시행해야 한다. 요관 손상 또한 매우 드문 수술 중 합병증으로, 매우 큰 전립선 중간엽의 심한 돌출, 이전 전립선 수술 및 이전 전립선염의 과거력 등이 위험인자로 알려져 있다.

2. 수술 후 합병증

요도-방광 문합 부위의 지속적인 요 누출이 발생할 수 있으며, 대부분의 작은 요 누출은 요도 카테터를 계속 유치하면 자연 치유되나 지속적인 요 누출이 있는 경우 재수술이 필요할 수도 있다. 경복막 접근으로 수술한 경우 지속적인 요 누출로 인해 소변에 의한 감염이 복강 내에서 발생할 수 있어 이러한 합병증을 감소시키기 위해 문합 부위 주위에 배액관을 설치해야 한다. 방광경부 구축bladder neck contracture은 근치전립선절제술의 흔한 합병증으로 일반적으로 0.5~10%로 보고되고 있으나 최근 술기의 발전으로 많이 감소하였다. 방광경부 구축을 예방하기 위해서는 요도-방광 문합 시 물 샐 틈 없는water-tight 봉합과 점막끼리mucosa-to-mucosa의 접합을 시행하는 것이 중요하다. 근치전립선절제술 후 약한 요류를 보이거나

설명되지 않는 요실금이 지속된다면 방광경부 구축을 고려해야 하는데, 우선 방광경을 사용하여 단순 확장을 시도하고, 실패한다면 cold knife를 사용하여 방광경부의 3, 6, 9시 방향에 절개치료를 시행한 후 간헐적 자가도뇨법을 단기간 시행한다. 방광경부 구축이 지속된다면 cold knife로 방광경부를 절개한 후 절개 부위에 triamcinolone acetonide(200mg in 5mL) 주사요법을 시행하면 도움이 될 수 있다.

근치전립선절제술 후 요실금은 환자의 삶의 질을 저하시키는 흔한 합병증으로, 조사하는 방법에 따라 다양하게 보고되어 있다. 2000년부터 2007년까지 근치전립선절제술을 시행한 66세 이상 환자를 SEER(Surveillance, Epidemiology and End Results) 자료를 사용하여 조사하였는데, 6%의 환자에서 수술 후 2년 내에 항요실금 시술을 시행한 것으로 분석되었다. 등쪽정맥복합체의 결찰 및 분리 시 횡문조임근의 손상에 의해 주로 발생되며, 요도-방광 문합 시 요도평활근의 손상이나 신경혈관다발의 손상에 의해서도 발생될 수 있다. 방광경부 구축이나 넓은 방광경부에 의해서도 요실금이 발생할 수 있으므로 수술 시 유연하면서도 너무 넓지 않은 방광경부가 되도록 하는 것이 중요하다. 요실금을 예방하기 위해서 전립선 첨부 박리 시 횡문조임근의 보존이 중요하며 요도-방광 문합 시 점막끼리의 접합 및 무긴장tension free 접합을 시행해야 한다. 또한 방광경부가 당겨져서 열려지지 않게 방광 경부의 버팀 봉합을 시행하는 것이 도움이 될 수 있다.

근치전립선절제술 후 발기부전도 삶의 질을 저하시키는 흔한 합병증이다. 수술 후 발기기능 유지에는 세 가지 중요한 인자가 존재하는데, 환자의 나이(65세 미만), 수술 전 발기가능 여부 및 신경혈관다발의 보존이다. 2004년 Parsons의 논문에 따르면, 양측 신경혈관다발보존 근치전립선절제술을 시행한 환자들 중 40세 미만에서는 100%, 40~49세에서는 88%, 50~59세에서는 90%, 60~67세에서는 75%의 발기기능 회복을 보였다. 일반적으로 시간이 지남에 따라 발기기능의 회복률은 증가하는 것으로 알려져 있으며, 한 연구에서는 단측 신경혈관다발보존 술식만 시행한 경우 65%의 환자에서 발기기능의 회복을 보였으며 부속 내음부동맥 보존술식을 시행하는 경우 발기기능의 회복이 2배 정도 증가하는 것으로 보고하였다. EAU 지침에서는 신경보존 근치전립선절제술 후 발생하는 발기부전에 대해 일차치료로 PDE-5(phosphodiesterase type 5) 억제제의 사용을 권장하고 있다. PDE-5 억제제는 신경보존술식을 시행하는 경우 70~80%의 환자에서 효과를 보였으며, 신경보존술식을 시행하지 않은 환자에서도 0~15%의 효과를 보인다고 알려져 있다. 성기능 회복에 있어서 가장 좋은 PDE-5 억제제 투여방법에 대해서는 아직까지 불분명하고 억제제들의 종류에 따른 비교연구도 아직 시행되지 않았다. 하지만 몇몇 연구에서 필요에 따라 복용하는 on-demand 요법이 매일 복용요법보다 성기능 회복에 더 이득이 있는 것으로 나타났다. 일차치료인 PDE-5 억제제 복용요법이 효과적이지 않다면 이차치료로 음경해면체 내 주사요법, 진공발기기구 등을 고려할 수 있으며, 이것 또한 효과적이지 않다면 삼차치료로 음경보형물삽입술을 고려할 수 있다.

참고문헌

Abbou CC, Salomon L, Hoznek A, Antiphon P, Cicco A, Saint F, et al. Laparoscopic radical prostatectomy: preliminary results. Urology 2000;55:630-4.

Albers P, Schäfers S, Löhmer H, de Geeter P. Seminal vesicle-sparing perineal radical prostatectomy improves early functional results in patients with low-risk prostate cancer. BJU int 2007;100:1050-4.

Awad H, Walker CM, Shaikh M, Dimitrova GT, Abaza R, O'Hara J. Anesthetic considerations for robotic prostatectomy: a review of the literature. J Clin Anesth 2012;24:494-504.

Bader P, Burkhard FC, Markwalder R, Studer UE. Is a limited lymph node dissection an adequate staging procedure for prostate cancer? J Urol 2002;168: 514-8.

Beyer J, Wessela S, Hakenberg OW, Kuhlisch E, Halbritter K, Froehner M, et al. Incidence, risk profile and morphological pattern of venous thromboembolism after prostate cancer surgery. J Thromb Haemost 2009;7:597-604.

Bill-Axelson A, Holmberg L, Garmo H, Rider JR, Taari K, Busch C, et al. Radical prostatectomy or watchful waiting in early prostate cancer. N Engl J Med 2014;370:932-42.

Bivalacqua TJ, Pierorazio PM, Su LM. Open, laparoscopic and robotic radical prostatectomy: optimizing the surgical approach. Surg oncol 2009; 18:233-41.

Briganti A, Blute ML, Eastham JH, Graefen M, Heidenreich A, Karnes JR, et al. Pelvic lymph node dissection in prostate cancer. Eur Urol 2009;55:1251-65.

Briganti A, Chun FK, Salonia A, Suardi N, Gallina A, Da Pozzo LF, et al. Complications and other surgical outcomes associated with extended pelvic lymphadenectomy in men with localized prostate cancer. Eur Urol 2006;50:1006-13.

Briganti A, Larcher A, Abdollah F, Capitanio U, Gallina A, Suardi N, et al. Updated nomogram predicting lymph node invasion in patients with prostate cancer undergoing extended pelvic lymph node dissection: the essential importance of percentage of positive cores. Eur Urol 2012;61:480-7.

Caprini JA, Arcelus JI, Hoffman K, Mattern T, Laubach M, Size GP, et al. Prevention of venous thromboembolism in North America: results of a survey among general surgeons. J Vasc Surg 1994;20:751-8.

D'Alonzo RC, Gan TJ, Moul JW, Albala DM, Polascik TJ, Robertson CN, et al. A retrospective comparison of anesthetic management of robot-assisted laparoscopic radical prostatectomy versus radical retropubic prostatectomy. J Clin Anesth 2009;21:322-8.

D'Amico AV, Manola J, Loffredo M, Renshaw AA, DellaCroce A, Kantoff PW. 6-month androgen suppression plus radiation therapy vs radiation therapy alone for patients with clinically localized prostate cancer: a randomized controlled trial. JAMA 2004;292:821-7.

Droz JP, Balducci L, Bolla M, Emberton M, Fitzpatrick JM, Joniau S, et al. Background for the proposal of SIOG guidelines for the management of prostate cancer in senior adults. Crit Rev Oncol Hematol 2010;73:68-91.

Fichtner J, Mengesha D, Hutschenreiter G, Scherer R. Feasibility of radical perineal prostatectomy under spinal anaesthesia. BJU Int 2004;94:802-4.

Flocks RH. Arterial distribution within prostate gland: its role in transurethral prostatic resection. J Urol 1937;37:524-48.

Freire MP, Weinberg AC, Lei Y, Soukup JR, Lipsitz SR, Prasad SM, et al. Anatomic bladder neck preservation during robotic-assisted laparoscopic radical prostatectomy: description of technique and outcomes. Eur Urol 2009;56:972-80.

Friedlander DF, Alemozaffar M, Hevelone ND, Lipsitz SR, Hu JC. Stepwise description and outcomes of bladder neck sparing during robot-assisted laparoscopic radical prostatectomy. J Urol 2012;188:1754-60.

Goluboff ET, Saidi JA, Mazer S, Bagiella E, Heitjan

DF, Benson MC, et al. Urinary continence after radical prostatectomy: the Columbia experience. J Urol 1998;159:1276-80.

Gonzalgo ML, Pavlovich CP, Trock BJ, Link RE, Sullivan W, Su LM. Classification and trends of perioperative morbidities following laparoscopic radical prostatectomy. J Urol 2005;174:135-9.

Guru KA, Seereiter PJ, Sfakianos JP, Hutson AD, Mohler JL. Is a cystogram necessary after robot-assisted radical prostatectomy? Urol Oncol 2007;25:465-7.

Hammerer P, Huland H. Urodynamic evaluation of changes in urinary control after radical retropubic prostatectomy. J Urol 1997;157:233-6.

Heidenreich A, Ohlmann CH, Polyakov S. Anatomical extent of pelvic lymphadenectomy in patients undergoing radical prostatectomy. Eur Urol 2007;52:29-37.

Heidenreich A, Varga Z, Von Knobloch R. Extended pelvic lymphadenectomy in patients undergoing radical prostatectomy: high incidence of lymph node metastasis. J Urol 2002;167:1681-6.

Hoyland K, Vasdev N, Abrof A, Boustead G. Post-radical prostatectomy incontinence: etiology and prevention. Rev Urol 2014;16:181-8.

Hurtes X, Rouprêt M, Vaessen C, Pereira H, Faivre d'Arcier B, Cormier L, et al. Anterior suspension combined with posterior reconstruction during robot-assisted laparoscopic prostatectomy improves early return of urinary continence: a prospective randomized multicentre trial. BJU Int 2012;110:875-83.

Hyndman ME, Mullins JK, Pavlovich CP. Pelvic node dissection in prostate cancer: extended, limited, or not at all? Curr Opin Urol 2010;20:211-7.

Jewett HJ, Eggleston JC, Yawn DH. Radical prostatectomy in the management of carcinoma of the prostate: probable causes of some therapeutic failures. J Urol 1972;107:1034-40.

John H, Hauri D. Seminal vesicle-sparing radical prostatectomy: a novel concept to restore early urinary continence. Urology 2000;55:820-4.

Joshi GP, Jaschinski T, Bonnet F, Kehlet H. Optimal pain management for radical prostatectomy surgery: what is the evidence? BMC Anesthesiol 2015;15:159.

Kattan MW, Eastham JA, Stapleton AM, Wheeler TM, Scardino PT. A preoperative nomogram for disease recurrence following radical prostatectomy for prostate cancer. J Natl Cancer Inst 1998;90:766-71.

Kaufman MR, Baumgartner RG, Anderson LW, Smith JA, Jr., Chang SS, Herrell SD, et al. The evidence-based pathway for peri-operative management of open and robotically assisted laparoscopic radical prostatectomy. BJU Int 2007;99:1103-8.

Kaufman MR, Smith JA, Jr., Baumgartner RG, Wells N, Chang SS, Herrell SD, et al. Positive influence of robotically assisted laparoscopic prostatectomy on the collaborative-care pathway for open radical prostatectomy. BJU Int 2006;97:473-5.

Kim ED, Nath R, Slawin KM, Kadmon D, Miles BJ, Scardino PT. Bilateral nerve grafting during radical retropubic prostatectomy: extended follow-up. Urology 2001;58:983-7.

Kim ED, Scardino PT, Hampel O, Mills NL, Wheeler TM, Nath RK. Interposition of sural nerve restores function of cavernous nerves resected during radical prostatectomy. J Urol 1999;161:188-92.

Kim PH, Pinheiro LC, Atoria CL, Eastham JA, Sandhu JS, Elkin EB. Trends in the use of incontinence procedures after radical prostatectomy: a population based analysis. J Urol 2013;189:602-8.

Lee HJ, Kane CJ. How to Minimize Lymphoceles and Treat Clinically Symptomatic Lymphoceles After Radical Prostatectomy. Curr Urol Rep 2014;15:445.

Lein M, Stibane I, Mansour R, Hege C, Roigas J, Wille A, et al. Complications, urinary continence, and oncologic outcome of 1000 laparoscopic transperitoneal radical prostatectomies-experience at the Charite Hospital Berlin, Campus Mitte. Eur Urol 2006;50:1278-82.

Lepor H, Nieder AM, Fraiman MC. Early removal of urinary catheter after radical retropubic prostatectomy is both feasible and desirable. Urology 2001;58:425-9.

Lin VC, Coughlin G, Savamedi S, Palmer KJ, Coelho RF, Patel VR. Modified transverse plication for bladder neck reconstruction during robotic-assisted laparoscopic prostatectomy. BJU Int 2009;104:878-

81.

Loeb S, Partin AW, Schaeffer EM. Complications of pelvic lymphadenectomy: do the risks outweigh the benefits? Rev Urol 2010;12:20-4.

Menon M, Shrivastava A, Bhandari M, Satyanarayana R, Siva S, Agarwal PK. Vattikuti Institute prostatectomy: technical modifications in 2009. Eur Urol 2009;56:89-96.

Menon M, Shrivastava A, Kaul S, Badani KK, Fumo M, Bhandari M, et al. Vattikuti Institute prostatectomy: contemporary technique and analysis of results. Eur Urol 2007;51:648-57.

Miki J, Egawa S. The role of lymph node dissection in the management of prostate cancer. Int J Clin Oncol 2011;16:195-202.

Montorsi F, Adaikan G, Becher E, Giuliano F, Khoury S, Lue TF, et al. Summary of the recommendations on sexual dysfunctions in men. J Sex Med 2010;7:3572-88.

Noguchi M, Shimada A, Yahara J, Suekane S, Noda S. Early catheter removal 3 days after radical retropubic prostatectomy. Int J Urol 2004;11:983-8.

Oelrich TM. The urethral sphincter muscle in the male. Am J Anat 1980;158:229-46.

Parsons JK, Marschke P, Maples P, Walsh PC. Effect of methylprednisolone on return of sexual function after nerve-sparing radical retropubic prostatectomy. Urology 2004;64:987-90.

Partin AW, Kattan MW, Subong EN, Walsh PC, Wojno KJ, Oesterling JE, et al. Combination of prostate-specific antigen, clinical stage, and Gleason score to predict pathological stage of localized prostate cancer. A multi-institutional update. JAMA 1997;277:1445-51.

Partin AW, Mangold LA, Lamm DM, Walsh PC, Epstein JI, Pearson JD. Contemporary update of prostate cancer staging nomograms (Partin Tables) for the new millennium. Urology 2001;58:843-8.

Patel R, Lepor H. Removal of urinary catheter on postoperative day 3 or 4 after radical retropubic prostatectomy. Urology 2003;61:156-60.

Patel VR, Coelho RF, Palmer KJ, Rocco B. Periurethral suspension stitch during robot-assisted laparoscopic radical prostatectomy: description of the technique and continence outcomes. Eur Urol 2009;56:472-8.

Pisansky TM, Zincke H, Suman VJ, Bostwick DG, Earle JD, Oesterling JE. Correlation of pretherapy prostate cancer characteristics with histologic findings from pelvic lymphadenectomy specimens. Int J Radiat Oncol Biol Phys 1996;34:33-9.

Ploussard G, Briganti A, de la Taille A, Haese A, Heidenreich A, Menon M, et al. Pelvic lymph node dissection during robot-assisted radical prostatectomy: efficacy, limitations, and complications-a systematic review of the literature. Eur Urol 2014;65:7-16.

Reiner WG, Walsh PC. An anatomical approach to the surgical management of the dorsal vein and Santorini's plexus during radical retropubic surgery. J Urol 1979;121:198-200.

Rocco B, Gregori A, Stener S, Santoro L, Bozzola A, Galli S, et al. Posterior reconstruction of the rhabdosphincter allows a rapid recovery of continence after transperitoneal videolaparoscopic radical prostatectomy. Eur Urol. 2007;51:996-1003.

Rogers CG, Trock BP, Walsh PC. Preservation of accessory pudendal arteries during radical retropubic prostatectomy: surgical technique and results. Urology 2004;64:148-51.

Salonia A, Crescenti A, Suardi N, Memmo A, Naspro R, Bocciardi AM, et al. General versus spinal anesthesia in patients undergoing radical retropubic prostatectomy: results of a prospective, randomized study. Urology 2004;64:95-100.

Santis WF, Hoffman MA, Dewolf WC. Early catheter removal in 100 consecutive patients undergoing radical retropubic prostatectomy. BJU Int 2000;85:1067-8.

Scosyrev E, Messing EM, Mohile S, Golijanin D, Wu G. Prostate cancer in the elderly: frequency of advanced disease at presentation and disease-specific mortality. Cancer 2012;118:3062-70.

Smith JA, Jr., Chan RC, Chang SS, Herrell SD, Clark PE, Baumgartner R, et al. A comparison of the incidence and location of positive surgical margins in robotic assisted laparoscopic radical prostatectomy and open retropubic radical prostatectomy. J Urol 2007;178:2385-9.

Srivastava A, Grover S, Sooriakumaran P, Tan G, Takenaka A, Tewari AK. Neuroanatomic basis for traction-free preservation of the neural hammock during athermal robotic radical prostatectomy. Curr Opin Urol 2011;21:49-59.

Stephenson AJ, Kattan MW, Eastham JA, Bianco FJ, Jr., Yossepowitch O, Vickers AJ, et al. Prostate cancer-specific mortality after radical prostatectomy for patients treated in the prostate-specific antigen era. J Clin Oncol 2009;27:4300-5.

Stone NN, Stock RG, Unger P. Laparoscopic pelvic lymph node dissection for prostate cancer: comparison of the extended and modified techniques. J Urol 1997;158:1891-4.

Sugihara T, Yasunaga H, Horiguchi H, Fujimura T, Nishimatsu H, Kume H, et al. Is mechanical bowel preparation in laparoscopic radical prostatectomy beneficial? An analysis of a Japanese national database. BJU Int 2013;112:E76-81.

Sugihara T, Yasunaga H, Horiguchi H, Matsuda S, Fushimi K, Kattan MW, et al. Does mechanical bowel preparation ameliorate damage from rectal injury in radical prostatectomy? Analysis of 151 rectal injury cases. Int J Urol 2014;21:566-70.

Takenaka A, Hara R, Soga H, Murakami G, Fujisawa M. A novel technique for approaching the endopelvic fascia in retropubic radical prostatectomy, based on an anatomical study of fixed and fresh cadavers. BJU Int 2005;95:766-71.

Tewari AK, Srivastava A, Huang MW, Robinson BD, Shevchuk MM, Durand M, et al. Anatomical grades of nerve sparing: a risk-stratified approach to neural-hammock sparing during robot-assisted radical prostatectomy (RARP). BJU Int 2011;108:984-92.

Touijer K, Eastham JA, Secin FP, Romero Otero J, Serio A, Stasi J, et al. Comprehensive prospective comparative analysis of outcomes between open and laparoscopic radical prostatectomy conducted in 2003 to 2005. J Urol 2008;179:1811-7.

von Bodman C, Matsushita K, Savage C, Matikainen MP, Eastham JA, Scardino PT, et al. Recovery of urinary function after radical prostatectomy: predictors of urinary function on preoperative prostate magnetic resonance imaging. J Urol 2012;187:945-50.

Walsh PC. The discovery of the cavernous nerves and development of nerve sparing radical retropubic prostatectomy. J Urol 2007;177:1632-5.

Walsh PC, Donker PJ. Impotence Following Radical Prostatectomy - Insight into Etiology and Prevention. J Urol 1982;128:492-7.

Walsh PC, Lepor H, Eggleston JC. Radical prostatectomy with preservation of sexual function: anatomical and pathological considerations. Prostate 1983;4:473-85.

Walsh PC, Marschke PL. Intussusception of the reconstructed bladder neck leads to earlier continence after radical prostatectomy. Urology 2002; 59:934-8.

White WM, Kim ED. Interposition nerve grafting during radical prostatectomy: cumulative review and critical appraisal of literature. Urology 2009;74:245-50.

Wilson LC, Gilling PJ. Post-prostatectomy urinary incontinence: a review of surgical treatment options. BJU Int 2011;107:7-10.

Wilt TJ, Brawer MK, Jones KM, Barry MJ, Aronson WJ, Fox S, et al. Radical prostatectomy versus observation for localized prostate cancer. N Engl J Med 2012;367:203-13.

Woldu SL, Weinberg AC, Bergman A, Shapiro EY, Korets R, Motamedinia P, et al. Pain and analgesic use after robot-assisted radical prostatectomy. J Endourol 2014;28:544-8.

Zlotta AR, Roumeguère T, Ravery V, Hoffmann P, Montorsi F, Türkeri L, et al. Is seminal vesicle ablation mandatory for all patients undergoing radical prostatectomy? A multivariate analysis on 1283 patients. Eur Urol 2004;46:42-9.

10

방사선치료

공인혁, 이승환, 서성일

I 역사적 배경*historical perspective*

전립선암에서 방사선치료*radiation therapy*는 1980년대 초반 이후 발전하였는데, 선형가속기 *linear accelerator*의 출현과 새로운 영상기술의 개발로 이러한 발전이 가속화되었다. 선형가속기는 직장 전벽*anterior rectal wall*, 전립선 요도, 대퇴골 머리, 방광경부*bladder neck* 등 주변 정상조직은 건드리지 않고 목표로 하는 조직에만 선택적으로 고용량의 에너지를 투여함으로써 입체조형방사선요법을 실현할 수 있게 하였다. 또한 영상기술이 발달하면서 전립선 조직 내부에 특정 방사능 물질을 삽입하여 조직 내 근접치료가 가능해졌다. 이러한 방사선치료 기술의 발달로 인해 전립선암의 방사선치료 영역이 좀 더 넓어졌으며, 1990년대 후반에는 암 치료성적*cancer control*에 대한 논문뿐만 아니라 방사선치료 후 부작용 감소에 대한 논문이 많이 발표되었다.

선형가속기에서 만들어진 광자방사선*photon radiation*은 정상조직을 피해 병변조직 내로 깊게 침투하는 물리적 특성을 가지고 있다. 상용전압*orthovoltage*을 이용하였을 때는 피부로부터 1.25cm 정도까지밖에 침투하지 못하지만, 높은 에너지의 선형가속기를 이용하면 피부로부터 15cm까지 최대용량으로 방사선이 침투할 수 있다. 또한 입체조영기법이 다양해지고 세기조절방사선치료*intensity-modulated radiation therapy; IMRT* 기술이 발달하면서 고용량의 방사선을 체내에 주입하더라도 직장에 미치는 영향이 최소화되어 방사선으로 인한 직장염*proctitis* 발생률이 감소하였다.

근접치료*brachytherapy* 시행 시 경직장초음파*transrectal ultrasonography; TRUS*를 사용하게 됨으로써 모니터링 기술이 향상되었다. 또한 방사성동위원소를 적절한 곳에 위치하게 하여 전립선 내부에 고용량의 방사선을 조사할 수 있고 직장 전벽이나 전립선 요도에 미치는 영향을 최소화할 수 있게 되었다. Iodine-125(^{125}I)와 palladium-103(^{103}Pd)을 이용한 근접치료는 각각 28keV와 21keV의 낮은 에너지로 치료가 가능하므로 방사성동위원소로부터 2~3mm 떨어진 곳도 급격히 에너지조사가 줄어들어 부작용을 줄일 수 있는 장점이 있는 반면, 방사성동위원소를 mm 단위로 정확하게 위치시켜야 하는 숙제를 가지고 있다.

요약하면 20세기에 들어서면서 3차원입체조형방사선치료3-dimensional conformal radiotherapy; 3D-CRT, 고선량의 영상유도방사선치료image guided radiation therapy; IGRT, 영구적 방사성물질을 전립선 내부에 심는 기법들이 소개되었고, 이러한 방사선치료의 발달로 인해 전립선암의 치료성적뿐만 아니라 환자들의 삶의 질 또한 개선되었다.

II 치료 전 예후인자
pretreatment prognostic factors

임상적으로 국소 전립선암 치료의 이상적인 목표는 암특이생존율cancer-specific survival 향상이다. 현재 전립선특이항원prostate specific antigen; PSA검사가 널리 행해지고 있지만, 이 검사만으로 임상적 국소 전립선암의 암특이생존율을 분석하기에는 추적관찰기간이 짧다는 단점이 있다. 외부방사선치료external beam radiation therapy; EBRT 후 생화학적·임상적 재발의 치료 전 예측인자로 알려진 것은 전립선특이항원 수치와 조직검사의

글리슨점수, 그리고 임상적 병기이다. 이러한 세 가지 예측인자를 조합하여 임상적 국소 전립선암으로 방사선치료를 받은 환자를 아래와 같이 세 가지 위험군으로 분류해 볼 수 있다.

① 저위험low risk: 5년 생화학적 무재발생존율 PSA failure-free survival이 85% 이상인 군으로, 임상적 병기가 T1c~T2a이고 전립선특이항원이 10ng/mL 이하이며 조직검사의 글리슨점수가 6 이하인 경우.

② 중간위험intermediate risk: 5년 생화학적 무재발생존율이 대략 50%인 군으로, 임상적 병기 T2b이거나 전립선특이항원이 10ng/mL 초과 20ng/mL 이하이거나 조직검사의 글리슨점수가 7인 경우.

③ 고위험high risk: 5년 생화학적 무재발생존율이 대략 33%인 군으로, 임상적 병기가 T2c~T3a 혹은 전립선특이항원이 20ng/mL를 초과하거나 조직검사의 글리슨점수가 8 이상인 경우.

1. 치료 전 위험군과 전립선암특이사망률
prostate cancer-specific mortality

D'Amico 등에 따르면 외부방사선치료 후 치료 전 위험군과 전립선암특이사망률은 밀접한 연관이 있었다. 2,370명의 방사선치료를 받은 환자를 대상으로 한 다기관 연구에서, 저위험군에 비해 중간 또는 고위험군에서 전립선암특이사망률이 각각 5,6배, 14.3배 높은 것으로 나타났다. 이러한 결과는 존스홉킨스 대학과 Mayo clinic의 결과와도 일치하는 것으로 분석되었다.

2. 치료 전 전립선특이항원속도PSA velocity와 전립선암특이사망률의 위험도

D'Amico 등의 연구에서 치료 전 전립선특이항 원속도가 2.0ng/mL/year를 초과하면 방사선치 료 후 생화학적 재발biochemical recurrence; BCR, 전이, 전립선암특이사망의 위험도가 증가하는 것 으로 보고하였다. 특히 외부방사선치료를 시행받 은 저위험군에서 치료 전 전립선특이항원속도가 2.0ng/mL/year 이하인 경우 외부방사선치료 후 7 년 동안의 암특이사망률은 0%인 반면, 전립선특 이항원속도가 2.0ng/mL/year를 넘는 환자에서 는 19%에 이르는 것으로 나타났다. 따라서 국소 진행성 전립선암 환자에서 방사선치료나 방사선치 료와 호르몬치료 병합요법을 계획 중일 때 이러한 생존율의 이익을 잘 고려하여 적절한 치료계획을 수립해야 한다.

Ⅲ 치료 후 예후인자
post-treatment prognostic factors

1. 방사선치료 반응 평가

1) 전립선특이항원 추적관찰

근치전립선절제술과는 달리 방사선치료를 성공 적으로 시행받았다 하더라도 정상 전립선 조직은 남아 있기 때문에 방사선치료 후 생화학적 재발의 정의는 모호하다. 따라서 전립선특이항원 수치가 수술환자에서처럼 측정 불가능한 수준undetectable level으로 감소하는 것을 기대할 수는 없지만, 방

사선치료로 인해 정상 전립선 세엽acini이 위축 atrophy되거나 크기가 감소하므로, 전립선특이항 원 수치가 방사선치료를 받지 않은 군의 연령 대비 정상 수치보다는 현저히 낮다는 점을 염두에 두어 야 한다. 정상 전립선 상피의 파괴ablation는 방 사선조사량에 비례한다. 비록 최저점nadir이 높을수 록 무병생존율disease free survival은 낮아지겠지만 모든 정상 전립선 상피를 파괴ablation시킬 필요는 없다. 대체로 5년 생화학적 무재발생존율freedom from biochemical failure을 80~90%의 범위로 설 정하였을 때 전립선특이항원 최저점은 0.5ng/mL 로 보고 있다. 그러나 전립선특이항원 최저점이 1.0ng/mL 이상일지라도 환자들의 3분의 1은 5년 간 생화학적 재발이 없는 것으로 보고된다. 또한 전립선특이항원 최저점이 방사선치료 후 결과를 예측할 수 있는 인자이긴 하지만, 근치 개념의 전 립선특이항원 최저점의 절대적 기준은 아직까지 없다.

2) 최저점까지의 기간time to nadir

혈청전립선특이항원 수치는 방사선치료 후 천천 히 낮아지게 된다. Ray 등은 최저점까지의 기간이 짧을수록 무병생존율이 낮아진다고 보고하였다. Hanlon 등은 재발이 없는 환자의 전립선특이항 원 최저점까지의 평균기간을 22개월에서 34개월 로 보고하였고, 낮은 전립선특이항원 최저점과 긴 최저점까지의 기간이 원격전이가 없는 무병상태의 예측인자임을 보고하였다. Lee 등은 전립선특이 항원 최저점까지의 기간이 12개월 미만으로 짧은 환자에서는 5년간 75%에서 원격전이가 발생하였 던 반면에, 전립선특이항원 최저점까지의 기간이

12개월보다 긴 환자에서는 5년간 25%에서 원격전이가 발생했음을 보고하였다.

3) 최저점 수치와 배가시간doubling time의 중요성

전립선특이항원 최저점 수치는 치료실패를 나타내는 중요한 요소이다. 외부방사선치료를 시행받고 무병상태인 환자군에서 전립선특이항원 최저점 수치 중앙값은 0.4~0.5ng/mL로 보고되고 있다. 반면 국소실패local failure의 경우에는 1.0ng/mL를, 원격실패distant failure의 경우에는 2.0ng/mL를 초과하는 것으로 알려져 있다. Halon 등의 연구에서 중앙값 64개월의 추적관찰 후 전립선특이항원 최저점이 1.0ng/mL 이하인 환자의 96%, 1.1ng/mL에서 2.0ng/mL인 환자의 89%, 2.0ng/mL를 초과한 환자의 61%에서 원격전이가 없는 것으로 관찰되었다. 전립선특이항원이 최저점까지 떨어진 후의 전립선특이항원 배가시간 역시 치료실패와 연관성이 있다. D'Amico 등은 전립선특이항원 배가시간 3개월 미만이 원격전이 및 전립선암 사망률과 연관성이 있다고 했으며, Kuban 등은 전립선특이항원 배가시간 10개월, 전립선특이항원 실패까지의 기간time to PSA failure 2년이 원격전이가 없는 상태의 유의한 예측인자임을 보고하였다.

2. 방사선치료 후 조직검사
postradiation therapy biopsy

전립선특이항원 수치가 치료효과를 결정하는 중요한 예측인자이긴 하지만 국소재발과 전신재발을 구분할 수는 없다. 방사선치료 후 전립선 조직검사는 방사선치료의 국소치료 효과를 평가할 수 있는 중요한 검사법이다. 방사선치료 후 전립선 조직검사를 할 때에는 다음 네 가지 요소를 고려해야 한다.

① 시기timing: 방사선치료 후 전립선 조직검사를 언제 시행해야 하는지에 대해서는 아직까지 명확하게 결론이 나지는 않았으나, Crook 등은 방사선치료 후 적절한 조직검사 시점을 30개월에서 36개월로 보고하였다.

② 병리학적 해석interpretation: 방사선치료 후 전립선 내에서 조직학적 변화가 일어나기 때문에 기존의 글리슨등급 체계로는 위양성 가능성이 있다. 필요 없는 구제치료를 피하기 위해 글리슨등급 체계는 방사선치료 후 조직학적 변화가 거의 없는 경우에만 적용하는 것이 좋으며, 새로운 등급체계가 필요하다는 주장이 제기되고 있다. Dhom 등은 방사선치료 후 새로운 등급체계를 제안하였고, 이는 방사선조사를 받지 않은 조직과 방사선조사를 현저히 받은 조직 간에 병리학적 소견을 구분하기 위한 목적으로 만들어졌다.

③ 세포증식표지자markers of cellular proliferation: 세포증식표지자로 면역조직화학염색immuno-histochemical stain은 잔여종양residual tumor의 의미를 평가하는 데 유용하다. 또한 암세포의 증식을 보는 데 임상적으로 중요한 핵단백질nuclear protein로 PCNA(proliferative cell nuclear antigen)와 Ki-67이 있다.

④ 표본채취 오류sampling error: 전립선초음파를 이용한 조직검사는 여전히 적절한 조직을 얻는

데 한계가 있다. 따라서 방사선치료 후 조직검사에서 위음성률이 20% 정도로 보고되고 있기 때문에 진단적 오류가 있을 수 있음을 염두에 두어야 한다.

Ⅳ 3차원입체조형방사선치료와 세기조절방사선치료

3차원입체조형방사선치료는 복잡한 소프트웨어와 영상체계를 바탕으로 전립선의 부피를 계산하고 mm 단위로 조사량을 계산할 수 있어 환자의 특성에 맞게 3차원 모델을 짜고 치료계획을 세울 수 있다. 이 방법으로 전립선암 조직에 정확하고 철저하게 방사선을 조사할 수 있게 되었다.

세기조절방사선치료는 방사선을 목표 부분에 집중시켜 암이 있는 부분에서는 강하게, 정상조직에서는 약하게 강도조절이 가능하다는 장점이 있다.

1. 방사선 조사량 및 조사야
radiation dose and field of treatment

아직까지 3차원입체조형방사선치료에 대한 장기간의 연구결과는 미흡하다. 과거에는 70Gy가 안전하게 전달할 수 있는 최대조사량인 것으로 알려졌었으나, 입체조형방사선치료의 등장으로 고용량의 방사선조사가 가능하게 되었다. Pollack 등은 각각 150명의 환자에게 78Gy와 70Gy를 조사한 후 6년간 추적관찰 하였는데 치료 성공률은 78Gy를 조사받은 환자에서는 70%, 70Gy에서는 64%였고, 치료 전 전립선특이항원이 10.0ng/mL보다

높은 환자의 성공률이 특히 높았음을 보고하였다. 또한 중간위험도, 고위험도 환자군에서 78Gy의 6년 치료 성공률은 62%, 70Gy의 성공률은 43%로 보고하였다. 이렇듯 입체조형방사선치료는 기존의 고식적conventional인 방사선치료에 비해 고용량의 방사선조사를 효과적이고 안전하게 시행할 수 있다는 장점이 있다.

세기조절방사선치료는 한 방사선 조사야radiation field 내에서는 같은 방사선 조사량이 들어가던 기존의 방법과는 달리, inverse treatment planning을 통해 치료계획을 수립하여 한 방사선 조사야 내에서도 부분에 따라 방사선 조사량을 다르게 할 수 있다. 3차원입체조형방사선치료보다 좋은 방사선 분포를 만들어 직장, 방광, 소장과 같은 주변 정상조직에는 방사선량이 적게 들어가고 표적체(전립선)에는 많은 방사선량이 들어가므로 방사선에 의한 합병증을 줄일 수 있고 국소치료 효과를 높일 수 있다. 세기조절방사선치료는 하루에 대개 5개 혹은 7개의 포트 영역을 이용하며, 4~6주 동안 2.1~4Gy/fraction으로 조사(moderate hypofractionation)하는 것이 기존의 8주 동안 1.8~2Gy/fraction으로 조사(conventional fractionation)하는 것과 유효성 및 안전성에서 차이가 없음이 무작위 연구에서 밝혀진 바 있다. 6.5Gy 이상의 fraction으로 1~2주 동안 조사하는 extreme hypofractionation 방법도 유효성과 안전성이 보고되고 있다. 입체조형방사선치료와 세기조절방사선치료의 성적을 비교한 후향적 연구에서 평균 3년 추적관찰 하였을 때 치료 실패율이 각각 14%, 2%로 세기조절방사선치료가 더 우수한 것으로 조사되었다.

2. 조사량 증가dose escalation 및 소분할조사hypofractionation; HFX

여러 무작위 배정연구에서 방사선량을 75~80Gy로 조사하는 것이 생화학적 재발 없이 5년 생존율을 늘릴 수 있는 것으로 보고되고 있다. 현재 외부방사선치료와 호르몬치료를 동시에 병합할 때 최소 74Gy 이상의 방사선량을 사용할 것을 권장하고 있다.

소분할조사는 정상조직과 종양조직 간에 DNA 회복 복구능력에 차이가 있다는 가설하에 각각 다른 선량을 조사하는 방법이다. 선량반응관계를 설명하는 alpha와 beta 계수를 이용하여, DNA 복구가 빠른 종양조직에서는 광자로 손상된 DNA를 재빨리 복구하지 못하도록 alpha/beta ratio를 일반적으로 10Gy 정도 사용하며, 세포재생이 늦은 정상조직에서는 3Gy 이하의 선량을 사용한다. 하지만 전립선암에 적용할 만한 최적의 alpha/beta ratio는 아직까지 불확실하다.

3. 림프절조사lymph node irradiation

1) 임상적으로 림프절전이가 없는estimated cN0 환자에서의 예방적prophylactic 림프절조사

예방적 림프절조사의 효용성에 대해서는 아직 논란의 여지가 있다. 골반림프절조사는 Briganti 계산도표와 Roach 공식을 이용하여 일부 선별적인 환자들에서 이득이 있을 것이라는 가설하에, 현재 RTOG(Radiation Therapy Oncology Group)와 PIVOTAL(Prostate and pelvIc Versus prOstaTe ALone radiotherapy) 연구 등에서 고용량의 세기조절

방사선치료를 받은 환자에서 골반의 림프조사의 이점에 대한 대규모 연구가 진행 중이다.

2) 원격전이가 없는 림프절전이clinical, or pathological node positive, M0 disease 환자에서의 방사선치료

원격전이가 없는 림프절전이 전립선암 환자의 방사선 단독치료 연구결과는 만족스럽지 않다. RTOG 연구에 따르면 병리학적 병기 N1인 173명의 환자에서 95명이 방사선치료와 호르몬치료를 받았고 6.5년의 평균 추적관찰기간 동안 5년 무진행생존율progression free survival은 54%, 9년 무진행생존율은 10%로, 방사선 단독치료군의 33%, 4%보다 치료성적이 우수한 것으로 보고되었다. 또한 방사선치료와 호르몬치료 병합군이 방사선 단독치료군에 비해 전체생존율overall survival; OS, 질병특이치료실패disease specific failure, 전이 metastatic failure 및 생화학적 재발 측면에서 모두 유의하게 우수한 것으로 나타났다. 따라서 장골 국소림프절iliac regional node 아래 부위에 전이가 된 80세 이하, WHO 수행정도performance status 1점 이하, 심각한 동반질환이 없는 환자군은 외부 방사선치료와 즉각적인 호르몬치료의 병합요법의 좋은 대상자가 될 것이다.

4. 합병증complications

방사선치료 후 가장 흔한 부작용으로 장 관련 문제(직장출혈, 염증, 장궤양, 항문협착 등), 성기능장애(발기부전), 배뇨장애(방광경부 협착, 혈뇨, 방광염, 요실금, 과민성 방광 등)를 들 수 있다. 이러한 합병

표 10-1 RTOG Late Gastrointestinal and Genitourinary Morbidity Scales

GRADE	GENITOURINARY	GASTROINTESTINAL
2	Moderate frequency; generalized telangiectasia; intermittent macroscopic hematuria	More than two antidiarrheals per week; regular non-narcotic for pain; occasional blood transfusion; occasional steroids; occasional dilation; intermittent use of pads
3	Severe frequency and dysuria; severe generalized telangiectasia; frequent hematuria; reduction in bladder capacity(<150mL)	More than two antidiarrheals per day; regular narcotic for pain; frequent blood transfusions; steroid enemas; hyperbaric oxygen for ulceration; regular dilation; daily use of pads
4	Necrosis; contracted bladder(<100mL); severe hemorrhagic cystitis	Perforation; life-threatening bleeding; surgical repair
5	Fatal toxicity	Fatal toxicity

RTOG: Radiation Therapy Oncology Group
(출처: Wein AJ, Kavoussi LR, Novic AC, Partin AW, Peter CA. Campbell-Walsh Urology 10th ed. 2011:2859.)

증은 전립선에 근접한 직장, 신경혈관다발, 방광에서 방사선 조사량에 비례하여 나타나게 되며 방사선 목표 부위를 좁게 잡을수록 정상조직의 손상은 덜하다. 방사선치료 후 합병증의 종류와 정도는 RTOG의 late radiation morbidity scale을 따르게 되며, 이는 표 10-1과 같다.

5. 치료실패의 정의, 평가 및 치료

ASTRO(American Society for Therapeutic Radiation Oncology)와 RTOG에서 수정한 2006 phoenix 정의에 의하면, 호르몬치료의 병합 여부와 상관없이 전립선특이항원 수치가 최저점nadir보다 2.0ng/mL 이상 증가한 경우 생화학적 치료실패biochemical failure로 규정한다.

일단 방사선치료 후 생화학적 재발이 진단되면 재발의 원인이 국소성인지 전신성(원격전이)인지 구별하고 전이와 암특이사망률의 위험도를 예측하는 것이 매우 중요하다. 이는 치료 전 임상인자들

(임상적 T 병기, 치료 전 전립선특이항원 수치, 생검 글리슨점수)과 전립선특이항원 배가시간 및 생화학적 재발까지의 기간 등의 전립선특이항원 동력학을 통해 예측할 수 있다. 임상적으로 적응이 된다면 뼈스캔bone scan, 컴퓨터단층촬영computed tomography; CT, 직장 내 코일endorectal coil 자기공명영상magnetic resonance imaging; MRI, 다인자multiparametric자기공명영상, 양전자방출단층촬영positron emission tomography/computed tomography; PET/CT, 전립선조직검사 등을 시행한다. 조직검사에서 양성인 경우 선별된 환자에서 경과관찰 하거나 구제근치전립선절제술을 시행할 수 있으며, 음성인 경우에는 경과관찰, 반복된 조직검사, 추적 영상의학적 검사, 호르몬치료 등의 다양한 방법이 존재한다.

치료는 국소재발 및 전신전이 유무, 병의 진행 정도, 성공률 등에 맞춰 개별화되어야 한다. 국소치료로는 선별된 환자에서 구제근치전립선절제술이 고려될 수 있으며, 이 경우 요실금, 발기부전,

방광경부 협착 등의 합병증은 초기치료로 근치전립선절제술을 한 경우보다 더 많이 발생하고, 전체생존율과 10년 암특이생존율cancer specific 10-year survival은 각각 54~89%, 70~83%로 보고되고 있다. 냉동치료요법cryosurgery, 근접치료brachytherapy 등의 국소치료가 또 다른 선택이 될 수 있다. 원격전이에 대한 검사결과가 양성인 경우 경과관찰이나 호르몬치료를 할 수 있다.

V 근접치료brachytherapy

기존 방사선치료가 넓은 부위에 방사선을 조사함으로써 암조직뿐만 아니라 정상 주변조직에도 방사선으로 인한 부작용을 일으킬 수 있는 것과는 달리, 근접치료는 방사성동위원소를 체내의 종양에 직접 혹은 종양 근처에 삽입하는 방법으로 통원치료의 부담 없이 일상생활로의 복귀가 빠르고 요실금, 발기부전 등의 부작용이 적다는 장점이 있다. 근접치료에는 낮은 방사선량을 수 주 혹은 수개월에 걸쳐 전달할 수 있도록 영구적으로 방사성동위원소를 삽입하는 저선량률low-dose rate; LDR 근접치료와 일시적인 카테터temporary catheters를 통해 짧은 기간 동안 높은 방사선량을 전달하는 고선량률high-dose rate; HDR 근접치료가 있다.

1. 방사성동위원소isotopes

Iodine-125(^{125}I), palladium-103(^{103}Pd)이 사용되고 있으며, 각각의 반감기는 59.6일, 17일이다.

2. 방사선량 및 치료범위radiation dose and fields

1) 저선량률 근접치료

① 단일요법으로 저선량률 근접치료를 시행할 경우 적정선량은 iodine-125를 이용하면 140~160Gy, palladium-103을 이용하면 125Gy이다. 외부방사선치료로 40~50Gy를 조사한 이후의 추가선량boosting dose은 iodine-125의 경우 108~110Gy, palladium-103의 경우 90~100Gy이다.

② 영구적 저선량률 근접치료는 저위험군 및 종양 용적이 적은 중간위험도 전립선암 환자에서 단일치료로 고려해 볼 수 있다. 중간위험군 전립선암 환자에서는 저선량률 근접치료와 외부방사선치료(40~50Gy)의 병합요법에 4~6개월 동안의 신보조/근접치료 중/보조 남성호르몬박탈요법 추가를 고려해 볼 수 있으며, 고위험군 전립선암 환자에서는 저선량률 근접치료와 외부방사선치료(40~50Gy)의 병합요법에 2~3년 동안의 신보조/근접치료 중/보조 남성호르몬박탈요법 추가를 고려해 볼 수 있다.

③ 조직 내 삽입한 후 설치한 선원implant의 관리를 위해 반드시 선량을 측정해야 한다.

④ 매우 크거나 매우 작은 전립선을 가진 환자, 심한 방광출구폐색이 있거나 이전에 경요도전립선절제술을 시행한 환자에서는 동위원소의 정확한 삽입이 어려워 부작용의 위험이 커질 수 있다. 전립선이 매우 큰 경우 신보조남성호르몬박탈요법으로 크기 감소를 시도해 볼 수 있으나, 크기가 작아지지 않을 수도 있고 남성호르몬박탈요법의 부작용이 나타날 수 있으므로 신중히

결정해야 한다.

2) 고선량률 근접치료

① 저선량률 대신 고선량률 근접치료를 단독으로, 혹은 외부방사선치료(조사량은 40~50Gy)와 병합하여 사용할 수 있다. 일반적으로 사용되는 추가*boosting*선량은 9.5~11.5Gy(×2fraction), 5.5~7.5Gy(×3fraction), 4.0~6.0Gy(×4fraction)이다. 고선량률 근접치료 단독요법 시 통상적인 용량은 13.5Gy(×2fraction)이다.

② 외부방사선치료 또는 1차 근접치료 이후 국소재발이 발생하였을 때 영구적 저선량률 근접치료 또는 일시적 고선량률 근접치료를 사용할 수 있다. 방사선량은 초기 외부방사선치료 용량에 따라 달라지는데, 일반적으로 저선량률 근접치료의 경우 100~110Gy이고 고선량률 근접치료의 경우 9~12Gy(×2fraction)이다.

③ 고위험군 암에서 상기 치료를 시행한 경우 수술 이후 외부방사선치료 및 호르몬치료를 병행한 경우와 동등한 생화학적 무재발률*biochemical disease-free survival*을 보였다.

3. 근접치료의 부작용
side effects of brachytherapy

① 배뇨증상*urinary symptoms*은 근접치료 직후에 급격히 악화되었다가 사용한 방사성동위원소의 반감기에 따라 선량이 감소하면서 점차 호전된다. 최근의 보고에 의하면 고선량률 근접치료의 경우 15~18%에서 급성 배뇨증상이 나타나고 저선량률 근접치료의 경우는 약 20%에서 만성

배뇨증상이 발생하였다. 특히 전립선이 60cm³보다 큰 경우 배뇨증상의 악화가 더 심한 것으로 알려져 있다. 이를 예방하기 위해 근접치료 전에 알파차단제를 투여하거나 호르몬치료를 시행할 수 있는데, 알파차단제의 사용은 배뇨증상의 정도*severity*와 기간의 감소에 효과적인 것으로 보고되었다. 1.5~22%의 환자에서 급성 요폐*urinary retention*가 보고되었으며, 10% 정도에서 근접치료 이후 경요도전립선절제술이 필요하였다.

② 발기부전의 빈도는 근치전립선절제술이나 외부방사선치료에 비해 낮다. 근접치료와 외부방사선치료 혹은 남성호르몬박탈요법을 병합한 경우 발기부전의 빈도는 더 올라간다. Snyder 등이 최근에 보고한 바에 의하면 근접치료 단독, 외부방사선치료와 근접치료의 병합, 외부방사선치료와 근접치료, 호르몬치료를 병합한 경우 5년 발기능 유지 비율이 각각 76%, 71%, 58%였다. 발기능을 회복하는 데 PDE-5 억제제가 약 80%의 환자에서 도움이 될 수 있다.

③ 직장염*proctitis* 및 직장손상의 빈도는 외부방사선치료에서보다 근접치료에서 낮았다.

④ 기타 부작용으로 선원이동*seed migration*이나 직장요도누공*rectourethral fistula*이 보고된 바 있다.

Ⅵ 정위방사선치료
stereotactic body radiotherapy, cyberknife

정위방사선치료는 로봇팔에 장착된 선형가속기를 사용하여 고용량의 방사선을 적은 수의 분획

*hypofractionation*으로 종양에 집중시키는 방사선 치료법이다. 저위험도의 질환에서 소수의 환자를 대상으로 시행한 보고들이 있지만 아직 더 많은 연구가 필요하다.

VII 양성자치료 *proton beam therapy*

양성자는 암표적 부위 직전까지는 방사선을 거의 방출하지 않은 채 표적 부위에서만 고선량의 방사선을 집중시키고 그다음에는 방사선량이 급격히 소멸되는 브래그 피크*Bragg peak*라는 고유한 물리적 특성을 가지는데, 양성자치료는 이를 이용하여 암표적 부위에만 고선량의 방사선을 조사하면서 암조직 앞쪽이나 뒤쪽의 정상조직에 도달하는 방사선량은 획기적으로 줄일 수 있다는 장점이 있다.

세기조절방사선치료와 입체양성자치료를 비교한 최근 2개의 연구는 서로 다른 결과를 보였다. Trofimov 등은 직장보존의 경우에 두 치료가 동등했으나, 방광보존의 경우는 세기조절방사선치료가 양성자치료에 비해 방광에 대한 조사량이 34% 감소하므로 더 우수하다고 보고하였다. 반면 Vargas 등은 세기조절방사선치료에 비해 양성자치료 시 평균 직장조사량은 59% 감소했고(p<0.001) 평균 방광조사량도 35% 감소하여(p=0.02) 양성자치료가 명확한 이득이 있음을 보고하였다.

양성자치료의 대표적 연구인 Proton Radiation Oncology Group(PROG)/American College of Radiology 95-09 trial에 따르면 임상병기 T1b~2b이고 진단 당시 전립선특이항원 15.0ng/mL 이하인 393명의 환자를 대상으로 저선량(70.2Gy)과 고선량(79.2Gy) 치료군을 비교하였을 때, 고선량 치료군에서 부작용과 삶의 질의 차이는 없이 국소실패(HR 0.57), 10년 생화학적 재발률(32.4% 대 16.7%, p<0.0001)에서 더 나은 종양치료 효과를 보였다. 하지만 두 군 간에 전체생존율에 있어서의 유의한 차이는 보이지 않았다(78.4% 대 83.4%, p=0.41).

3차원입체조형방사선치료를 받은 123명, 세기조절방사선치료를 받은 153명, 양성자치료를 받은 95명의 환자를 대상으로 설문을 통해 치료직후, 12개월 후, 24개월 후의 삶의 질에 대한 비교를 시행한 연구에서, 장 관련 문제와 요실금이나 요폐 등의 비뇨기계 합병증은 세 군 모두 차이를 보이지 않아 양성자치료의 우위를 증명할 수 없었다. 또한 Harvard 대학의 SEER database를 이용한 연구에서, 각각 1,368명의 세기조절방사선치료와 양성자치료 환자를 비교하였을 때 세기조절방사선치료군이 장기 위장관계 합병증 이환율이 더 낮았다. 미국 노인의료보험(Medicare) 환자 중 양성자치료를 받은 314명과 세기조절방사선치료를 받은 628명을 후향적으로 비교한 연구에서, 양성자치료가 상당히 높은 비용에도 불구하고, 6개월 후 일부 환자에서 비뇨생식기계 합병증 관련 우위를 보였으나(5.9% 대 9.5%, p=0.03), 12개월 후에는 차이가 없었고(18.8% 대 17.5%, p=0.66), 위장관 합병증도 유의한 차이를 보이지 않았다고 보고하였다.

최근 저위험 또는 중간위험의 전립선암에서 양성자치료와 세기조절방사선치료의 무작위 전향적 비교 3상연구(NCT01617161)가 진행 중에 있어 이에 대한 결과도 주목해봐야 하겠다. 국내에서는 82명의 cT1~3N0M0 전립선암 환자를 5군의 다른 선량으로 치료한 분할조사방식의 양성자치료에 대한 2상연구가 진행되었다. 추적관찰기간의 중앙값은 42개월(11~52개월)이었고, 2등급 이상의 위장관 합병증은 0%, 비뇨생식기계 합병증은 5%로 보고했으며, 후기 2등급 이상의 위장관 합병증은 16%, 비뇨생식기계 합병증은 7%로 보고하였다.

양성자치료는 고비용이면서 세기조절방사선치료보다 더 나은 점을 명확하게 보여주는 연구 및 전향적 무작위 연구가 거의 없는 실정이어서 아직 외부방사선치료를 대체할 목적으로 사용하는 것은 권장되고 있지 않다. 하지만 세기조절방사선치료와 유사한 방식의 세기조절양성자치료intensity modulated proton therapy; IMPT에 대한 기술개발이 기대되고 있다.

VIII 수술 후 즉시 (보조) 외부조사
immediate post-operative (adjuvant) external irradiation

보조방사선치료는 전립선특이항원이 여전히 측정 불가능한 수준이고 재발의 증거를 보이기 이전에 부정적인 병리학적 소견(절제변연 양성, 피막외침범, 정낭침범 등)으로 인해 수술 후 재발위험이 높은 환자에게 방사선치료를 하는 것으로 정의된다. 일반적으로 환자가 요실금에서 회복되어 요자제가 가능해지는 수술 후 4~6개월에 시행한다. 보조 혹은 구제 방사선치료에서 권고되는 조사량은 표준분할조사에서 64~72Gy인데, 조직검사에서 재발이 증명되었을 때는 좀 더 높은 조사량이 필요하다. 정해진 표적조사 범위는 정낭과 전립선 자리prostate bed를 포함한다. 골반림프절에 대한 예방적 조사prophylactic irradiation(46~50Gy)는 RTOG 9413(484명), GETUG 01(444명)의 2개의 무작위 연구에서 무진행생존기간의 이득이 없었기 때문에 선택된 환자에서만 전 골반조사whole pelvic radiation를 시행해야 한다. Briganti 계산도표와 Roach 공식을 이용하여 일부 선별적인 환자들에서 이득이 있을 것이라는 가설하에, 현재 RTOG와 PIVOTAL 연구에서는 고용량의 세기조절방사선치료를 시행받은 환자에서 골반의 림프절조사의 효용성에 대한 대규모 연구가 진행 중이다.

보조방사선치료는 절제변연 양성이나 피막외침범, 특히 정낭침범과 같이 수술 후 조직학적 소견이 좋지 않고 림프절침범이 없는 경우에 효과가 있는 것으로 알려져 있다. 하지만 이런 경우에도 일부는 수술치료만으로도 완치가 가능하다는 점과 보조방사선치료가 생존율을 향상시킨다는 확실한 근거가 없다는 점에서 논란의 여지가 있다. 특히 조기 구제방사선치료와 비교하여 생존율 향상에 있어서 이점이 있다는 근거는 아직 확실하지 않다. 또한 합병증과 관련해서도 수술 후 상처치유와 요자제 회복에 최소 3~4개월이 소요되는 것을 감안한다면 측정 불가능한 전립선특이항원 수치일 때 치료를 시작하는 보조방사선치료가 그 의미에 맞게 시행되기는 쉽지 않다. 그러나 수술 후 조직학적 소견에 따라 환자와 충분히 논의할 만한 이득이 있는 치료방법이라는 점은 분명하다.

1. 근치전립선절제술 후
림프절침범이 없는 경우(cN0 또는 pN0)

피막외침범(pT3), 글리슨점수 7 이상, 절제변연 양성(R1)은 수술 후 국소재발의 위험인자들로 알려져 있으며, 5년 후 재발 가능성을 50%까지 상승시키는 것으로 보고된다. 현재까지 보고된 연구들에서는 근치전립선절제술 후 보조방사선치료의 5년 생화학적 무재발생존율을 50~88%로 보고하고 있다. 이는 고위험군에서 수술만 시행한 경우와 비교할 때 생화학적 무재발생존율을 30~50% 향상시키는 결과라 할 수 있다. 보조방사선치료의 효과에 대해서는 다음의 세 가지 전향적 무작위 연구들의 결과를 참고할 수 있다.

1) European Organization for Research and Treatment of Cancer(EORTC) 22911

근치전립선절제술 후 피막외침범, 절제변연 양성, 정낭침범 중 한 가지 이상을 동반한 병리학적 병기 T2~3인 1,005명의 환자를 대상으로 수술 후 즉시immediate 60Gy의 보조방사선치료를 시행한 군과 관찰하고 지켜보다가wait-and-see 국소재발 이후 70Gy의 지연delayed방사선치료를 시행한 군을 비교하였다. 보조방사선치료는 부작용 면에서 4등급 이상의 합병증은 보이지 않았으며 10년 후 3등급의 비뇨생식기계 합병증의 비율은 관찰군과 비교하였을 때 5.3% 대 2.5%로 보고되었다(p=0.052). 보조방사선치료는 10년 생화학적 무진행생존율biochemical progression-free survival이 60.6%로 관찰군의 41.1%보다 더 나은 결과를 나타내었다(p<0.0001). 임상적 무진행생존율은 5년

결과에서는 보조방사선치료군에서 더 나은 결과를 보였으나 10년 결과에서는 차이가 없었다. 하지만 절제변연 양성인 환자에서는 10년 임상적 무진행생존율의 결과가 관찰군에 비해 더 좋았다(HR 0.69, p=0.008). 또한 10년 추적관찰 결과, 보조방사선치료는 더 나은 국소재발 방지 효과가 있었다(HR 0.45, p<0.0001). 전체 생존율에서는 두 군 간에 유의한 차이는 없었다. 이러한 결과를 나이, 조직학적 소견으로 재분석한 결과에 따르면 보조방사선치료는 70세 미만, 절제변연 양성인 환자에서 효과적이었고 70세 이상 환자에서는 오히려 해로울 수 있었다.

2) Association of Radiological Oncology (ARO) 96-02 trial

385명을 대상으로 한 이 연구의 결론은, 수술 직후 방사선치료의 가장 적합한 대상은 다발성의 절제변연 양성과 글리슨점수 7 이상을 보이는 환자들이라는 것이다. 중앙값 112개월의 추적관찰 결과 생화학적 무진행생존율은 보조방사선치료군에서 56%, 하지 않은 군에서 35%로 의미 있는 향상을 보였다(p<0.0001). 근치전립선절제술 후 측정 불가능한 전립선특이항원 수치(<0.1ng/mL)일 때 환자를 무작위 배정했고 pT3인 경우만을 포함하였다는 점에서 타 연구들과 차이가 있다. 이러한 결과는 수술 직후 위험인자를 가진 환자군에서는 전립선특이항원이 측정 불가능한 수치까지 감소하더라도 보조방사선치료가 효과적일 수 있음을 나타낸다. 3등급의 부작용은 방광과 관련된 1례였고 4등급 이상의 부작용은 없었다.

3) Southwest Oncology Group(SWOG) 8794 trial

이 연구는 중앙값 12년 이상의 추적관찰에서 425명의 pT3(피막외침범, 정낭침범, 절제변연 양성) 환자를 모두 한 부류로 묶어 무작위 배정하였기 때문에 각각의 소견과 보조방사선치료 효과의 연관성에 대해서는 결과를 알 수 없었다. 하지만 이 연구는 앞서 언급한 연구들과는 달리, 보조방사선치료가 관찰요법에 비해 10년 무전이생존율을 71% 대 61%(1.8년 연장, p=0.016)로 유의하게 향상시켰을 뿐만 아니라, 10년 전체생존율도 74% 대 66%(1.9년 연장, p=0.023)로 유의하게 향상시켰음을 보여주었다.

유럽비뇨기과학회의 진료지침에 따르면 pT3N0의 환자에서 절제변연 양성, 피막외침범, 정낭침범과 같은 조직학적 소견을 보여 국소치료 실패의 가능성이 높고 수술 후 전립선특이항원이 0.1ng/mL 미만인 환자들에게 다음과 같은 두 가지 치료방법을 권고하고 있다. 첫째는 요자제 회복 후 수술 부위에 대한 보조방사선치료를 하거나, 둘째는 임상적 및 생화학적 재발 시 구제방사선치료를 하는 것이다.

일부 연구에서는 정낭침범이 있는 환자라도 수술 후 낮은 전립선특이항원 수치(<0.3ng/mL)를 나타내는 경우 보조방사선치료에 좋은 효과를 보였다. 하지만 국소진행성 전립선암에서 수술 후 전립선특이항원이 측정 불가능한 수치로 감소하지 않는다면 불량한 예후에 속하고, 이는 잠재적으로 인지되지 못한 림프절침범이나 원격전이를 동반할 가능성이 크다고 하겠다. 즉 이러한 환자를 대상으로 한 보조방사선치료는 큰 효과를 나타내지 못할 가능성이 높다. 따라서 수술 후 림프절침범이 없는 고위험 환자에서 보조방사선치료는 이러한 점들을 고려하여 시행하는 것이 치료효과를 높이는 방법이라 할 수 있다. National Comprehensive Cancer Network(NCCN) 진료지침에서는 pT3, 절제변연 양성, 글리슨점수 8 이상 또는 정낭침범이 있는 경우를 보조방사선치료의 적응증으로 권고하고 있고, 수술 후 1년 내에 환자의 합병증 등이 안정화된 후 시행토록 하고 있다. 또한 절제변연 양성을 가진 환자에서 가장 효과적일 것이라고 언급하고 있다.

보조방사선치료의 조사량은 구제방사선치료의 조사량보다 낮지만 최근 연구들에서 60Gy 이상에 대한 결과들이 보고되었다. Valicenti 등에 의하면 적은 수의 환자(52명)를 대상으로 한 연구이지만 61.2Gy를 기준으로 더 높은 조사량으로 보조방사선치료를 받은 pT3N0의 환자에서 3년 생화학적 무재발생존율이 좋았다고 보고하였다(64% 대 90%, p=0.015). 수술 후 6개월에 측정 가능한 전립선특이항원을 나타낸 27명의 환자를 대상으로 한 Schild 등의 연구에서도 64Gy 이상의 조사량으로 보조방사선치료를 한 경우에서 치료실패 확률이 낮았다(62% 대 17%, p=0.03). NCCN 진료지침에 따르면 64~72Gy의 조사량을 수술 부위 및 골반 전체에 조사할 것을 권장하고 있다.

여러 무작위 대조 3상시험과 미국비뇨기과학회 진료지침에도 불구하고, 보조방사선치료의 최적 시기와 필요성에 대한 회의론이 존재하는데, 이것은 국소치료 실패의 가능성이 없는 환자들을 과잉치료overtreatment 할 가능성이 있다는 것이다.

사실 앞서 언급하였던 수술 후 부정적인 병리학적 소견이 있는 상당수의 환자에서 생화학적 재발을 경험하지 않게 되며 방사선치료로 인해 인접 장기에서 합병증이 발생하게 된다. SWOG 연구에서 보조방사선치료 후 직장염과 출혈은 3.2%, 요도협착은 6.5%, 요실금은 17%에서 보고되었고, EORTC 연구에서도 보조방사선치료군에서 3등급 이상의 합병증이 4.2%나 발생하였다. 그러므로 요자제를 회복하는 환자들을 지켜보는 임상의는 수술 후 방사선조사가 요실금을 악화시킬 수 있으므로 치료를 주저하게 된다. 그렇지만 최근에 기술이 더 발달하고 조사범위가 정확해짐에 따라 부작용을 감소시킬 수 있게 되었고, 삶의 질을 유지한 채 70Gy까지 조사량을 증가시킬 수 있게 되어 장기적인 종양학적 결과를 향상시킬 수 있게 되었다.

2. 근치전립선절제술 후 림프절침범이 확인된 경우(pN1)

후향적인 matched-pair 분석을 통해 림프절침범을 동반한 것으로 확인된 364명의 pT2~4N1 환자에서 보조방사선치료와 호르몬치료를 병합한 군(117명)이 보조방사선치료 단독군(247명)에 비해 10년 암특이생존율이 16% 더 높다는 결과가 보고된 바 있다(86% 대 70%, p=0.004). 이 연구에서 전체생존율은 병합치료군에서 70%, 보조방사선치료 단독군에서 55%였다(p<0.001). 최근 Abdollah 등은 근치전립선절제술 후 림프절침범이 확인된 총 1,107명의 환자를 보조호르몬치료 및 방사선치료 병합군(386명)과 보조호르몬치료 단독군(721

명)으로 나누어 비교하였다. 8년 암특이사망률 및 전체사망률이 병합치료군에서 의미 있게 감소한 결과를 보였다(7.6% 대 13.8%, p=0.08; 12.4% 대 24.69%, p=0.001). 림프절침범 개수, 글리슨점수, 병기, 절제변연 상태로 분류한 위험군에 따른 하위집단분석에 의하면 중간위험군(2개 이하 림프절침범, 글리슨점수 7 이상이면서 T3b 이상 또는 절제변연 양성) 및 고위험군(3~4개의 림프절침범)에서는 보조방사선치료를 병합한 경우 암특이사망률에 있어서 의미 있는 이득이 있었다(6.9% 대 15.8%, p=0.03; 3.5% 대 21.2%, p=0.02). 하지만 초저위험군(2개 이하 림프절침범, 글리슨점수 2~6), 저위험군(2개 이하 림프절침범, 글리슨점수 7 이상이면서 T2/T3a 또는 절제변연 음성), 초고위험군(5개 이상의 림프절침범)에서는 병합치료가 더 나은 치료결과를 보이지 않았다. 즉 보조방사선치료가 림프절침범을 보이는 모든 환자에서 효과가 있는 것은 아니며 림프절침범 규모와 암의 특성에 따라 결정된다고 결론지었다. 이는 임파선전이를 동반한 환자의 보조방사선치료를 결정함에 있어 참고할 수 있는 연구결과들이지만, 후향적 연구들에 의한 결과들이므로 향후 전향적 분석에 의한 연구가 필요하다.

IX. 방사선치료와 남성호르몬박탈요법 병합 radiation therapy and androgen deprivation therapy

중간위험도 이상의 전립선암 환자에서 방사선치료와 남성호르몬박탈요법을 병합하는 것이 방사선 단독치료보다 효과가 더 좋은 것으로 알려져 있다. 일반적으로 남성호르몬박탈요법은 방사선치료와 같이 시작하거나 2~3개월 전에 시작하며, 두 치료를 동시에 병합하는 것이 방사선치료 효과를 높이는 데 중요하다. 전립선암의 위험도에 따라 4~6개월의 단기간이나 24~36개월의 장기간 남성호르몬박탈요법이 병합되어야 한다.

방사선치료와 남성호르몬박탈요법의 병합효과와 관련해 여러 전향적 무작위 연구가 진행되어 왔다. Trans-Tasman Radiation Oncology Group (TROG) 96.01 연구에서 T2b~4N0M0 전립선암 환자 818명을 대상으로 방사선치료(66Gy) 단독과 3개월, 6개월의 남성호르몬박탈요법과의 병합을 비교하였다. 중앙값 10.6년의 추적관찰 후 6개월의 남성호르몬박탈요법과의 병합군에서 방사선 단독치료에 비해 원격전이로의 진행, 전립선암 특이사망률 및 전체사망률에 있어서 유의한 감소가 있음을 보고하였다. RTOG 94-08 연구에서는 국소 전립선암 환자 1,979명을 대상으로 방사선치료(66.6Gy) 단독(992명)과 4개월의 남성호르몬박탈요법과의 병합치료(987명)를 비교하였는데, 10년 전체생존율은 57% 대 62%이었고(HR 1.17, p=0.03), 특히 중간위험 이상의 전립선암 환자에서 병합요법이 우수한 효과를 보였다. 206명의 고위험 국소 전립선암 환자를 대상으로 한 Dana-Farber Cancer Institute(DFCI) 95-096 연구에서는 방사선치료와 6개월간의 남성호르몬박탈요법의 병합은 동반질환이 없거나 아주 적은 군에서만 생존율을 향상시킴을 보고하였다. 1,579명의 중간위험의 전립선암 환자를 대상으로, 방사선치료(70.2Gy) 이전 8주 그리고 치료 이후 8주(총 16주) 혹은 28주(총 36주) 동안 남성호르몬박탈요법

을 병합한 두 군을 비교한 RTOG 99-10 연구에서, 36주간 길게 남성호르몬박탈요법을 시행한 군에서 10년 원격전이(양 군 6%), 국소재발(6% 대 4%), 생화학적 진행(양 군 27%), 질병특이생존율(96% 대 95%), 전체생존율(66% 대 67%)에 있어 유의한 향상을 보이지는 않았다. 하지만 1,554명의 T2c~T4의 국소진행성 전립선암 환자를 대상으로, 방사선치료(65~70Gy) 이전 2개월 그리고 치료 중 2개월(총 4개월) 혹은 치료 후 지속적으로 24개월(총 28개월)의 남성호르몬박탈요법을 추가한 두 군을 비교한 RTOG 92-02 연구에서는 장기간의 남성호르몬박탈요법군에서 단기요법군과 비교하여 10년 전체생존율에 있어서 53.9% 대 51.6%로 의미 있는 차이를 보이지 않았으나(p=0.36), 글리슨점수 8~10의 고등급 전립선암을 대상으로 한 하위분석에서는 10년 전체생존율이 45.1% 대 31.9%로 유의한 차이를 보였다(p=0.0061).

또한 T2~4N±M0 전립선암 환자 456명을 대상으로 방사선치료 전후 4개월간 남성호르몬박탈요법과의 병합치료와 방사선 단독치료를 비교한 RTOG 86-10 연구에서, 10년 전체생존율은 통계적으로 유의한 차이를 보이지 않았으나(p=0.12), 10년 전립선암특이사망률(23% 대 35%, p=0.01), 원격전이(35% 대 47%, p=0.006), 무질환생존율(11% 대 3%, p<0.0001) 및 생화학적 재발(65% 대 80%, p<0.0001)에서 병합치료군이 단독군에 비해 유의한 향상을 보였다. EORTC 22863 연구에서 대부분 T3~4인 고위험군 비전이성 전립선암 환자 415명을 대상으로 방사선치료와 3년간 남성호르몬박탈요법의 병합치료가 방사선 단독치료에 비해 우수한 10년 무병생존율(47.7% 대 22.7%, p<0.0001), 전

체생존율(58.1% 대 39.8%, p=0.0004) 및 전립선암특이사망률(10.3% 대 30.4%, p<0.0001)을 보였다. 또한 평생 동안 남성호르몬박탈요법을 시행받는 국소, 국소진행성 전립선암 환자를 대상으로 한 연구들에서 방사선치료를 추가했을 때 생존율 증가를 보고하였다. 970명의 환자(78% T3~4, 92% N0)를 대상으로 방사선치료(70Gy)와 6개월 혹은 3년 동안 남성호르몬박탈요법을 병합치료 한 EORTC 22961 연구에서, 중앙값 6.4년의 추적관찰 동안 장기간 남성호르몬박탈요법 병합치료가 우수한 5년 전립선암특이생존율 및 전체생존율을 보였다.

이상의 연구결과들을 종합해보면 중간위험도 국소 전립선암 환자에게는 방사선치료와 4~6개월의 단기간 남성호르몬박탈요법 병합이, 고위험도 국소 전립선암 및 국소진행성 전립선암 환자에게는 2~3년의 장기간 남성호르몬박탈요법 병합이 권장된다. 저위험도 국소 전립선암 환자에게는 남성호르몬박탈요법이 생존율을 향상시키지 못하므로 부작용을 고려할 때 시행하지 말아야 한다.

906명 중 623명(69%)은 완전남성호르몬박탈요법을 추가로 시행받았다. 남성호르몬박탈요법의 기간은 저위험 환자에서는 방사선치료 이전 3개월, 중간위험 이상의 환자에서는 방사선치료 3개월 이전부터 시작하여 총 6개월이었다. 10년 생화학적 무재발생존율은 조사량을 증가하였을 때 유의한 향상을 보였는데, 저위험 환자의 경우 84%(≥75.6Gy) 대 70%(<75.6Gy)(p=0.04), 중간위험 환자의 경우 76%(≥81Gy) 대 57%(<81Gy)(p=0.0001), 고위험 환자의 경우는 55%(≥81Gy) 대 41%(<81Gy)(p=0.0001)이었다. 또한 중간위험 이상의 환자에서 시행한 6개월간의 남성호르몬박탈요법과의 병합은 고위험 전립선암 환자에서 방사선치료 단독에 비해 10년 생화학적 무재발생존율을 55% 대 36%로 의미 있게 향상시켰다(p<0.0001). 다변량 분석에서, 81Gy 이상의 조사량(p=0.027)과 남성호르몬박탈요법(p=0.052)이 무전이생존율distant metastases-free survival의 예측인자임을 알 수 있었으나 전체생존율과는 연관성이 없었다.

X 조사량 증가 방사선치료와 남성호르몬박탈요법 병합

combined dose-escalated radiotherapy and

androgen-deprivation therapy

Zelefsky 등은 총 2,551명의 T1~T3 전립선암 환자를 대상으로 후향적으로 분석한 결과를 발표하였다. 환자들은 64.8~86.4Gy의 방사선치료를 시행받았고, 저위험 환자 571명 중 170명(30%), 중간위험 환자 1,074명 중 456명(42%), 고위험 환자

XI 전립선암의 외부조사방사선치료 시 권고사항recommended external beam radiation

therapy treatment policy for prostate cancer

1. 저위험 전립선암low risk prostate cancer

남성호르몬박탈요법 없이 단독으로 시행하는 조사량증가 세기조절방사선치료는 근접치료를 대체할 수 있다.

2. 중간위험 전립선암
intermediate risk prostate cancer

세기조절방사선치료와 4~6개월의 단기간 남성호르몬박탈요법을 병합한다. 동반질환으로 인해 남성호르몬박탈요법을 시행할 수 없거나 성기능 문제로 원하지 않는 환자는 76~80Gy의 조사량 증가 세기조절방사선치료 혹은 세기조절방사선치료와 근접치료의 병합이 권장된다.

3. 국소, 고위험 전립선암
localized high risk prostate cancer

이러한 환자에서는 높은 재발위험 때문에 골반 림프절을 포함한 조사량증가 세기조절방사선치료와 장기간의 남성호르몬박탈요법의 병합요법이 필수적이다. 남성호르몬박탈요법의 기간은 전신수행 정도, 동반질환, 예후인자를 고려해서 정한다. 여러 연구에서 단기간의 남성호르몬박탈요법과의 병합은 전체생존율을 향상시키지 못하였으므로 장기간의 남성호르몬박탈요법과의 병합이 권장된다.

4. 국소진행성 전립선암lcally advanced prostate cancer: T3~4N0M0

무작위 대조군연구에서 방사선치료와 장기간 남성호르몬박탈요법의 병합이 우수한 전체생존율을 보였다. 국소진행성 전립선암 환자에서 방사선치료는 여전히 효과적이며 병합치료가 남성호르몬박탈요법 단독치료에 비해 우수하다.

XII 고식적 방사선치료
radiation therapy for palliation

1. 뼈전이bone metastases

전립선암이 진행되어 전이될 경우 주로 뼈로의 전이가 발생하고, 뼈전이의 주 증상은 지속적인 뼈통증이다. 통증 발생원인은 확실히 알려져 있지 않으나, 종양이 뼈에 직접적으로 작용하거나, 종양과 종양분비인자들이 골막의 신경과 상호 작용하거나, 염증세포들이 작용하여 발생하는 것으로 생각된다.

대부분의 뼈전이는 신체검사, 단순방사선검사, 뼈스캔으로 진단할 수 있으나, 진단이 애매한 경우 컴퓨터단층촬영과 자기공명영상을 이용할 수 있다. 방사선치료는 수술, 약물 등 여러 치료 중에서 매우 효과적인 치료방법으로, 현재까지의 연구에서 외부방사선치료의 전체 반응률은 85~100%로 보고되고 있다. 800cGy를 단일 조사하는 것이 전통적인 분할조사(총 3,000cGy를 10회 분할)만큼 효과적일 뿐만 아니라 비용과 시간적인 측면에서 더 우수하다고 보고되고 있어, 합병증이 없는 비척추nonspinal 뼈전이 환자에서 선호되고 있다. 전립선암의 뼈전이는 주로 뼈형성성osteoblastic 병변이기 때문에 병적 골절은 흔하지 않으나, 병적 골절이 특히 체중지지weight-bearing 부위에서 발생한 경우 통증조절과 적절한 치료를 위해 외과적 고정 및 방사선치료가 필요하다.

2. 척수압박 *spinal cord compression*

척수압박은 응급상황으로, 진단과 치료가 즉각적으로 이루어지지 않으면 하반신마비*paraplegia*, 자율신경장애*autonomic dysfunction*와 같은 상당한 후유증을 남길 수 있다. 주요 증상은 통증으로 95%의 환자에서 발생하는데, 보통 통증은 척수압박 진단 약 4개월 전부터 선행된다. 하지만 척수압박이 빠르게 진행하여 신경학적 장애가 수 시간에서 수일 내에 발생할 수 있으며 하반신마비로 진행되면 회복하기 어렵기 때문에 조기 진단과 치료가 상당히 중요하다.

척수압박이 의심되면 가능한 한 빨리 고용량 코르티코스테로이드 요법과 자기공명영상을 시행하여야 한다. 덱사메타손과 같은 스테로이드는 혈관성 부종을 줄이고 통증을 크게 완화시킨다. 덱사메타손의 부하용량*loading dose*은 4~10mg이고, 이후 유지용량으로 매 6시간마다 4~24mg을 투여한다. 수술적 감압은 척추가 불안정하면서 병적 골절이 있거나 뼈에 의해 척수가 압박되고 조직학적 진단이 불분명하거나 이전에 동일한 부위에 방사선치료를 받은 적이 있는 경우에 고려될 수 있으며, 수술 후 외부방사선치료가 필요하다.

3. 전신 방사성핵종치료
systemic radionuclide therapy

뼈전이에 대한 전신 방사성핵종치료는 1942년 Pecher에 의해 처음으로 보고되었다. 역사적으로 strontium-89와 samarium-153 같은 β입자를 방출하는 방사성동위원소를 이용한 치료가 다발성 뼈전이가 있는 거세저항성 전립선암 환자에 대한 전신 방사성핵종치료의 주축이었다. 대부분의 환자에서 통증완화에 효과적이었으나 골수조사로 인해 혈구를 감소시키는 부작용이 있었다. 2013년 미국 식품의약청은 연부조직 전이가 없고 뼈전이를 가진 거세저항성 전립선암 환자에게 radium-223(223Ra)의 사용을 승인하였다. 223Ra은 뼈전이에 의한 증상을 줄여주고 생존기간을 3.6개월 향상시켰다. 뼈에 선택적으로 흡수되며 알파입자의 작용범위가 작아 주변 조혈조직에 거의 손상을 주지 않아 대조군에 비해 3등급 이상의 부작용에 있어서 차이가 없었다.

참고문헌

Abdollah F, Karnes RJ, Suardi N, Cozzarini C, Gandaglia G, Fossati N, et al. Impact of adjuvant radiotherapy on survival of patients with node-positive prostate cancer. J Clin Oncol 2014;32:3939-47.

Abdollah F, Karnes RJ, Suardi N, Cozzarini C, Gandaglia G, Fossati N, et al. Predicting survival of patients with node-positive prostate cancer following multimodal treatment. Eur Urol 2014;65:554-62.

Alan JW, Louis RK, Alan WP, Craig AP. Cambell-Walsh Urology. 11th ed. Philadelphia: Elsevier; 2016;2705-9.

Allen GW, Howard AR, Jarrard DF, Ritter MA. Management of prostate cancer recurrences after radiation therapy-brachytherapy as a salvage option. Cancer 2007;110:1405-16.

Bolla M, de Reijke TM, Van Tienhoven G, Van den Bergh AC, Oddens J, Poortmans PM, et al. Duration of androgen suppression in the treatment of prostate cancer. N Engl J Med 2009;360:2516-27.

Bolla M, van Poppel H, Tombal B, Vekemans K, Da Pozzo L, de Reijke TM, et al. Postoperative radiotherapy after radical prostatectomy for high-risk prostate cancer: Long-term results of a randomised controlled trial (EORTC trial 22911). Lancet 2012;380:2018-27.

Bolla M, Van Tienhoven G, Warde P, Dubois JB, Mirimanoff RO, Storme G, et al. External irradiation with or without long-term androgen suppression for prostate cancer with high metastatic risk: 10-year results of an EORTC randomised study. Lancet Oncol 2010;11:1066-73.

Brachman DG, Thomas T, Hilbe J, Beyer DC. Failure-free survival following brachytherapy alone or external beam irradiation alone for T1-2 prostate tumors in 2222 patients: results from a single practice. Int J Radiat Oncol Biol Phys 2000;48:111-7.

Briganti A, Karnes RJ, Da Pozzo LF, Cozzarini C, Capitanio U, Gallina A, et al. Combination of adjuvant hormonal and radiation therapy significantly prolongs survival of patients with pT2-4 pN+ prostate cancer: Results of a matched analysis. Eur Urol 2011;59:832-40.

Chade DC, Eastham J, Graefen M, Hu JC, Karnes RJ, Klotz L, et al. Cancer control and functional outcomes of salvage radical prostatectomy for radiation-recurrent prostate cancer: a systematic review of the literature. Eur Urol 2012;61:961-71.

Coen JJ, Paly JJ, Niemierko A, Weyman E, Rodrigues A, Shipley WU, et al. Long-term quality of life outcome after proton beam monotherapy for localized prostate cancer. Int J Radiat Oncol Biol Phys 2012;82:e201-9.

Cozzarini C, Bolognesi A, Ceresoli GL, Fiorino C, Rossa A, Bertini R, et al. Role of postoperative radiotherapy after pelvic lymphadenectomy and radical retropubic prostatectomy: A single institute experience of 415 patients. Int J Radiat Oncol Biol Phys 2004;59:674-83.

D'Amico AV, Chen MH, Renshaw A, Loffredo M, Kantoff PW. Androgen suppression and radiation vs radiation alone for prostate cancer: a randomized trial. JAMA 2008;299:289-95.

D'Amico AV, Chen MH, Renshaw A, Loffredo M, Kantoff PW. Long-term follow-up of a randomized trial of radiation with or without androgen deprivation therapy for localized prostate cancer. JAMA 2015;314:1291-3.

D'Amico AV, Moul JW, Carroll PR, Sun L, Lubeck D, Chen MH. Surrogate end point for prostate cancer-specific mortality after radical prostatectomy or radiation therapy. J Natl Cancer Inst 2003;95:1376-83.

D'Amico AV, Renshaw AA, Cote K, Hurwitz M, Beard C, Loffredo M, et al. The impact of the percent of positive prostate biopsies on prostate cancer-specific mortality for patients with low or favorable intermediate risk disease. J Clin Oncol 2004;22:3726-32.

D'Amico AV, Whittington R, Malkowicz S, Schultz D, Blank K, Broderick GA, et al. Biochemical outcome after radical prostatectomy, external beam radiation therapy, or interstitial radiation therapy for clinically localized prostate cancer. JAMA 1998;280:969-74.

Da Pozzo LF, Cozzarini C, Briganti A, Suardi N, Salonia A, Bertini R, et al. Long-term follow-up of patients with prostate cancer and nodal metastases treated by pelvic lymphadenectomy and radical prostatectomy: The positive impact of adjuvant radiotherapy. Eur Urol 2009;55:1003-11.

Denham JW, Steigler A, Lamb DS, Joseph D, Turner S, Matthews J, et al. Short-term neoadjuvant androgen deprivation and radiotherapy for locally advanced prostate cancer: 10-year data from the TROG 96.01 randomised trial. Lancet Oncol 2011;12:451-9.

Dy SM, Asch SM, Naeim A, Sanati H, Walling A, Lorenz KA. Evidence-based standards for cancer pain management. J Clin Oncol 2008;26:3879-85.

Efstathiou JA, Gray PJ, Zietman AL. Proton beam therapy and localised prostate cancer: current status and controversies. Br J Cancer 2013;108:1225-30.

Eggener SE, Scardino PT, Walsh PC, Han M, Partin AW, Trock BJ, et al. Predicting 15-year prostate cancer specific mortality after radical prostatectomy. J Urol 2011;185:869-75.

Giammarile F, Mognetti T, Resche I. Bone pain palliation with strontium-89 in cancer patients with bone metastases. Q J Nucl Med 2001;45:78-83.

Hanks GE. External-beam radiation therapy for clinically localized prostate cancer: Patterns of care studies in the united states. NCI Monogr 1988;7:75-84.

Horwitz EM, Bae K, Hanks GE, Porter A, Grignon DJ, Brereton HD, et al. Ten-year follow-up of radiation therapy oncology group protocol 92-02: a phase III trial of the duration of elective androgen deprivation in locally advanced prostate cancer. J Clin Oncol 2008;26:2497-504.

Ismail M, Ahmed S, Kastner C, Davies J. Salvage cryotherapy for recurrent prostate cancer after radiation failure: a prospective case series of the first 100 patients. BJU Int 2007;100:760-4.

Jones CU, Hunt D, McGowan DG, Amin MB, Chetner MP, Bruner DW, et al. Radiotherapy and short-term androgen deprivation for localized prostate cancer.

N Engl J Med 2011;365:107-18.

Joo JH, Kim YJ, Kim YS, Choi EK, Kim JH, Lee SW, et al. Whole pelvic intensity-modulated radiotherapy for high-risk prostate cancer: A preliminary report. Radiat Oncol J 2013;31:199-205.

Kim YJ, Cho KH, Pyo HR, Lee KH, Moon SH, Kim TH, et al. A phase II study of hypofractionated proton therapy for prostate cancer. Acta Oncol 2013;52:477-85.

Masson S, Persad R, Bahl A. HDR brachytherapy in the management of high-risk prostate cancer. Adv Urol 2012;2012:980841.

Mauermann J, Fradet V, Lacombe L, Dujardin T, Tiguert R, Tetu B, et al. The impact of solitary and multiple positive surgical margins on hard clinical end points in 1712 adjuvant treatment-naive pT2-4 N0 radical prostatectomy patients. Eur Urol 2013;64:19-25.

Mouw KW, Trofimov A, Zietman AL, Efstathiou JA. Clinical controversies: proton therapy for prostate cancer. Semin Radiat Oncol 2013;23:109-14.

National Comprehensive Cancer Network. NCCN clinical practice guidelines in oncology (NCCN Guideline®): prostate cancer (Version 1.2015). 2015.

Parker C, Nilsson S, Heinrich D, Helle SI, O'Sullivan JM, Fosså SD, et al. Alpha emitter radium-223 and survival in metastatic prostate cancer. N Engl J Med 2013;369:213-23.

Partin AW, Mangold LA, Lamm DM, Walsh PC, Epstein JI, Pearson JD. Contemporary update of prostate cancer staging nomograms (Partin tables) for the new millennium. Urology 2001;58:843-8.

Pisansky TM, Hunt D, Gomella LG, Amin MB, Balogh AG, Chinn DM, et al. Duration of androgen suppression before radiotherapy for localized prostate cancer: radiation therapy oncology group randomized clinical trial 9910. J Clin Oncol 2015;33:332-9.

Pollack A, Zagars GK, Starkschall G, Antolak JA, Lee JJ, Huang E, et al. Prostate cancer radiation dose response: results of the M.D. Anderson phase III randomized trial. Int J Radiat Oncol 2002;53:1097-105.

Pucar D, Shukla-Dave A, Hricak H, Moskowitz

CS, Kuroiwa K, Olgac S, et al. Prostate cancer: correlation of MR imaging and MR spectroscopy with pathologic findings after radiation therapy-initial experience. Radiology 2005;236:545-53.

Pugh TJ, Lee AK. Proton beam therapy for the treatment of prostate cancer. Cancer J 2014;20:415-20

Roach M 3rd, Bae K, Speight J, Wolkov HB, Rubin P, Lee RJ, et al. Short-term neoadjuvant androgen deprivation therapy and external-beam radiotherapy for locally advanced prostate cancer: long-term results of RTOG 8610. J Clin Oncol 2008;26:585-91.

Roach M 3rd, Hanks G, Thames H Jr, Schellhammer P, Shipley WU, Sokol GH, et al. Defining biochemical failure following radiotherapy with or without hormonal therapy in men with clinically localized prostate cancer: recommendations of the RTOG-ASTRO Phoenix Consensus Conference. Int J Radiat Oncol Biol Phys 2006;65:965-74.

Rogers E, Ohori M, Kassabian VS, Wheeler TM, Scardino PT. Salvage radical prostatectomy: outcome measured by serum prostate specific antigen levels. J Urol 1995;153:104-10.

Shekarriz B, Upadhyay J, Pontes JE. Salvage radical prostatectomy. Urol Clin North Am 2001;28:545-53.

Stephenson AJ, Scardino PT, Kattan MW, Pisansky TM, Slawin KM, Klein EA, et al. Predicting the outcome of salvage radiation therapy for recurrent prostate cancer after radical prostatectomy. J Clin Oncol 2007;25:2035-41.

Swanson GP, Goldman B, Tangen CM, Chin J, Messing E, Canby-Hagino E, et al. The prognostic impact of seminal vesicle involvement found at prostatectomy and the effects of adjuvant radiation: Data from southwest oncology group 8794. J Urol 2008;180:2453-7, discussion 2458.

Thompson IM, Tangen CM, Paradelo J, Lucia MS, Miller G, Troyer D, et al. Adjuvant radiotherapy for pathological T3N0M0 prostate cancer significantly reduces risk of metastases and improves survival: Long-term followup of a randomized clinical trial. J Urol 2009;181:956-62.

Thompson IM, Valicenti RK, Albertsen P, Davis BJ, Goldenberg SL, Hahn C, et al. Adjuvant and salvage radiotherapy after prostatectomy: AUA/ASTRO guideline. J Urol 2013;190:441-9.

Trofimov A, Nguyen PL, Coen JJ, Doppke KP, Schneider RJ, Adams JA, et al. Radiotherapy treatment of early-stage prostate cancer with IMRT and protons: a treatment planning comparison. Int J Radiat Oncol Biol Phys 2007;69:444-53.

Valicenti RK, Thompson I Jr, Albertsen P, Davis BJ, Goldenberg SL, Wolf JS, et al. Adjuvant and salvage radiation therapy after prostatectomy: American society for radiation oncology/american urological association guidelines. Int J Radiat Oncol Biol Phys 2013;86:822-8.

Van der Kwast TH, Bolla M, Van Poppel H, Van Cangh P, Vekemans K, Da Pozzo L, et al. Identification of patients with prostate cancer who benefit from immediate postoperative radiotherapy: EORTC 22911. J Clin Oncol 2007;25:4178-86.

Vargas C, Fryer A, Mahajan C, Indelicato D, Horne D, Chellini A, et al. Dose-Volume Comparison of Proton Therapy and Intensity-Modulated Radiotherapy for Prostate Cancer. Int J Radiat Oncol Biol Phys 2008;70:744-51.

Warde P, Mason M, Ding K, Kirkbride P, Brundage M, Cowan R, et al. Combined androgen deprivation therapy and radiation therapy for locally advanced prostate cancer: a randomised, phase 3 trial. Lancet 2011;378:2104-11.

Westphalen AC, Kurhanewicz J, Cunha RM, Hsu IC, Kornak J, Zhao S, et al. T2-Weighted endorectal magnetic resonance imaging of prostate cancer after external beam radiation therapy. Int Braz J Urol 2009;35:171-80, discussion 181-2.

Widmark A, Klepp O, Solberg A, Damber JE, Angelsen A, Fransson P, et al. Endocrine treatment, with or without radiotherapy, in locally advanced prostate cancer (SPCG-7/SFUO-3): an open randomised phase III trial. Lancet 2009;373:301-8.

Wiegel T, Bartkowiak D, Bottke D, Bronner C, Steiner U, Siegmann A, et al. Adjuvant radiotherapy versus wait-and-see after radical prostatectomy: 10-year follow-up of the ARO 96-02/AUO AP 09/95 trial.

Eur Urol 2014;66:243-50.

Wiegel T, Bottke D, Steiner U, Siegmann A, Golz R, Storkel S, et al. Phase III postoperative adjuvant radiotherapy after radical prostatectomy compared with radical prostatectomy alone in pT3 prostate cancer with postoperative undetectable prostate-specific antigen: ARO 96-02/AUO AP 09/95. J Clin Oncol 2009;27:2924-30.

Wu JS, Wong R, Johnston M, Bezjak A, Whelan T. Meta-analysis of dose-fractionation radiotherapy trials for the palliation of painful bone metastases. Int J Radiat Oncol Biol Phys 2003;55:594-605.

Yu JB, Cramer LD, Herrin J, Soulos PR, Potosky AL, Gross CP. Stereotactic body radiation therapy versus intensity-modulated radiation therapy for prostate cancer: comparison of toxicity. J Clin Oncol 2014;32:1195-201.

Zelefsky MJ, Fuks Z, Hunt M, Yamada Y, Marion C, Ling CC, et al. High-dose intensity modulated radiation therapy for prostate cancer: early toxicity and biochemical outcome in 772 patients. Int J Radiat Oncol Biol Phys 2002;53:1111-6.

Zietman AL, Bae K, Slater JD, Shipley WU, Efstathiou JA, Coen JJ, et al. Randomized trial comparing conventional-dose with high-dose conformal radiation therapy in early stage adenocarcinoma of the prostate: long-term results from Proton Radiation Oncology Group/American College of Radiology 95-09. J Clin Oncol 2010;28:1106-11.

11

다른 국소적 치료

박재영

Ⅰ 서론

전립선특이항원prostate specific antigen; PSA검사가 도입된 이후 전립선암의 조기진단이 가능해지면서 덜 공격적인less aggressive 전립선암 치료가 가능하게 되었다. 그 결과 전립선암 환자와 비뇨기과 의사들은 진단된 전립선암에 대해서 경과관찰을 할 것인가 근치적 치료를 할 것인가 하는 딜레마에 빠지게 되었다. 최근의 무작위 대조군 연구에서는 저위험도 전립선암에 대해서 10년간 추적관찰 하였을 때, 경과관찰 하는 것과 근치적 치료를 하는 것 간에 전체생존율과 종양특이생존율 모두 큰 차이가 없음을 보고한 바 있다. 수술 및 방사선치료의 기법이 현저히 발전하였지만, 그럼에도 불구하고 발생할 수 있는 비뇨기계 또는 직장에 대한 치료 부작용 때문에 전립선암 환자 및 이를 치료하는 의사들 모두 전립선암의 치료방법

에 대해 고민하지 않을 수 없는 상황이다. 이 장에서는 전립선암의 치료에 사용되는 여러 가지 국소치료 방법에 대해서 알아본다.

Ⅱ 이론적 근거와 배경
rationale and background

전립선암의 국소치료는 전립선과 그 주변부의 손상은 최소화하면서 암을 치료하는 것을 목적으로 한다. 이러한 국소치료법은 다른 고형암, 예를 들어 신장암, 갑상선암, 유방암, 간암, 췌장암 등에도 널리 쓰이고 있다. 전립선암에 대한 국소치료의 효과에 대해서는 아직 논란이 있는데, 근치전립선절제술에서 얻어진 조직을 전부 조직 슬라이드로 만들어 현미경으로 검사를 시행하였을 때, 대부분의 경우 전립선 내 다발적으로 암세포가 분

포하고 있다는 보고가 있기 때문이다. 하지만 전립선암의 자연사에 대한 가장 최근의 연구에서는, 전립선 내에 가장 많은 부분을 차지하는 고악성도의 암세포, 소위 인덱스 병변*index lesion*이라고 하는 부분이 발견되어 이 부위가 전립선암 환자의 예후를 결정짓는 중요한 요소라는 것을 보고하였다. 따라서 인덱스 병변에 대한 국소치료를 함으로써 나머지 정상적인 전립선 부위를 보존하는 것이 중간 크기 혹은 작은 크기의 전립선암 치료의 합리적인 접근방법이라고 할 수 있겠다.

III 냉동치료요법*cryosurgery*

1. 기전*mechanisms of cryotherapy*과 저온생물학*cryobiology*(그림 11-1)

1) 직접적인 세포손상

동결점 이하로 온도가 내려가는 경우 세포 외부위는 얼음결정이 형성되지만 세포 내 부위는 지질층의 보호로 인해 얼음결정이 형성되지 않는다. 이로 인해 농도 차이*concentration gradient*가 발생하게 되고, 이는 세포 내 효소의 손상과 단백질 변성을 초래하여 최종적으로 세포막 손상을 야기시킨다. 한편 세포가 매우 급속하게 얼게 되면 얼음결정이 세포 내 공간에도 형성되어 미토콘드리아 등 세포 내 구조물의 손상을 초래한다. 세포가 해동될 때에는 얼음결정들이 뭉치게 되어 세포막을 파괴시킨다.

2) 혈관손상

시술을 시행한 지 수 시간 또는 수일 후에 나타나는 현상이다. 세포 내 얼음결정이 혈관 내피를 손상시켜 혈소판 응집, 혈액순환 저하, 혈관 내 혈전 형성을 일으키고 결과적으로 조직허혈을 야기한다. 해동단계에서 저관류 손상이 발생하여 유해 유리기*free radical*가 만들어지고 이로 인해 세포벽에 지질막의 과산화가 발생한다. 냉동의 초기 효과는 소동맥보다는 소정맥에서 더 확실하게 나타나는데, 이로 인해 혈액순환이 저하되고 혈전이 형성되어 괴사가 발생한다.

3) 세포자멸사*apoptosis*

Baust의 의해 처음 기술된 개념으로, 냉동에 의

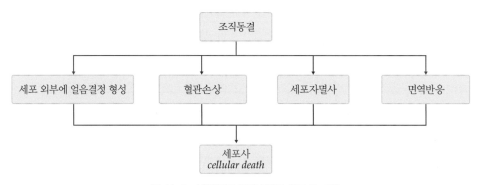

그림 11-1. 냉동치료요법에서의 세포사 기전

해 직접적으로 파괴되지 않은 세포들은 −10℃에서 6℃ 사이의 온도에 5분간 노출되었을 때 세포 자멸사가 진행된다는 것이다. 이러한 현상은 얼음구*ice ball*의 주변부에서 주로 일어나게 된다(그림 11-2).

4) 면역반응

냉동치료가 면역반응을 항진(면역 매개 세포독성)시켜 종양세포를 죽게 한다는 가설이다. 생쥐에 신장암 세포가 자라게 한 연구에서 냉동치료를 시행하였을 때 중성구, 대식세포, T세포 침윤이 증가하는 효과를 보였다. 이런 반응은 주로 조직손상이 불완전하게 발생한 부위나 혈관 주변부에서 두드러졌다. 다른 연구에서는 −40℃에서 −50℃의 냉동은 빠르게 진행되어야 하고 해동과정은 비교적 천천히 하는 것을 권장하고 있다. 조직을 완전히 파괴시키기 위해서는 적어도 두 번 이상의 냉동 및 해동 과정이 필요하다고 알려져 있다.

2. 냉동치료 장비의 기술적 향상

technical improvements in cryotherapy equipment

냉동치료는 19세기 중반부터 임상 현장에서 사용되었다. 영국 의사 James Arnott이 처음으로 유방암, 자궁암, 일부 피부암에서 진통효과를 얻기 위해 소금을 섞어서 간 얼음을 사용한 바 있다. 20세기 들어 액화질소가 도입되었고, 1961년 Cooper와 Lee가 냉동탐침*cryogenic probe*을 개발하여 파킨스병 치료 시 인체 내부 장기를 동결시키는 데 처음으로 사용하였다. Gonder와 Soanes가 1966년 요도를 통해 냉동탐침을 삽입하는 방법으로 전립선질환의 치료에 처음으로 냉동치료를 시도하였다. 그들은 후에 자신의 방법을 개선하여 요도와 회음부로 동시에 접근하여 직장손상을 줄이면서 전립선 첨부의 냉동효과를 더 높이는 방법을 고안했지만, 이 방법은 합병증이 많이 발생하여 오래 사용되지 못하였다. 회음부를 통한 냉동탐침의 삽입은 1974년 Magalli 등에 의해 처음 보고되었는데, 그들은 회음부 중간 부위 절개 후 손가락을 이용하여 전립선까지 탐침을 삽입

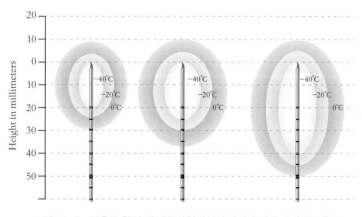

그림 11-2. 얼음구 형성 및 냉동탐침에서의 거리에 따라 달라지는 온도

하였다. 이 방법이 소위 말하는 제1세대 냉동치료 기법이 되었다. 하지만 요실금, 요도탈락urethral sloughing, 직장요도 누공 등의 합병증이 심하여 역시 오래 사용되지 못하였다. 1980년대 후반 Onik 등이 경직장초음파transrectal ultrasound; TRUS를 이용하여 여러 개의 냉동탐침을 삽입하고 요도를 따뜻한 생리식염수로 관류시키는 소위 제2세대 냉동치료 기법을 개발하였다. 이 기법은 실시간으로 경직장초음파검사를 실시하므로 액화질소를 이용하여 만들어지는 얼음구가 형성되는 정도를 관찰하여 직장보존을 확실하게 확인할 수 있었다.

현재는 제3세대 방식의 냉동치료 기법을 사용하고 있는데, 열교환 없이 기체의 팽창을 이용하여 온도를 낮추는 Joule-Thomson 원리를 이용한다. 경직장초음파를 이용하여 냉동탐침을 전립선에 위치시키고, 이를 통해 압축 아르곤을 주입하여 전립선을 냉동시키고 헬륨을 이용하여 해동시킨다. 기존의 액화질소를 전달하던 냉동탐침의 직경이 3.5~5.5mm였던 것에 비해 제3세대 냉동탐침은 직경이 1.47mm이다. 냉동탐침이 가늘어졌기 때문에 여러 개를 삽입하는 것이 가능해졌고 전립선 전체에 걸쳐 고른 냉동효과를 얻을 수 있다. 또한 출혈의 위험성도 줄일 수 있다.

3. 환자선택patient selection: 일차primary치료와 구제salvage치료의 적응증

일차 국소치료의 적절한 적응증은 다음과 같다.

① 전립선특이항원 수치 <10.0ng/mL

② 글리슨등급 3 이하

③ 전립선 조직검사 시 생검 개수 10개 이상

④ 생검조직의 길이가 7mm 이상, 생검조직 중 암의 비율 33% 이하

⑤ 일부 연구자 그룹에서는 중등도 또는 고위험도 전립선암 환자에게도 적용할 수 있다고 보고하고 있다. 그 외에도 근치적 치료를 권유받는 전립선암 환자들에 대한 대체적인 치료방법으로 쓰일 수 있다. 대부분의 경우 병변이 편측에만 발생하는 경우에 국소치료를 시행한다.

구제치료의 적응증은 일차치료보다는 조금 덜 엄격하다고 할 수 있다. 대부분의 연구에서 전립선특이항원 수치의 제한은 없고 전립선암의 위험도에 대한 제한도 없다. 하지만 구제치료의 대상 질환 역시 주로 편측성 질환의 경우에 국소치료를 시행한다.

4. 술기surgical technique

전립선 조직 절제방법은 크게 국소절제focal ablation와 전 전립선whole gland절제로 나뉘고, 국소절제는 편측성, 표적(단일 또는 다발성), 하키스틱으로 나뉜다(그림 11-3). 환자는 extended Lloyd-Davies 자세를 취하게 한다. 경직장초음파를 이용하여 전립선의 해부학적 구조를 파악하고 17 게이지 근접치료 주형template을 이용하여 3개의 냉동탐침을 전립선의 전내측, 후외측, 전외측 부위에 정확하게 위치시킨다. 온도계가 외조임근, Denonvilliers 근막, 종양의 경계 부위의 온도를 측정한다. 따뜻한 생리식염수를 요도에 관류시켜

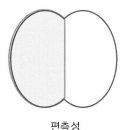
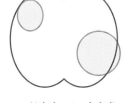
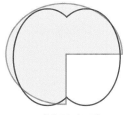
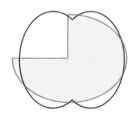

편측성
hemi-abaltion of the prostate

표적(단일 또는 다발성)
targeted focal ablation

전부 하키스틱
anterior hockey stick

후부 하키스틱
posterior hockey stick

그림 11-3. 전립선 조직 국소절제의 다양한 방법

요도손상을 억제한다. −40℃ 이하에 다다르게 되면 전립선 앞쪽 부위에는 얼음구가 형성되고, 외측으로는 전립선 주변 부위와 2~4mm의 경계를 두면서 얼음이 형성된다. 그 이후 앞쪽의 냉동탐침은 해동되고, 뒤쪽의 냉동탐침은 활성화된다. 정낭침범이 있는 경우에는 추가적인 냉동탐침을 삽입한다.

5. 성적*outcomes after primary cryotherapy*

1) 개요

전립선암의 국소치료 후 전립선특이항원 역동학*PSA kinetics*에 대해 아직 확립된 정의는 없으므로, 대부분의 연구에서 국소치료의 성공은 방사선치료 후 생화학적 재발에 대한 ASTRO, Phoenix 및 Stuttgart, 전립선특이항원속도(>0.75ng/mL per year) 등의 기준을 따른다. 이 기준에 따라 5년 생화학적 무재발률 60%에서 8년 생화학적 무재발률 86%까지 다양한 성적을 보고하였다. 하지만 위 기준들 중 어떤 기준이 가장 정확한지는 아직 확실히 알려지지 않았는데, 그 이유는 국소치료 후 전립선 조직이 남아 있을 뿐만 아니라 국소치료 후의 전립선 조직 변화가 방사선치료 후의 조직 변화와 다르기 때문에 전립선특이항원 역동학도 다를 것이라 유추할 수 있기 때문이다. 어떤 연구자들은 고강도집속초음파*high-intensity focused ultrasound; HIFU* 시술 후 쓰이는 Stuttgart 기준을 사용할 것을 권고하기도 한다. 전립선특이항원 역동학이 국소치료에 대한 성적을 판정하는 기준이 되기 위해서는 치료되지 않은 전립선 조직에서 여전히 전립선특이항원을 생성한다는 것을 반드시 고려해야 할 것이다. 아직까지는 국소치료 후의 생화학적 재발에 대한 정확한 기준이 나와 있지 않은 실정이다.

국소치료 후 전립선 부위 생검을 실시하였을 때, 임상적으로 유의한 전립선암은 0~17%의 확률로 발견되었다. 임상적으로 위험이 없는 전립선암까지 포함하면 4~50%의 환자들이 국소치료 후 실시한 전립선생검에서 전립선암이 남아 있는 것으로 밝혀졌다. 연구에 포함된 모든 환자를 고려해볼 때 잔존암의 발생확률은 4~23%이며, 전립선암의 치료 부위에서 잔존암이 발견될 확률은 3~14%이다.

배뇨기능과 관련하여 패드를 전혀 사용하지 않는 요자제율은 95~100%이고, 요누출이 없는 비율 역시 83~100%로 나타났다. 설문지를 이용한 조사에서 54~100%의 환자들이 삽입 가능한 발기능을 가진다고 응답하였다. 의사 면담에 의한 조사에서는 58~85%의 환자에서 발기능이 있다고 보고하였다.

2) 국소 냉동치료

전립선암 부위만을 냉동시키고 나머지를 보존하는 방법으로, 치료효과를 유지하면서 합병증을 최소화하는 것이 이 술기의 목표이다. 현재까지 치료효과 및 생존율에 대한 장기추적 결과는 나와 있지 않지만, 2008년도에 나온 AUA 가이드라인에서는 국소치료 방법을 실험적 방법으로만 고려하고 표준치료법으로 쓰지 말 것을 권고하였다.

저/중등도 전립선암 환자 73명에 대해 국소 전립선 냉동치료를 시행한 연구에서, 추적관찰 기간 중앙값 3.7년 동안 치료 후 평균 전립선특이항원 값은 1.6ng/mL로 치료 전 수치에 비해 전립선특이항원 수치가 70% 감소하였다. 완전한 요자제는 100%의 환자에서, 삽입 가능한 발기능은 86%의 환자에서 가능하였다.

3) 전 전립선 냉동치료

Bahn 등의 연구에서는 환자 590명을 평균 5.4년 추적관찰 하였을 때 전립선특이항원 최저치 *nadir* 0.5ng/mL를 기준으로 한 생화학적 무재발률이 D'Amico 저위험군, 중등도 위험군, 고위험군에서 각각 61%, 68%, 61%였다. 7년 생화학적 무재발률은 62%였다. 하지만 ASTRO 기준을 이용했을 때 생화학적 무재발률은 각각 92%, 89%, 89%로 상승하였고, 7년 생화학적 무재발률은 89.5%였다. 평균 50개월 동안 76명의 전립선암 환자들을 관찰한 Donnelly의 연구에서는 치료 5년째 전립선특이항원 1.0ng/mL 미만으로 측정되는 환자가 저위험군, 중등도 위험군, 고위험군에서 각각 75%, 89%, 76%였다. 5년 전체생존율은 89%, 질환특이생존율은 98.6%였다. 2,427명이 등록된 Cryo On-Line Data(COLD) Registry에서는, Phoenix 기준을 사용하여 5년 동안 추적관찰 하였을 때 전립선특이항원 최저치가 0.6ng/mL 이상인 경우 첫 2년 이내 생화학적 실패가 유의하게 높았다(저위험군, 중등도 위험군, 고위험군에서 각각 29.5%, 46%, 54%). 따라서 전립선특이항원 최저치가 0.6ng/mL 이상인 경우 면밀한 추적관찰이 필요할 것이다. 재발이나 생화학적 실패가 의심되지 않는 환자들 중 14.5%에서 조직검사 시 전립선암이 발견되고, 재발이나 생화학적 실패가 확인된 환자의 38%에서 역시 조직검사 시 암이 발견된다.

Cohen 등이 발표한 중앙값 12.5년 동안의 추적관찰 연구가 전립선암의 냉동치료 효과에 대한 연구 중 가장 오랫동안 관찰한 결과인데, 생화학적 실패에 대한 Phoenix 기준을 적용하였을 때 10년 생화학적 무재발생존율이 저위험군, 중등도 위험군, 고위험군에서 각각 80.6%, 74.2%, 45.5%였다. 10년째 전립선 조직검사 음성률은 77%였다.

현재까지 진행된 연구에서 원격전이로의 진행이 보고된 연구는 거의 없었는데, 그 이유는 추적관찰 기간이 짧기 때문이다. 원격전이가 발생하는 확률은 0~0.3%로 매우 낮게 보고되고 있다. 국소치료의 적응증이 되는 전립선암은 대부분 저위험도 전립선암이므로, 종양특이생존율은 매우 높은 것으로 알려져 있다.

6. 구제 냉동치료요법의 치료성적
outcomes after salvage cryotherapy

일차 방사선치료 후 생화학적 재발이 일어나는 경우는 30% 정도이다. 구제 냉동치료요법은 이런 경우에 쓸 수 있는 방법이다.

통상적으로 방사선치료 첫 18개월 동안은 전립선특이항원검사를 하게 된다. 제2세대 냉동치료요법 시스템을 이용했을 때 생화학적 무재발률은 1년에 66%였고, 제3세대 냉동치료요법 시스템을 사용하였을 때 1년 생화학적 무재발률은 86%, 2년 생화학적 무재발률은 74%였다. Williams 등은 평균 추적관찰 기간 7.4년 동안 187명의 환자들을 대상으로 한 연구에서 5년, 8년, 10년 전체생존율이 각각 95%, 91%, 87%였고, 생화학적 무재발률이 각각 47%, 39%, 39%였다고 보고하였다. Pisters는 COLD Registry 연구에서 279명을 22개월 동안 추적관찰 했을 때, 생화학적 무재발률이 ASTRO 재발기준으로는 59%, Phoenix 기준으로는 55%였다고 보고하였다. 전립선특이항원 10.0ng/mL 초과하는 환자에 대해 구제 냉동치료요법을 시행하였을 때, 글리슨점수 9 이상, 임상병기 3기 이상 등이 구제 냉동치료요법 시행 후 치료실패와 유의한 상관관계가 있음이 보고된 바 있다. 다른 연구에서는, 일차 방사선치료 후 추적관찰기간 중앙값 17~47개월째 8~10%의 환자에서 구제요법 후 암이 발견되었다. 8%의 환자에서 임상적으로 유의한 전립선암이 발견되었다는 보고도 있다. 구제치료를 하는 환자 중 원격전이가 일어나는 경우는 5~20%이고 전체생존율은 100%였다.

현재까지 구제 냉동치료요법과 구제 전립선절제술에 대한 무작위 대조군 연구는 시행된 바 없다. Pisters 등이 전립선특이항원 10.0ng/mL 미만이고 글리슨점수 8 미만인 환자들에서 방사선치료 후 생화학적 재발이 발생한 환자들을 대상으로 구제 냉동치료요법과 구제 전립선절제술의 효과를 비교하는 연구를 시행하였는데, 구제 전립선절제술이 5년 전체생존율 및 생화학적 무재발률에서 유의하게 더 좋은 결과를 보였다.

7. 국소재발 시 치료
management of local recurrence after cryotherapy

Choi 등은 냉동치료 후 재발한 9명의 전립선암 환자에 대한 세기조절방사선치료*intensity-modulated radiation therapy; IMRT* 성적을 2011년 보고한 바 있다. 추적관찰기간 31개월 동안 평균 전립선특이항원은 4.3ng/mL(범위 1.07~15.6ng/mL)였고, 최소 72Gy(범위 72~81Gy)의 방사선을 조사하였으며, 냉동치료와 IMRT 시행 사이의 기간 중앙값은 20.5개월(범위 8.5~56.5개월)이었다. 7명의 환자에서 전립선특이항원 수치 감소가 있었고, 2명의 환자에서 방사선치료 후 원격전이가 발생하였다. 3등급 이상의 합병증은 나타나지 않았다. 냉동치료 후 재발한 4명의 전립선암 환자에 대한 정위방사선치료*stereotactic body radiation therapy; SBRT* 효과를 보고한 연구에서도 전립선특이항원 수치의 감소를 보고하였다.

8. 합병증complications

1) 발기부전erectile dysfunction

냉동치료 후 발기부전은 비교적 흔하며 50~90%의 빈도로 발생한다. Long 등은 5년 동안 추적관찰 했을 때 93%에서 발기부전이 발생했음을 보고하기도 하였다. COLD Registry 연구에서는 25%의 환자들이 성관계가 가능하지만, 8.8%의 환자만이 경구 발기부전 치료제, 주사제 등의 도움 없이 성관계가 가능하다고 하였다. Robinson의 시술 후 3년째 조사에서는 13%의 환자들이 성관계가 가능했고, 34%의 환자들은 약제 등의 도움을 받고 성관계가 가능하다고 하였다. Donnelly 등은 시술 후 3년째 환자의 47%에서 냉동요법 시술 후 경구약제 및 주사제의 도움으로 성관계가 가능하다고 하였다.

구제 냉동요법 후에는 72%의 환자에서 발기부전을 호소하는데, 이는 아마도 일차 냉동요법 후에 발생하는 발기부전이 큰 영향을 미쳤을 것으로 생각된다. 이 빈도는 제3세대 냉동요법 기기의 도입 이후에도 크게 달라지지 않았다. 100명의 환자들을 33.5개월 동안 관찰한 Ismail의 전향적 연구에서는 구제 냉동요법 후 86%의 빈도로 발기부전이 나타났다.

2) 요실금urinary incontinence

전립선 첨부에 전립선암이 있는 환자들의 경우에 잘 발생하는 부작용이다. Jones 등은 COLD Registry 연구에서 5년 동안 추적관찰 했을 때 4.8%의 확률로 요실금이 발생한다고 하였다. Long 등은 5년 다기관 연구 자료에서 7.5%의 빈도로 발생한다고 보고하였다. 7년 추적관찰 후 4.3%의 빈도를 보고한 연구도 있으나, 약간의 요누출이라도 있는 경우를 기준으로 조사했을 때 15.9%의 빈도를 보인다고도 하였다. 구제 냉동요법 후에는 요누출이 7.9~10.2%의 빈도로 발생한다고 하였다.

3) 배뇨장애voiding dysfunction

냉동요법 초창기에 요도협착이 나타남으로써 많이 발생했던 부작용으로, 요도 관류관을 이용하여 온수를 관류하고 난 이후로는 요도협착의 발생 빈도가 크게 감소하였다. 환자들은 통상적으로 배뇨통이나 하부요로증상을 호소하고, 심한 경우 급성 요폐의 증상까지 나타나기도 한다. 1993년부터 1998년까지 975명의 환자들을 대상으로 시행한 후향적 연구에서는 경요도전립선절제술transurethral resection of prostate; TURP 시행 빈도가 13%였다고 하였다. COLD Registry 연구에서는 요폐 및 도뇨관 삽입이 3.6%의 빈도로 발생했다고 했고, 2.1%의 환자가 경요도전립선절제술을 시행받았다고 하였다. Ismail의 전향적 연구에서는 구제 냉동요법 후에 16%의 환자들이 배뇨증상의 악화를 호소했고, 2%의 환자에서 요폐가 발생했음을 보고하였다.

4) 직장-요도 누공rectourethral fistula

실시간 경직장초음파검사를 실시하면서 그 발생빈도가 매우 낮아진 부작용으로, 최근의 연구에서는 일차 냉동요법 후 직장-요도 누공의 발생 빈도는 0~0.5%로 알려져 있다. 구제요법 후 발생하는 직장-요도 누공의 경우 일차치료 후 발생하는 확률보다는 높아 0~12%의 확률로 발생한다.

9. 추적관찰patient follow-up

현재까지 냉동치료요법 후 추적관찰 방법에 대한 기준은 제시된 것이 없다. 국소치료 후 종양세포가 사멸하였다면, 전립선특이항원 수치는 변화가 없을 것으로 예상된다. 임상적으로 유의하지 않은 전립선암이 전립선 내에 존재한다 할지라도, 적극적 감시요법active surveillance에 대한 많은 연구결과에서 보고되었듯이 환자를 추적관찰 하는 것만으로도 적절한 대처라 할 수 있겠다. 하지만 정상 전립선 조직에서도 전립선특이항원이 생성될 수 있으므로, 시간이 지날수록 환자의 전립선특이항원 수치는 상승할 것이다. 전립선특이항원속도 및 재생검 전략은 적극적 감시요법에서의 추적관찰 방법과 동일하게 하면 될 것으로 생각된다. 다인자자기공명영상의 활용이 점차 증가함에 따라 조만간 전립선 재생검의 빈도를 줄이는 새로운 추적관찰 전략이 제시될 것으로 기대된다.

10. 냉동치료요법의 비용

2016년 현재 전립선 냉동치료요법의 처치료 일반 수가는 약 1,750,000원, 보험수가는 900,000원 정도이다. 여기에 재료비로 냉동탐침 가격이 더해지는데, 이 가격이 7,200,000원 정도로 보험 적용이 되는 경우 전체 비용은 8,100,000원 정도라고 할 수 있다.

Ⅳ 고강도집속초음파

high-intensity focused ultrasound; HIFU

1. 고강도집속초음파의 원리

high-intensity focused ultrasound technology

고강도집속초음파는 구형 탐촉자spherical transducer에서 생성되는 초음파 에너지를 이용하여 세포파괴 및 응고성 괴사cellular disruption and coagulative necrosis를 일으켜 생체조직을 손상시키는 것을 원리로 한다. 초음파 에너지가 생체 내 일정 부위에 조사되면 고온 및 공동화cavitation 현상이 일어나면서 조직파괴가 일어난다.

현재 전립선암 치료에 이용 가능한 고강도집속초음파 기구는 서구 기준으로 Ablatherm(Edap-Technomed, Lyon, France), Sonablate(SonaCare Medical, Charlotte, NC, USA), FocalOne (EDAP-TMS SA, Vaulx en Velin, France) 등 3개이다. Ablatherm은 영상획득을 위한 탐촉자(7.5MHz)와 치료용 탐촉자(3MHz)가 40mm 깊이를 조준하게 된다. Sonablate은 단일 탐촉자(4MHz)를 이용하여 영상획득과 치료 두 가지를 동시에 한다. 25~45mm의 다양한 길이의 탐침을 이용할 수 있다. FocalOne은 16개의 isocentric 고리로 탐촉자가 구성되어 있어, 최대 8곳까지 다른 부위에 고강도집속초음파를 조사할 수 있다(탐촉자에서 32~67mm 떨어진 부위). Ablatherm은 환자의 자세를 측와위로 해야 하지만, Sonablate과 FocalOne은 앙와위에서 시술이 가능하다.

2. 일반적 임상 응용*general clinical use*

경직장 고강도집속초음파는 전립선에 국한된 전립선암의 치료에 쓰일 수 있는 국소치료 요법 중 하나이다. 경직장 고강도집속초음파를 이용하여, 주변 부위는 손상시키지 않으면서 목표한 부위에 즉각적이고 비가역적인 응고성 괴사를 일으킬 수 있다. 방사선치료와는 다르게 고강도집속초음파는 용량 제한이 없어서 필요한 경우 추가적인 시술이 가능하다는 장점이 있다. 또한 시술 후에도 추가적인 치료가 가능하여 근치전립선절제술, 외부 방사선조사요법, 냉동치료요법 등이 가능하다. 척수 마취하에 시술이 가능하다는 점도 고강도집속초음파의 장점이라 하겠다.

3. 국소암에서 고강도집속초음파*high-intensity focused ultrasound in localized prostate cancer*

1) 현재 연구

고강도집속초음파 도입 초기에는 국소요법이 아니라 거의 전엽에 대해 시행되었다. 2008년도에 Muto 등은 전립선암이 편측에만 국한된 환자 29명이 포함된 연구결과를 발표했는데, 전립선 크기는 평균 36cc에서 30cc로 감소했고, 평균 전립선특이항원 수치는 36개월째 5.4ng/mL에서 1.5ng/mL로 감소하였다. 29명의 환자들 중 28명이 6개월 뒤에 재생검을 하였고, 이 중 3명(10.7%)에서 잔존암이 발견되었다. 시술 12개월째 17명의 환자들을 재생검하였을 때 4명(23.5%)의 환자에서 잔존암이 발견되었다. 2년 무질환생존율은 저위험군과 중등도 위험군 전립선암 환자들의 경우 전립선

전체를 조사했을 때 90.9%와 49.9%, 국소적으로 조사하였을 때 83.3%와 53.6%로 조사방법 간에 유의한 차이는 보이지 않았다.

Ahmed 등은 편측 전립선에 고강도집속초음파를 시행하였을 때의 결과를 보고한 바 있다. 저/중간 위험군의 전립선암 환자들을 대상으로 하였고, 한쪽 전립선엽에만 전립선암이 있었다. 전립선암의 위치는 5mm 간격의 경회음부 주형 조직검사를 통해 확인하였다. 모든 환자에서 전립선 한쪽 엽 및 요도를 포함하는 부위에 경직장 고강도집속초음파를 시행하였다. 20명의 환자(평균 나이 60.4세) 중 25%는 저위험군이었고, 75%는 중등도 위험도 전립선암이었다. 시술 전 평균 전립선특이항원은 7.3ng/mL이었고, 95%가 요자제가 가능하였고, 95%가 삽입 가능한 발기능을 가지고 있었다. 12개월째 추적관찰에서 평균 전립선특이항원은 1.5ng/mL로 감소했고, 재생검을 하였을 때 89%의 환자에서 암이 발견되지 않았다. 2명(11.1%)은 6개월째 재생검에서 암이 발견되었는데, 1mm 길이에 글리슨점수 3+3이었다. 1명은 고강도집속초음파를 재시술했고, 다른 1명은 적극적 감시를 하였다. Trifecta(요자제, 삽입 가능 발기, 전립선암의 증거 없음)는 89%의 환자에서 보고되었다. Barrett 등은 국소 고강도집속초음파 절제를 시행한 21명 중 5명에서 급성 요폐가 발생했음을 보고하였다.

2012년 Ahmed 등은 국소 전립선암에 대한 국소치료 요법의 전향적 연구결과를 발표하였는데, 41명의 국소 전립선암 환자들이 포함되었고 이 중에 27%의 환자가 저위험군, 63%가 중등도 위험군, 10%가 고위험군이었다. 환자들은 Sonablate

500으로 의심 병변을 치료하였는데, 최대 60%의 전립선이 절제되었다. 41명의 환자 중 49%가 편측 단일 절제를 시행받았고, 37%의 환자가 양측 절제를 시행받았으며, 15%의 환자가 중간 부위 절제를 시행받았다. 모든 환자에서 시술 후 1일째 자가배뇨가 가능하였다. 12개월째 전립선특이항원의 감소가 보고되었는데, 전립선특이항원의 시술 전 중앙값 6.6ng/mL에서 12개월째 1.9ng/mL로 감소하였다. 6개월째 재생검에서 39명 중 30명에서 전립선암이 발견되지 않았다. 9명(23%)에서 전립선암이 발견되었고, 3명(8%)에서 임상적으로 의미 있는 전립선암이 발견되었다(Epstein criteria: Gleason greater than 3+3, more than 2cores positives, more than 2mm involvement). 전립선암이 발견된 환자들 중 5명은 적극적 감시요법을 받았고, 4명은 두 번째 고강도집속초음파 시술을 받았다. 이후 추적관찰을 위해 시행한 MRI에서 41명 중 39명(95%)에서 질환의 증거가 없었다. 시술 후 12개월째 38명의 환자에서 모두 요실금이 없어서 기저귀를 사용하지 않았다. 국제전립선증상점수international prostate symptom score; IPSS도 호전되었고, 시술 전 좋은 성기능을 가지고 있었던 35명의 환자 중 31명이 12개월째 삽입이 가능할 정도의 발기능이 있었다. 최종적으로 시술 전 좋은 성기능 및 요자제능을 가졌던 31명의 환자 중 26명(84%)에서 Trifecta 상태임이 확인되었다. 1명의 환자에서 급성 요폐가 발생하여 5일 동안 도뇨관을 삽입하였다. 1명의 환자에서 직장벽 부분 손상이 발생하여 전립선 바깥으로 요누출이 있었다. 이 환자는 치골상부방광루설치술suprapubic cystostomy 및 항생제치료로 문제를 해결하였다.

전립선 크기가 큰 2명의 환자는 배뇨기능이 예전같이 돌아오지 못하여 경요도전립선절제술을 필요로 하였다. 이 연구는 전립선 조직을 보존하면 배뇨기능 및 성기능을 보존할 수 있다는 가설을 뒷받침하는 연구이다. 측엽 절제를 시행하였을 때와 비교하여 조직학적인 결과는 다소 떨어지는 것으로 보인다.

2) 방사선치료 실패 후 고강도집속초음파high-intensity focused ultrasound after radiation failure

Ahmed 등이 방사선치료 후 국소적으로 재발한 39명의 환자를 대상으로 16명에게는 편측 절제, 23명에게는 1/4 절제를 시행하였다. 전립선특이항원 반응이 87%의 환자에서 보였는데, 44%의 환자에서 전립선특이항원 최저치가 0.5ng/mL였고, 이들은 3년 생화학적 무재발률이 63%였다(Phoenix 기준). 2명의 환자에서 전이가 발생했고, 40%의 환자에서 추가적인 호르몬억제요법을 필요로 하였다. 64%의 환자에서 요자제가 가능했고, 국제발기능 측정 설문지 점수-5internationl index of erectile function-5; IIEF-5는 시술 전 18점에서 시술 후 13점으로 감소하였다.

보다 최근에 Baco 등은 편측에만 전립선암이 있고 방사선치료 후 재발한 환자들에게 고강도집속초음파를 시행한 후의 단기 추적 결과를 보고하였다. 2009년부터 2012년까지 유럽의 2개 병원에서 48명의 환자가 전향적으로 이 연구에 포함되었는데, 추적기간 중앙값 16개월에서 평균 전립선특이항원 최저치는 0.69ng/mL였다. 16명의 환자(33.3%)에서 전립선암 진행이 발생하였다. 4명의 환자에서 치료받지 않은 쪽 엽에서의 국소재발이 발견되었고, 4명의 환자에서 양측 엽의 재발이 확인되었다. 6명의 환자에서 전이가 발생했고, 2명의 환자는 국소재발이나 영상의학적으로 원격전이의 증거 없이 전립선특이항원 수치가 상승하였다. 무진행생존율은 Phoenix 기준을 적용할 때 시술 후 12, 18, 24개월에서 83%, 64%, 52%였다. 직장누공은 관찰되지 않았다. European Organization for Research and Treatment of Cancer Quality of Life Questionnaire(EORTC QLQ)-C30과 IPSS는 시술 전후에 변화가 없었고, 48명 중 36명(75%)에서 편측 구제요법 시행 후 요자제가 지속되었다. 전립선 첨부에 국소 재발한 4명의 환자(8.3%)에서는 심한 시술 후 요실금이 발생하였다. 2명의 환자에서 치골염이 발생하였는데 약물치료로 호전되었다. 성기능의 경우 국제발기능 측정 설문지 점수-5*internationlindex of erectile function-5; IIEF-5*는 시술 전 7.5점에서 시술 후 5점으로 감소하였다.

V 고주파 종양절제

radiofrequency interstitial tumor ablation; RITA

고주파 종양절제는 고주파와 이를 전달하는 바늘*needle*을 이용하여 종양 내부를 고온으로 올려 조직을 파괴하는 것을 목적으로 하는 시술이다. 2006년 Patriarca 등이 전립선암 진단을 받은 환자들을 대상으로 근치전립선절제술 전에 고주파 종양절제 시술을 하고 이후 수술로 얻은 전립선에 대해 조직학적 검사를 시행하여 전립선의 조직변화 양상을 살펴보았다. 고주파 종양절

제 시술을 한 부위는 응고 괴사되고 그 주변부는 별다른 변화가 없는, 확실한 부분치료 효과(compartmentalization)를 확인할 수 있었다. Jindal 등은 전립선암이 재발한 환자에게 고주파 종양절제를 시행한 증례를 보고했는데, 2년 동안 진통효과가 지속되었다고 하였다. 고주파 종양절제의 전립선암 치료성적에 대한 논문 보고가 현재까지는 없는 상황이다.

VI 결론

냉동치료, 고강도집속초음파, 고주파 종양절제 등의 국소치료 요법은 국소성 전립선암의 일차치료 또는 방사선치료 후 국소적으로 재발한 전립선암의 치료에 사용되고 있다. 이 중에서 현재 냉동치료요법은 일부 잘 선택된 전립선암 환자들에게 적용할 수 있는 치료법의 하나로 자리 잡았다. 또한 냉동치료요법은 다른 최신 침습치료에 비해 비교적 많이 사용되고 있고, 전립선 조직을 보존할 수 있어 다른 치료에서 수반되는 합병증을 피할 수 있다는 확실한 장점이 있다. 또한 이 시술과 관련된 부작용도 최근 기기 및 술기의 발전을 통해 많이 줄어들었다. 현재까지 생화학적 재발의 기준이 확립되어 있지 않으므로, 냉동치료요법과 다른 치료법 간의 성적을 비교하는 것은 불가능하다. 장기 추적 결과가 부족하기 때문에 냉동치료요법이 아직 널리 쓰이고 있지는 않지만, 단기간의 결과를 봤을 때 고령 및 기저질환이 있는 환자들에 대한 전립선암의 대체치료법으로 충분히 고려할 만하다. 냉동치료요법 및 고강도집속초음파, 고주

파 종양절제 등의 치료성적과 다른 기존의 치료법의 성적을 비교하는 추후의 연구결과가 나온다면, 전립선암 치료에서 국소치료 요법이 차지하는 위치가 좀 더 명확해질 수 있을 것이다.

참고문헌

Autran-Gomez AM, Scarpa RM, Chin J. High-intensity focused ultrasound and cryotherapy as salvage treatment in local radio-recurrent prostate cancer. Urol Int 2012;89:373-9.

Baust JG, Gage AA, Bjerklund Johansen TE, Baust JM. Mechanisms of cryoablation: clinical consequences on malignant tumors. Cryobiology 2014;68:1-11.

Bayne CE, Williams SB, Cooperberg MR, Gleave ME, Graefen M, Montorsi F, et al. Treatment of the Primary Tumor in Metastatic Prostate Cancer: Current Concepts and Future Perspectives. Eur Urol 2016;69:775-87.

Bozzini G, Colin P, Nevoux P, Villers A, Mordon S, Betrouni N. Focal therapy of prostate cancer: energies and procedures. Urol Oncol 2013;31:155-67.

Chaussy CG, Thüroff SF. Robotic high-intensity focused ultrasound for prostate cancer: what have we learned in 15 years of clinical use? Curr Urol Rep 2011;12:180-7.

Cho S, Kang SH. Current status of cryotherapy for prostate and kidney cancer. Korean J Urol 2014;55:780-8.

Choi M, Kim CR, Hung AY. Salvage intensity-modulated radiation therapy for locally recurrent prostate cancer after cryotherapy. Clin Genitourin Cancer 2013;11:85-8.

Crouzet S, Rouviere O, Martin X, Gelet A. High-intensity focused ultrasound as focal therapy of prostate cancer. Curr Opin Urol 2014;24:225-30.

Ghadjar P, Briganti A, De Visschere PJ, Fütterer JJ, Giannarini G, Isbarn H, et al. The oncologic role of local treatment in primary metastatic prostate cancer. World J Urol 2015;33:755-61.

Hétet JF, Colls P, Pocholle P, Chauveau P, Barré C, Hallouin P. Salvage cryotherapy for recurrent prostate cancer after radiotherapy failure: principles, indications, patient selection, oncological results and morbidity. Cancer Radiother 2014;18:701-8.

Jindal G, Friedman M, Locklin J, Wood BJ. Palliative radiofrequency ablation for recurrent prostate cancer. Cardiovasc Intervent Radiol 2006;29:482-5.

Kanthabalan A, Arya M, Punwani S, Freeman A, Haroon A, Bomanji J, et al. Role of focal salvage ablative therapy in localised radiorecurrent prostate cancer. World J Urol 2013;31:1361-8.

Kasivisvanathan V, Emberton M, Ahmed HU. Focal therapy for prostate cancer: rationale and treatment opportunities. Clin Oncol (R Coll Radiol) 2013;25:461-73.

Kolodziej M. Management of biochemically recurrent prostate cancer following local therapy. Am J Manag Care 2014;20:S273-81.

Lau B, Shah TT, Valerio M, Hamid S, Ahmed HU, Arya M. Technological aspects of delivering cryotherapy for prostate cancer. Expert Rev Med Devices 2015;12:183-90.

Marien A, Gill I, Ukimura O, Betrouni N, Villers A. Target ablation-image-guided therapy in prostate cancer. Urol Oncol 2014;32:912-23.

Mohammed A, Miller S, Douglas-Moore J, Miller M. Cryotherapy and its applications in the management of urologic malignancies: a review of its use in prostate and renal cancers. Urol Oncol 2014;32:39. e19-27.

Mouraviev V, Spiess PE, Jones JS. Salvage cryoablation for locally recurrent prostate cancer following primary radiotherapy. Eur Urol 2012;61:1204-11.

Patriarca C, Bergamaschi F, Gazzano G, Corrada P, Ordesi G, Zanitzer L, et al. Histopathological findings after radiofrequency (RITA) treatment for prostate cancer. Prostate Cancer Prostatic Dis 2006;9:266-9.

Sankineni S, Wood BJ, Rais-Bahrami S, Walton Diaz A, Hoang AN, Pinto PA, et al. Image-guided focal therapy for prostate cancer. Diagn Interv Radiol 2014;20:492-7.

Shah TT, Ahmed H, Kanthabalan A, Lau B, Ghei M, Maraj B, et al. Focal cryotherapy of localized prostate cancer: a systematic review of the literature. Expert

Rev Anticancer Ther 2014;14:1337-47.

Valerio M, Ahmed HU, Emberton M, Lawrentschuk N, Lazzeri M, Montironi R, et al. The role of focal therapy in the management of localised prostate cancer: a systematic review. Eur Urol 2014;66:732-51.

Yao HH, Hong MKh, Corcoran NM, Siva S, Foroudi F. Advances in local and ablative treatment of oligometastasis in prostate cancer. Asia Pac J Clin Oncol 2014;10:308-21.

12

호르몬치료

김영식

Ⅰ 총론

1941년 Huggins와 Hodges가 전이성 전립선암 환자를 대상으로 수술적 거세와 에스트로겐에 대한 반응을 최초로 보고한 이후 남성호르몬박탈요법*androgen deprivation therapy; ADT*이 전이성 전립선암 치료의 대세로 자리 잡았다. 최근에는 적용범위를 확대하여 비전이성 전립선암 환자를 대상으로 호르몬치료*hormonal therapy*를 조기에 시행하기도 한다. 또한 수술이나 방사선치료와 같은 근치적 치료 후에 재발 소견을 보이는 환자에서도 사용하며, 호르몬치료 단독 혹은 병합 치료로 사용하기도 한다. 그런데 호르몬치료가 전이성 전립선암 환자에서 증상을 완화시키는 탁월한 효과가 있는 것은 사실이나, 생명연장에 도움을 준다는 확정적인 증거는 아직 부족하다.

1. 역사적 개관*historic overview*

호르몬치료에 대한 전립선암의 반응은 다른 고형 종양에서는 보기 힘든 놀라운 반응이다. 뼈전이로 인해 통증이 심한 전이성 전립선암에서도 호르몬치료를 하면 통증이 즉각적으로 호전되고 환자의 상태가 좋아지는 상황을 임상에서 자주 볼 수 있다.

거세하여 남성호르몬을 차단하면 전립선 상피세포가 위축된다는 것은 최소한 1세기 전부터 잘 알려진 사실이다. 그러나 전립선암의 호르몬치료에 대한 이론적 개념 정립은 1947년 Huggins가 기술한 생물학적 삼단논법*biological syllogism*에서 시작되었다. 대전제*major premise*는 "대부분의 전립선암은 성체*adult* 상피세포의 과도한 증식의 결과이다"라는 것이고, 소전제*minor premise*는 "남성호르몬이 상당량 감소하면 모든 성체 상피세포는 위축된다"라는 것이다. 따라서 결론은 "상당히 진행된 전립선암 환자에서 거세하여 남성호르몬을 차단하면 임상적으로 의미 있는 호전 양상을 보이게 된다"라는 것이다. Huggins의 이론을 이끌어낼 수 있었던 것은, 양성 전립선 상피세포와 전립선암 상피세포가 생화학적으로 유사하고 남성호르몬 차단에 비슷한 방식으로 반응한다는 것을 알게 되면서였다. 하지만 식욕증가, 성적 욕구와 발기 감소, 열홍조hot flashes와 같은 거세의 부정적인 결과들도 보고되었으며, 최근에는 거세저항성 전립선암castration resistant prostate cancer; CRPC이라는 새로운 질병상태도 등장하게 되었다.

수술적 거세로 대부분 치료효과를 보았지만, 반응하지 않는 경우들도 있었다. 실패한 사례들을 모아 관찰한 결과 거세시점에 고환이 작았던 경우에서 불량한 예후를 보여, 생식선기능저하hypogonadal 환자에서 더 위협적인 전립선암이 발생한다는 것을 알게 되었다. 수술적 거세 후 부신adrenal gland의 주요 대사물인 17-ketosteroids의 소변 내 검출량이 증가하는데, 이로써 부신에서 생성되는 남성호르몬이 전립선암 진행에 관여하는 것으로 생각하게 되었다. 그래서 거세저항성 전립선암 환자에서 양측 부신절제술을 시행하기도 했으나 기대만큼의 반응을 보지 못했고 수술 후 부작용만 심하였다. 이외에도 뇌하수체절제술과 뇌하수체 방사선조사도 일부에서 연구가 진행되었다.

호르몬치료에는 크게 남성호르몬 분비를 억제하는 외과적 혹은 내과적 거세방법과 안드로겐수용체androgen receptor; AR에 작용하여 남성호르몬의 작용을 차단하는 방법이 있다. 수술적 거세

는 시상하부-뇌하수체-생식선 축hypothalamic-pituitary-gonadal axis에 변화를 주는 전립선암 치료 중 남성호르몬의 원천을 직접적으로 제거하는 유일한 방법이다. 황체형성호르몬luteinizing hormone; LH 분비에 있어 에스트로겐의 강력한 음성되먹임negative feedback 기전을 이용한 일차적인 중추억제 작용을 하는 에스트라디올estradiol은, 테스토스테론보다 황체형성호르몬 및 난포자극호르몬follicle stimulating hormone; FSH 억제작용에 있어 1,000배 이상 강력하다. 여러 다양한 에스트로겐 화합물 중에서 디에틸스틸베스트롤diethylstilbestrol; DES이 가장 많이 연구되었는데, 연구 초기에는 수술적 거세와 비슷한 효과를 보였으나 심혈관계 독성이 심하여 널리 사용되지 못하고 있다.

Andrew Schally 등이 돼지에서 10개의 아미노산으로 구성된 황체형성호르몬 방출호르몬luteinizing hormone-releasing hormone; LHRH을 분리하는 데 최초로 성공하였다. 이 연구결과를 토대로 황체형성호르몬 방출호르몬 유사체 합성이 가능하게 되었고, 황체형성호르몬 방출호르몬 작용제agonist 및 길항제antagonist가 만들어졌다. 황체형성호르몬 방출호르몬 작용제의 반응 초기에는 황체형성호르몬 분비를 증가시키나, 단계적으로 뇌하수체 자극 효과가 사라지면서 황체형성호르몬 농도가 급락하고, 결국에는 Leydig 세포에서 테스토스테론 생성이 차단되어 거세수준에 도달한다. 초창기에 만들어진 제제는 반감기가 짧아 매일 주입해야 하는 사용상의 제약이 있었으나, 수개월까지 효과가 지속되는 데포제depot preparation가 개발되면서 호르몬치료의 대세가 되

었다. 최근에는 임상에서 사용할 수 있는 황체형성호르몬 방출호르몬 길항제도 개발되었는데, 황체형성호르몬 방출호르몬 작용제와 달리 황체형성호르몬과 테스토스테론의 급증surge현상을 유발하지 않는 장점을 가지고 있다.

시상하부-뇌하수체-생식선 축에 영향을 주어 남성호르몬 분비를 억제하는 황체형성호르몬 방출호르몬제와 달리, 항안드로겐제(항남성호르몬제antiandrogens)는 리간드ligand와 수용체 간의 작용을 방해하여 전립선암에서 남성호르몬의 작용을 차단한다. 모든 항안드로겐제는 안드로겐수용체에 남성호르몬과 경쟁적으로 결합하여 남성호르몬의 작용을 억제하며, 스테로이드성과 비스테로이드성 항안드로겐제로 구분된다. 스테로이드성 항안드로겐제인 cyproterone acetate는 17-hydroxyprogesterone의 유도체로, 중추 프로게스테론(황체호르몬) 억제작용central progestational inhibitory effect을 통해 황체형성호르몬 분비를 억제하여 테스토스테론 생성을 억제한다. 따라서 스테로이드성 항안드로겐제는 세포 수준에서 남성호르몬 작용을 억제할 뿐만 아니라 혈중 순환성circulating 테스토스테론 수치를 감소시키므로 부작용으로 성욕감소 및 발기부전 같은 생식선기능저하 증상이 나타난다. 반대로 비스테로이드성 항안드로겐제는 안드로겐수용체만을 차단하므로, 시상하부-뇌하수체-생식선 축에서 테스토스테론에 의한 정상적인 음성되먹임 기전이 사라져 오히려 황체형성호르몬과 테스토스테론의 분비가 증가한다. 따라서 테스토스테론 농도가 유지되어 일부 환자에서 성기능을 유지하기도 하지만, 테스토스테론이 말초조직에서 에스트로겐으로 전환되어 여성형 유방증gynecomastia과 유방통증mastodynia을 유발한다.

2. 전립선에서 호르몬의 역할

정상 전립선 세포는 생리학적으로 성장과 기능을 유지하고 증식하는 데 있어 남성호르몬에 의존적이다. 테스토스테론은 전립선암 세포의 성장과 생존에 필수적이지만 발암효과가 있는 것은 아니다. 남성호르몬의 대부분은 고환에서 생성되고 5~10%만이 부신에서 합성된다. 테스토스테론 분비는 시상하부-뇌하수체-생식선 축에 의해 조절된다. 황체형성호르몬 방출호르몬은 시상하부에서 황체형성호르몬과 난포자극호르몬의 분비를 촉진하고, 황체형성호르몬은 고환의 Leydig 세포에서 테스토스테론의 분비를 촉진한다. 전립선 세포 내에서 테스토스테론은 5-α환원효소5α-reductase의 작용으로 디하이드로테스토스테론dihydrotestosterone; DHT으로 전환된다. 디하이드로테스토스테론은 테스토스테론보다 작용 면에서 10배 가까이 강력하다. 혈중 테스토스테론 중 일부는 에스트로겐으로 전환되어 혈중 테스토스테론과 함께 시상하부에서 황체형성호르몬 분비를 억제하는 음성되먹임 억제작용을 한다. 전립선 세포는 남성호르몬 자극이 없으면 세포자멸사apoptosis한다.

3. 안드로겐의 근원sources of androgen

테스토스테론은 혈중 주요 순환성 안드로겐으로 90%가 고환에서 생성된다. 테스토스테론의 반 이상은 성호르몬결합글로불린sex hormone-binding globulin; SHBG과, 40%는 알부민과 결합되고, 3% 정도만이 결합되지 않은 활성 상태active form로 존재한다. 수동확산passive diffusion 방식으로 세포막에서 세포질 내로 이동한 테스토스테론은 5-α환원효소의 작용으로 디하이드로테스토스테론으로 전환된다. 전립선성장모델에서 정의된 테스토스테론과 디하이드로테스토스테론의 상대적 효능은 비슷하지만, 5-α환원효소 차단제인 finasteride에 의해 테스토스테론이 디하이드로테스토스테론으로 전환되는 것을 차단하면, 같은 효과를 보기 위해서는 13배의 테스토스테론이 필요하다. 테스토스테론과 디하이드로테스토스테론은 세포질 내 안드로겐수용체와 결합하여 생물학적 효과를 보인다.

부신 남성호르몬인 androstenedione과 dehydroepiandrosterone은 부신피질자극호르몬 방출인자corticotropin-releasing factor에 반응하여 시상하부에서 분비되는 부신피질자극호르몬adrenocorticotropic hormone; ACTH에 의해 생성된다. 부신 남성호르몬은 부신피질자극호르몬 분비에 음성되먹임으로 작용하고, 코티솔cortisol도 되먹임 신호로 작용한다. 부신 남성호르몬은 테스토스테론이나 디하이드로테스토스테론에 비해 효능이 약하고 대부분 알부민과 결합한다. 고환절제술을 받더라도 부신 남성호르몬은 정상 수준을 유지하지만 전립선 상피세포를 유지하기에는 부족하다.

4. 안드로겐과 안드로겐수용체의 작용 및 거세저항성 전립선암

안드로겐수용체는 성스테로이드, 부신스테로이드, 갑상선호르몬, 비타민 D, 레티노이드수용체 등을 포함하고 있는 핵수용체 상과nuclear receptor superfamily에 속한다. 안드로겐수용체는 테스토스테론과 같은 리간드가 수용체에 결합되어야 세포 안에서 표적 유전자의 전사transcription를 유도할 수 있다. 전립선암 치료에 사용하는 남성호르몬박탈요법은 안드로겐을 감소시키거나 안드로겐과 수용체 간 결합을 차단시킴으로써 이루어진다. 따라서 안드로겐수용체는 남성호르몬박탈요법에 직접적인 영향을 받지 않기 때문에, 거세저항성 전립선암은 안드로겐수용체 매개경로AR-mediated pathways가 재활성화되어 나타난다는 가설을 세울 수 있다.

거세저항성 전립선암은 다양한 분자생물학적 기전이 관여하여 발생하는 것으로 설명된다. 첫 번째로, 안드로겐수용체는 분자변이를 통해 더 과민hypersensitive하게 변함으로써 매우 낮은 안드로겐 수치에서도 활성화될 수 있다는 가설이다. 실제 거세저항성 전립선암 환자의 약 1/3에서 안드로겐수용체 유전자의 증폭amplification이 나타난다. 두 번째로, 안드로겐수용체가 안드로겐 이외의 리간드에 의해서도 활성화promiscuity of the AR되는 것이다. 안드로겐수용체 유전자의 돌연변이mutation 또한 수용체의 활성을 증가시킬 수 있는 것으로 알려져 있다. 세 번째는 무법자outlaw 안드로겐수용체 모델인데, 표피성장인자epidermal growth factor나 인슐린유사성장인자-1insulin-

*like growth factor-1*과 같은 성장인자가 안드로겐이 없는 상태에서도 안드로겐수용체의 전사작용을 증가시켜, 거세상태에서도 전립선암이 계속 진행될 수 있다는 가설이다. 호르몬불응성 전립선암*hormone refractory prostate cancer*에서 안드로겐수용체의 조절매개체*coregulator*의 발현이 증가하는 것은 자체활성*autonomous activation*을 시사한다. 네 번째는 우회*bypass* 안드로겐수용체 모델로, 유사경로 혹은 대체 생존경로의 활성화를 통해 안드로겐이 없는 상태에서도 안드로겐의존성*androgen dependent* 전립선암이 생존할 수 있게 된다. 마지막은 숨어 있는*lurker* 세포 모델로, 전립선에 이전부터 존재하며 숨어 있던 거세저항성 상피줄기세포*epithelial stem cell*의 소집단이, 남성호르몬박탈요법을 통해 선택*select*되어 증가하는 것이다.

거세수준의 안드로겐 수치를 보이면서 전립선암이 진행되는 경우라도 안드로겐에 저항하는 경우는 드물다. 거세저항성 전립선암 환자의 87%에서 남성호르몬을 투여하면 암의 증상이 악화되는 확산현상*symptomatic tumor flare*이 나타난다. 그러므로 안드로겐비의존성*androgen independent*이란 용어는 정확하지 않고, 이러한 암은 더 이상 안드로겐에 의존적이지는 않으나 전적으로 비의존적이 아니며 여전히 안드로겐에 반응을 보인다. 안드로겐불응성*androgen refractory*이란 용어는 안드로겐이 없는 상태에서도 전립선암이 진행할 수 있는 병의 상태라는 의미로, 안드로겐에 대한 반응 여부 측면에서는 중립적인 용어이다. 또한 호르몬비의존성*hormone independent*이라는 용어 역시 모호하며 이차호르몬치료에 반응을 보이는 경우가 있으므로, 안드로겐불응성 전립선암은 실제적으로 호르몬에 비의존적이 아니다. 호르몬 비의존성 혹은 저항성이라는 용어는 완전히 호르몬에 반응하지 않는 아주 예외적인 경우에 한해서 사용해야 한다. 남성호르몬박탈요법에도 불구하고 진행이 되는 상태를 설명하는 데 있어 호르몬불응성 전립선암*hormone refractory prostate cancer*이라는 용어가 널리 사용되어 왔지만, 거세저항성 전립선암이라는 용어가 임상적으로 더 정확하고 적절하다고 할 수 있다.

5. 거세수준*castration level*

수술적 거세는 테스토스테론 수치를 상당히 감소시켜 '거세수준'으로 알려진 생식선기능저하 상태를 유도한다. 표준적 거세수준은 50.0ng/dL(1.7nmol/L) 미만이지만 이는 40년 전 테스토스테론 수치의 측정이 제한되었을 때 정의된 것으로, 현재의 발전된 측정방법들을 통해 수술적 거세 이후 측정된 테스토스테론의 평균값은 15.0ng/dL로 나타났다. 그러므로 현재 거세수준의 정의는 20.0ng/dL(1.0nmol/L) 미만으로 다시 정해지게 되었고, 1.7nmol/L과 비교하여 1.0nmol/L 근처 혹은 이하였을 때의 결과가 더 좋게 나타났다. 그러나 전립선암 환자의 거세를 다루는 대부분의 임상시험에서 사용되고 있는 거세수준은 여전히 50.0ng/dL(1.7nmol/L)이다.

Ⅱ 호르몬치료의 종류

안드로겐 축을 차단*androgen axis blockade*하는

방법은 크게 네 가지로 분류할 수 있다.

1. 안드로겐 근원 제거

ablation of androgen source

양측 고환절제술은 순환성 테스토스테론의 수치를 거세수준인 50.0ng/dL 이하로 빠르게 도달하게 하고 거세 24시간 이내에 테스토스테론 수치를 90% 이상 감소시킨다. Veterans Administration Cooperative Urological Research Group(VACURG)에서 진행성 전립선암 환자에서 외과적 거세로 통증이 완화되고 수행정도*performance status*가 호전됨을 확인하였다. 수술 후 빈 음낭으로 인한 심리적 문제를 해결하기 위해 피막하고환절제술*subcapsular orchiectomy*을 시행하기도 하는데, 고환 내 모든 조직과 Leydig세포의 완벽한 제거가 요구되므로 단순고환절제술에 비해 수술 숙련도에 따른 의존도가 높다. 수술이 적절히 이루어진다면 효과는 단순고환절제술과 비슷한 것으로 보고된다.

2. 항안드로겐제*antiandrogens*

1) Cyproterone acetate

안드로겐수용체 차단효과를 가진 고전적 스테로이드성 항안드로겐제인 cyproterone acetate는 프로게스테론 중추 억제작용을 통해 빠르게 테스토스테론 수치를 70~80% 낮춘다. 경구제로 100mg을 하루 2~3번 복용한다. 성욕감소, 발기부전, 무기력 등 생식선기능저하 증상과 동일한 부작용이 나타나고, 많게는 10%에서 심각한 심혈관 부작용이 나타나 사용에 제한이 있다. 여성형 유방증은 20% 미만에서 관찰되며 드물게 전격 간독성*fulminant hepatotoxicity*이 보고된다. 열홍조를 치료할 목적으로 50~100mg을 하루 1번 복용하기도 한다.

2) 비스테로이드성 항안드로겐*nonsteroidal antiandrogens*

비스테로이드성 항안드로겐제는 안드로겐수용체에 경쟁적 길항작용을 함으로써 효과가 나타난다. 또한 스테로이드성 항안드로겐제와는 달리 시상하부와 뇌하수체에 대한 되먹임억제제 작용이 없어 황체형성호르몬 분비와 테스토스테론은 증가한다. 실제 혈중 테스토스테론은 정상 남성의 1.5배까지 증가한다. 따라서 항안드로겐 효과는 있지만 생식선기능저하 증상이 없어 발기능은 보존될 수 있다. 그러나 flutamide 단독요법을 받은 환자에서 발기능과 성적 활동을 조사하였을 때, 실제 성기능이 유지되는 경우는 20% 정도로 고환절제술을 받은 환자와 비교하여 큰 차이가 없었다. 말초 부위에서 증가된 테스토스테론의 방향화*aromatization*로 에스트라디올이 증가하여 여성형 유방증, 유방통증 등의 부작용을 일으킨다. 위장관 독성으로는 설사가 가장 흔한데, 다른 비스테로이드 제제보다 flutamide에서 가장 많이 나타난다. 간염부터 전격 간부전까지 다양한 간독성이 보고되고 있으므로 주기적으로 간기능검사를 시행해야 한다.

(1) Flutamide

최초의 비스테로이드성 항안드로겐제로, 6시간의 짧은 반감기 때문에 250mg씩 하루 3번 복용해야 하며 신장으로 배설된다. 스테로이드성 항안드로겐제와는 달리 수분축적fluid retention이나 혈전색전증은 나타나지 않는다. 전이성 전립선암 환자를 대상으로 한 무작위 이중맹검 연구에서 전체생존기간은 DES(3mg/일)의 43.2개월에 비해 flutamide는 28.5개월로 유의하게 짧았다.

(2) Bicalutamide

반감기가 6일로 하루 1번만 복용하므로 좀 더 순응도가 높다. 1세대 비스테로이드성 항안드로겐제 중 가장 강력하고 약리학적으로 나으나 신장기능에 영향을 받지 않을 뿐만 아니라 간기능에도 영향을 적게 미친다. R-이성체R-isomer가 S-이성체S-isomer보다 안드로겐수용체에 30배 이상의 결합력과 항안드로겐 효능을 보인다. 다른 항안드로겐제와 마찬가지로 혈중 테스토스테론은 정상수준을 유지한다.

단독요법에 대한 연구가 많이 진행되었는데, 전이성 전립선암 환자를 대상으로 bicalutamide 50mg/일 단독요법을 시행한 경우는 거세치료군보다 생존기간이 짧았지만, bicalutamide 150mg/일 고용량 단독요법의 경우는 전이성 전립선암 또는 국소진행성 전립선암 환자에서 동등한 효과를 보였다. 이들 대규모 3상연구에서 성적 관심 및 신체적 능력 영역의 삶의 질 점수는 유의하게 호전되었지만, 여성형 유방증(66.2%)과 유방통증(72.8%)이 높은 빈도로 발생하였다. 주목해야 할 점은 저위험군 국소 전립선암 환자에서는 대기관찰요법 watchful waiting보다 오히려 bicalutamide 단독요법으로 치료한 환자에서 전체생존율에 있어서 더 나쁜 결과를 보였다는 것이다.

(3) Nilutamide

반감기가 56시간으로 길고, cytochrome P450을 통해 간에서 대사된다. 첫 달에는 300mg을 하루 1번 복용하며, 이후 150mg을 하루 1번 복용한다. 약 25%의 환자에서 밝은 조명에 노출된 이후 어둠에 대한 순응반응이 늦고, 1% 환자에서는 폐섬유화로 진행할 수 있는 간질성 폐렴interstitial pneumonitis이 보고되었다. 초기에는 약을 중단하면 가역적이다. 소규모 연구에서 효과적인 이차 호르몬제제로 제안하고 있다.

(4) Enzalutamide

안드로겐수용체의 핵전위nuclear translocation와 DNA결합을 차단하는 항안드로겐제로, bicalutamide 같은 1세대 항안드로겐제와는 달리 안드로겐수용체의 과발현overexpression을 유도하는 작용제agonist 역할이 없다. 거세저항성 전립선암 환자를 대상으로 한 enzalutamide의 초창기 임상시험에서 대부분 전립선특이항원 감소를 보였다. Docetaxel 화학요법에 실패한 전이성 거세저항성 전립선암 환자를 대상으로 한 enzalutamide의 3상 임상시험에서 전체생존율 및 영상의학적 무진행생존율에 있어서 의미 있는 향상을 보였다. 화학요법을 받지 않은 전이성 거세저항성 전립선암 환자를 대상으로 한 다른 3상 임상시험에서도 마찬가지로 전체생존율 및 영상의학적 무진행생존율에 있어서 유의한 호전을 보였다. 가장 흔한 부작용은 피로감, 설사 및 열홍조이고, 발작 seizure증상이 1% 미만에서 보고되었다.

3) 항안드로겐 중단 증후군*antiandrogen withdrawal syndrome*

항안드로겐제와 황체형성호르몬 방출호르몬 작용제의 병용요법으로 치료를 받았던 환자에서 항안드로겐제를 중단하면 전립선특이항원 감소와 임상증상의 개선 효과를 보일 수 있다. 항안드로겐제가 실제적으로 전립선암 세포에 대해 길항제*antagonist* 역할뿐만 아니라 작용제*agonist* 역할도 한다는 것을 유추할 수 있는 현상이다. 이 현상은 처음 flutamide에서 발견되어 'flutamide withdrawal syndrome'으로 불렸으나, 현재는 cyproterone acetate를 포함한 모든 항안드로겐제뿐만 아니라 DES, 프로게스테론 제제에서도 나타난다. 항안드로겐 중단 이후 환자의 15~30%에서 전립선특이항원이 50% 이상 감소하고, 반응 기간의 중앙값은 3.5~5개월이다. 객관적이고 측정 가능한 종양의 변화는 드물고, 반응을 보이지 않는 군과 전체생존율에 있어서도 차이를 보이지 않는다. 어떤 환자에서 이 현상이 나타날지 예측할 수 있는 기준은 아직 없으나, 안드로겐 차단 이후 전립선특이항원이 빠르게 반응할수록 항안드로겐 중단 증후군이 나타날 가능성이 높다고 생각되고 있다.

이 현상은 안드로겐수용체 유전자의 돌연변이로, 항안드로겐제가 오히려 안드로겐수용체에 활성제*activator*로 작용하는 것으로 추정된다. 연구용으로 많이 사용되는 전립선암 세포주인 LNCaP에서 hydroxyflutamide 존재하에 세포증식을 유발하는 점돌연변이*point mutation*가 일어난 안드로겐수용체가 발현되며, 이와 동일한 점돌연변이가 항안드로겐 투여 중단 후 전립선특이항원이 현

저히 감소한 환자에서도 발견되었다.

3. 황체형성호르몬 방출호르몬의 억제
inhibition of LHRH

1) 황체형성호르몬 방출호르몬 작용제

황체형성호르몬 방출호르몬 작용제는 뇌하수체에 황체형성호르몬 방출호르몬을 지속적으로 노출시켜 황체형성호르몬 방출호르몬 수용체의 탈민감화*desensitization*를 유도하여 황체형성호르몬 생성을 억제하고 궁극적으로 테스토스테론을 감소시킨다. 현재의 황체형성호르몬 방출호르몬 작용제 사용은 아미노산 치환*substitution*, 특히 여섯 번째 위치의 펩타이드가 치환되어 효능 및 반감기가 증가된 유사체가 개발되면서 가능해졌다. 약리적으로 데포제와 삼투압펌프*osmotic pump* 기구가 개발되면서 28일에서 1년까지 효과가 지속된다. 6,600명 이상의 환자를 대상으로 한 24개의 임상 연구에 대한 평가에서 황체형성호르몬 방출호르몬 작용제를 통한 치료 이후 생존율은 수술적 거세와 같은 결과를 보였다.

강력한 황체형성호르몬 방출호르몬 작용제에 노출되면 투여 초기에는 황체형성호르몬과 테스토스테론 수치의 확산현상*flare phenomenon*이 나타난다. 이 현상은 현재 이용 가능한 모든 황체형성호르몬 방출호르몬 작용제에서 나타나며, 뼈통증, 요로폐색, 척수압박 등의 증상이 발생하거나 생명에 위협을 줄 수 있는 심각한 증상악화를 보일 수 있다. 보통 황체형성호르몬이 10배 정도 증가하고 이 상태가 10~20일 지속될 수 있다. 항안드로겐제를 같이 투여하면 테스토스테론 증가를

억제할 수 있다. 하지만 항안드로겐제를 1주 먼저 투여해야 효과를 볼 수 있다는 주장과, 동시에 투여해도 혈중 전립선특이항원에 차이가 없다는 주장이 있다. 확산현상의 지속기간을 고려해볼 때 확산현상 방지를 위한 항안드로겐제 투여기간은 21~28일이다.

2) 황체형성호르몬 방출호르몬 길항제

황체형성호르몬 방출호르몬 길항제는 뇌하수체에서 황체형성호르몬 방출호르몬 수용체에 즉시 경쟁적으로 결합하여, 투여하고 24시간 안에 황체형성호르몬 농도를 84%까지 감소시킨다. 황체형성호르몬과 테스토스테론의 확산현상이 발생하지 않으므로, 항안드로겐제를 같이 투여할 필요가 없다. 척수압박 위험이 있거나 호르몬치료를 받지 않은 뼈통증이 심한 환자에서 수술적 거세 대상에 적합하지 않은 경우에 유용하게 사용할 수 있는 약제이다.

황체형성호르몬 방출호르몬 길항제인 abarelix의 임상연구에서 투여 2일에는 34.5%, 4일에는 60.5%, 28일에는 98.1%로 테스토스테론이 거세수준으로 매우 빠르게 감소하였다. 테스토스테론 거세수준을 비교할 때 abarelix 단독투여만으로도 황체형성호르몬 방출호르몬 작용제와 항안드로겐제 병용요법과 동등한 효과를 보였다.

많은 1세대 및 2세대 황체형성호르몬 방출호르몬 길항제에서 심각한 히스타민 매개 부작용 *histamine mediated side effects*이 발생하였다. 3세대와 4세대 길항제의 경우에는 흔하게 발생하지 않았지만, abarelix의 경우 이전 투여에서 알레르기 반응이 없었던 환자에서도 심각한 알레르기 반응이 발생하였다. 미국에서 abarelix는 다른 호르몬치료를 받을 수 없고 수술적 거세를 거부하는 진행성 전립선암 환자의 경우에 사용허가를 받았다. 드물지만 심각한 알레르기 반응의 위험이 있어 투여 후 최소 30분간은 환자를 주의 깊게 관찰해야 한다. Degarelix는 abarelix와는 달리 전신적인 알레르기 반응이 나타나지 않았다. Leuprolide와 비교한 3상시험에서 1년 추적검사 시 leuprolide에 비해 열등하지 않은 결과를 보여 미국에서 임상허가를 받았다.

4. 안드로겐합성 억제
inhibition of androgen synthesis

1) Aminoglutethimide

Aminoglutethimide는 스테로이드 생산*steroidogenesis* 과정 중 초기단계인 콜레스테롤에서 pregnelolone으로의 전환을 억제한다. 부신기능 중 초기단계에서 억제작용을 보여 알도스테론*aldosterone*과 코티솔*cortisol* 생성을 차단한다. 내과적 부신 절제효과가 있어 코티손*cortisone*과 플루드로코티손*fludrocortisone*의 보충요법이 필요하다. 식욕부진, 구역*nausea*, 피부발진, 기면*lethargy*, 현기증*vertigo* 등의 부작용이 있다. 초기에 코티손과 동시투여 시 안드로겐불응성 전립선암 환자의 일부에서 임상적 반응이 관찰되었다. 전립선특이항원이 발견된 이후 거세저항성 전립선암 환자에서 aminoglutethimide(1,000mg/일)와 hydrocortisone acetate(40mg/일)를 투여한 경우 환자의 37%에서 전립선특이항원이 50% 이상 감소하였고 반응기간의 중앙값은 9개월이었다.

2) Ketoconazole

두 가지 cytochrome P450 의존경로를 방해하는 광범위 azole계 항진균제antifungal agent로, 14-메틸화methylation를 억제하여 lanosterol에서 콜레스테롤로의 전환을 차단하고, 17, 20-desmolase를 차단하여 C_{21} 스테로이드에서 C_{19} 스테로이드로의 전환에 영향을 준다. 부신에서의 스테로이드 합성과 Leydig 세포에서의 테스토스테론 합성 차단 효과가 있다. 효과가 매우 빨라 어떤 경우에는 투여 후 4시간 만에 테스토스테론이 거세수준으로 떨어지며, 가역반응이 즉각적으로 나타나 테스토스테론을 낮게 유지하기 위해서는 8시간마다 400mg을 지속적으로 투여해야 한다.

빠르게 테스토스테론이 거세수준으로 떨어지지만, 이전에 수술적 거세나 호르몬치료를 받지 않은 환자에서는 점차 테스토스테론이 증가하기 시작하여 5개월 내에 낮은 단계의 정상 수준으로 된다. 따라서 최근에는 거세저항성 전립선암에서 이차 호르몬치료로 사용된다. 여성형 유방증, 기면, 쇠약weakness, 간기능이상, 시각장애 및 구역 같은 부작용이 있다. 부신 억제작용이 있어 hydrocortisone(20mg, 2회/일)을 같이 투여한다. 부신 안드로겐인 androstenedione 혈중 농도가 높을수록 ketoconazole 치료 시 생존율이 향상되는데, 이는 안드로겐 기준치baseline level가 낮을수록 ketoconazole에 대한 반응이 좋지 않음을 시사한다.

3) Abiraterone

몇 개의 cytochrome P 경로를 억제하여 효과가 좀 약한 ketoconazole과는 달리, abiraterone은 부신에서 안드로겐합성에 핵심역할을 하는 cytochrome P17을 선택적으로 억제하는데, 이는 강력하고 비가역적이다. 17α-hydroxylase를 억제하여 알도스테론과 그 전구물질의 합성이 증가하여 코티솔 억제와 보상 작용으로 부신피질자극호르몬의 증가를 초래한다. 또한 $C_{17,20}$-lyase를 억제하여 테스토스테론 혈중 농도를 거세수준인 50.0ng/mL보다 훨씬 낮은 1.0ng/mL 미만으로 낮춘다. Abiraterone은 거세저항성 전립선암은 매우 낮은 남성호르몬 수준에서도 계속 진행할 것이라는 가정하에 개발되었다. 일반적으로 내성이 좋으나 pregnenolone에서 17-hydroxypregnenolone으로의 전환을 차단하여 결과적으로 전해질 부신피질호르몬mineralocorticoids인 deoxycorticosterone과 corticosterone의 증가를 초래하여 그와 관련된 합병증이 나타난다. 치료하지 않으면 저칼륨혈증, 고혈압, 수분축적 등의 합병증이 나타난다. Prednisone을 같이 투여하면 코티솔 감소와 광물부신피질호르몬의 초과로 나타나는 부신피질자극호르몬의 증가를 억제한다. 전이성 거세저항성 전립선암 환자에서 docetaxel 치료 후 abiraterone과 prednisone을 투여한 군과 prednisone과 위약을 투여한 군을 비교한 연구에서 전체생존율과 무진행생존율이 의미 있게 향상되었고, 전립선특이항원 감소는 29%에서, 영상의학적 반응은 14%에서 관찰되었다. 또한 전이성 거세저항성 전립선암 환자에서 화학요법 이전 abiraterone과 prednisone을 투여한 군과 prednisone과 위약을 투여한 군을 비교한 연구에서도 전체생존율과 무진행생존율이 비슷하게 향상되었다.

Ⅲ 남성호르몬박탈요법에 대한 반응예측 및 평가

남성호르몬박탈요법 이후에 대부분의 전립선암 환자는 어느 정도의 임상적 반응을 보일 것이고, 이에 대한 반응속도 및 반응정도가 치료의 지속성을 예측할 수 있는 가장 좋은 인자이다. 남성호르몬박탈요법이 안드로겐민감성*androgen-sensitive* 전립선암 세포집단에 효과적으로 작용한다는 가정하에, 불완전하고 더디게 반응한다는 것은 안드로겐불응성*androgen-refractory* 세포집단이 상당수 존재한다는 증거이다. 전립선특이항원이 전립선암에서의 종양표지자로 실제 임상에서 사용되면서 전립선특이항원 감소로 치료에 대한 반응을 예측할 수 있다. 예를 들면, 남성호르몬박탈요법 시행 한 달 안에 전립선특이항원이 80% 이상 감소하는 환자들은 무진행생존기간이 더 오래 지속된다. 마찬가지로 전립선특이항원 최저점*nadir*도 무진행생존기간의 예측인자이다. 전립선특이항원이 증가한다는 것은 거세저항성 질환의 출현을 의미하고 평균 7.3개월 후 뼈전이가 나타난다.

최근 남성호르몬박탈요법에 대한 전립선특이항원의 반응과 관련한 연구들이 많이 진행되었다. Benaim 등의 연구에서 남성호르몬박탈요법 후 전립선특이항원이 측정불가능 수준까지 도달하지 않는 경우 24개월 내에 거세저항성 전립선암으로의 진행 가능성이 15배 높았다. 또한 글리슨점수가 8~10인 경우 7 이하보다 거세저항성 전립선암으로 진행할 위험이 높았고, 누적위험은 글리슨점수가 1점 상승할 때마다 약 70%씩 증가하였다. 아시아 사람들을 대상으로 한 연구에서는 전립선특이항원 최저점이 암 진행의 가장 정확한 예측인자이고, 남성호르몬박탈요법 시행 6개월 후에 1.1ng/mL 이하로 내려가는지 여부가 2년째 암의 진행을 예측할 수 있는 가장 민감하고 특이한 인자라고 보고하였다. 새로 진단된 전이성 전립선암(병기 D2) 환자에서 남성호르몬박탈요법 시행 7개월 후 측정한 전립선특이항원 수치가 강력하고 독립적인 생존예측인자로 알려졌다. 전립선특이항원 최저점이 0.2ng/mL 이하인 경우는 생존기간의 중앙값은 75개월이었고, 4.0ng/mL를 초과하는 경우에는 13개월로 의미 있는 차이를 보였다. 남성호르몬박탈요법 시행 이전 전립선특이항원 증가 속도와 남성호르몬박탈요법 시행 이후 전립선특이항원 감소 속도 또한 예후인자, 특히 전립선암특이사망률을 예측할 수 있는 인자였다. 치료 전 전립선특이항원 증가 속도가 빠르고 치료 후 전립선특이항원 감소 속도가 느릴수록 암특이사망률이 의미 있게 불량하였다.

거의 대부분의 남성호르몬박탈요법에 더 이상 반응하지 않는 안드로겐불응성 환자들도 치료를 유지한다. 그러므로 이런 상태에서 생존기간에 영향을 미치는 인자들에 대해 생각해볼 필요가 있는데, 예측변수들에는 기준*baseline* 전립선특이항원, 글리슨점수, 수행정도, 내장*visceral*전이의 존재, 젖산염탈수소효소*lactate dehydrogenase*, 알칼리인산염분해효소*alkaline phosphatase*, 혈색소*hemoglobin* 및 이차치료에 대한 전립선특이항원 반응 등이 포함된다.

Ⅳ　남성호르몬박탈요법의 부작용

general complications of androgen ablation

1. 골다공증*osteoporosis*

남성호르몬박탈요법을 받는 상당수의 환자들에서 생식선기능저하로 인한 만성 증상이 나타날 수 있다. 이미 골밀도*bone mineral density; BMD*가 감소된 고령의 전립선암 환자에서 남성호르몬박탈요법을 시행하면 골감소증*osteopenia*과 골다공증에 노출될 위험이 증가하고 골절 위험 또한 커진다. 남성호르몬박탈요법 시작 이전부터 골감소증 혹은 골다공증의 골밀도 기준(연령특이참조 평균값 이하의 2.5 표준편차 이상)에 부합하는 전립선암 환자는 반수 이상이다. 남성호르몬박탈요법을 오래 받을수록 골절 위험도 증가되며, 남성호르몬박탈요법을 받은 지 5년 후에는 골절이 19.4%로 대조군의 12.6%보다 높았고, 15년이 경과한 경우에는 대조군의 19%보다 훨씬 많은 40%에서 골절이 발생하였다. 평균적인 골밀도를 보이는 경우에도 4년 이상 남성호르몬박탈요법을 받으면 골감소증이 발생할 것으로 추정되고 있다. 덴마크의 대규모 인구기반 연구에서 전립선암 환자에서는 고관절골절의 발생위험률이 3.7배 증가하는 것으로 보고되었다.

장기간 남성호르몬박탈요법을 받는 경우에는 이중에너지방사선흡수계측*dual-energy x-ray absorptiometry; DEXA*을 통한 고관절의 골밀도 측정을 고려해야 한다. 금연, 체중부하가 걸리는 운동, 비타민 D와 칼슘 보충 등이 골밀도 향상에 도움이 된다. 미국 국립보건원*National Institutes of Health; NIH*에서는 매일 칼슘(1,200~1,500mg/일)

과 비타민 D(400IU/일) 보충을 권고하는데, 65세 이상에서 보충요법을 시행하는 경우에는 비척추*nonvertebral* 골절의 발생률을 낮춘다. 대조군 연구에서 bisphosphonate pamidronate 사용 시 남성호르몬박탈요법을 받는 환자에서 골다공증이 예방된다고 보고하였는데, 전향적 무작위 연구에서도 일주일에 1번 alendronate를 복용하면 남성호르몬박탈요법으로 인한 골 손실이 회복되고 골밀도가 향상되었으며, 치료하는 동안 효과가 지속되었고 장기적으로도 이득을 보였다고 하였다. 골밀도 향상에 있어서의 이득은 좀 더 강력한 bisphosphonate인 zoledronic acid를 투여한 경우에서도 입증되었다. 그러므로 남성호르몬박탈요법을 받는 환자에서 골감소증 혹은 골다공증을 보이는 경우에는 bisphosphonate 치료를 고려해야 한다. 전립선암 환자에서 경피적으로 사용하는 에스트라디올도 골밀도를 증가시킨다. 황체형성호르몬 방출호르몬 작용제는 비스테로이드성 항안드로겐제에 비해 혈중 테스토스테론 및 에스트라디올 수치를 낮추고 골대사에 많은 영향을 주므로, 골밀도 측면에서는 비스테로이드성 항안드로겐제가 황체형성호르몬 방출호르몬 작용제보다 추천된다.

2. 열홍조*hot flashes*

혈관운동 증상의 일종인 열홍조는 100년 훨씬 이전부터 남성호르몬박탈요법 시 나타나는 부작용으로 잘 알려져 있다. 폐경기 여성에서 나타나는 불편한 증상처럼 머리를 포함한 상체 부위에 열감과 땀이 난다. 남성호르몬박탈요법을 받는 환자의 50~80%에서 치료시작 후 보통 3개월부터 나타난다. 저절로 발생하기도 하고 체위변화나 뜨거운 음료를 먹거나 외부온도 변화 등에 반응하여 나타나기도 하지만, 정확한 기전은 아직 명확하게 밝혀지지 않았다. 다만 시상하부에서 아드레날린 농도가 증가하고 온도조절중추에 작용하는 β-endorphin과 calcitonin gene-related peptide에 변화가 생기는 것으로 생각된다. 시간이 지나면서 빈도나 강도가 줄어드나 간혹 지속되는 경우도 있다.

열홍조는 호르몬환경 변화의 결과이기 때문에 치료는 불편을 호소하는 경우에만 한다. 이중맹검 위약대조군 실험에서 megestrol acetate 20mg을 하루 2회 복용하여 효과를 보였고, 용량을 5mg 하루 2회로 줄일 수도 있으며, 식욕증진 효과도 보인다고 하였다. Cyproterone acetate가 효과를 보이는 것도 progestation 효과를 바탕으로 하며, 용량은 매일 50mg으로 시작해서 300mg까지 증량할 수 있다. 저용량의 DES와 같은 에스트로겐제제가 90%까지 증상완화를 보일 정도로 가장 효과가 있으나, 여성형 유방증과 혈전색전증과 같은 부작용으로 사용에 제한이 있다. 항우울제, 특히 선택적 세로토닌 재흡수억제제인 venlafazine 12.5mg을 하루 2번 복용하면 환자의 50%에서 열홍조가 감소하였으며, 항경련제로 사용하는 gabapentin도 무작위 이중맹검 위약대조군 3상 연구에서 열홍조를 감소시키는 효과를 보였다.

3. 성기능이상sexual dysfunction : 발기부전과 성욕감퇴erectile dysfunction and loss of libido

남성호르몬박탈요법이 성기능에 미치는 영향은 엄청난데, 1941년 Huggins 등은 거세 후 모든 환자에서 성욕과 음경발기가 사라졌다고 하였다. 그러나 성기능 상실이 모든 환자에서 불가피한 것은 아니고, 환자의 약 20%까지는 성적 활동을 유지할 수 있으며, 특히 10~17% 환자에서는 성교를 할 수 있을 정도의 발기력을 유지할 수 있다. 하지만 남성호르몬박탈요법을 받는 환자의 약 5%에서만 충분한 성욕이 유지될 정도로 성욕은 더 심각하게 저하되는데, 성욕은 남성호르몬박탈요법 기간과 반비례한다. 이외에도 음경의 굵기나 길이의 감소, 야간음경팽창의 소실, 고환용적의 감소 등이 흔하게 나타난다.

남성호르몬박탈요법을 받는 환자의 경우 성욕감퇴 치료는 불가능하지는 않지만 매우 어렵다. 경구 포스포디에스테라아제-5억제제phospho-diesterase-5 inhibitor; PDE5I 또는 음경해면체 내 주사인 alprostadil 같은 약물치료가 환자에 따라 효과를 보이는 경우도 있으나 오래 사용하지는 못한다. 그런데 흥미롭게도 한 연구의 보고에 의하면 대부분 환자는 성기능의 저하에 대해 별다른 문제를 느끼지 않았다.

4. 인지기능cognitive function 감소

남성호르몬박탈요법은 미묘하지만 의미 있는 인지기능의 감소와 연관된 것으로 생각된다. 남녀 모두에서 생식선기능저하는 인지기능의 감소와 연관이 있다. 테스토스테론 보충요법으로 언어구사력이 향상되었다는 보고가 있었지만, 다른 대조군 연구에서는 테스토스테론 보충요법이 기억memory에 영향을 주지 않았다. 인지기능 감소는 복잡한 정보처리 과정이 필요한 부분과 관련이 있었으며, 또한 공간능력도 뚜렷하게 영향을 받았다. 정서적 기능 측면에서 삶의 질도 나빠지는데, 단기(36주) 남성호르몬박탈요법 시 신경정신의학적 우울 및 불안 점수가 증가하였다. 남성호르몬박탈요법을 받는 환자의 주요 우울장애major depressive disorder의 유병률은 12.8%로, 일반 국민에 비해 8배 높았고 65세보다 고령과 비교하였을 때는 32배 높았다.

5. 체형의 변화 changes in body habitus

남성호르몬박탈요법을 받는 환자에서 근육량의 감소와 지방 비율의 증가는 일반적이며, 치료 초기에 더욱 두드러지게 나타난다. 1년간 남성호르몬박탈요법 이후 평균체중은 1.8~3.8% 증가하는데, 한 연구결과에서는 3~15kg(중앙값 6kg)의 체중증가를 보였다. 보통 무지방체중lean body mass이 동일한 크기로 감소하므로, 체중은 지방량의 증가로 인해 증가하며, 평균 지방량은 9.4~23.8% 증가한다. 남성호르몬박탈요법은 식욕증진과도 연관이 있고, 낮은 테스토스테론은 인슐린 수치와 복부 허리둘레 증가와 연관이 있다.

대규모 인구를 바탕으로 한 비만과 암사망률의 위험에 대한 암예방연구The Cancer Prevention Studies I and II에서, 비만남성의 전립선암 사망위험은 34%(Study I)와 36%(Study II)로 정상 체중

을 보이는 환자보다 높았다. 게다가 65세 이상에서 일주일에 3시간 이상 활발한 운동을 하는 경우에는 전립선암특이사망은 70% 감소하였다. 전립선암 환자에서 남성호르몬박탈요법 후 나타나는 신체구성 변화는 나쁜 예후의 전조 증상일 수 있다. 정기적인 활발한 운동은 지방의 축적을 제한하는 데 도움을 줄 수 있고 암의 진행을 막을 수도 있다.

6. 당뇨와 대사증후군 diabetes and metabolic syndrome

장기간 남성호르몬박탈요법을 받는 전립선암 환자에서 인슐린저항성 및 심혈관질환과 관련 있는 대사증후군이 50% 이상에서 나타나는데, 내장지방visceral fat이 축적되고 중성지방triglyceride이 높은 전형적인 대사증후군과는 달리, 피하지방subcutaneous fat이 축적되고 고밀도지질단백질high-density lipoprotein; HDL이 증가하는 것이 특징적이다. 단기간의 남성호르몬박탈요법은 스타틴statin 치료와 무관하게 혈청지질 및 당화혈색소hemoglobin A1c에 영향을 주었고, 다른 소규모 연구에서 인슐린민감성insulin sensitivity도 감소하였다. 이러한 소견들은 73,196명의 전립선암 환자를 대상으로 한 대규모 관찰연구에서 남성호르몬박탈요법을 받은 환자는 당뇨발생 위험이 의미 있게 높았다는 결과로 입증되었다.

7. 심혈관질환 이환율과 사망률
cardiovascular morbidity and motality 증가

남성호르몬박탈요법이 체형과 당대사 및 지질 구성에 변화를 주는 것을 감안하면, 남성호르몬 박탈요법을 받는 환자에서 심혈관질환 이환율과 사망률이 증가하는 것은 어쩌면 당연한 결과다. 이는 저위험 전립선암 환자에서 남성호르몬박탈 요법을 받은 경우에 더욱 뚜렷하게 나타난다. 새로이 전립선암으로 진단된 22,816명을 대상으로 한 대규모 집단연구에서, 최소한 1년간 남성호르몬박탈요법을 받은 경우 심혈관질환 이환율이 치료를 받지 않은 경우보다 20% 증가하였다. 근치전립선절제술과 남성호르몬박탈요법을 같이 받은 65세 이상의 환자를 남성호르몬박탈요법을 받지 않은 경우와 비교했을 때 5년 후 심혈관질환에 의한 사망의 누적발생률이 2%에서 5.5%로 증가하였다. 반면 국소진행성 전립선암 환자에서 방사선치료와 남성호르몬박탈요법을 같이 받은 경우 방사선치료만 받은 경우와 심혈관질환에 의한 사망률에 차이가 없었다.

8. 여성형 유방증*gynecomastia*

남성호르몬박탈요법 시 유방조직의 변화는 흔하게 나타난다. 유방조직의 증가를 보이는 여성형 유방증과 유방의 압통을 느끼는 유방통증은 같이 나타나기도 하고 따로 나타나기도 한다. DES 같은 에스트로겐 성분 제제를 사용한 경우에는 40% 환자에서 여성형 유방증이 나타난다. 이와 비슷하게 항안드로겐제와 관련하여 테스토스테론

이 에스트라디올로 말초 전환되면서 여성형 유방증이 높은 비율로 나타나게 되는데, bicalutamide 150mg을 복용하는 경우 여성형 유방증은 66.3%에서, 유방통증은 72.7%에서 발생한다.

10Gy의 예방적 방사선치료가 여성형 유방증을 예방하거나 감소시키는 데 이용되고 있으나, 이미 여성형 유방증이 발생한 경우에는 방사선치료의 효과가 없다. 지방흡인과 피하유방절제술이 도움이 될 수 있고, 선택적 에스트로겐수용체조절제*selective estrogen receptor modulator; SERM*인 tamoxifen이 유방통증에 효과가 있다.

9. 빈혈*anemia*과 피로*fatigue*

남성호르몬박탈요법과 연관된 빈혈은 대부분 정상색소*normochromic* 및 정상적혈구*normocytic* 빈혈로 나타나고, 병용남성호르몬차단*combined androgen blockade*을 받는 환자의 90%에서 최소 10% 정도 혈색소가 감소한다. 남성호르몬박탈요법에 의한 빈혈보다는 암이 골수로 전이되어 조혈*hematopoiesis*작용에 영향을 주어 나타나는 빈혈이 좀 더 심각하다. 불행하게도 남성호르몬박탈요법 전부터 혈색소가 12g/dL 미만으로 빈혈을 보이는 환자에서는 생존기간이 더 짧다. 혈색소 감소는 남성호르몬박탈요법 시행 1개월부터 시작되어 24개월까지 진행되고, 보상기전은 단 13%에서만 있을 정도로 제한적이다.

남성호르몬박탈요법 후 나타나는 빈혈은 적혈구 전구물질*erythroid precursor*에 대한 테스토스테론 자극의 부족 및 적혈구형성인자*erythropoietin*의 생성 감소로 인한 이차적 현상으로 생각되지만,

동물실험에서는 남성호르몬박탈요법 후 적혈구형성인자가 증가하였다. 또한 빈혈은 피로의 원인이 될 수 있다. 규칙적인 운동이 피로에 대한 가장 좋은 보호방법이고 효과도 지속되며 생존기간도 향상시킬 수 있다. 원인이 무엇이든지 간에 임상적으로 재조합된 인간 적혈구생성인자recombinant human erythropoietin를 투여하면 빈혈치료에 도움이 되고, 남성호르몬박탈요법을 중단하면 빈혈은 회복되지만 회복기간은 1년 가까이 걸릴 수 있다.

V 병합요법combination therapy

비수술적이고 가역적이면서도 강력한 효과를 보이는 호르몬치료가 개발되면서 기존의 방사선치료 혹은 수술치료와의 병합요법에 대한 연구가 많이 진행되었다. 특히 방사선치료와의 병합요법의 경우에는 뚜렷하게 결과의 호전을 보여주었지만, 근치전립선절제술과의 병합요법은 명백한 이득을 보여주지 못하였다.

1. 근치전립선절제술과의 병합요법
with radical prostatectomy

근치전립선절제술 이전 남성호르몬박탈요법에 대한 비무작위 연구에서 절제변연 양성률은 남성호르몬박탈요법을 받지 않은 환자에서는 거의 50%였지만 남성호르몬박탈요법을 받은 환자에서는 15%로 감소하는 극적인 결과를 보였다. 암의 증거가 없는(P0) 경우도 드물지 않았고 생화학적 재발biochemical recurrence; BCR도 감소된 경향을

보였으나 통계적으로 유의하지는 않았다. 신보조neoadjuvant남성호르몬박탈요법이 출혈을 감소시키고 수술을 용이하게 만들 수 있다는 결과와 인식을 바탕으로, 3개월간 신보조남성호르몬박탈요법 이후 근치전립선절제술의 병합요법과 수술 단독만을 비교한 3개의 무작위 전향적 연구가 시행되었다. 15개월 단기추적 및 4~7년 장기추적 결과에서, 두 군 간 전립선특이항원 진행에 있어 유의한 차이를 보이지 않았다. 이렇게 생화학적 재발에 차이가 없다는 연구결과를 토대로, 전립선암 치료에서 근치전립선절제술 이전에 시행하는 신보조남성호르몬박탈요법은 권고되지 않는다.

2. 방사선치료와의 병합요법
with radiation therapy

수술과의 병합요법이 장기추적 결과에서 암특이 진행cancer-specific progression의 향상을 보이지 못한 것과는 달리, 방사선치료의 경우는 몇 개의 3상 임상연구에서 남성호르몬박탈요법과의 병합요법이 전체생존율, 암특이생존율 혹은 무진행생존율freedom from disease progression에 이득이 있음을 보여주었다. 그러나 이러한 이득은 국소진행성 전립선암 그리고/혹은 고등급high-grade 및 고위험 환자에 국한된다는 것에 주의해야 한다.

골반림프절절제술 시행 후 방사선치료만 시행한 경우와 방사선치료와 고환절제술을 병합한 경우를 각각 91명의 환자를 대상으로 비교한 3상연구에서 중앙값 9.3년의 추적관찰 후 임상적 진행률(61% 대 31%), 전체사망률(61% 대 38%) 및 전립선암특이사망률(44% 대 27%) 모두 방사선치료 단

독군에서 통계적으로 유의하게 높게 나타나 중도에 종료되었다. 이러한 결과는 국소진행성 전립선암 환자에서 방사선치료 단독과 방사선치료와 goserelin을 3년 동안 병합 치료한 경우를 비교한 다른 무작위 연구에서도 비슷한 결과를 보였고, 장기간의 분석에서도 무질병생존기간 및 전체생존기간에 있어서 병합요법이 유의한 이득이 있음을 확인하였다.

고위험 국소진행성 전립선암 환자에서 방사선치료와 남성호르몬박탈요법의 병합요법은 방사선치료만 시행한 경우보다 명확히 좋은 결과를 보였다. 방사선치료의 조사량 및 조사범위가 어느 정도가 적절한지는 아직 명확하지 않고, 남성호르몬박탈요법의 적절한 기간 및 치료시기를 알아보기 위한 많은 연구가 진행되고 있다.

3. 병용남성호르몬차단
combined androgen blockade; CAB

최대남성호르몬차단*maximum androgen blockade* 혹은 총남성호르몬차단*total androgen blockade* 치료로 불리기도 하나, 병용남성호르몬차단이 좀 더 정확한 표현이다. 남성호르몬박탈요법의 효과를 높이기 위해 다양한 병용요법이 시도되었다. 수술적 거세와 황체형성호르몬 방출호르몬의 억제를 위한 DES의 병용요법은 생존기간 향상을 목적으로 시도된 최초의 임상연구 조합이었으나, 이 VACURG 연구를 면밀히 살펴보았을 때 생존기간에 있어서의 이득은 없었다. 한편 30명을 대상으로 한 황체형성호르몬 방출호르몬 작용제와 항안드로겐제의 병용요법에 대한 초기 경험에서 단독치료

보다 향상된 효과를 보였다. 그러나 황체형성호르몬 방출호르몬 작용제 혹은 거세한 경우와 항안드로겐제의 병용요법에 대한 27개의 전향적 무작위 임상연구를 정밀 분석하였을 때, 종합적인 결과는 임상적으로 의미 있는 차이를 보이지 않았다.

거세 혹은 황체형성호르몬 방출호르몬 작용제에 항안드로겐제를 병용하는 것은 수술적 혹은 내과적으로 고환에서 생성되는 남성호르몬(안드로겐)을 차단하더라도 부신에서 생성되는 남성호르몬이 전립선암 진행에 관여할 것이라는 이론적 배경을 바탕으로 한다. 실제 외과적 혹은 내과적으로 거세를 한 경우에도 혈중 테스토스테론이 0으로 떨어지지 않고 검출되는 것으로 보아 고환 이외의 다른 남성호르몬 공급원이 존재한다는 것을 알 수 있다. 그러나 내인성 남성호르몬을 모두 차단하기 위해 양측 부신절제술을 시행하는 것은 효과보다 부작용이 더 심하다. 항안드로겐제는 남성호르몬수용체에 비선택적으로 작용하기 때문에 고환과 부신에서 생성되는 남성호르몬에 모두 영향을 준다.

몇몇 임상연구에서 병용남성호르몬차단요법에서 생존율이 향상되었다. 전이성 전립선암 환자에서 최근에는 사용하지 않는 제형인 leuprolide를 매일 투여하면서 flutamide 250mg을 하루 3회 복용한 군과 위약을 복용한 군을 비교한 연구에서, 병용남성호르몬차단요법군에서 무진행생존기간이 유의하게 더 길었고 전체생존기간도 35.6개월 대 28.3개월로 더 길었다. 특히 전이가 적은 환자(두개골, 늑골, 장골, 비림프절 연부조직에 전이가 없는 경우)에서 생존이득이 가장 컸음을 보여주었다. 고환절제술을 받은 환자에게 nilutamide를 투여

한 것과 위약을 투여한 것을 비교한 또 다른 연구에서도 8.5년 추적관찰 하였을 때 병용남성호르몬차단요법군에서 진행까지 기간의 중앙값이 더 길었고(21.2개월 대 14.7개월) 전체생존기간도 향상되었다(37개월 대 29.8개월). 또한 수술적 거세만을 시행한 환자군과 데포 goserelin과 flutamide를 병용 치료한 군을 비교한 다른 연구에서도 생존율의 향상이 있었다.

위의 긍정적인 결과와는 반대로 병용남성호르몬차단이 생존율 향상에 있어 차이가 없다는 무작위 연구도 다수 존재한다. 전이성 전립선암 환자를 대상으로 수술적 거세 단독과 수술적 거세와 flutamide의 병용치료를 비교한 대표적인 무작위 임상연구에서는 병용남성호르몬차단을 받은 환자에서 의미 있는 생존이득이 없었고, 앞서 언급했던 전이가 적은 환자에서의 연구결과와는 달리 질환용적에 따라 분류하였지만 유의한 차이를 보이지 않았다.

병용남성호르몬차단에 대한 많은 연구에서 수백 명의 환자로 구성되어 대상 환자 수가 많지 않았고, 동일집단에서 동일목적을 조사한 연구라기보다는 대규모 연구의 하위분석을 바탕으로 하였기 때문에 항안드로겐제의 병용이 생존에 미치는 영향을 이끌어내기에는 제한이 있다. 다행히 1980년대 초 이후 병용남성호르몬차단요법에 대해 27개의 무작위 연구(8,275명을 포함)가 광범위하게 시행되었고, 이를 바탕으로 병용남성호르몬차단요법과 표준남성호르몬박탈요법을 비교한 메타분석이 시행되었다. 27개 연구의 대상자 중 88%는 전이성 전립선암 환자였고 나머지는 국소진행성 전립선암 환자였다. 흥미롭게도 20%는 전립선암이

아닌 다른 원인으로 사망하였고, 전이성 전립선암 환자도 전립선암으로 모두 사망하지는 않았다. 병용요법에서의 5년 생존율은 25.4%이고 표준요법에서는 23.6%로 통계적으로 유의한 차이는 없었으나, 병용요법에서 1.8% 더 우세하였다. 또한 항안드로겐제로 cyproterone acetate를 사용한 병용요법군에서의 5년 생존율은 15.4%로 단독요법군에서의 18.1%보다 좋지 않았는데, 이는 전립선암으로 인한 사망보다는 심혈관 부작용에 따른 결과로 제시되었다. 비스테로이드성 항안드로겐제(flutamide 혹은 nilutamide)를 사용한 병용요법에서의 5년 생존율은 표준요법에서의 24.7%보다 2.9% 높은 27.6%였다. 2.9%의 생존율 향상은 통계적으로 의미 있는 결과였지만, 메타분석 자체의 불확실성(이득의 실제크기)의 범위가 0~5%이었다.

Ⅵ 치료시기 *timing of therapy*

전립선암 치료에서 병용남성호르몬차단요법만큼이나 언제 남성호르몬박탈요법을 시작할 것인지에 대한 의견도 매우 다양하다. 치료시기는 전립선암의 진단 당시 바로 시작하거나 일차치료가 실패하였을 때부터 시작하는 조기*early*치료와 원격전이 소견이 객관적으로 보이는 경우 시작하는 지연*late*치료로 나뉜다. 조기 남성호르몬박탈요법이 생화학적 혹은 임상적 진행을 지연시킨다는 것에는 이견이 없으나, 생존율 향상에 도움이 되는지에 대해서는 아직 명확하지 않다. 증상이 있거나 전이가 있는 경우에 남성호르몬박탈요법을 시행하는 것에 대해서는 이견이 없다.

1. 지속적 남성호르몬박탈요법continuous androgen deprivation therapy: 조기 대 지연 immediate versus delayed

남성호르몬박탈요법과 전립선암의 진행에 관련하여 몇 가지 사실을 고려해야 한다. 첫째, 전립선암은 호르몬치료를 하지 않아도 오랜 기간에 걸쳐 진행한다. 근치전립선절제술 시행 후 생화학적 재발 소견을 보이는 304명의 코호트조사 결과를 보면, 재발에서 전이되기까지의 기간은 8년(중앙값), 전이에서 사망까지의 기간은 5년, 전립선암특이사망까지의 기간은 168개월(14년)이었다. 그러므로 진행된 전립선암 환자라 할지라도 남성호르몬박탈요법을 받지 않아도 비교적 오래 살 수 있다. 둘째, 남성호르몬박탈요법은 임상적으로 반응이 좋지만, 남성호르몬박탈요법을 받는 환자의 약 20%는 전립선암이 아닌 다른 원인으로 사망하고, 나머지 환자들의 경우 치료에도 불구하고 거세저항성 전립선암으로 진행하여 결국 전립선암으로 사망하게 된다. 고환절제술 이후 flutamide를 투여한 경우와 고환절제술만 시행한 경우를 비교한 무작위 전향적 연구에서 남성호르몬박탈요법 시행 10년 후 살아 있는 경우는 단 7%뿐이었다. 또 다른 연구에서도 남성호르몬박탈요법 후 전체생존기간의 중앙값은 4.4년이었고, 8년 후 살아 있는 경우는 단 4.5%였다. 셋째, 남성호르몬박탈요법은 무해한 치료가 아니다. 전반적으로 남성호르몬박탈요법을 받는 환자는 더 빨리 노화되고 이는 빨리 죽는다는 것과 같다. 따라서 모든 전립선암 환자에게 구분 없이 남성호르몬박탈요법을 적용해서는 안 된다.

남성호르몬박탈 치료를 언제 시작할 것인지는 중요한 문제다. 1973년 1,900명 이상의 전이성 전립선암 환자를 대상으로 조기early치료와 지연late치료를 비교한 대규모 연구가 시행되었고, 전립선암으로 인한 사망은 조기치료군에서 48%, 지연치료군에서는 47%로 차이를 보이지 않았다. 국소진행성 전립선암의 경우 전립선암으로 인한 사망은 조기치료군에서 14%, 지연치료군에서 17%로 역시 의미 있는 차이를 보이지 않았다. 이러한 사실은 조기치료로 인한 생존에 대한 이득이 명확하지 않고 치료에 따른 부작용을 고려하면, 증상이 있는 환자에서 호르몬치료를 시행해야 한다는 권고를 뒷받침한다.

1) 국소 전립선암에서의 결과results in clinically localized disease

수술이나 방사선치료 같은 표준적인 일차치료를 시행한 전립선암 환자에서 bicalutamide 150mg 투여군과 위약군을 비교한 조기전립선암Early Prostate Cancer; EPC 프로그램에서의 결과를 볼 때, 국소 전립선암 환자만 따로 분류하여 생존율을 비교한 결과 bicalutamide 150mg 투여군에서 위약군과 비교하여 전체생존율이 유의하게 더 나빴다. 정확한 이유가 밝혀지지는 않았으나, bicalutamide를 투여받은 환자에서 전립선암 이외의 사망이 증가한 결과로 생각되었다.

지역사회 기반 코호트연구(Prostate Cancer Outcomes Study)에서, 진단 1년 내에 일차치료로 남성호르몬박탈요법을 받은 국소 전립선암 환자의 5년 암특이생존율은 91%였으나 전체생존율은 단지 66%였다. 근치적 국소치료definitive local therapy

를 받지 않은 66세 이상의 국소 전립선암 환자 19,271명을 대상으로 한 대규모 연구에서 일차치료로 남성호르몬박탈요법을 시행하였을 때 보존적conservative 치료와 비교하여 10년 전립선암특이생존율은 오히려 더 낮았고 전체생존율도 증가하지 않았다. 이에 연구자들은 고령의 국소 전립선암 환자에서 일차치료로서의 남성호르몬박탈요법은 보존적 치료를 한 경우보다 생존율의 향상을 보이지 않는다고 결론지었다. 마지막으로, 근치전립선수술을 받고 림프절침범이 없는 환자에서 수술 후 90일 이내 보조남성호르몬박탈요법을 시행한 환자와 그렇지 않은 환자를 비교한 후향적 연구에서 전립선암특이생존율은 98% 대 95%로 3% 향상을 보였으나, 전체생존율은 두 군 모두 83%로 차이를 보이지 않았다.

일차 남성호르몬박탈요법primary ADT은 전이가 없는 환자에서 진단 당시 단독치료로 남성호르몬박탈요법을 하는 경우로 65세 이상의 환자에서 널리 시행되었고, 한 연구에서는 일차 남성호르몬박탈요법을 받는 환자가 40%까지 이른다고 하였다. 대부분의 연구에서 일차 남성호르몬박탈요법은 전체원인사망률all-cause mortality뿐만 아니라 전립선암특이사망률 또한 관련이 없다고 했으며, 전립선암 진행의 위험이 높은 환자에서만 전체원인사망률 위험의 감소가 있다고 하였다. 그러므로 일차 남성호르몬박탈요법은 임상적으로 대부분의 국소 전립선암 환자에서 생존이득은 없어 보인다. 종합하면 조기 전립선암 연구결과 남성호르몬박탈요법을 받지 않은 경우에 더 좋은 생존율을 보였고, 예후가 좋은 저위험 국소 전립선암에서 남성호르몬박탈 치료를 하는 것은 암으로 인한 사망률이나 암 진행을 줄일 수는 있지만, 불필요한 부작용을 동반하고 전체생존율은 오히려 떨어뜨리는 결과를 보였다. 따라서 이러한 자료는 남성호르몬박탈요법과 관련된 더 빠른 노화가 저위험 전립선암을 가진 환자를 더 빨리 사망하게 할 것이라는 가설을 뒷받침한다.

2) 림프절로 전이된 전립선암에서의 결과results in lymph node metastatic prostate cancer

근치전립선절제술 시행 후 림프절전이를 보이는 전립선암 환자를 대상으로 조기immediate 호르몬치료와 지연delayed 호르몬치료를 비교한 무작위 전향적 연구가 ECOG(Eastern Cooperative Oncology Group)에 의해 시행되었다. 7.1년(중앙값)의 추적관찰 기간을 가진 초기연구에서 조기 남성호르몬박탈요법이 지연요법에 비해 전체생존율에 있어서 우위를 보였고(p<0.02), 전체 사망 중 전립선암으로 인한 사망도 적었다(3/7명 대 16/18명). 최근 업데이트된 결과에서도 전체생존기간의 중앙값이 13.9년 대 11.3년으로 조기 남성호르몬박탈요법군에서 유의하게 더 길었으며, 전체 사망 중 전립선암으로 인한 사망도 적었다(8/18명 대 25/28명). 앞서 bicalutamide 150mg으로 인한 전립선암 이외의 사망률의 증가를 언급한 연구(EPC)에서는 조기 남성호르몬박탈요법군에서 사망원인이 전립선암이 아닌 경우가 55%로, 지연 남성호르몬박탈요법군에서의 11%보다 더 많았지만, 이 연구에서도 근치전립선절제술 시행 후 림프절전이가 확인된 전립선암 환자의 경우에는 조기 남성호르몬박탈요법이 이득이 있는 것으로 보인다.

그러나 이 연구결과에 대한 몇 가지 비판이 있

다. 첫째, 초기에 240명의 환자를 등록하기로 설계되었으나 100명으로 축소되어 연구대상자 수가 너무 적었다. 둘째, 글리슨등급 판독이 중앙센터에서 일관성 있게 이루어지지 않았고 조직학적 등급에 따른 생존율 비교가 빠졌다는 비판이 있다. 실제 초기 검체의 일부인 51%를 중앙센터에서 다시 판독하였을 때, 두 군 사이에 생존율에 있어서 유의한 차이는 보이지 않았다. 셋째, 동시대에 이루어진 다른 연구에서의 지연 호르몬치료 대상 환자군과 비교하였을 때, 전립선암의 진행이나 사망이 더 빠른 것으로 보고되었다. 또한 1991년에서 1999년 사이에 근치전립선절제술 시행 후 림프절전이가 확인된 731명을 대상으로 한 관찰연구에서는, ECOG 연구와는 반대로 수술 후 보조남성호르몬박탈요법을 4개월 이내에 시행한 군(209명)과 하지 않은 군에서 의미 있는 생존율 차이를 보이지 않았다.

ECOG 연구와 달리 국소치료 없이 림프절절제술로 림프절전이가 증명된 pN1~3M0의 환자 302명을 대상으로 조기(119명) 대 지연(115명) 남성호르몬박탈요법을 비교한 EORTC(European Organization for the Research and Treatment of Cancer) 연구에서, 13년(중앙값) 추적관찰 후 전체 생존기간(중앙값)은 조기군에서 7.6년, 지연군에서 6.1년으로 차이를 보이기는 하였으나 그 차이가 ECOG 결과만큼 크지는 않았다.

3) 국소진행성, 무증상 전이성 전립선암 환자에서의 결과results in locally advanced, asymptomatic metastatic disease

국소진행성 혹은 무증상의 전이성 전립선암 환자에서 조기immediate와 지연delayed 남성호르몬박탈요법에 대한 연구가 Medical Research Council(MRC)의 Prostate Cancer Working Party Investigators Group에서 시행되었다. 총 934명(M0 500명, M1 261명, MX 173명)을 대상으로 조기(469명) 대 지연(465명) 남성호르몬박탈요법을 무작위 배정하였다. 그 결과 M0군에서 조기치료로 인한 의미 있는 생존율의 증가를 보였으나, 장기추적 결과는 의미 있는 차이를 보이지 않았다. 전립선암으로 인한 사망과 관련해서는 지연치료군에서 좀 더 많았다. 이 연구결과는 조기 남성호르몬박탈요법의 이득을 뒷받침하지만 연구결과에 대한 비판 또한 많다. 첫째, 지연 남성호르몬박탈요법군의 6%(29/465)가 치료가 시작되기 이전에 전립선암으로 사망했는데, 이것은 치료를 받지 못하고 사망하였다는 의미로 지연치료 자체가 남성호르몬박탈요법을 하지 않는다는 것과는 다르다. 둘째, 연구에 포함된 173명이 병기가 규명되지 않은 Mx였다. 셋째, 지연치료군에 척수압박이나 병적 골절의 응급상황에 이르러서야 호르몬치료를 시행한 환자들이 10%나 포함되어 있는 등 결과 해석에 영향을 줄 수 있는 문제점을 갖고 있다.

하지만 MRC 연구에서 대부분의 환자(조기치료군 92.5%, 지연치료군 93.6%)가 사망하였기 때문에 결과를 신뢰할 수 있고 향후 결과에 있어서 유의한 변화는 없을 것으로 판단된다. 전립선암으로 사망하기까지의 기간은 조기치료군에서 우위에 있는 반면(p=0.019), 모든 원인으로 사망death from any cause하기까지의 기간은 두 군 간에 유의한 차이를 보이지 않았다(p=0.0914). 비록 남성호르몬박탈요법을 받지 못한 지연치료군에서의 29명에 대한 영향은 알 수 없지만, 전립선암특이사망은 조기치료군에서 241명, 지연치료군에서는 287명으로 46명의 차이를 보였다. 그러나 저위험 국소 전립선암을 대상으로 한 bicalutamide 150mg 조기 전립선암(EPC) 연구에서 조기 호르몬치료가 전체 사망률을 증가시키는 결과를 보인 것과는 달리, 고위험 환자를 대상으로 한 MRC 연구에서는 조기 남성호르몬박탈요법군에서의 전체사망률의 증가는 유의하지 않았다.

4) 국소치료를 할 수 없는 환자에서의 결과results in disease not suitable to local treatment

국소치료를 거부하였거나 여명이 얼마 남지 않았고 진행된 병기 및 심각한 동반질환으로 근치적 국소치료가 적합하지 않은 환자 985명을 대상으로 조기immediate 호르몬치료와 지연delayed 호르몬치료를 비교한 연구결과에서는, 조기치료군에서 작지만 유의한 전체생존율의 향상을 보였으나 전립선암특이사망률과 전체무증상생존율overall symptom-free survival에서는 차이를 보이지 않았다. 그리고 지연치료군 중 30.8%의 환자는 어떤 치료도 할 필요가 없는 상태에서 사망하였다는 점은 주목할 만하다.

5) 남성호르몬박탈요법 시점 결정 시 고려사항

① 저위험 국소 전립선암 환자에서 조기immediate 남성호르몬박탈요법은 생존율의 향상에 도움을 주지 못한다. 사실상 전체생존율 관점에서 보면 조기 남성호르몬박탈요법을 하지 않은 경우보다도 좋지 않다.

② 국소진행성, 무증상 전이성 전립선암에서 조기 남성호르몬박탈요법은 전립선암특이생존율의 향상을 보이지만, 전체생존율 관점에서는 도움을 주지 못한다. 반면에 여러 이유로 근치적 국소치료를 할 수 없는 전립선암 환자를 대상으로 한 결과는 조기 남성호르몬박탈요법이 전체생존율의 향상에는 도움을 주지만 전립선암특이 생존율의 향상은 보이지 않았다.

③ 근치적 일차치료를 받지 않은 림프절 양성인 전립선암 환자에서 조기 남성호르몬박탈요법은 1.5년(중앙값)의 전체생존기간의 이득을 보이지만 통계적으로 의미 있는 차이를 보이지는 못하였다. 반면 근치전립선절제술을 받고 림프절 양성이 확인된 환자에서 조기 남성호르몬박탈요법은 2.6년(중앙값)의 전체생존기간의 이득을 보였고, 이는 통계적으로도 의미 있는 차이를 보였다.

2. 간헐적 남성호르몬박탈요법
intermittent androgen deprivation therapy

간헐적 남성호르몬박탈요법의 이론적 근거는 첫째, LNCaP prostate cancer tumor를 이용한 전임상 동물실험연구에서 남성호르몬박탈을 간헐적으로 시행한 경우가 지속적으로 한 경우보다 거세저항성 암세포의 출현을 지연시킨다는 결과가 있었고, 둘째, 지속적인 남성호르몬박탈요법은 많은 부작용을 초래함에도 불구하고 그 효과에 대한 확정적인 증거가 없다는 것이다.

Crook 등은 일차primary 혹은 구제salvage 방사선치료 후에 전립선특이항원 상승을 보이는 1,386명의 환자를 대상으로 무작위 연구를 시행했는데,

간헐적 남성호르몬박탈요법이 지속적 치료에 비해 열등하지 않음을 보고하였다. 연구에서는 8개월 주기로 간헐적 치료를 했고, 치료휴식기는 전립선특이항원 수치에 따라 결정하였다. 6.9년(중앙값)의 추적관찰기간 동안 간헐적 치료군에서는 268명, 지속적 치료군에서는 256명의 사망자가 발생하였고, 전체생존기간은 각각 8.8년과 9.1년으로 열등하지 않은 결과를 보였다. 전립선암특이사망은 간헐적 치료군에서 더 많았고(120명 대 94명), 전립선암과 관련 없는 사망은 지속적 치료군에서 더 많았다(162명 대 148명).

간헐적 남성호르몬박탈요법이 반복될수록 시간이 지남에 따라 거세저항성 전립선암의 출현과 사망자가 늘면서 간헐적 치료를 받는 환자 비율이 점차 감소한다. 첫 번째 기간에는 5%의 환자가 간헐적 치료를 중단하지만, 세 번째 기간까지는 68%의 환자가 중단하게 된다. 다른 한편으로 간헐적 남성호르몬박탈요법의 기간도 시간이 지남에 따라 단축되는데, 치료 휴식기간(중앙값)은 첫 번째 주기에는 20.1개월, 두 번째 주기에는 13.2개월, 세 번째 주기에는 9.1개월, 그 이후에는 4~5개월로 점차 감소한다. 간헐적 치료군에서 좀 더 좋을 것으로 생각되는 삶의 질에 대한 영향은 열홍조, 성적 활동의 욕구, 비뇨기계 증상 측면에서의 삶의 질 향상은 유의하게 더 높았으나, 신체상태, 역할수행, 전반적 건강의 기능 영역에서의 차이는 유의하지 않아 기대했던 것보다는 그 효과가 미미하였다.

Hussain 등은 새로 진단된 전이성 전립선암 환자를 대상으로 한 연구결과를 보고하였다. 모든 환자에게 7개월 동안 남성호르몬박탈 유도induction 치료를 시행한 후, 전립선특이항원이 4.0ng/mL 이하로 감소된 환자를 간헐적 치료군과 지속적 치료군으로 무작위 배정하여 전체생존기간과 삶의 질을 비교하였다. 추적기간은 9.8년(중앙값)이었고, 지속적 치료군의 전체생존기간은 5.8년, 간헐적 치료군은 5.1년이었다. 간헐적 치료군에서 사망위험률hazard ratio; HR은 1.10(90% 신뢰구간 0.99~1.23)이었는데, 이 신뢰구간에는 간헐적 치료군이 열등하지 않음을 보이기 위해 정한 비열등성 신뢰구간의 상한경계 1.20을 초과하는 구간이 존재했으므로, 통계적으로 지속적 치료군에 비해 간헐적 치료군이 열등하지 않다는 확정적 결론을 이끌어내지는 못하였다. 또한 비열등성 하한경계인 1.00을 배제하지도 못하여 간헐적 치료군이 열등하다는 결론도 내릴 수 없었다. 이런 모호한 결과는 전이성 전립선암 환자에서 간헐적 치료가 지속적 치료보다 우월하지는 않으며 나쁠 수도 있다고 임상적으로 해석하는 것이 타당하고, 연구자는 거의 전체적인 신뢰구간이 지속적 치료가 더 좋은 경향을 보이는 것을 감안할 때 간헐적 치료는 생존기간을 단축시킬 수 있다고 하였다. 삶의 질 점수에 대한 비교에서 3개월째 간헐적 치료군에서 발기부전이 더 적고 정신건강 측면이 더 좋아 의미 있는 차이를 보였으나, 9개월 및 15개월 시점에서는 통계적으로 의미 있는 차이를 보이지 않았다.

아직 간헐적 호르몬치료에 대한 치료기간이나 중단기준 등의 치료스케줄이 정립되지 못하였다. 방사선치료 이후 전립선특이항원이 상승한 경우와 전이성 전립선암에서의 연구 간에 유도기간은 각각 8개월과 7개월로 약간씩 달랐다. 전립선특이항원이 4.0ng/mL 미만일 때, 두 연구 모두에서 남성호르몬박탈요법을 중단하였다. 10.0ng/mL

또는 20.0ng/mL 도달 시 혹은 임상증상이 나타난 경우에는 다시 남성호르몬박탈요법을 시작하였다. 전이성 전립선암 연구에서는 전립선특이항원이 기준*baseline*수치에 도달했을 때 남성호르몬박탈요법을 다시 시작했고, 남성호르몬박탈요법을 받는 환자에서 임상적 진행이 입증되거나 3개월 동안 매달 전립선특이항원이 상승한 경우에는 거세저항성 전립선암이 발생한 것으로 간주했으며, 이후 지속적 남성호르몬박탈요법으로 치료하였다. 이와 같이 간헐적 남성호르몬박탈요법에 대한 치료기간이나 중단기준 등 최적의 치료일정에 대한 합의는 현재까지 없는 실정이다.

참고문헌

Abrahamsen B, Nielsen MF, Eskildsen P, Andersen JT, Walter S, Brixen K. Fracture risk in Danish men with prostate cancer: a nationwide register study. BJU Int 2007;100:749-54.

Ahmann FR, Citrin DL, deHaan HA, Guinan P, Jordan VC, Kreis W, et al. Zoladex: a sustained-release, monthly luteinizing hormone-releasing hormone analogue for the treatment of advanced prostate cancer. J Clin Oncol 1987;5:912-7.

Akakura K, Bruchovsky N, Goldenberg SL, Rennie PS, Buckley AR, Sullivan LD. Effects of intermittent androgen suppression on androgen-dependent tumors. Apoptosis and serum prostate-specific antigen. Cancer 1993;71:2782-90.

Alexander GM, Swerdloff RS, Wang C, Davidson T, McDonald V, Steiner B, et al. Androgen-behavior correlations in hypogonadal men and eugonadal men. II. Cognitive abilities. Horm Behav 1998;33:85-94.

Arai Y, Yoshiki T, Yoshida O. Prognostic significance of prostate specific antigen in endocrine treatment for prostatic cancer. J Urol 1990;144:1415-9.

Attard G, Belldegrun AS, de Bono JS. Selective blockade of androgenic steroid synthesis by novel lyase inhibitors as a therapeutic strategy for treating metastatic prostate cancer. BJU Int 2005;96:1241-6.

Attard G, Reid AH, Yap TA, Raynaud F, Dowsett M, Settatree S, et al. Phase I clinical trial of a selective inhibitor of CYP17, abiraterone acetate, confirms that castration-resistant prostate cancer commonly remains hormone driven. J Clin Oncol 2008;26:4563-71.

Barradell LB, Faulds D. Cyproterone. A review of its pharmacology and therapeutic efficacy in prostate cancer. Drugs Aging 1994;5:59-80.

Beer TM, Garzotto M, Eilers KM, Lemmon D, Wersinger EM. Targeting FSH in androgen-independent prostate cancer: abarelix for prostate cancer progressing after orchiectomy. Urology 2004;63:342-7.

Benaim EA, Pace CM, Lam PM, Roehrborn CG. Nadir prostate-specific antigen as a predictor of progression to androgen-independent prostate cancer. Urology 2002;59:73-8.

Benaim EA, Pace CM, Roehrborn CG. Gleason score predicts androgen independent progression after androgen deprivation therapy. Eur Urol 2002;42: 12-7.

Blackard CE, Byar DP, Jordan WP Jr. Orchiectomy for advanced prostatic carcinoma. A reevaluation. Urology 1973;1:553-60.

Boccon-Gibod L, Hammerer P, Madersbacher S, Mottet N, Prayer-Galetti T, Tunn U. The role of intermittent androgen deprivation in prostate cancer. BJU Int 2007;100:738-43.

Bohl CE, Gao W, Miller DD, Bell CE, Dalton JT. Structural basis for antagonism and resistance of bicalutamide in prostate cancer. Proc Natl Acad Sci U S A 2005;102:6201-6.

Bolla M, Collette L, Blank L, Warde P, Dubois JB, Mirimanoff RO, et al. Long-term results with immediate androgen suppression and external irradiation in patients with locally advanced prostate cancer (an EORTC study): a phase III randomised trial. Lancet 2002;360:103-6.

Braga-Basaria M, Dobs AS, Muller DC, Carducci MA, John M, Egan J, et al. Metabolic syndrome in men with prostate cancer undergoing long-term androgen-deprivation therapy. J Clin Oncol 2006;24:3979-83.

Brufsky A, Fontaine-Rothe P, Berlane K, Rieker P, Jiroutek M, Kaplan I, et al. Finasteride and flutamide as potency-sparing androgen-ablative therapy for advanced adenocarcinoma of the prostate. Urology 1997;49:913-20.

Byar DP. Proceedings: The Veterans Administration Cooperative Urological Research Group's studies of cancer of the prostate. Cancer 1973;32:1126-30.

Calle EE, Rodriguez C, Walker-Thurmond K, Thun MJ. Overweight, obesity, and mortality from cancer in a prospectively studied cohort of U.S. adults. N Engl J Med 2003;348:1625-38.

Chan FC, Potter GA, Barrie SE, Haynes BP, Rowlands MG, Houghton J, et al. 3- and 4-pyridylalkyl adamantanecarboxylates: inhibitors of human cytochrome P450(17 alpha) (17 alpha-hydroxylase/C17,20-lyase). Potential nonsteroidal agents for the treatment of prostatic cancer. J Med Chem 1996;39:3319-23.

Chang A, Yeap B, Davis T, Blum R, Hahn R, Khanna O, et al. Double-blind, randomized study of primary hormonal treatment of stage D2 prostate carcinoma: flutamide versus diethylstilbestrol. J Clin Oncol 1996;14:2250-7.

Chang SS, Benson MC, Campbell SC, Crook J, Dreicer R, Evans CP, et al. Society of Urologic Oncology position statement: redefining the management of hormone-refractory prostate carcinoma. Cancer 2005;103:11-21.

Choo R, Chander S, Danjoux C, Morton G, Pearce A, Deboer G, et al. How are hemoglobin levels affected by androgen deprivation in non-metastatic prostate cancer patients? Can J Urol 2005;12:2547-52.

Clark JA, Wray NP, Ashton CM. Living with treatment decisions: regrets and quality of life among men treated for metastatic prostate cancer. J Clin Oncol 2001;19:72-80.

Conde FA, Sarna L, Oka RK, Vredevoe DL, Rettig MB, Aronson WJ. Age, body mass index, and serum prostate-specific antigen correlate with bone loss in men with prostate cancer not receiving androgen deprivation therapy. Urology 2004;64:335-40.

Crawford ED, Eisenberger MA, McLeod DG, Spaulding JT, Benson R, Dorr FA, et al. A controlled trial of leuprolide with and without flutamide in prostatic carcinoma. N Engl J Med 1989;321:419-24.

Crook JM, O'Callaghan CJ, Duncan G, Dearnaley DP, Higano CS, Horwitz EM, et al. Intermittent androgen suppression for rising PSA level after radiotherapy. N Engl J Med 2012;367:895-903.

D'Amico AV, Moul J, Carroll PR, Sun L, Lubeck D, Chen MH. Surrogate end point for prostate cancer specific mortality in patients with nonmetastatic hormone refractory prostate cancer. J Urol 2005;173:1572-6.

D'Amico AV, Moul JW, Carroll PR, Cote K, Sun L, Lubeck D, et al. Intermediate end point for prostate cancer-specific mortality following salvage hormonal therapy for prostate-specific antigen failure. J Natl Cancer Inst 2004;96:509-15.

de Bono JS, Logothetis CJ, Molina A, Fizazi K, North S, Chu Let, et al; COU-AA-301 Investigators. Abiraterone and increased survival in metastatic prostate cancer. N Engl J Med 2011;364:1995-2005.

de Voogt HJ, Smith PH, Pavone-Macaluso M, de Pauw M, Suciu S. Cardiovascular side effects of diethylstilbestrol, cyproterone acetate, medroxyprogesterone acetate and estramustine phosphate used for the treatment of advanced prostatic cancer: results from European Organization for Research on Treatment of Cancer trials 30761 and 30762. J Urol 1986;135:303-7.

Denis LJ, Keuppens F, Smith PH, Whelan P, de Moura JL, Newling D, et al. Maximal androgen blockade: final analysis of EORTC phase III trial 30853. EORTC Genito-Urinary Tract Cancer Cooperative Group and the EORTC Data Center. Eur Urol 1998;33:144-51.

Desai A, Stadler WM, Vogelzang NJ. Nilutamide: possible utility as a second-line hormonal agent. Urology 2001;58:1016-20.

Diamond TH, Higano CS, Smith MR, Guise TA, Singer FR. Osteoporosis in men with prostate carcinoma receiving androgen-deprivation therapy: recommendations for diagnosis and therapies. Cancer 2004;100:892-9.

Efstathiou JA, Bae K, Shipley WU, Hanks GE, Pilepich MV, Sandler HM, et al. Cardiovascular mortality after androgen deprivation therapy for locally advanced prostate cancer: RTOG 85-31. J Clin Oncol 2009;27:92-9.

Feldman BJ, Feldman D. The development of androgen-independent prostate cancer. Nat Rev Cancer 2001;1:34-45.

Gerber GS, Zagaja GP, Ray PS, Rukstalis DB. Transdermal estrogen in the treatment of hot flushes in men with prostate cancer. Urology 2000;55:97-101.

Giovannucci EL, Liu Y, Leitzmann MF, Stampfer MJ,

Willett WC. A prospective study of physical activity and incident and fatal prostate cancer. Arch Intern Med 2005;165:1005-10.

Gittelman M, Pommerville PJ, Persson BE, Jensen JK, Olesen TK; Degarelix Study Group. A 1-year, open label, randomized phase II dose finding study of degarelix for the treatment of prostate cancer in North America. J Urol 2008;180:1986-92.

Graff JN, Baciarello G, Armstrong AJ, Higano CS, Iversen P, Flaig TW, et al. Efficacy and safety of enzalutamide in patients 75 years or older with chemotherapy-naive metastatic castration-resistant prostate cancer: results from PREVAIL. Ann Oncol 2016;27:286-94.

Granfors T, Modig H, Damber JE, Tomic R. Combined orchiectomy and external radiotherapy versus radiotherapy alone for nonmetastatic prostate cancer with or without pelvic lymph node involvement: a prospective randomized study. J Urol 1998;159:2030-4.

Greenspan SL, Nelson JB, Trump DL, Resnick NM. Effect of once-weekly oral alendronate on bone loss in men receiving androgen deprivation therapy for prostate cancer: a randomized trial. Ann Intern Med 2007;146:416-24.

Gregory CW, He B, Johnson RT, Ford OH, Mohler JL, French FS, et al. A mechanism for androgen receptor-mediated prostate cancer recurrence after androgen deprivation therapy. Cancer Res 2001;61:4315-9.

Hara T, Miyazaki J, Araki H, Yamaoka M, Kanzaki N, Kusaka M, et al. Novel mutations of androgen receptor: a possible mechanism of bicalutamide withdrawal syndrome. Cancer Res 2003;63:149-53.

Heinlein CA, Chang C. Androgen receptor in prostate cancer. Endocr Rev 2004;25:276-308.

Huggins C. The Treatment of Cancer of the Prostate. Can Med Assoc J 1944;50:301-7.

Huggins C, Hodges CV. Studies on prostate cancer. I. The effect of castration, of estrogen and of androgen injection on serum phosphatase in metastatic carcinoma of the prostate. 1941. J Urol 2002;167:948-51.

Huggins C, Scott WW. Bilateral adrenalectomy in prostatic cancer: clinical features and urinary excretion of 17-ketosteroids and estrogen. Ann Surg 1945;122:1031-41.

Huggins C, Stevens RE Jr. Hodges CV. Studies on prostate cancer: II. The effects of castration on advanced carcinoma of the prostate gland. Arch Surg 1941;43:209-23.

Hussain M, Tangen CM, Berry DL, Higano CS, Crawford ED, Liu G, et al. Intermittent versus continuous androgen deprivation in prostate cancer. N Engl J Med 2013;368:1314-25.

Hussain M, Tangen CM, Higano C, Schelhammer PF, Faulkner J, Crawford ED, et al; Southwest Oncology Group Trial 9346 (INT-0162). Absolute prostate-specific antigen value after androgen deprivation is a strong independent predictor of survival in new metastatic prostate cancer: data from Southwest Oncology Group Trial 9346 (INT-0162). J Clin Oncol 2006;24:3984-90.

Iversen P. Bicalutamide monotherapy for early stage prostate cancer: an update. J Urol 2003;170:48-52

Iversen P, Wirth MP, See WA, McLeod DG, Klimberg I, Gleason D, et al; Casodex Early Prostate Cancer Trialists' Group. Is the efficacy of hormonal therapy affected by lymph node status? data from the bicalutamide (Casodex) Early Prostate Cancer program. Urology 2004;63:928-33.

Jenkins VA, Bloomfield DJ, Shilling VM, Edginton TL. Does neoadjuvant hormone therapy for early prostate cancer affect cognition? Results from a pilot study. BJU Int 2005;96:48-53.

Keating NL, O'Malley AJ, Smith MR. Diabetes and cardiovascular disease during androgen deprivation therapy for prostate cancer. J Clin Oncol 2006;24:4448-56.

Kelly WK, Scher HI. Prostate specific antigen decline after antiandrogen withdrawal: the flutamide withdrawal syndrome. J Urol 1993;149:607-9.

Kirk D. Timing and choice of androgen ablation. Prostate Cancer Prostatic Dis 2004;7:217-22.

Klotz L, Boccon-Gibod L, Shore ND, Andreou C, Persson BE, Cantor P, et al. See comment in PubMed Commons belowThe efficacy and safety of degarelix: a 12-month, comparative, randomized, open-label, parallel-group phase III study in patients with prostate cancer. BJU Int 2008;102:1531-8.

Klotz LH, Goldenberg SL, Jewett MA, Fradet Y, Nam R, Barkin J, et al; Canadian Uro-Oncology Group. Long-term followup of a randomized trial of 0 versus 3 months of neoadjuvant androgen ablation before radical prostatectomy. J Urol 2003;170:791-4.

Knuth UA, Hano R, Nieschlag E. Effect of flutamide or cyproterone acetate on pituitary and testicular hormones in normal men. J Clin Endocrinol Metab 1984;59:963-9.

Koch M, Steidle C, Brosman S, Centeno A, Gaylis F, Campion M, et al; Abarelix Study Group. An open-label study of abarelix in men with symptomatic prostate cancer at risk of treatment with LHRH agonists. Urology 2003;62:877-82.

Kolvenbag GJ, Nash A. Bicalutamide dosages used in the treatment of prostate cancer. Prostate 1999;39: 47-53.

Kruit WH, Stoter G, Klijn JG. Effect of combination therapy with aminoglutethimide and hydrocortisone on prostate-specific antigen response in metastatic prostate cancer refractory to standard endocrine therapy. Anticancer Drugs 2004;15:843-7.

Krupski TL, Smith MR, Lee WC, Pashos CL, Brandman J, Wang Q, et al. Natural history of bone complications in men with prostate carcinoma initiating androgen deprivation therapy. Cancer 2004;101:541-9.

Kwak C, Jeong SJ, Park MS, Lee E, Lee SE. Prognostic significance of the nadir prostate specific antigen level after hormone therapy for prostate cancer. J Urol 2002;168:995-1000.

Lee F, Siders DB, McHug TA, Solomon MH, Klamerus ML. Long-term follow-up of stages T2-T3 prostate cancer pretreated with androgen ablation therapy prior to radical prostatectomy. Anticancer Res 1997;17:1507-10.

Levy ME, Perera S, van Londen GJ, Nelson JB, Clay CA, Greenspan SL. See comment in PubMed Commons belowPhysical function changes in prostate cancer patients on androgen deprivation therapy: a 2-year prospective study. Urology 2008;71:735-9.

Lin DL, Whitney MC, Yao Z, Keller ET. Interleukin-6 induces androgen responsiveness in prostate cancer cells through up-regulation of androgen receptor expression. Clin Cancer Res 2001;7:1773-81.

Linja MJ, Visakorpi T. Alterations of androgen receptor in prostate cancer. J Steroid Biochem Mol Biol 2004;92:255-64.

Maatman TJ, Gupta MK, Montie JE. Effectiveness of castration versus intravenous estrogen therapy in producing rapid endocrine control of metastatic cancer of the prostate. J Urol 1985;133:620-1.

Makarov DV, Humphreys EB, Mangold LA, Carducci MA, Partin AW, Eisenberger MA, et al. The natural history of men treated with deferred androgen deprivation therapy in whom metastatic prostate cancer developed following radical prostatectomy. J Urol 2008;179:156-61.

Marcelli M, Ittmann M, Mariani S, Sutherland R, Nigam R, Murthy L, et al. Androgen receptor mutations in prostate cancer. Cancer Res 2000;60: 944-9.

Matzkin H, Eber P, Todd B, van der Zwaag R, Soloway MS. Prognostic significance of changes in prostate-specific markers after endocrine treatment of stage D2 prostatic cancer. Cancer 1992;70:2302-9.

McLeod DG, Iversen P, See WA, Morris T, Armstrong J, Wirth MP. Bicalutamide 150 mg plus standard care vs standard care alone for early prostate cancer. BJU Int 2006;97:247-54.

Melton LJ 3rd, Alothman KI, Khosla S, Achenbach SJ, Oberg AL, Zincke H. Fracture risk following bilateral orchiectomy. J Urol 2003;169:1747-50.

Michaelson MD, Cotter SE, Gargollo PC, Zietman AL, Dahl DM, Smith MR. Management of complications of prostate cancer treatment. CA Cancer J Clin 2008;58:196-213.

Nelson CJ, Lee JS, Gamboa MC, Roth AJ. Cognitive effects of hormone therapy in men with prostate cancer: a review. Cancer 2008;113:1097-106.

Neri RO, Monahan MD, Meyer JG, Afonso BA, Tabachnick IA. Biological studies on an anti-androgen (SH 714). Eur J Pharmacol 1967;1:438-44.

Nishiyama T, Kanazawa S, Watanabe R, Terunuma M, Takahashi K. Influence of hot flashes on quality of life in patients with prostate cancer treated with androgen deprivation therapy. Int J Urol 2004;11:735-41.

Potosky AL, Haque R, Cassidy-Bushrow AE, Ulcickas Yood M, Jiang M, Tsai HT, et al. Effectiveness of primary androgen-deprivation therapy for clinically localized prostate cancer. J Clin Oncol 2014;32:1324-30.

Potosky AL, Knopf K, Clegg LX, Albertsen PC, Stanford JL, Hamilton AS, et al. Quality-of-life outcomes after primary androgen deprivation therapy: results from the Prostate Cancer Outcomes Study. J Clin Oncol 2001;19:3750-7.

Pound CR, Partin AW, Eisenberger MA, Chan DW, Pearson JD, Walsh PC. Natural history of progression after PSA elevation following radical prostatectomy. JAMA 1999;281:1591-7.

Prostate Cancer Trialists' Collaborative Group. Maximum androgen blockade in advanced prostate cancer: an overview of the randomised trials. Lancet 2000;355:1491-8.

Ryan CJ, Halabi S, Ou SS, Vogelzang NJ, Kantoff P, Small EJ. Adrenal androgen levels as predictors of outcome in prostate cancer patients treated with ketoconazole plus antiandrogen withdrawal: results from a cancer and leukemia group B study. Clin Cancer Res 2007;13:2030-7.

Ryan CJ, Small EJ. Early versus delayed androgen deprivation for prostate cancer: new fuel for an old debate. J Clin Oncol 2005;23:8225-31.

Ryan CJ, Smith MR, de Bono JS, Molina A, Logothetis CJ, de Souza P, et al; COU-AA-302 Investigators. Abiraterone in metastatic prostate cancer without previous chemotherapy. N Engl J Med 2013;368: 138-48.

Saigal CS, Gore JL, Krupski TL, Hanley J, Schonlau M, Litwin MS; Urologic Diseases in America Project. Androgen deprivation therapy increases cardiovascular morbidity in men with prostate cancer. Cancer 2007;110:1493-500.

Sanford EJ, Drago JR, Rohner TJ Jr, Santen R, Lipton A. Aminoglutethimide medical adrenalectomy for advanced prostatic carcinoma. J Urol 1976;115:170-4.

Sato N, Gleave ME, Bruchovsky N, Rennie PS, Goldenberg SL, Lange PH, et al. Intermittent androgen suppression delays progression to androgen-independent regulation of prostate-specific antigen gene in the LNCaP prostate tumour model. J Steroid Biochem Mol Biol 1996;58:139-46.

Schally AV, Arimura A, Baba Y, Nair RM, Matsuo H, Redding TW, et al. Isolation and properties of the FSH and LH-releasing hormone. Biochem Biophys Res Commun 1971;43:393-9.

Scher HI, Buchanan G, Gerald W, Butler LM, Tilley WD. Targeting the androgen receptor: improving outcomes for castration-resistant prostate cancer. Endocr Relat Cancer 2004;11:459-76.

Scher HI, Fizazi K, Saad F, Taplin ME, Sternberg CN, Miller K, et al. Increased survival with enzalutamide in prostate cancer after chemotherapy. N Engl J Med 2012;367:1187-97.

Schröder FH, Kurth KH, Fossa SD, Hoekstra W, Karthaus PP, De Prijck L, et al. Early versus delayed endocrine treatment of T2-T3 pN1-3 M0 prostate cancer without local treatment of the primary tumour: final results of European Organisation for the Research and Treatment of Cancer protocol 30846 after 13 years of follow-up (a randomised controlled trial). Eur Urol 2009;55:14-22.

Schröder FH, Kurth KH, Fosså SD, Hoekstra W, Karthaus PP, Debois M, et al. Early versus delayed endocrine treatment of pN1-3 M0 prostate cancer without local treatment of the primary tumor: results of European Organisation for the Research and Treatment of Cancer 30846--a phase III study. J Urol 2004;172:923-7.

Seidenfeld J, Samson DJ, Hasselblad V, Aronson N, Albertsen PC, Bennett CL, et al. Single-therapy androgen suppression in men with advanced prostate cancer: a systematic review and meta-analysis. Ann Intern Med 2000;132:566-77.

Shahinian VB, Kuo YF, Freeman JL, Goodwin JS. Risk of fracture after androgen deprivation for prostate cancer. N Engl J Med 2005;352:154-64.

Sharifi N, Gulley JL, Dahut WL. Androgen deprivation therapy for prostate cancer. JAMA 2005;294:238-44.

Siddiqui SA, Boorjian SA, Inman B, Bagniewski

S, Bergstralh EJ, Blute ML. Timing of androgen deprivation therapy and its impact on survival after radical prostatectomy: a matched cohort study. J Urol 2008;179:1830-7.

Small EJ, Srinivas S. The antiandrogen withdrawal syndrome. Experience in a large cohort of unselected patients with advanced prostate cancer. Cancer 1995;76:1428-34.

Smith MR, Eastham J, Gleason DM, Shasha D, Tchekmedyian S, Zinner N. Randomized controlled trial of zoledronic acid to prevent bone loss in men receiving androgen deprivation therapy for nonmetastatic prostate cancer. J Urol 2003;169:2008-12.

Smith MR, Fallon MA, Goode MJ. Cross-sectional study of bone turnover during bicalutamide monotherapy for prostate cancer. Urology 2003;61:127-31.

Smith MR, Finkelstein JS, McGovern FJ, Zietman AL, Fallon MA, Schoenfeld DA, et al. Changes in body composition during androgen deprivation therapy for prostate cancer. J Clin Endocrinol Metab 2002;87:599-603.

Smith MR, Lee H, McGovern F, Fallon MA, Goode M, Zietman AL, et al. Metabolic changes during gonadotropin-releasing hormone agonist therapy for prostate cancer: differences from the classic metabolic syndrome. Cancer 2008;112:2188-94.

Smith MR, Lee H, Nathan DM. Insulin sensitivity during combined androgen blockade for prostate cancer. J Clin Endocrinol Metab 2006;91:1305-8.

Soloway MS, Pareek K, Sharifi R, Wajsman Z, McLeod D, Wood DP Jr, et al; Lupron Depot Neoadjuvant Prostate Cancer Study Group. Neoadjuvant androgen ablation before radical prostatectomy in cT2bNxMo prostate cancer: 5-year results. J Urol 2002;167:112-6.

Strum SB, McDermed JE, Scholz MC, Johnson H, Tisman G. Anaemia associated with androgen deprivation in patients with prostate cancer receiving combined hormone blockade. Br J Urol 1997;79:933-41.

Studer UE, Whelan P, Albrecht W, Casselman J, de Reijke T, Hauri D, et al. Immediate or deferred androgen deprivation for patients with prostate cancer not suitable for local treatment with curative intent: European Organisation for Research and Treatment of Cancer (EORTC) Trial 30891. J Clin Oncol 2006;24:1868-76.

Tangen CM, Faulkner JR, Crawford ED, Thompson IM, Hirano D, Eisenberger M, et al. Ten-year survival in patients with metastatic prostate cancer. Clin Prostate Cancer 2003;2:41-5.

Taplin ME, Bubley GJ, Shuster TD, Frantz ME, Spooner AE, Ogata GK, et al. Mutation of the androgen-receptor gene in metastatic androgen-independent prostate cancer. N Engl J Med 1995;332:1393-8.

Thole Z, Manso G, Salgueiro E, Revuelta P, Hidalgo A. Hepatotoxicity induced by antiandrogens: a review of the literature. Urol Int 2004;73:289-95.

Tomera K, Gleason D, Gittelman M, Moseley W, Zinner N, Murdoch M, et al. See comment in PubMed Commons belowThe gonadotropin-releasing hormone antagonist abarelix depot versus luteinizing hormone releasing hormone agonists leuprolide or goserelin: initial results of endocrinological and biochemical efficacies in patients with prostate cancer. J Urol 2001;165:1585-9.

Trachtenberg J, Gittleman M, Steidle C, Barzell W, Friedel W, Pessis D, et al. A phase 3, multicenter, open label, randomized study of abarelix versus leuprolide plus daily antiandrogen in men with prostate cancer. J Urol 2002;167:1670-4.

Trachtenberg J, Pont A. Ketoconazole therapy for advanced prostate cancer. Lancet 1984;2:433-5.

Tran C, Ouk S, Clegg NJ, Chen Y, Watson PA, Arora V, et al. Development of a second-generation antiandrogen for treatment of advanced prostate cancer. Science 2009;324:787-90.

Tsai HK, D'Amico AV, Sadetsky N, Chen MH, Carroll PR. Androgen deprivation therapy for localized prostate cancer and the risk of cardiovascular mortality. J Natl Cancer Inst 2007;99:1516-24.

Tsushima T, Nasu Y, Saika T, Maki Y, Noda M, Suyama B, et al. Optimal starting time for flutamide to prevent disease flare in prostate cancer patients treated with a gonadotropin-releasing hormone agonist. Urol Int 2001;66:135-9.

Tyrrell CJ, Payne H, Tammela TL, Bakke A, Lodding P, Goedhals L, et al. Prophylactic breast irradiation with a single dose of electron beam radiotherapy (10 Gy) significantly reduces the incidence of bicalutamide-induced gynecomastia. Int J Radiat Oncol Biol Phys 2004;60:476-83.

van Londen GJ, Levy ME, Perera S, Nelson JB, Greenspan SL. Body composition changes during androgen deprivation therapy for prostate cancer: a 2-year prospective study. Crit Rev Oncol Hematol 2008;68:172-7.

Veterans Administration Cooperative Urological Research Group. Carcinoma of the prostate: treatment comparisons. J Urol 1967;98:516-22.

Veterans Administration Cooperative Urological Research Group. Treatment and survival of patients with cancer of the prostate. Surg Gynecol Obstet 1967;124:1011-7.

Weckermann D, Harzmann R. Hormone therapy in prostate cancer: LHRH antagonists versus LHRH analogues. Eur Urol 2004;46:279-83.

Wei JT, Gross M, Jaffe CA, Gravlin K, Lahaie M, Faerber GJ, et al. Androgen deprivation therapy for prostate cancer results in significant loss of bone density. Urology 1999;54:607-11.

Wong YN, Freedland S, Egleston B, Hudes G, Schwartz JS, Armstrong K. Role of androgen deprivation therapy for node-positive prostate cancer. J Clin Oncol 2009;27:100-5.

13

세포독성화학요법

이동훈, 박성우

서론 introduction

1940년대 남성호르몬androgen이 전립선암의 진행에 있어서 중요한 역할을 한다는 것이 밝혀진 이후로 남성호르몬박탈요법androgen deprivation therapy; ADT은 국소진행성 전립선암 및 전이성 전립선암의 치료에 큰 역할을 하였다. 하지만 남성호르몬박탈요법을 15~24개월 사용하고 나면 대다수의 환자에서 다시 혈청전립선특이항원prostate specific antigen; PSA 수치가 증가하는 남성호르몬박탈요법에 대한 저항을 경험하게 된다. 이런 현상 초기에는 전립선특이항원 수치의 상승만 나타나고 임상적 변화는 없는 경우가 대부분이다. 하지만 이후에는 지속적으로 고식적인 남성호르몬박탈요법에 반응하지 않고 결국 전립선특이항원 수치의 급격한 상승과 함께 국소진행 혹은 원격전이 및 통증발생 등의 임상적 증상이 동반되게 된다.

이러한 호르몬불응성 전립선암hormone-refractory prostate cancer; HRPC은 단지 전립선특이항원만 상승(비전이성)하거나 임상적 혹은 영상의학적으로 진행(전이성) 소견을 보이는 등 서로 각기 다른 생존율을 지닌 환자 집단을 포함하는 매우 광범위한 질환 상태를 일컫는 용어로, 2000년대 후반부터는 거세저항성 전립선암castration resistant prostate cancer; CRPC으로 불리고 있다. 전이성 거세저항성 전립선암 환자의 생존기간은 평균 1.5년으로 불량한 예후를 가지며, 증상이 미미한 전이성 거세저항성 전립선암 환자의 경우는 평균 1년 정도 더 생존하는 경향이 있는 것으로 알려져 있다.

이런 현상을 기초로 거세저항성 전립선암 환자의 치료에 있어서 세포독성화학요법cytotoxic chemotherapy의 역할 및 새로운 치료약제 개발과 관련한 다양한 연구가 진행되었다. 1990년대 초까지만 해도 남성호르몬박탈요법, 즉 거세효과에 저항하는 환자에서의 화학요법은 증상완화 및 생존율의 증가에 큰 역할을 하지 못하는 것으로 알려져 있었다. 하지만 초기연구들이 다소 잘못된 연구모델에 의해 결과가 조금 저평가된 경향이 있었고, 전립선특이항원검사가 실제 임상에 널리 사용되기 이전이라 치료에 따른 전립선특이항원 수치 변화를 결과 분석에 이용할 수 없었다는 점도 결과에 영향을 미쳤다.

비록 거세저항성 전립선암을 대상으로 진행된 연구는 아니었지만 1990년대 초반 국소진행성 전립선암 환자에서 방사선치료와 5-FU를 병합한 SWOG(Southwest Oncology Group) 9024 연구에서 환자의 33%에서 치료 후 전립선조직검사에서 음성 소견을, 43%에서 전립선특이항원이 1.0ng/mL 이하로 감소하는 결과를 보고함으로써, 전립선암에서 세포독성화학요법과 방사선치료 병합요법의 가능성을 최초로 엿볼 수 있었다.

이후 무작위 대조연구에서 prednisone 단독요법보다 mitoxantrone과 prednisone 병합요법이 생존기간에는 차이를 보이지 않았지만 통증완화 및 삶의 질 측면에서 의미 있는 개선효과를 보임이 입증됨으로써, mitoxantrone과 prednisone 병합요법이 1997년에 미국 FDA로부터 거세저항성 전립선암 환자에서의 사용을 승인받았고 표준치료로 자리 잡게 되었다.

2004년 SWOG 9916과 TAX 327 연구에서 거세저항성 전립선암 환자에 있어서 docetaxel이 이전의 표준치료인 mitoxantrone과 prednisone 병합요법보다 우월하다는 것, 즉 통증 및 암 관련 증상을 감소시킬 뿐만 아니라 생존기간을 의미 있게 연장시킴이 입증되어 미국 FDA로부터 사용

승인을 받고 거세저항성 전립선암 환자에서 표준치료로 자리 잡게 되었다. 이후 cabazitaxel이 docetaxel에 저항하는 전이성 거세저항성 전립선암의 이차치료제로 2010년 FDA의 승인을 받게 되었고, 더 나아가 docetaxel과 같은 일차 세포독성화학요법 약제로서의 가능성에 대한 연구가 진행 중에 있다.

전립선암 분야에서 초기의 세포독성화학요법은 거세저항성 전립선암 환자들에게 집중된 경향이 있었으나 최근엔 화학요법의 영역을 확장하기 위한 연구들이 시행되고 있다. 국소진행성 혹은 고위험 전립선암 환자들에서 근치적 치료와 함께 신보조/보조neoadjuvant/adjuvant 화학요법을 같이 시행한 GETUG(Urogenital Tumours Study Group) 12, CALGB(Cancer and Leukemia Group B) 90203, SWOG 9921, TAX 3501, RTOG(Radiation Therapy Oncology Group) 9902, RTOG 0521 등 다양한 연구가 진행되었거나 진행 중이고, 일부 긍정적인 결과를 보고한 연구도 있다. 그러나 이에 대한 평가를 위해서는 좀 더 많은 연구가 진행되어야 하며 장기간의 추적관찰이 요구된다.

최근 전이성 호르몬민감성 전립선암metastatic hormone-sensitive prostate cancer; mHSPC을 대상으로 한 CHAARTED(Chemohormonal Therapy versus Androgen Ablation Randomized Trial for Extensive Disease in Prostate Cancer), GETUG 15 및 STAMPEDE(Systemic Therapy in Advancing or Metastatic Prostate cancer: Evaluation of Drug Efficacy) 임상시험 결과가 주목받고 있는데, 이런 연구결과를 바탕으로 세포독성화학요법에 대한 범위를 좀 더 조기단계의 전립선암 환자로 확대시

키기 위한 노력이 계속되고 있다.

Ⅱ 가용약제 *available drugs of chemotherapy*

앞에서 언급했듯이 여러 약제가 사용되어 왔으나, mitoxantrone, docetaxel, cabazitaxel을 제외하고는 증상의 호전 및 생존기간의 연장을 보여주지 못하였기 때문에 더 이상 사용되고 있지 않다(그림 13-1). 진행성 거세저항성 전립선암 환자들에서 과거에 사용되었던 화학요법약제들의 생존기간은 6~12개월인 데 반해, 현재 사용되고 있는 화학요법약제의 생존기간은 16~20개월로 연장되었다.

1. Mitoxantrone

거세저항성 전립선암에서의 화학요법치료에 첫걸음을 가져온 mitoxantrone은 반합성 anthracycline으로, 객관적인 항종양작용의 증거는 적었지만 증상호전을 보여주었고 mitoxantrone과 저용량의 코르티코스테로이드*corticosteroid* 병합

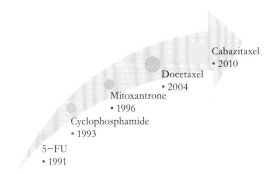

Cabazitaxel
• 2010

Docetaxel
• 2004

Mitoxantrone
• 1996

Cyclophosphamide
• 1993

5-FU
• 1991

그림 13-1. 전이성 거세저항성 전립선암 환자의 치료에 사용된 약제들 5-FU: 5-fluorouracil

요법에서 최대의 완화효과를 보였다. 두 중요한 전향적 무작위 연구인 mitoxantrone과 prednisone 및 mitoxantrone과 hydrocortisone 병합요법에서 prednisone 혹은 hydrocortisone 단독요법에 비해 통증이나 삶의 질 지표에서 유의한 호전을 보였으나 생존기간에서는 유의한 향상을 보이지 않았다. 이 연구들을 토대로 mitoxantrone과 prednisone 병합요법은 증상이 있는 거세저항성 전립선암 환자에서 1997년 미국 FDA 승인을 받았다. 이후에 더 효과적인 docetaxel과 cabazitaxel이 임상에서 사용되면서 mitoxantrone은 일차치료제로 거의 사용되지 않게 되었지만, docetaxel과 cabazitaxel에 반응하지 않거나 수행정도*performance status*가 좋지 않은 환자에서는 아직도 유용하게 사용되고 있다.

2. Docetaxel

Mitoxantrone과 prednisone 병합요법은 통증완화 및 삶의 질 측면에서 효과가 있었지만 생존율 향상에는 효과가 없었다. 이는 다른 세포독성화학요법 약제를 연구하게 되는 계기가 되었으며, 이후 taxane계의 docetaxel이 등장하면서 거세저항성 전립선암의 화학요법은 획기적으로 발전하였다. 이 물질은 미세관*microtubule*의 중합해체반응*depolymerization*과 세포자멸사*apoptosis* 억제신호를 방해하고 이로 인한 TP53-비의존기전을 통해 종양세포의 세포자멸사를 유도한다. β-tubulin 상호작용으로 인해 세포 내 미세관의 안정화를 유도하는 것은 삼인산구아노신*guanosine triphosphate; GTP*-비의존중합작용 *independent polymerization*을 야기하고 세포주기

를 G_2M에 멈추도록 한다. 게다가 docetaxel은 체외에서의 caspase-3 활성과 밀접한 관련이 있으며 정상적 세포자멸사 활동을 잃게 하는 BCL2 인산화를 야기하는 것으로 알려져 있다. 전세포자멸사 분자*proapoptotic molecule*인 BAX를 저해할 수 없으므로 인산화된 BCL2는 아마도 다른 대체경로를 통해 세포자멸사를 유도할 수 있으나, CDKN1B(formerly p27) 유도, BCL-XL 억제와 같은 추가적인 기전 또한 중요하다.

2004년 대규모 3상 TAX 327 연구에서 기존의 표준치료였던 mitoxantrone과 prednisone 복합요법보다 우월하다고 보고되어 docetaxel은 2004년 FDA 승인을 받고 전이성 거세저항성 전립선암의 일차치료제로 인정받게 되었다. TAX 327 연구는 1,006명의 환자를 대상으로 시행했으며, 중앙값*median* 20.7개월의 추적관찰

후 3주마다 mitoxantrone($12mg/m^2$, 정맥주사)과 prednisone 병합요법군에서는 16.4개월의 전체생존기간(통증경감 22%, 전립선특이항원반응 32%)을 보였으나 매주 docetaxel($30mg/m^2$, 정맥주사) 치료를 받은 군은 17.3개월의 전체생존기간(통증경감 31%, 전립선특이항원반응 48%)을 보였고, 3주마다 docetaxel($75mg/m^2$, 정맥주사) 치료를 받은 군에서는 18.9개월의 전체생존기간(통증경감 35%, 전립선특이항원반응 45%)을 보여 mitoxantrone 투여군에서보다 생존기간이 2.5개월 연장됨을 보고하였다. 또 3주 docetaxel 치료군에서 상대적 사망위험도가 24% 줄어드는 것을 보고하였다(p=0.0005) (그림 13-2). 이러한 TAX 327 연구 결과는 3주마다 docetaxel 치료를 받은 군이 매주 docetaxel 혹은 3주 mitoxantrone 치료를 받는 군에 비해 우월함을 입증한 것으로, 화학요법이 전이성 거세

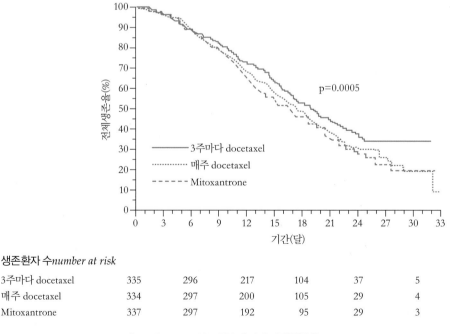

그림 13-2. TAX 327 연구에서의 전체생존율

저항성 전립선암 환자에서 생존기간을 향상시킬 수 있다는 최초의 획기적인 연구였다. 독성은 3주 docetaxel 치료군과 매주 치료군을 비교하였을 때, 호중구감소성 발열neutropenic fever이 3% 대 0%, grade 3/4 정도의 호중구감소증이 32% 대 1.5%로 3주 치료군에서 높았으나, 구역 및 구토, 피로, 손톱변성, 과도한 눈물흘림, 설사는 3주 치료군에서 다소 낮았다. Grade 3/4 정도의 신경병증neuropathy은 3주 치료군에서 1.8% 대 0.9%로 다소 더 흔하였다.

SWOG 9916 연구는 docetaxel의 효능을 평가한 두 번째 대규모 3상연구로, 이 연구에서는 770명(최종 674명)의 진행성 거세저항성 전립선암 환자를 경구 estramustine(매일 280mg, 3회)-docetaxel(3주 간격 60mg/m², 정맥주사) 병합군과 mitoxantrone(3주 간격 12mg/m², 정맥주사)-

prednisone의 병합군으로 나누어 무작위 배정하였다. Docetaxel-estramustine군에서 mito-xantrone-prednisone군에 비해 전체생존기간의 중앙값은 17.5개월 대 15.6개월(p=0.02)로 더 길었고, 사망위험률hazard ratio; HR은 0.80(95% CI 0.67~0.97)으로 더 낮았다(그림 13-3). 하지만 estra-mustine의 혈전색전증 발생 가능성으로 인해 저용량의 와파린 및 아스피린을 예방적으로 투여해야 하였다. 독성으로는 docetaxel-estramustine군에서 grade 3/4 정도의 위장관 및 심혈관 독성이 각각 20% 및 15%로 보고되었다. 비록 SWOG 9916 연구가 TAX 327 연구와 일정schedule, 환자집단 및 용량 측면에서 다르긴 하지만, estramustine은 docetaxel과 병합해도 docetaxel 단독요법보다 더 효과적이지 않은 것으로 결론지을 수 있었고, 이와 더불어 혈전색전증 독성으로 인해 미국에서는 일

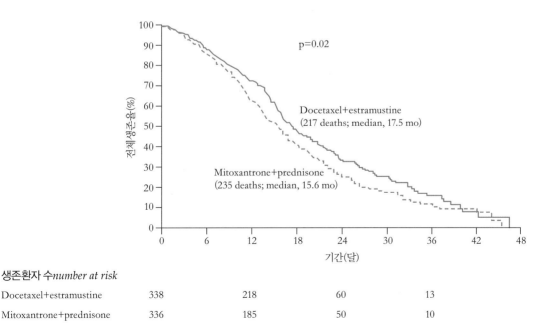

그림 13-3. Southwest Oncology Group 9916 연구에서의 전체생존율

반적으로는 더 이상 사용되지 않고 있다.

Docetaxel 단독요법의 효능을 향상시키기 위해 docetaxel에 실험적으로 여러 약제를 병합하는 연구들이 시도되어 왔지만, 대부분의 3상연구에서 docetaxel 기반의 병합요법 결과는 다소 실망스러웠다. 혈청 혈관내피성장인자 *vascular endothelial growth factor; VEGF* 수치가 생존기간과 반비례함에 주목하여 bevacizumab, aflibercept 및 lenalidomide과 같은 항혈관형성약제 *antiangiogenic agent*와 docetaxel의 병합요법에 관한 연구들이 시도되었지만 docetaxel 단독요법에 비해 전체생존기간을 향상시키지 못하였다. 또 atrasentan, zibotentan 및 dasatinib과 같은 뼈표적약제 *bone-targeted agent*와 docetaxel의 병합요법도 실망스러운 결과를 보였다. 마지막으로 고용량 비타민 D(calcitriol)와의 병합요법도 docetaxel 단독요법에 비해 생존이득이 없음을 보여주었다. Docetaxel 기반의 병합요법이 실패한 이유로는 docetaxel과 병합했을 때 실험약제들의 작용이 미미했던 점도 있지만, 3상연구 시작 이전에 제대로 수행된 2상연구가 없었던 점 및 약제 독성이 중복되어 docetaxel을 감량하여 사용하였던 점 등을 들 수 있다.

3. Cabazitaxel

일차 화학요법약제로 docetaxel의 입증된 효과에도 불구하고, docetaxel을 계속 사용할 경우 남성호르몬박탈요법과 마찬가지로 많은 환자에서 시간이 지남에 따라 전립선암의 진행을 경험하게 된다. 최근까지 docetaxel에 반응하지 않는 전립선암 환자에서 효과적으로 생존기간을 연장시키는 치료는 부족한 편이었으나, 2010년 FDA에서 cabazitaxel을 전이성 거세저항성 전립선암 치료를 위한 이차 화학요법약제로 승인하면서 변화가 시작되었다. Cabazitaxel은 ATP-의존약물유출펌프 *ATP-dependent drug efflux pump* 인 P-glycoprotein에 대해 친화성이 부족하기 때문에 docetaxel 및 paclitaxel과는 다른 새로운 tubulin-binding taxane이다.

암세포주와 쥐의 이종이식모델을 이용한 전임상 *preclinical* 연구에서, cabazitaxel은 docetaxel에 민감한 종양뿐만 아니라 저항성을 보이는 암에도 작용하는 결과를 보였다. 이후 cabazitaxel의 1상연구에서는 용량이 증가할수록 호중구감소증이 발생하였으나, 바람직한 반응도 관찰되어 3상연구까지 진행되었다.

Cabazitaxel의 효과와 안전성을 평가하기 위한 대규모 전향적 무작위 3상연구인 TROPIC 연구는 docetaxel 기반 화학요법을 받은 후 진행된 755명의 전이성 거세저항성 전립선암 환자를 대상으로 했는데, 무작위로 377명의 환자들은 3주마다 정맥으로 mitoxantrone $12mg/m^2$을 투여했고, 378명의 환자들은 3주마다 정맥으로 cabazitaxel $25mg/m^2$을 투여하였다. 두 군 모두 매일 10mg prednisone을 복용하였다. 중앙값 12.8개월의 추적관찰 후 mitoxantrone 사용군과 비교하여 cabazitaxel 사용군에서 15.1개월 대 12.7개월로 2.4개월의 생존기간 연장 및 사망위험률 감소(HR 0.70, 95% CI 0.59~0.83; p<0.0001)가 관찰되었고, 무진행 *progression-free* 생존기간(2.8개월 대 1.4개월)과 전립선특이항원 진행까지의 기간(6.4개월 대 3.1

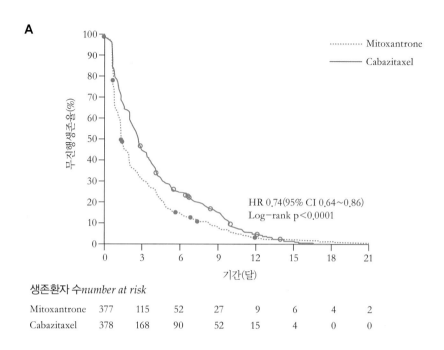

생존환자 수*number at risk*

Mitoxantrone	377	115	52	27	9	6	4	2
Cabazitaxel	378	168	90	52	15	4	0	0

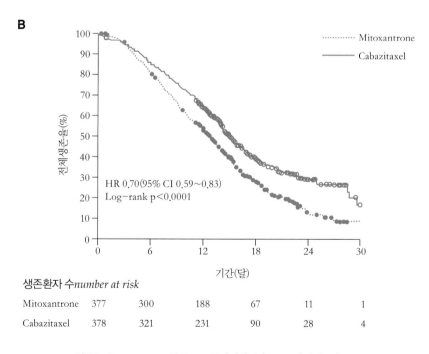

생존환자 수*number at risk*

Mitoxantrone	377	300	188	67	11	1
Cabazitaxel	378	321	231	90	28	4

그림 13-4. TROPIC 연구 A. 무진행생존율, B. 전체생존율

개월)이 유의하게 연장되었으며, 영상의학적 종양 반응률(14.4% 대 4.4%)과 전립선특이항원 반응률(39.2% 대 17.8%)도 증가되었다(그림 13-4). 이러한 결과를 토대로 cabazitaxel과 prednisone의 병합요법은 docetaxel에 반응하지 않는 전이성 거세저항성 전립선암의 이차치료로 2010년 FDA의 승인을 받게 되었다.

또 하위집단분석subgroup analysis에서 cabazitaxel의 생존이득은 ECOG(Eastern Cooperative Oncology Group) 수행정도가 0 또는 1, docetaxel 치료 후 3개월 내에 질환이 진행된 경우에 가장 두드러지게 나타났는데, 이 결과는 docetaxel과 cabazitaxel 간에 유의한 교차저항성cross-resistance이 없음을 암시하며 docetaxel에 반응하지 않는 환자에게 효과적이라는 것을 보여주었다.

Cabazitaxel과 관련된 가장 흔한 중대한 부작용은 혈액학적 독성으로, grade 3 이상의 호중구감소증이 82%, 열성 호중구감소증은 8%에서 발생하였고, 65세 이상의 환자에서는 젊은 환자보다 6.6% 더 높은 발생빈도를 보였다. 이런 심한 골수억제 부작용은 cabazitaxel의 용량을 20mg/m^2으로 감량하는 것이 더 적절할 수 있다는 의문을 낳게 하였고, 이러한 이유로 3주마다 투여하는 cabazitaxel의 용량을 25mg/m^2과 20mg/m^2으로 무작위 배분하여 안정성과 효능을 비교하는 3상연구(PROSELICA)가 진행 중에 있다. 실제로 임상에서 이 약제 투여 시 호중구감소증과 패혈증을 항상 염두에 두어야 하며, 특히 65세 이상 또는 수행정도가 불량한 환자들은 과립구집락자극인자granulocyte-colony stimulating factor; G-CSF를 예방적으로 투여하는 것이 추천되고 있다. 비혈액학

적 독성으로는 grade 3 이상의 설사가 6%, grade 3 이상의 피로가 5%였고, 설사는 이전에 방사선치료를 받은 과거력이 있는 환자나 65세 이상의 환자에서 더 흔하였다. 말초신경병증은 14%의 환자에서 관찰되었으나, 다행히 단 1%의 환자에서만 grade 3 이상의 독성이 관찰되었다.

현재 거세저항성 전립선암 환자에서 일차 세포독성화학요법 약제로서 cabazitaxel의 가능성에 대해 많은 임상연구가 진행 중에 있다. Docetaxel 투여 경험이 없는 환자에서 docetaxel과 cabazitaxel을 비교하는 국제적 무작위 3상연구(FIRSTANA)가 진행되어 결과를 기다리고 있다. 또한 docetaxel 일차치료와 cabazitaxel 일차치료를 비교하고 화학요법 첫 4cycles 내에 30% 이상 전립선특이항원이 감소되지 않는 환자에서는 다른 taxane 약제로 전환하는 2상연구(TAXYNERGY)도 진행 중이다.

4. 기타 약제other agents

Taxane 기반의 화학요법이 전이성 거세저항성 전립선암에 효과적이지만, 대부분은 점차 진행되고 결국 차후의 치료를 필요로 하게 된다. Sipuleucel-T, abiraterone, enzalutamide, radium-223 등과 같은 비화학요법제제의 개발로 치료에 큰 변화를 가져왔으며, taxane 기반의 화학요법에 반응하지 않는 환자에서 대체화학요법도 시도되고 있다.

Ixabepilone은 epothilone B 유사체로, taxane 저항 세포주에서도 여전히 작용하는 미세관 안정제 역할을 한다. Taxane 기반의 화학요법에 반응

하지 않는 환자를 대상으로 한 mitoxantrone 또는 estramustine과의 병합요법에 대한 2상연구에서 고무적인 전립선특이항원 및 영상의학적 반응을 보여주었으나, TROPIC 연구 결과가 발표된 이후 계획되었던 ixabepilone, mitoxantrone과 prednisone 병합요법의 3상연구는 중단되었다.

Platinum 기반의 화학요법도 전이성 거세저항성 전립선암에서 연구가 진행 중이다. Carboplatin과 estramustine, docetaxel의 병합요법은 현재 2상연구에서 68%의 전립선특이항원 반응률과 19개월의 전체생존기간을 보였다. 일차 docetaxel 치료 이후 진행된 거세저항성 전립선암 환자에서 oxaliplatin과 gemcitabine 병합요법은 82%의 영상의학적 반응률을 보였고, 55%의 전립선특이항원 반응률을 보였다. 무진행생존기간은 5.8개월이었고, 전체생존기간의 중앙값은 17.6개월이었다. 가장 주목할 만한 새로운 경구 화학요법제인 satraplatin은 950명의 전이성 거세저항성 전립선암에 대한 대규모 3상연구(SPARC)에서 무진행생존기간의 연장과 영상의학적 반응 및 통증감소를 보여주었으나 전체생존기간의 이득은 관찰되지 않았다. 대부분의 환자에서는 satraplatin에 잘 견디었으나 grade 3 이상의 혈액학적, 위장관 독성이 위약군에 비해 많이 보고되었다.

Ⅲ 국소진행성, 고위험 전립선암에서의 화학요법 chemotherapy for locally advanced, high risk prostate cancer

고위험 전립선암은 전체 전립선암 중 15% 정도를 차지하는 잠재적인 치명적 질환으로, 국소치료에도 불구하고 1/3은 재발을 경험하고 전립선암으로 인해 사망에 이를 수 있다. 비록 고위험 전립선암의 정의가 다양하다 할지라도, 재발에 있어 가장 의미 있는 예측인자들은 임상적 병기, 전립선특이항원 수치, 생검 시 글리슨점수, 림프절전이 여부로 알려져 있다.

유방암을 포함한 다른 장기들의 암에서와는 달리 국소진행성, 고위험 전립선암에서 근치적 치료와 더불어 시행하는 신보조/보조 화학요법은 현재까지 일반적이지는 않지만, 거세저항성 전립선암에서 전체생존기간에 대한 이득이 입증됨으로써 질병 초기단계에서 호르몬치료와 병합 chemotherapy-hormonal therapy 혹은 호르몬치료 없이 단독으로 시행하는 신보조/보조 화학요법의 효과를 조사하는 다양한 연구가 시도되었으며, 이에 대한 평가를 위해 장기간의 추적관찰이 요구된다.

1. 신보조화학요법/화학-호르몬요법 neoadjuvant chemotherapy/chemotherapy-hormonal therapy

고위험 전립선암에서 신보조화학요법에 관한 몇 개의 연구가 진행되었고, docetaxel 화학요법과 호르몬치료를 병합하는 것은 질환의 병기감소 downstaging와 관련된 것으로 보인다. Docetaxel 기반의 신보조화학요법을 평가하는 2개의 중요한 연구로는 GETUG 12와 CALGB 90203가 있다.

프랑스의 무작위 3상연구(GETUG 12)에서는 413명의 국소진행성 및 고위험 전립선암 환자를 대상으로 3년간의 남성호르몬박탈요법과 4cycles

의 신보조화학요법(docetaxel/estramustine) 후 국소 치료를 받은 군과 3년간의 남성호르몬박탈요법과 국소치료만 받은 군을 비교하였다. 중앙값 8.8년의 추적관찰 후 화학-호르몬요법군에서 호르몬치료 단독군보다 8년 무재발생존율*8-year relapse-free survival*에서 향상을 보여주었다(62% 대 50%, HR 0.71, 95% CI 0.54~0.94; p=0.017). 다른 이득으로는 호르몬치료 단독군보다 화학-호르몬요법군에서 전립선특이항원 반응이 더 유의하게 높았다.

또 현재 고위험 국소 전립선암(T1~3aNXM0)을 가진 환자에서 근치전립선절제술만 받은 것과 수술 전 신보조화학-호르몬요법을 병합한 것을 비교하는 3상 무작위연구(CALGB 90203)가 진행되고 있다. 이 연구에서 750명의 환자들은 각각 6개월간 남성호르몬박탈요법 및 8cycles의 taxane 기반의 신보조화학요법을 받고 림프절절제술 및 근치전립선절제술을 받은 환자와 수술 단독의 2군으로 나뉘었다. 이 연구의 일차종결점*primary endpoint*은 3년째 무병진행생존기간으로, 2018년 6월에 보고될 것으로 예상된다.

2. 보조화학요법/화학-호르몬요법*adjuvant chemotherapy/chemotherapy-hormonal therapy*

근치전립선절제술로 치료받은 고위험 전립선암을 가진 환자에서 docetaxel 기반의 보조화학요법을 평가하는 몇 개의 대규모 연구가 있지만, 장기간의 추적관찰이 이루어지지 못해 아직은 만족할 만한 결과가 보고되지 않았다.

2011년 SWOG 9921 연구에서는 고위험 전립선암 환자에서 수술 후 보조남성호르몬박탈 단독요법과 mitoxantrone을 병합한 보조화학-호르몬요법을 비교하였는데, mitoxantrone 병합군에서 골수성 백혈병*myelogenous leukemia*이 발생하여 조기에 종료되었다. 2013년 수술 후 생화학적 재발 시점에서 조기 보조치료와 적극적 감시의 비교 및 docetaxel을 사용한 보조화학-호르몬요법과 남성호르몬박탈 단독요법을 비교한 3상연구인 TAX 3501 연구도 환자 모집 부족으로 역시 효과를 인정받지 못하였다. 이후 2015년 RTOG에서 방사선치료 후 보조화학요법이 전체생존율*overall survival; OS*에 미치는 영향과 관련하여 서로 다른 결과를 발표하였다. 고위험 전립선암 환자들에서 방사선치료와 남성호르몬박탈요법을 병합한 표준치료에 이어서 paclitaxel, estramustine과 etoposide를 이용한 보조화학요법의 시행 유무에 따른 효과를 비교한 RTOG 9902 연구에서는 생존기간에 있어서 아무런 차이가 없음을 보고하였다. 그러나 RTOG 0521 연구에서는 고위험 국소 전립선암 환자를 대상으로 방사선치료와 2년 동안의 남성호르몬박탈요법을 병합한 표준치료만을 받은 군과 표준치료에 6cycles의 보조 docetaxel 화학요법을 추가한 군을 비교한 결과 docetaxel을 추가한 군에서 4년 전체생존율에서 이득이 있었다(HR 0.70, 95% CI 0.51~0.98; p=0.04). 이 연구는 비록 장기간의 추적관찰 결과를 제시하지는 못하였지만, 호르몬에 민감한*hormone-sensitive* 고위험 국소 전립선암 환자에서 보조세포독성화학요법이 큰 약물 부작용은 없이 생존율에 있어 이득을 줄 수 있음을 보여주는 최초의 연구로, 추후 다른 연구들을 추진할 수 있는 원동력이 되었다는 점에서 의미가 있다.

Ⅳ 전이성 호르몬민감성 전립선암에서의 화학요법chemotherapy for metastatic hormone-sensitive prostate cancer

최근 거세저항성 전립선암으로 진행되기 전 호르몬민감성 전립선암 환자에서 남성호르몬박탈요법과 docetaxel을 병합하는 치료의 잠재적 이득을 평가하기 위한 2개의 대규모 무작위 연구가 진행 중인데, 서로 다른 중간결과를 보고하고 있다. 먼저 미국의 ECOG 3805(CHAARTED) 연구에서는 전체생존율을 향상시킨다고 했으나, 프랑스의 GETUG-15 연구에서는 양 군 간에 차이가 없다고 하였다.

미국의 ECOG 3805(CHAARTED) 임상시험에서는 790명의 전이성 호르몬민감성 전립선암 환자들을 대상으로 남성호르몬박탈요법과 함께 docetaxel을 3주마다 75mg/m^2 용량으로 6cycles을 사용한 군(397명)과 남성호르몬박탈요법만을 사용한 군(393명)으로 나누어 그 효과를 비교하였다. Docetaxel 병합군의 경우 남성호르몬박탈요법 시작 후 120일 이내에 투여가 시작되었고 일차 연구종결점은 전체생존율이었다. 또한 환자들을 전이 정도에 따라 저용적 질환low-volume disease 혹은 고용적 질환high-volume disease(내장전이 그리고/혹은 4군데 이상의 뼈전이, 이때 뼈전이는 1개 이상이 반드시 골반 혹은 척추 이외의 전이여야 함)으로 분류하였다. 중앙값 28.9개월의 추적관찰 후, docetaxel 병합군에서 약 39%의 사망률 감소(HR 0.61, 95% CI 0.47~0.80; p<0.001) 및 13.6개월의 전체생존기간 연장을 보고하였다(57.6개월 대 44.0개월, p<0.001). 또 생화학적, 영상의학적 진행 및 거세저항성 전립선암으로 진행하는 데 걸리는 기간 역시 docetaxel을 같이 사용한 군에서 더 길었고 6개월과 12개월째 0.2ng/mL 미만의 전립선특이항원 수치를 보이는 비율도 docetaxel군에서 이득이 있었다. 하위집단 분석 결과 고용적 질환에서 docetaxel 병합의 효과가 더 뚜렷하여 약 40%의 사망률 감소(HR 0.60, 95% CI 0.45~0.81; p<0.001)와 17개월의 전체생존기간 연장(49.2개월 대 32.2개월, p<0.001)을 보고하였다. 하지만 저용적 질환에서는 통계적으로 유의한 차이를 보이지 못했는데, 이는 추적관찰기간이 짧아 통계적 분석을 위한 기간에 도달하지 못하였을 뿐만 아니라, 저용적 질환의 특성상 전반적으로 예후가 좋아 남성호르몬박탈요법만으로도 효과가 좋기 때문이라고 분석되었다.

프랑스의 무작위 개방 표지 3상 연구인 GETUG-AFU 15 임상시험에서도 총 385명의 환자를 남성호르몬박탈요법 단독군(193명)과 9cycles의 docetaxel 병합군(192명)으로 나누어 비교하였다. 중앙값 50개월의 추적관찰 후 2013년에 발표된 결과에서 전체생존율을 비교하였을 때 두 군 간에 유의한 차이는 없었다(HR 1.01, 95% CI 0.75~1.36; p=0.955). 그러나 생화학적 무진행생존기간(22.9개월 대 12.9개월, HR 0.72, 95% CI 0.57~0.91; p=0.005)과 임상적 무진행생존기간(23.5개월 대 15.4개월, HR 0.75, 95% CI 0.59~0.94; p=0.015) 모두 남성호르몬박탈요법과 doxetaxel 병합군에서 유의하게 길었다. 이후 2015년 ASCO genitourinary cancer symposium에서 중앙값 82.9개월의 비교적 장기간 추적관찰 결과를 발표하였는데, 전체생존기간의 중앙값은 남성호르몬박탈요법 단독과 docetaxel 병합군에서 각각 46.5개월 대 60.9개월이었다. 하지만 이러한 큰 차이에도 불구하고, 전체생존기간은 유의한 차이를 보이지 않았다(HR 0.9, 95% CI 0.7~1.2; p=0.44). CHAARTED 연구의 기준을 적용하여 후향적으로 고용적 질환과 저용적 질환으로 나누어 시행한 하위집단 분석에서도 전체생존기간은 유의한 차이를 보이지 않았다(각각 HR 0.8, 95% CI 0.6~1.2; p=0.35 및 HR 1, 95% CI 0.6~1.5; p=0.87). CHAARTED 연구결과와 차이가 나는 이유는 명확하지는 않으나, 전체생존기간 차이를 보여줄 만큼 모집단의 수가 많지 않았고, 하위집단 분석이 후향적이었고, 고용적 질환 환자 수가 너무 적었으며, docetaxel 이후 치료방법에서 차이가 난점 등을 들 수 있다. 다른 통계적 분석 결과에도 불구하고, CHAARTED 연구와 GETUG-15 연구에서 전체 집단에서의 실제적인 전체생존기간 중앙값은 13개월 대 14.4개월로 비슷하였다.

이 2개의 연구와는 다르게 영국의 Medical Research Council에서 진행 중인 STAMPEDE 연구는 다병기(고위험 국소진행성 혹은 전이성, 호르몬민감성 전립선암) 환자를 대상으로 한 무작위 대조연구로, 남성호르몬박탈요법(표준치료standard of care) 및 docetaxel과 zoledronic acid의 병합 여부에 따라 환자를 4개의 군으로 나누어 비교하였다. 총 2,962명의 환자를 대상으로 하였으며 일차 연구종결점은 전체생존율이었다. 2016년에 발표된 결과에 따르면 중앙값 43개월의 추적관찰 후 전체 환자에서 docetaxel을 같이 사용한 환자군의 전체생존기간 중앙값이 81개월로 남성호르몬박탈요법만 받은 환자군의 71개월에 비해 유의하게 연장되었고(HR 0.78, 0.66~0.93; p=0.006), zoledronic acid의 병합은 생존기간을 향상시키지 못하였다. 전이성 전립선암(M1)을 가진 1,817명의 환자에서도 docetaxel을 병합한 군에서 남성호르몬박탈요법 단독군에 비해 전체생존기간 중앙값이 60개월 대 45개월로 유의하게 향상되었으나(HR 0.76, 95% CI 0.62~0.92; p=0.005), 전이가 없는(M0) 환자에서는 docetaxel을 병합한 군에서 전체생존기간은 향상되지 않았다(HR 0.95, 95% CI 0.62~1.47).

이처럼 위 세 가지 연구결과를 종합하여 현재 고용적 전이성 호르몬민감성 전립선암 환자들에 있어서 남성호르몬박탈요법과 함께 docetaxel 화학요법을 병합하는 연구에서 일부 긍정적인 결과가 발표되고 있으며, CHAARTED와 GETUG-15 연구의 저용적 전이성 전립선암 환자들도 지속적으로 경과관찰 중에 있으므로, 좀 더 시간이 경과하고 나면 남성호르몬박탈요법에 병합한 docetaxel 화학요법의 효과에 대한 명확한 결과와 근거가 제공될 것으로 생각된다.

V 신경내분비암종에서의 화학요법
chemotherapy for neuroendocrine prostate cancer

남성호르몬박탈요법과 taxane 기반의 화학요법은 전립선 선암종adenocarcinoma에서 꽤 효과적이지만 신경내분비암종에서는 효과가 크지 않다. 신경내분비암종은 임상적으로 그 실체가 명확히 밝혀져 있지는 않지만, 소세포암종과 조직학적 특성을 공유하고 전립선특이항원과 관계가 별로 없으며 전립선 선암종에서 보이는 연조직 및 뼈로의 전이, 림프절침범의 전형적 방식과는 달리 파골*lytic bone* 및 장기로의 전이가 흔하다. 이러한 폐의 소세포암종과 유사한 조직학적 및 임상적 특성 때문에 platinum을 포함한 화학요법의 병합이 신경내분비암종을 가진 환자를 치료하기 위해 자주 이용되고 있다.

대부분의 환자에서 신경내분비암종과 전립선 선암종이 혼합되어 있기 때문에 cisplatin과 etoposide 같은 약제로 치료받은 환자의 경우 재발된 곳에서 주된 조직학적 아형은 선암종일 것이다. 이러한 재발방식을 방지하기 위해 platinum을 포함한 taxane의 약제요법은 두 조직학적 아형 모두를 치료하기 위해 이용된다. 전이성 신경내분비암종을 가진 120명의 환자에서 etoposide와 cisplatin 일차치료 후에 이차치료로 carboplatin과 docetaxel을 투여한 2상연구에서 전체 집단의 생존기간의 중앙값은 16개월이었고, 일차 약제치료 이후 진행까지 기간의 중앙값은 5.1개월, 이차 약제치료 이후 진행까지 기간의 중앙값은 3.1개월이었다. 환자의 50%는 치료 이후 임상적인 이득을 경험하였고, carboplatin 혹은 docetaxel 단독에 비해 33.8%의 이득이 있었다. 독성은 열성 호중구감소증, 혈전증, 혈소판감소증, 피로 및 구토였다. 앞에서 언급한 것과 같이 platinum을 포함한 약제들은 적당한 효능이 있지만, 신경내분비암종을 가진 대부분의 환자들은 치료 이후 빠르게 진행되므로 이러한 전립선암 변종에 대한 효과적인 치료약제가 요구되고, aurora-kinase 억제제와 같은 화학요법의 대체제를 발견하기 위한 연구들이 계속 진행 중이다.

참고문헌

Antonarakis ES, Eisenberger MA. Phase III trials with docetaxel-based combinations for metastatic castration-resistant prostate cancer: time to learn from past experiences. J Clin Oncol 2013;31:1709-12.

Aparicio AM, Harzstark AL, Corn PG, Wen S, Araujo JC, Tu SM, et al. Platinum based chemotherapy for variant castrate-resistant prostate cancer. Clin Cancer Res 2013;19:3621-30.

Bastian PJ, Boorjian SA, Bossi A, Briganti A, Heidenreich A, Freedland SJ, et al. High-risk prostate cancer: from definition to contemporary management. Eur Urol 2012;61:1096-106.

Beltran H, Rickman DS, Park K, Chae SS, Sboner A, MacDonald TY, et al. Molecular characterization of neuroendocrine prostate cancer and identification of new drug targets. Cancer Discov 2011;1:487-95.

Beltran H, Rubin M, Mosquera J, Christos P. A phase II trial of the aurora kinase A inhibitor MLN8237 in patients with metastatic castrate resistant and neuroendocrine prostate cancer. J Clin Oncol 2013;abstract TPS5096.

Beltran H, Tagawa ST, Park K, MacDonald TY, Milowsky MI, Mosquera JM, et al. Challenges in recognizing treatment-related neuroendocrine prostate cancer. J Clin Oncol 2012;30:e386-9.

Beltran H, Tomlins S, Aparicio A, Arora V, Rickman D, Ayala G, et al. Aggressive variants of castration-resistant prostate cancer. Clin Cancer Res 2014;20:2846-50.

Beltran H, Yelensky R, Frampton GM, Park K, Downing SR, MacDonald TY, et al. Targeted next-generation sequencing of advanced prostate cancer identifies potential therapeutic targets and disease heterogeneity. Eur Urol 2013;63:920-6.

Cha EK, Eastham JA. Chemotherapy and novel therapeutics before radical prostatectomy for high-risk clinically localized prostate cancer. Urol Oncol 2015;33:217-25.

Culine S, El Demery M, Lamy PJ, Iborra F, Avances C, Pinguet F. Docetaxel and cisplatin in patients with metastatic androgen independent prostate cancer and circulating neuroendocrine markers. J Urol 2007;178:844-8.

D'Amico AV, Cote K, Loffredo M, Renshaw AA, Schultz D. Determinants of prostate cancer-specific survival after radiation therapy for patients with clinically localized prostate cancer. J Clin Oncol 2002;20:4567-73.

D'Amico AV, Whittington R, Malkowicz SB, Schultz D, Blank K, Broderick GA, et al. Biochemical outcome after radical prostatectomy, external beam radiation therapy, or interstitial radiation therapy for clinically localized prostate cancer. JAMA 1998;280:969-74.

de Bono JS, Oudard S, Ozguroglu M, Hansen S, Machiels JP, Kocak I, et al. Prednisone plus cabazitaxel or mitoxantrone for metastatic castration-resistant prostate cancer progressing after docetaxel treatment: a randomised open-label trial. Lancet 2010;376:1147-54.

Eastham JA, Kelly WK, Grossfeld GD, Small EJ. Cancer and Leukemia Group B (CALGB) 90203: a randomized phase 3 study of radical prostatectomy alone versus estramustine and docetaxel before radical prostatectomy for patients with high-risk localized disease. Urology 2003;62:55-62.

Eisenberger MA. Chemotherapy for prostate carcinoma. NCI Monogr 1988;7:151-63.

Epstein JI, Amin MB, Beltran H, Lotan TL, Mosquera JM, Reuter VE, et al. Proposed morphologic classification of prostate cancer with neuroendocrine differentiation. Am J Surg Pathol 2014;38:756-67.

Fizazi K, Faivre L, Lesaunier F, Delva R, Gravis G, Rolland F, et al. Androgen deprivation therapy plus docetaxel and estramustine versus androgen deprivation therapy alone for high-risk localised prostate cancer (GETUG 12): a phase 3 randomised controlled trial. Lancet Oncol 2015;16:787-94.

Fizazi K, Lesaunier F, Delva R, Gravis G, Rolland F, Priou F, et al. A phase 3 trial of docetaxel-estramustine in high-risk localized prostate cancer: a planned analysis of response, toxicity and quality of life in the GETUG 12 trial. Eur J Cancer 2012;48:209-17.

Fléchon A, Pouessel D, Ferlay C, Perol D, Beuzeboc P, Gravis G, et al. Phase II study of carboplatin and etoposide in patients with anaplastic progressive metastatic castration-resistant prostate cancer (mCRPC) with or without neuroendocrine differentiation: results of the French Genito-Urinary Tumor Group (GETUG) P01 trial. Ann Oncol 2011;22:2476-81.

Gravis G, Boher J-M, Joly F, Oudard S, Albiges L, Priou F, et al. Androgen deprivation therapy (ADT) plus docetaxel (D) versus ADT alone for hormone-naïve metastatic prostate cancer (PCa): long-term analysis of the GETUG-AFU 15 phase III trial. J Clin Oncol 2015;s7-abstract 140.

Gravis G, Fizazi K, Joly F, Oudard S, Priou F, Esterni B, et al. Androgen-deprivation therapy alone or with docetaxel in non-castrate metastatic prostate cancer (GETUG-AFU 15): a randomized, open-label, phase 3 trial. Lancet Oncol 2013;14:149-58.

Hurwitz M, Petrylak DP. Sequencing of agents for castrationresistant prostate cancer. Oncology 2013;27:1144-9.

James ND, Sydes MR, Mason MD, Clarke NW, Dearnaley DP, Spears RM, et al. Docetaxel and/or zoledronic acid for hormonenaïve prostate cancer: first overall survival results from STAMPEDE (NCT00268476) J Clin Oncol 2015;abstract 5001.

Kantoff PW, Halabi S, Conaway M, Picus J, Kirshner J, Hars V, et al. Hydrocortisone with or without mitoxantrone in men with hormone-refractory prostate cancer: results of the cancer and leukemia group B 9182 study. J Clin Oncol 1999;17:2506-13.

Kattan AM, Eastham JA, Stapleton AM, Wheeler TM, Scardino PT. A preoperative nomogram for disease recurrence following radical prostatectomy for prostate cancer. J Natl Cancer Inst 1998;90:766-71.

Mita AC, Denis LJ, Rowinsky EK, Debono JS, Goetz AD, Ochoa L, et al. Phase I and pharmacokinetic study of XRP6258 (RPR 116258A), a novel taxane, administered as a 1-hour infusion every 3 weeks in patients with advanced solid tumors. Clin Cancer Res 2009;15:723-30.

Mohler J, Bahnson RR, Boston B, Busby JE, D'Amico A, Eastham JA, et al. NCCN clinical practice guidelines in oncology: prostate cancer. J Natl Compr Canc Netw 2010;8:162-200.

Moore M, Osoba D, Murphy K, Tannock IF, Armitage A, Findlay B, et al. Use of palliative endpoints to evaluate the effects of mitoxantrone and low-dose prednisone in patients with hormonally resistant prostate cancer. J Clin Oncol 1994;12:689-94.

Mosquera JM, Beltran H, Park K, MacDonald TY, Robinson BD, Tagawa ST, et al. Concurrent AURKA and MYCN gene amplifications are harbingers of lethal treatment-related neuroendocrine prostate cancer. Neoplasia 2013;15:1-10.

Paller CJ, Antonarakis ES. Cabazitaxel: a novel second-line treatment for metastatic castration-resistant prostate cancer. Drug Des Devel Ther 2011;5:117-24.

Petrylak DP, Tangen CM, Hussain MH, Lara PN Jr, Jones JA, Taplin ME, et al. Docetaxel and estramustine compared with mitoxantrone and prednisone for advanced refractory prostate cancer. N Engl J Med 2004;351:1513-20.

Pietzak EJ, Eastham JA. Neoadjuvant treatment of high-risk, clinically localized prostate cancer prior to radical prostatectomy. Curr Urol Rep 2016;17:37.

Pound CR, Partin AW, Epstein JI, Walsh PC. Prostate-specific antigen after anatomic radical retropubic prostatectomy. Patterns of recurrence and cancer control. Urol Clin North Am 1997;24:395-406.

Rearden T, Small E, Valone F. Phase II study of mitoxantrone for hormone refractory prostate cancer. Proc Am Soc Clin Oncol 1995;14.abstr 688.

Scher HI, Halabi S, Tannock I, Morris M, Sternberg CN, Carducci MA, et al. Design and end points of clinical trials for patients with progressive prostate cancer and castrate levels of testosterone: recommendations of the Prostate Cancer Clinical Trials Working Group. J Clin Oncol 2008;26:1148-59.

Schweizer MT, Huang P, Kattan MW, Kibel AS, de Wit R, Sternberg CN, et al. Adjuvant leuprolide with or without docetaxel in patients with high-risk prostate cancer after radical prostatectomy (TAX-

3501): important lessons for future trials. Cancer 2013;119:3610-8.

Swanson GP1, Faulkner J, Smalley SR, Noble MJ, Stephens RL, O'Rourke TJ, et al. Locally Advanced Prostate Cancer Treated With Concomitant Radiation and 5-Fluorouracil: Southwest Oncology Group Study 9024. J Urol 2006;176:548-53.

Tannock IF, de Wit R, Berry WR, Horti J, Pluzanska A, Chi KN, et al. Docetaxel plus prednisolone or mitoxantrone for advanced prostate cancer. N Engl J Med 2004;351:1502-12.

14

국소 전립선암의 치료

박주현, 손환철

I 배경

1. 원발종양의 특성

전립선특이항원*prostate specific antigen*; PSA 선별검사가 보급되고 확대 전립선생검이 보편화되면서 무증상이면서 임상적 T1c 병기 이하의 국소 전립선암으로 진단되는 환자의 숫자가 증가하고 있다. 그런데 최근 연구에서 전립선특이항원 수치 10.0ng/mL 미만의 저위험도 전립선암을 가진 환자에서 근치전립선절제술*radical prostatectomy*과 대기관찰요법*watchful waiting*의 예후를 비교해본 결과 10년 생존율에 있어서 유의한 차이를 보이지 않았다는 결과가 보고되었다. 전립선특이항원 선별검사가 최근 10년 이내에 이루어진 것을 감안하면, 선별검사를 통해 진단되지 않은 채 치료받지 않은 저위험도 전립선암 환자가 사망할 확률은 20

년 추적관찰기간 동안 10%에 불과하였다.

최근 발표된 저위험도 전립선암 환자의 근치전립선절제술과 대기관찰요법에 대한 무작위 배정 비교 임상시험 결과도 주목할 만하다. SPCG−4*Scandinavian Prostate Cancer Group Trial Number 4* 연구는 저위험도 전립선암 환자의 경우 전체생존율*overall survival*과 암전이율의 측면에서 근치전립선절제술을 받는 것이 더 유리하다고 보고하였지만, 두 군 간 암특이생존율*cancer-specific survival*에 있어서는 차이가 없었다. 한편 PIVOT(Prostate Cancer Intervention Versus Observation Trial) 연구에서는 저위험도 전립선암 환자의 경우 근치전립선절제술군과 대기관찰요법군 두 군 간 전체생존율이나 암특이생존율이 유의한 차이를 보이지 않았다. 따라서 임상적으로 '무의미'할 것으로 판단되는 일부 전립선암 환자의 경우에는 수술보다는 적극적 감시요법*active* *surveillance*을 통해 병의 진행을 모니터링하는 것이 보다 합리적인 선택이 될 수 있겠다.

질환의 특성뿐만 아니라 환자의 나이, 기저질환, 개개인의 선호도 또한 치료방침의 결정에 영향을 미친다. 최근의 한 연구에서는 환자의 나이, 건강상태, 선호도 등이 근치전립선절제술 혹은 적극적 감시요법을 선택하는 데 끼치는 영향에 대해 분석하였는데, 고령이거나 건강상태가 좋지 못한 환자는 근치전립선절제술을 시행하는 것이 오히려 암특이생존율과 전체생존율의 측면에서 약간의 이득이 있는 것으로 분석되었다. 그리고 저위험도 전립선암의 경우 림프절전이가 5% 미만으로 보고되고 있어 골반림프절절제술이 필수적으로 여겨지지는 않는다.

2. 환자평가

전립선암 환자를 적절히 치료하기 위해서는 전립선암의 임상병기를 결정하고 치료 후 재발 또는 원격전이 가능성 등에 대한 위험요인을 평가해야 한다. 전립선암은 혈중 전립선특이항원 수치, 글리슨점수, 임상병기*T stage*에 따라 위험군을 분류할 수 있다. 이러한 위험군 분류 체계는 적절한 치료방법의 선택뿐만 아니라 치료 후 생화학적 재발*biochemical recurrence; BCR*의 가능성까지도 예측할 수 있도록 도와준다. 가장 널리 사용되는 Partin표와 계산도표*nomogram*는 수술 후 병기를 예측하기 위해 임상병기, 글리슨점수, 전립선특이항원 수치를 반영하며, 4개의 군[① 전립선 내 국한(T2 이내), ② 전립선피막침범(T3a), ③ 정낭침범(T3b 이상), ④ 림프절전이(T stage 관계없이 N1 이상)]으로 구

분하여 전립선암 환자의 임상병기를 분류한다.

한편 전립선암 환자의 치료법 선택은 전립선암의 위험도뿐만 아니라 환자의 기대여명과 동반질환, 선호도에 따라 크게 영향을 받는다. 국소 전립선암에서 초기치료로 일차적인 선택은 적극적 감시요법, 근치전립선절제술 또는 방사선치료가 있는데, 적극적 감시요법을 하는 경우에는 특히 기대여명 추정이 중요한 결정요인이 된다. 미국에서는 미네소타 생명보험표 또는 사회보장등록 생명보험표를 이용해 기대여명을 추정하고 있으며, 환자의 건강상태에 따라 50%를 가감하기도 한다. 우리나라에서도 임상에 적용 가능한 기대여명표에 대한 요구가 증가하고 있다.

II 보존적 치료*conservative management*

1. 적극적 감시요법과 대기관찰요법

적극적 감시요법과 대기관찰요법은 모두 전립선암에 대한 즉각적인 치료를 연기하고 지켜보는 방법이지만 서로 다른 목적을 지니고 있다. 대기관찰요법은 전립선암으로 진단된 환자에서 암의 진행과 전이 등으로 인해 고식적인 치료가 필요한 시점까지 지켜보다가 대증적인 치료를 시작하는 요법인 반면, 적극적 감시요법은 치료를 연기하고 있다가 암이 생화학적 또는 조직학적으로 진행하는 증거가 보일 때 바로 치료하는 것으로 완치를 목적으로 한다.

적극적 감시요법에서 치료를 연기하는 목적은 '임상적으로 무의미한 전립선암*clinically insignificant* *prostate cancer*'을 치료하는 데 따른 부작용을 최소화하는 데 있다. Epstein 등은 이를 임상적 병기 T1c 이하, 생검의 글리슨점수 6 이하, 3개 미만의 생검 코어에서만 암이 존재하면서 암이 50% 이상 차지하는 코어가 없고 전립선특이항원밀도가 0.15ng/mL/g 이하인 경우로 정의하였다. 여러 연구에서 이러한 분류가 '임상적으로 무의미한 암'을 찾아내는 데 도움이 되는 것으로 보고했지만, 이와는 반대로 Epstein 분류를 통해 '임상적으로 무의미한 암'으로 생각되던 전립선암이 실제 수술 후 조직검사 결과에서는 전립선 내 국한된 종양이 아닌 경우가 8%나 나타났다는 결과가 발표되기도 하였다. 또 적극적 감시요법의 경우 아직까지 10년 이상의 장기 추적관찰 결과가 보고되지 않았기 때문에 치료법의 효용성과 관련된 결론은 신중할 필요가 있다.

한편 적극적 감시요법과 관련된 여러 프로토콜을 한국인에게 적용하였을 때에는, 프로토콜에 따라 글리슨점수의 상향이 41.6~50.6%, 전립선 피막 외 침윤이 4.1~8.5%, 정낭침범이 0.5~1.6%에 이른다는 보고가 있어 적극적 감시요법이 한국인의 전립선암 치료법으로는 적절하지 못하다는 주장도 있다. 국내에서 이를 보완하여 한국인에게 적절한 적극적 감시요법의 기준을 마련하기 위한 다기관연구가 진행 중이다.

대기관찰요법의 경우 저등급 전립선암 환자들에서 10년 암특이생존율이 87%에 이르고 무전이생존율*metastasis-free survival* 또한 81%로 보고되기도 하였다. 이러한 대기관찰요법의 장기 추적관찰 결과는 비슷한 조건의 전립선암 환자들이 적극적 감시요법을 시행하였을 때의 예후를 추정하는 데

도움이 되기도 한다.

Ⅲ 근치전립선절제술

1. 위험군*risk group*에 따른 종양학적 결과*oncological results*

1) 저위험군과 중간위험군 전립선암

SPCG-4 연구와 PIVOT 연구는 저위험군 및 중간위험군 전립선암 환자를 대상으로 진행되었는데, 위험군에 따라 치료효과가 다르게 나타났다. 즉, 저위험군 전립선암 환자의 경우 SPCG-4 연구는 전체생존율과 암전이율의 측면에서 근치전립선절제술을 받는 것이 더 유리하다고 보고하였지만, 두 군 간 암특이생존율에 있어서는 차이가 없었다. 한편 PIVOT 연구는 근치전립선절제술군과 대기관찰요법군 간에 전체생존율이나 암특이생존율에 유의한 차이가 없다고 보고하였다.

중간위험군 전립선암 환자의 경우 SPCG-4 연구에서는 전체생존율과 암특이생존율, 원격전이 발생률이 근치전립선절제술군에서 유리하다고 보고하였는데, PIVOT 연구에서는 전체생존율은 수술군에서 유리한 반면, 암특이생존율은 차이를 보이지 않았다. 전립선에 국한된 전립선암이라고 하더라도 림프절전이의 가능성이 5% 이상인 경우에는 확대*extended* 림프절절제술을 시행할 것이 권장된다.

전립선 내 국한된 전립선암(저위험군과 중간위험군) 환자에서 전향적인 연구를 통해 근치전립선절제술 후 생존율을 분석한 결과를 살펴보면 12년

암특이생존율은 89.8~100%, 18년 암특이생존율은 84.9~94.2%에 이르는 것으로 보고되었다.

2) 고위험군과 국소진행성 전립선암

고위험군은 생화학적 재발률이 높고 전이율과 사망률이 높으며 2차적인 치료가 필요한 경우가 많은 것으로 보고되고 있으나, 모든 고위험군이 근치전립선절제술 후 불량한 예후를 보이는 것은 아니다. 종양용적이 작고 골반벽이나 요도조임근 쪽으로 전이되지 않은 경우, 근치전립선절제술이 합리적인 치료법이 될 수도 있다. 하지만 대부분의 경우 다방법 병합치료multimodality treatment가 요구되기 때문에 비뇨기과와 치료방사선종양학과, 종양내과 등이 함께 치료방법을 상의하는 다학제적 접근이 필수적이다. 따라서 생화학적 재발이나 암특이 생존과 같은 종양학적 예후도 대부분 후향적인 연구를 통해 보고되어왔다.

글리슨점수 8 이상의 고위험도 전립선암의 경우라도 호르몬요법이나 방사선치료와 같은 다방법 병합치료를 포함한 근치전립선절제술을 시행한 경우 좋은 예후를 보고하였다. 5년, 10년 생화학적 무재발생존율BCR-free survival은 각각 35~51%, 24~39%였으며, 5년, 10년, 15년 암특이생존율은 각각 96%, 84~88%, 66%에 이르렀다.

전립선특이항원 수치가 20.0ng/mL 이상인 환자에서 근치전립선절제술을 다방법 병합치료의 초기치료로 선택한 경우 5년, 10년 생화학적 무재발생존율은 각각 40~63%, 25~48%였으며, 5년, 10년, 15년 암특이생존율은 각각 93~97%, 83~91%, 71~78%에 이르는 것으로 나타났다.

국소진행성 전립선암의 경우 근치전립선절제술을 포함한 다방법 병합치료의 성적은 5년, 10년 생화학적 무재발생존율이 각각 45~62%, 43~51%였으며, 5년, 10년, 15년 암특이생존율은 각각 90~99%, 85~92%, 62~84%로 보고되었다.

3) 병리학적으로 림프절전이가 확인된 전립선암

pathologically confirmed lymph node invasion(pN1) PCa

병리학적으로 림프절전이가 확인된 전립선암 환자라고 하더라도 근치전립선절제술과 조기 호르몬치료를 시행할 경우 10년 암특이생존율이 80%에 이르는 것으로 보고되었다. 이러한 연구결과들을 종합해보면 근치전립선절제술 중 림프절전이 여부를 확인하기 위한 동결절편검사는 더 이상 필요치 않다는 결론에 이를 수 있다. 실제로 림프절전이가 있다고 할지라도 수술을 통해 림프절을 절제하고 근치전립선절제술을 시행하는 편이 더 좋은 예후를 보였다. 결국 림프절 양성 전립선암의 치료에서는 근치전립선절제술을 포함한 다방법 병합치료가 중요한 셈이다.

한 전향적 무작위 배정 연구에서도 림프절 양성 전립선암에서 근치전립선절제술과 조기 보조호르몬치료을 동시에 시행한 경우 암특이생존율과 전체생존율 측면에서 유리하다는 결과를 보고하기도 하였다. 하지만 이 연구에는 림프절전이의 개수가 많거나 나쁜 예후의 병리학적 검사 소견을 보인 환자들이 다수 포함되었기에 결과 해석에 주의가 필요하다. 특히 조기 보조호르몬치료의 경우에는 장기적인 호르몬치료에 따른 부작용 발생 가능성을 반드시 고려해야 한다. 따라서 확대 림프절절제술 결과 2개 이하의 림프절에서 현미경적 전이가 발견된 경우에는, 전립선특이항원 수치만 추적 관찰하고 호르몬치료의 시기는 가급적 늦출 것이 권장되기도 한다.

림프절 양성 전립선암의 경우 국소 방사선치료를 병합하는 것이 생존율 향상에 도움이 된다는 보고도 있었다. 이 연구에서 국소 방사선치료의 효과는 원발종양의 특징에 따라 달라지는 것으로 나타났는데, 중등도-고등급의 전립선암이거나 전립선암의 피막외침범이 확인된 경우에 근치전립선절제술 후 보조방사선치료가 효과가 있다고 보고하였다.

2. 구제근치전립선절제술
salvage radical prostatectomy

방사선치료 후 구제근치전립선절제술은 비교적 긴 역사를 가지고 있으며, 다른 구제치료법에 비해 치료 성공률이 높은 편이다. 하지만 방사선치료로 인해 주변 조직이 손상되고 상처가 회복되기 어렵기 때문에 일차적인 수술적 치료에 비해서는 합병증 발생 위험성이 높다. 최근 문헌고찰에 따르면 구제근치전립선절제술을 시행받은 경우 5년, 10년 생화학적 무재발생존율은 각각 47~82%, 28~53%에 이르렀으며, 10년 암특이생존율 및 전체생존율도 각각 70~83%, 54~89%로 나타났다.

구제근치전립선절제술을 시행하기 전 전립선특이항원 수치와 생검 글리슨점수가 수술 후 병리소견 및 예후를 예측하는 가장 중요한 인자로 알려져 있는데, 구제근치전립선절제술 결과 종양이 전립선 내 국한되고 절제면이 음성이면서 림프절전이가 없는 경우에는 무병생존율이 70~80%에

이르는 것으로 보고되었으며, 국소진행성 전립선암의 경우에는 40~60%로 나타났다.

하지만 일차적인 근치전립선절제술에 비해 구제근치전립선절제술은 요도-방광 문합 부위 협착의 위험성이 매우 높았고(47% 대 5.8%), 요폐색(25.3% 대 3.5%), 요누공(4.1% 대 0.06%), 골반농양(3.2% 대 0.7%), 직장손상(9.2% 대 0.6%) 등 합병증 발생률도 높게 나타났다. 또한 기능적으로도 수술 후 요실금 지속비율이 21~90%에 이르고 발기부전도 거의 대부분 환자에서 발생하기 때문에 적절한 적응증의 환자에서 선택적으로 시행할 것이 권장된다.

3. 신보조 및 보조 호르몬치료 neoadjuvant and adjuvant hormonal therapy와 근치전립선절제술

신보조호르몬치료는 국소치료로 근치전립선전제술을 시행하기 전에 호르몬치료를 시행하는 것을 의미한다. 전립선암이 남성호르몬 의존적인 성향을 보이기 때문에 신보조요법은 매력적인 치료법으로 여겨지고 있다. 실제로 최근 연구에서 신보조호르몬치료는 절제면 양성률을 낮추고 전립선 피막외침범률뿐만 아니라 림프절전이도 줄이는 것으로 보고되었다. 하지만 그럼에도 불구하고 전체생존율과 무병생존율은 차이를 보이지 않았다.

국소 전립선암 환자와 국소진행성 전립선암 환자를 대상으로 한 보조호르몬치료에 대한 최근 코크란 리뷰 Cochrane Review는 보조호르몬치료가 5년 및 10년 전체생존율에 유의한 차이를 보이지 못하는 것으로 결론 내렸다. 일부 대규모 후향적 연구에서 보조호르몬치료가 10년 암특이생존율 향상에 도움이 되는 것으로 보고되기도 하였지

만 이 연구들에서도 전체생존율은 차이가 없었다.

Ⅳ 방사선치료radiation therapy

1. 위험군에 따른 종양학적 결과

1) 외부방사선치료external beam radiotherapy의 치료결과

방사선치료는 전립선암에 대한 일차치료법 중 하나로 사용되어왔다. 일반적으로 72Gy 이상의 강도로 세기조절방사선치료intensity modulated radiotherapy; IMRT 장비나 영상유도방사선치료 image guided radiotherapy; IGRT 장비로 방사선치료를 시행하였을 경우 종양치료나 치료 합병증 측면에서 근치전립선절제술과 비슷한 결과를 보이는 것으로 알려져 있다. 방사선 선량 결정과 관련하여 cT3 이하의 전립선암 환자 301명을 대상으로 한 무작위 배정 연구가 보고된 바 있는데, 70Gy와 78Gy를 조사한 이후 생화학적 재발률과 다른 장기로의 원격전이율을 조사하였는데, 78Gy의 방사선을 조사한 군에서 생화학적 재발과 원격전이가 적게 보고 되었다[41%(70Gy) 대 22%(78Gy)]. 소화기계 및 비뇨기계 독성은 78Gy군에서 많이 나타났지만 통계학적 유의성은 없었다. 이러한 연구 결과를 토대로 NCCN(National Comprehensive Cancer Network) 가이드라인에서는 저위험군에서의 방사선 조사량을 75.6~79.2Gy로 정하고, 중간위험군 또는 고위험군 전립선암 환자에서는 81.0Gy까지 늘릴 것을 권장하고 있다.

(1) 저위험군 전립선암

보조호르몬치료 없이 세기조절방사선치료만으로 치료 가능하며, 근접방사선치료법(근접치료) brachytherapy으로 대체할 수 있다. 저위험군에서 5년 생화학적 무재발생존율은 94~96%이다.

(2) 중간위험군 전립선암

보조호르몬치료를 시행할 수 있는 환자는 세기조절방사선치료를 받으면서 4~6개월간의 짧은 기간 동안 호르몬치료를 받을 수 있다. 하지만 기저질환 등으로 인해 호르몬치료를 받을 수 없거나 성기능 문제 등으로 호르몬치료를 거부한 경우에는 76~80Gy로 세기조절방사선치료의 강도를 높일 것을 권하며, 필요에 따라 세기조절방사선치료와 근접방사선치료의 병합요법을 시행할 수도 있다. 중간위험군의 5년 생화학적 무재발생존율은 82~88%이다.

(3) 국소 고위험군 전립선암

방사선조사 부위 밖에서 재발할 위험성이 있기 때문에 보조호르몬치료와 병합하여 치료를 진행해야 한다. 특히 림프절 양성 전립선암의 경우에는 장기간의 호르몬치료가 필요하다. 호르몬치료의 기간은 WHO 수행정도performance status, 기저질환과 예후인자들을 종합하여 고려한다. 고위험군의 5년 생화학적 무재발생존율은 65~72%로 알려져 있다.

(4) 국소진행성 전립선암(T3~4 N0~1, M0)

방사선치료 단독요법으로는 예후가 매우 불량하며, 호르몬치료와 병합하여 시행할 경우 좀 더 나은 예후를 기대할 수 있다. EORTC 연구에서는 국소 진행성 전립선암 환자 412명을 방사선치료 단독요법군과 3년간의 호르몬치료 병합군으로 무작위 배정 후 비교하였는데, 그 결과 호르몬치료 병합군에서 5년 무병생존율(74% 대 40%)과 전체생존율(78% 대 62%)이 높게 측정되었다. 일부에서는 호르몬치료를 조기에 시작하는 것이 더 유리하다고 주장하기도 한다.

2) 근접치료의 결과

근접치료의 일반적인 적응증은 임상병기 cT1b~T2a N0, M0이고, 확대 전립선생검 결과 글리슨점수 6 이하이며, 전립선특이항원 수치 ≤ 10.0ng/mL면서, 생검 양성 코어 중 암이 50% 이상 차지하는 코어가 없어야 한다. 그리고 전립선 용적이 50cm^3 미만이고 국제전립선증상점수가 12점 이하일 때 시행할 수 있다. 주로 저위험군 전립선암 환자들이 적응 대상이 된다. 5년 및 10년 무재발생존율은 각각 71~93%, 65~85%에 이르는 것으로 보고되었다.

이식선량과 재발률이 유의한 상관관계를 보이는 것으로 나타났는데, D90(전립선용적의 90%에 해당하는 방사선선량)이 140Gy 이상인 경우가 미만인 경우에 비해 시술 4년 후 생화학적 재발률 측면에서 유리하였다(92% 대 68%). 신보조/보조 호르몬치료나 구제근접치료는 유의한 차이를 보이지 않았다.

일부 환자에서는 요폐색(1.5~22%)이 발생하여 경요도전립선절제술(요폐색의 8.7%)을 시행받기도 하였으며, 요실금도 0~19%에서 나타났다. 예방적 탐술로신의 처방은 요폐색의 발생을 줄이지는 못하였지만 배뇨와 관련된 합병증은 호전시키는 것으로 나타났다. 발기부전은 치료 후 3~5년 사이에 40% 정도에서 발생하였다.

2. 방사선치료와 호르몬치료의 병합요법

방사선치료와 호르몬치료를 병합하여 치료를 시작하는 것이, 방사선치료를 먼저 시행한 뒤 전립선암이 재발하였을 때 호르몬치료를 시행하는 것에 비해 우수하다는 결과는 여러 3상 무작위 배정 임상연구를 통해서 밝혀졌다. 특히 이들 연구를 통해 국소 진행성 고위험군 환자에서 방사선치료와 호르몬치료를 병합하는 것은 치료의 표준이 되었다. 실제 임상에서는 국소 진행성 고위험군 환자에서 호르몬치료를 2~3개월 앞서 시작한 후 방사선치료를 시작하고, 방사선치료가 끝난 뒤에도 장기간(2~3년)에 걸쳐 호르몬치료를 시행하는 경우가 많다.

Zelefsky 등은 571명(22.4%)의 저위험군, 1,074명(42.1%)의 중간위험군, 906명(35.5%)의 고위험군 전립선암 환자의 방사선치료 결과를 후향적으로 분석하였는데, 이들 환자는 모두 3차원입체조형방사선치료3-D *conformal radiotherapy*나 세기조절방사선치료를 받았으며, 방사선량은 64.8Gy에서 86.4Gy 사이였다. 경구 항남성호르몬제와 황체형성호르몬 방출호르몬*luteinizing hormone releasing hormone; LHRH* 작용제*agonist*를 동시에 복용하는 병용호르몬차단요법을 고위험군 환자 중 623명(69%)에서 시행했고, 중간위험군 환자 중에서는 456명(42%), 저위험군 환자 중에서는 170명(30%)에서 시행하였다. 호르몬치료 기간은 저위험군에서는 3개월, 중간위험군, 고위험군에서는 6개월이었으며, 대개 방사선치료 3개월 전부터 시작하였다. 분석 결과 10년 생화학적 무재발생존율은 방사선 조사선량에 따라 다르게 나타났는데, 저위험군에서는 75.6Gy 이상 조사받은 경우 84%, 그렇지 못한 경우 70%로 나타났으며(p=0.04), 중간위험군에서는 81Gy 이상 조사받은 경우 76%, 그렇지 못한 경우 57%로 나타났다(p=0.0001). 고위험군에서는 81Gy 이상 조사받은 경우 55%, 그렇지 못한 경우 41%로 유의한 차이를 보였다(p=0.0001). 6개월간의 호르몬치료도 중간위험군(55%)과 고위험군(36%)에서 생화학적 무재발생존율에 영향을 미치는 것으로 나타났다(p<0.001). 다변량 분석에서는 81Gy 이상의 방사선선량(p=0.027)과 호르몬치료(p=0.052)가 무전이생존의 유의한 예측인자로 확인되었으나 전체 생존기간에 영향을 미치지는 못하였다.

3. 신보조 및 보조 호르몬치료와
방사선치료neoadjuvant or adjuvant hormone therapy plus radiotherapy

EORTC 22961 연구는 고위험군 환자 970명을 대상으로 했는데, 70Gy의 방사선치료와 동시에 6개월 혹은 3년간의 호르몬치료를 시행받은 두 군을 비교하였다. 추적관찰 기간은 6.4년(중앙값)이었으며, 질환특이생존율 및 전체생존율은 장기간 호르몬치료를 시행받은 군에서 오히려 낮게 나타났다.

RTOG 9910 연구에서는 중간위험군 전립선암 환자 1,579명을 무작위 배정하여 방사선치료에 앞서 8주간 호르몬치료를 시행한 뒤 추가로 8주 혹은 28주간 호르몬치료를 받은 두 군을 비교하였다. 10년 무전이생존율이나 국소재발률 및 생화학적 재발률은 양 군 간 유의한 차이를 보이지 않았다.

한편 호르몬치료와 관련된 심혈관계 합병증이 전립선암의 치료와 관련해 중요한 요소로 대두되고 있다. 보스턴 임상시험에서는 6개월간의 단기 호르몬치료를 시행한 군에서 기저질환에 관계없이 8년 전체생존율이 높게 나타났으며, RTOG 94-08 연구에서도 중간위험군의 경우 4개월간의 단기간 호르몬치료를 시행하였을 때 심혈관계 합병증 발생을 높이지 않으면서 10년 전체생존율은 유리한 것으로 나타났다.

4. 근치전립선절제술 후 보조방사선치료

전립선피막외침범(pT3 이상), 글리슨점수(≥7)와 절제변연 양성은 국소재발과 연관된 예후인자로, 이러한 소견을 보인 경우 재발률이 5년간 50%로 높게 측정되었다. 따라서 이런 고위험 환자군을 대상으로 즉각적 보조방사선치료가 효과적인지에 대한 무작위 배정 연구가 진행되었다.

EORTC 22911 연구는 1,005명의 환자를 대상으로 근치전립선절제술 후 T3 이상이거나 혹은 T2라도 변연부 절제면 양성인 환자들을 대상으로 수술 후 즉각적인 보조방사선치료(60Gy)를 시행한 군과 추적관찰 중 국소재발이 확인되어 방사선치료(70Gy)를 시행한 경과관찰군을 비교하였다. 즉각적인 보조방사선치료의 경우에도 4등급 이상의 부작용은 발생하지 않았다. 3등급의 비뇨생식기 부작용은 10년 추적관찰 기간 동안 보조방사선치료군과 경과관찰군에서 각각 5.3%와 2.5%에서 관찰되었다. 70세 이하의 환자에서 수술 후 즉각적인 보조방사선치료를 시행한 경우 10년 생화학적 무재발생존율은 60.6%로 경과관찰군의 41.1%

에 비해 유의하게 높은 것으로 나타났다. 10년 국소재발률이나 무진행생존율도 보조방사선치료군에서 우월하였으나 전체생존율은 치료군 간 유의한 차이를 보이지 않았다.

즉각적인 보조방사선치료에 가장 적절한 대상 환자는 글리슨점수 7 이상이면서 다발성 절제변연 양성 소견이 관찰된 환자들이다. ARO 96-02 연구는 385명의 환자를 대상으로 추적관찰 기간 112개월(중앙값) 동안 진행되었는데, 보조방사선치료군에서 경과관찰군에 비해 생화학적 무재발생존율이 유의하게 높은 것으로 나타났다(56% 대 35%). 그런데 이 연구는 근치전립선절제술 후 전립선특이항원 수치가 측정 이하 범위(<0.1ng/mL)로 내려갔을 때 무작위 배정이 이루어졌다는 점과 T3 전립선암만 포함되었다는 점이 한계로 지적되었다. 하지만 이 연구를 통해 추가적인 위험인자가 있는 경우에는 전립선특이항원 수치가 측정되지 않는 범위로 떨어진 상황에서도 보조방사선치료가 효과가 있다는 점을 확인할 수 있었다.

SWOG 8794 연구는 무작위 배정된 425명의 pT3 환자들을 대상으로 추적관찰 기간 12년 이상(중앙값) 진행되었는데, 기존의 연구들과는 달리 보조방사선치료군에서 10년 무전이생존율이 유의하게 향상되었을 뿐만 아니라(71% 대 61%) 10년 전체생존율도 높은 것으로 보고하였다(74% 대 66%).

5. 근치전립선절제술과 방사선치료의 비교

환자의 기대여명이 10년 이상인 경우 전립선암의 일차치료법으로 근치전립선절제술과 방사선치료를 사용할 수 있으며, 환자의 기저질환과 선호도 등에 따라 선택할 수 있다. 수술과 방사선치료는 각각 다른 부작용을 갖고 있으므로 치료법을 결정할 때는 부작용에 대해 충분히 고려하고 환자에게 설명해줘야 한다. 수술적 치료는 방사선치료에 비해 요실금이나 성기능 저하의 가능성이 높으나 내장viscera기능 저하의 가능성은 낮은 것으로 알려져 있다.

V 기타 치료other treatments

1. 일차호르몬치료primary hormone therapy

고령의 전립선암 환자 중 초기 저위험군에서는 호르몬치료가 일차치료법으로 사용되기도 하였다. 국내에서 Kim 등은 72명의 국소 전립선암 환자에 대해 고령 및 전립선암 이외의 의학적 문제로 인해 일차호르몬치료를 시행했던 사례들을 전향적으로 분석한 결과 부작용 및 순응도 측면에서 문제없이 시행할 수 있음을 보고하였다. 그러나 Lu-Yao 등은 19,271명의 국소 전립선암 환자에서 호르몬치료군과 대기관찰요법군을 비교한 결과 생존율의 차이가 없었다고 보고하면서 고령의 전립선암 환자에서 일차호르몬치료의 효용성에 대해 의문을 제기하기도 하였다.

2. 냉동치료요법cryoablation

냉동치료요법은 최근 회음부를 통해 접근 가능한 3세대 탐침이 개발되면서 치료성적이 더욱 향상된 것으로 알려져 있다. 일부 센터에서는 전립선특이항원 수치가 0.1ng/mL 미만으로 유지되는 것을 치료성공으로 보기도 하지만, 미국방사선종양학회*American Society of Therapeutic Radiology and Oncology: ASTRO* 기준을 따라 3회 연속적으로 전립선특이항원 수치가 상승되는 것을 재발의 기준으로 삼는 곳도 있다. 2세대 냉동치료요법을 시행받은 환자들을 대상으로 전립선특이항원 수치 0.5ng/mL를 재발의 기준으로 분석해보면, 5년 생화학적 무재발생존율은 저위험군과 고위험군에서 각각 60%와 36%로 보고되었다. 3세대 탐침의 개발 등으로 인해 좀 더 많은 환자군에서 장기간 추적관찰 결과가 필요할 것으로 보인다.

3. 고주파 종양절제
radiofrequency interstitial tumor ablation; RITA

고주파 종양절제법은 냉동치료요법과 마찬가지로 회음부를 통해 접근하며, 15게이지의 바늘을 통해 섭씨 100°C에 이르는 고주파에너지를 전달하여 종양을 파괴하는 방법이다. 몇몇 연구자가 실험적으로 소수의 환자를 대상으로 한 치료성적을 보고한 적이 있으나, 아직까지 장기치료 성적을 비롯하여 시술의 장점이나 위험성 등과 관련된 사항은 연구가 미비한 상태이다.

4. 고강도집속초음파
high-intensity focused ultrasound; HIFU

고강도집속초음파 치료는 경직장초음파 탐침을 이용해 전립선암 부분에 65°C 이상의 열을 전달하여 공동화*cavitation* 현상을 통해 암조직을 파괴하는 방법이다. 저위험군 혹은 중간위험군 환자에서 시행 가능하다. 치료 후 결과에 대한 평가에 대해서는 아직 의견이 분분한데, Stuttgart 기준 혹은 Phoenix 기준이 사용되어왔다. 고강도집속초음파 치료는 추적관찰 기간이 12~24개월(중앙값)인 연구들에서 무진행생존율 63~87%로 보고되었는데, 아직은 좀 더 장기적인 추적관찰 결과가 필요하다.

참고문헌

Aapro MS. Management of advanced prostate cancer in senior adults: the new landscape. Oncologist 2012:17 Suppl 1:16-22.

Abdollah F, Karnes RJ, Suardi N, Cozzarini C, Gandaglia G, Fossati N, et al. Impact of adjuvant radiotherapy on survival of patients with node-positive prostate cancer. J Clin Oncol 2014;32:3939-47.

Abuzallouf S, Dayes I, Lukka H. Baseline staging of newly diagnosed prostate cancer: a summary of the literature. J Urol 2004;171:2122-7.

Adolfsson J. Watchful waiting and active surveillance: the current position. BJU Int 2008;102:10-4.

Beerlage HP, Thuroff S, Madersbacher S, Zlotta AR, Aus G, de Reijke TM, et al. Current status of minimally invasive treatment options for localized prostate carcinoma. Eur Urol 2000;37:2-13.

Bianco FJ, Jr., Scardino PT, Eastham JA. Radical prostatectomy: long-term cancer control and recovery of sexual and urinary function ("trifecta"). Urology 2005;66:83-94.

Bill-Axelson A, Holmberg L, Garmo H, Rider JR, Taari K, Busch C, et al. Radical prostatectomy or watchful waiting in early prostate cancer. N Engl J Med 2014;370:932-42.

Bill-Axelson A, Holmberg L, Ruutu M, Garmo H, Stark JR, Busch C, et al. Radical prostatectomy versus watchful waiting in early prostate cancer. N Engl J Med 2011;364:1708-17.

Bill-Axelson A, Holmberg L, Ruutu M, Haggman M, Andersson SO, Bratell S, et al. Radical prostatectomy versus watchful waiting in early prostate cancer. N Engl J Med 2005;352:1977-84.

Blana A, Brown SC, Chaussy C, Conti GN, Eastham JA, Ganzer R, et al. High-intensity focused ultrasound for prostate cancer: comparative definitions of biochemical failure. BJU Int 2009;104:1058-62.

Bolla M, Collette L, Blank L, Warde P, Dubois JB, Mirimanoff RO, et al. Long-term results with immediate androgen suppression and external irradiation in patients with locally advanced prostate cancer (an EORTC study): a phase III randomised trial. Lancet 2002;360:103-6.

Bolla M, de Reijke TM, Van Tienhoven G, Van den Bergh AC, Oddens J, Poortmans PM, et al. Duration of androgen suppression in the treatment of prostate cancer. N Engl J Med 2009;360:2516-27.

Bolla M, van Poppel H, Tombal B, Vekemans K, Da Pozzo L, de Reijke TM, et al. Postoperative radiotherapy after radical prostatectomy for high-risk prostate cancer: long-term results of a randomised controlled trial (EORTC trial 22911). Lancet 2012;380:2018-27.

Bolla M, Van Tienhoven G, Warde P, Dubois JB, Mirimanoff RO, Storme G, et al. External irradiation with or without long-term androgen suppression for prostate cancer with high metastatic risk: 10-year results of an EORTC randomised study. Lancet Oncol 2010;11:1066-73.

Budaus L, Bolla M, Bossi A, Cozzarini C, Crook J, Widmark A, et al. Functional outcomes and complications following radiation therapy for prostate cancer: a critical analysis of the literature. Eur Urol 2012;61:112-27.

Cagiannos I, Karakiewicz P, Eastham JA, Ohori M, Rabbani F, Gerigk C, et al. A preoperative nomogram identifying decreased risk of positive pelvic lymph nodes in patients with prostate cancer. J Urol 2003;170:1798-803.

Crouzet S, Chapelon JY, Rouviere O, Mege-Lechevallier F, Colombel M, Tonoli-Catez H, et al. Whole-gland ablation of localized prostate cancer with high-intensity focused ultrasound: oncologic outcomes and morbidity in 1002 patients. Eur Urol 2014;65:907-14.

D'Amico AV, Chen MH, Renshaw AA, Loffredo M, Kantoff PW. Androgen suppression and radiation vs radiation alone for prostate cancer: a randomized trial. JAMA 2008;299:289-95.

Denham JW, Steigler A, Lamb DS, Joseph D, Turner S, Matthews J, et al. Short-term neoadjuvant androgen deprivation and radiotherapy for locally advanced prostate cancer: 10-year data from the TROG 96.01 randomised trial. Lancet Oncol 2011;12:451-9.

Eichler K, Hempel S, Wilby J, Myers L, Bachmann LM, Kleijnen J. Diagnostic value of systematic biopsy methods in the investigation of prostate cancer: a systematic review. J Urol 2006;175:1605-12.

Eifler JB, Feng Z, Lin BM, Partin MT, Humphreys EB, Han M, et al. An updated prostate cancer staging nomogram (Partin tables) based on cases from 2006 to 2011. BJU Int 2013;111:22-9.

Elshaikh MA, Ulchaker JC, Reddy CA, Angermeier KW, Klein EA, Chehade N, et al. Prophylactic tamsulosin (Flomax) in patients undergoing prostate 125I brachytherapy for prostate carcinoma: final report of a double-blind placebo-controlled randomized study. Int J Radiat Oncol Biol Phys 2005;62:164-9.

Engel J, Bastian PJ, Baur H, Beer V, Chaussy C, Gschwend JE, et al. Survival benefit of radical prostatectomy in lymph node-positive patients with prostate cancer. Eur Urol 2010;57:754-61.

Epstein JI, Amin M, Boccon-Gibod L, Egevad L, Humphrey PA, Mikuz G, et al. Prognostic factors and reporting of prostate carcinoma in radical prostatectomy and pelvic lymphadenectomy specimens. Scand J Urol Nephrol Suppl 2005;34-63.

Ganzer R, Robertson CN, Ward JF, Brown SC, Conti GN, Murat FJ, et al. Correlation of prostate-specific antigen nadir and biochemical failure after high-intensity focused ultrasound of localized prostate cancer based on the Stuttgart failure criteria - analysis from the @-Registry. BJU Int 2011;108:E196-201.

Godtman RA, Holmberg E, Khatami A, Stranne J, Hugosson J. Outcome following active surveillance of men with screen-detected prostate cancer. Results from the Goteborg randomised population-based prostate cancer screening trial. Eur Urol 2013;63:101-7.

Han KR, Belldegrun AS. Third-generation cryosurgery for primary and recurrent prostate cancer. BJU Int 2004;93:14-8.

Harisinghani MG, Barentsz J, Hahn PF, Deserno WM, Tabatabaei S, van de Kaa CH, et al. Noninvasive detection of clinically occult lymph-node metastases in prostate cancer. N Engl J Med 2003;348:2491-9.

Hayes JH, Ollendorf DA, Pearson SD, Barry MJ, Kantoff PW, Lee PA, et al. Observation versus initial treatment for men with localized, low-risk prostate cancer: a cost-effectiveness analysis. Ann Intern Med 2013;158:853-60.

Heidenreich A, Bastian PJ, Bellmunt J, Bolla M, Joniau S, van der Kwast T, et al. EAU guidelines on prostate cancer. part 1: screening, diagnosis, and local treatment with curative intent-update 2013. Eur Urol 2014;65:124-37.

Heidenreich A, Bastian PJ, Bellmunt J, Bolla M, Joniau S, van der Kwast T, et al. EAU guidelines on prostate cancer. Part II: Treatment of advanced, relapsing, and castration-resistant prostate cancer. Eur Urol 2014;65:467-79.

Heidenreich A, Varga Z, Von Knobloch R. Extended pelvic lymphadenectomy in patients undergoing radical prostatectomy: high incidence of lymph node metastasis. J Urol 2002;167:1681-6.

Hinev AI, Anakievski D, Kolev NH, Hadjiev VI. Validation of nomograms predicting lymph node involvement in patients with prostate cancer undergoing extended pelvic lymph node dissection. Urol Int 2014;92:300-5.

James ND, Spears MR, Clarke NW, Dearnaley DP, Mason MD, Parker CC, et al. Failure-Free Survival and Radiotherapy in Patients With Newly Diagnosed Nonmetastatic Prostate Cancer: Data From Patients in the Control Arm of the STAMPEDE Trial. JAMA Oncol 2016;2:348-57.

Jones CU, Hunt D, McGowan DG, Amin MB, Chetner MP, Bruner DW, et al. Radiotherapy and short-term androgen deprivation for localized prostate cancer. N Engl J Med 2011;365:107-18.

Kim TS, Kang SH, Rhew HY. Efficacy of Androgen Deprivation Therapy in Patients with Clinically Localized Prostate Cancer. Korean J Urol 2009;50:1073-7.

Klotz L. Active surveillance for prostate cancer: trials and tribulations. World J Urol 2008;26:437-42.

Klotz L, Zhang L, Lam A, Nam R, Mamedov A, Loblaw A. Clinical results of long-term follow-up of a large, active surveillance cohort with localized prostate cancer. J Clin Oncol 2010;28:126-31.

Krauss D, Kestin L, Ye H, Brabbins D, Ghilezan M, Gustafson G, et al. Lack of benefit for the addition of androgen deprivation therapy to dose-escalated radiotherapy in the treatment of intermediate- and high-risk prostate cancer. Int J Radiat Oncol Biol Phys 2011;80:1064-71.

Kuban DA, Levy LB, Cheung MR, Lee AK, Choi S, Frank S, et al. Long-term failure patterns and survival in a randomized dose-escalation trial for prostate cancer. Who dies of disease? Int J Radiat Oncol Biol Phys 2011;79:1310-7.

Kumar S, Shelley M, Harrison C, Coles B, Wilt TJ, Mason MD. Neo-adjuvant and adjuvant hormone therapy for localised and locally advanced prostate cancer. Cochrane Database Syst Rev 2006:CD006019.

Lawton CA, Winter K, Grignon D, Pilepich MV. Androgen suppression plus radiation versus radiation alone for patients with stage D1/pathologic node-positive adenocarcinoma of the prostate: updated results based on national prospective randomized trial Radiation Therapy Oncology Group 85-31. J Clin Oncol 2005;23:800-7.

Levine GN, D'Amico AV, Berger P, Clark PE, Eckel RH, Keating NL, et al. Androgen-deprivation therapy in prostate cancer and cardiovascular risk: a science advisory from the American Heart Association, American Cancer Society, and American Urological Association: endorsed by the American Society for Radiation Oncology. Circulation 2010;121:833-40.

Loeb S, Berglund A, Stattin P. Population based study of use and determinants of active surveillance and watchful waiting for low and intermediate risk prostate cancer. J Urol 2013;190:1742-9.

Lu-Yao GL, Albertsen PC, Moore DF, Shih W, Lin Y, DiPaola RS, et al. Outcomes of localized prostate cancer following conservative management. JAMA 2009;302:1202-9.

Macias VA, Blanco ML, Barrera I, Garcia R. A Phase II Study of Stereotactic Body Radiation Therapy for Low-Intermediate-High-Risk Prostate Cancer Using Helical Tomotherapy: Dose-Volumetric Parameters Predicting Early Toxicity. Front Oncol 2014;4:336.

Messing EM, Manola J, Yao J, Kiernan M, Crawford D, Wilding G, et al. Immediate versus deferred androgen deprivation treatment in patients with node-positive prostate cancer after radical prostatectomy and pelvic lymphadenectomy. Lancet Oncol 2006;7:472-9.

Morris WJ, Keyes M, Spadinger I, Kwan W, Liu M, McKenzie M, et al. Population-based 10-year oncologic outcomes after low-dose-rate brachytherapy for low-risk and intermediate-risk prostate cancer. Cancer 2013;119:1537-46.

Partin AW, Mangold LA, Lamm DM, Walsh PC, Epstein JI, Pearson JD. Contemporary update of prostate cancer staging nomograms (Partin Tables) for the new millennium. Urology 2001;58:843-8.

Pisansky TM, Hunt D, Gomella LG, Amin MB, Balogh AG, Chinn DM, et al. Duration of androgen suppression before radiotherapy for localized prostate cancer: radiation therapy oncology group randomized clinical trial 9910. J Clin Oncol 2015;33:332-9.

Salembier C, Lavagnini P, Nickers P, Mangili P, Rijnders A, Polo A, et al. Tumour and target volumes in permanent prostate brachytherapy: a supplement to the ESTRO/EAU/EORTC recommendations on prostate brachytherapy. Radiother Oncol 2007;83:3-10.

Schumacher MC, Burkhard FC, Thalmann GN, Fleischmann A, Studer UE. Good outcome for patients with few lymph node metastases after radical retropubic prostatectomy. Eur Urol 2008;54:344-52.

Seiler R, Studer UE, Tschan K, Bader P, Burkhard FC. Removal of limited nodal disease in patients undergoing radical prostatectomy: long-term results confirm a chance for cure. J Urol 2014;191:1280-5.

Shelley MD, Kumar S, Wilt T, Staffurth J, Coles B, Mason MD. A systematic review and meta-analysis of randomised trials of neo-adjuvant hormone therapy for localised and locally advanced prostate carcinoma. Cancer Treat Rev 2009;35:9-17.

Siddiqui SA, Boorjian SA, Inman B, Bagniewski S, Bergstralh EJ, Blute ML. Timing of androgen deprivation therapy and its impact on survival after radical prostatectomy: a matched cohort study. J Urol 2008;179:1830-7; discussion 7.

Steineck G, Helgesen F, Adolfsson J, Dickman PW, Johansson JE, Norlen BJ, et al. Quality of life after radical prostatectomy or watchful waiting. N Engl J Med 2002;347:790-6.

Stephenson AJ, Scardino PT, Kattan MW, Pisansky TM, Slawin KM, Klein EA, et al. Predicting the outcome of salvage radiation therapy for recurrent prostate cancer after radical prostatectomy. J Clin Oncol 2007;25:2035-41.

Steuber T, Budaus L, Walz J, Zorn KC, Schlomm T, Chun F, et al. Radical prostatectomy improves progression-free and cancer-specific survival in men with lymph node positive prostate cancer in the prostate-specific antigen era: a confirmatory study. BJU Int 2011;107:1755-61.

Studer UE, Collette L, Whelan P, Albrecht W, Casselman J, de Reijke T, et al. Using PSA to guide timing of androgen deprivation in patients with T0-4 N0-2 M0 prostate cancer not suitable for local curative treatment (EORTC 30891). Eur Urol 2008;53:941-9.

Thompson IM, Jr., Tangen CM, Paradelo J, Lucia MS, Miller G, Troyer D, et al. Adjuvant radiotherapy for pathologically advanced prostate cancer: a randomized clinical trial. JAMA 2006;296:2329-35.

Thomsen FB, Brasso K, Klotz LH, Roder MA, Berg KD, Iversen P. Active surveillance for clinically localized prostate cancer--a systematic review. J Surg Oncol 2014;109:830-5.

van den Bergh RC, Ahmed HU, Bangma CH, Cooperberg MR, Villers A, Parker CC. Novel tools to improve patient selection and monitoring on active surveillance for low-risk prostate cancer: a systematic review. Eur Urol 2014;65:1023-31.

Walz J, Gallina A, Saad F, Montorsi F, Perrotte P, Shariat SF, et al. A nomogram predicting 10-year life expectancy in candidates for radical prostatectomy or radiotherapy for prostate cancer. J Clin Oncol 2007;25:3576-81.

Walz J, Joniau S, Chun FK, Isbarn H, Jeldres C, Yossepowitch O, et al. Pathological results and rates of treatment failure in high-risk prostate cancer patients after radical prostatectomy. BJU Int 2011;107:765-70.

Ward JF, Slezak JM, Blute ML, Bergstralh EJ, Zincke H. Radical prostatectomy for clinically advanced (cT3) prostate cancer since the advent of prostate-specific antigen testing: 15-year outcome. BJU Int 2005;95:751-6.

Welty CJ, Cooperberg MR, Carroll PR. Meaningful end points and outcomes in men on active surveillance for early-stage prostate cancer. Curr Opin Urol 2014;24:288-92.

Widmark A, Klepp O, Solberg A, Damber JE, Angelsen A, Fransson P, et al. Endocrine treatment, with or without radiotherapy, in locally advanced prostate cancer (SPCG-7/SFUO-3): an open randomised phase III trial. Lancet 2009;373:301-8.

Wilt TJ, Brawer MK, Jones KM, Barry MJ, Aronson WJ, Fox S, et al. Radical prostatectomy versus observation for localized prostate cancer. N Engl J Med 2012;367:203-13.

Wong YN, Freedland S, Egleston B, Hudes G, Schwartz JS, Armstrong K. Role of androgen deprivation therapy for node-positive prostate cancer. J Clin Oncol 2009;27:100-5.

Zelefsky MJ, Chan H, Hunt M, Yamada Y, Shippy AM, Amols H. Long-term outcome of high dose intensity modulated radiation therapy for patients with clinically localized prostate cancer. J Urol 2006;176:1415-9.

Zelefsky MJ, Pei X, Chou JF, Schechter M, Kollmeier M, Cox B, et al. Dose escalation for prostate cancer radiotherapy: predictors of long-term biochemical tumor control and distant metastases-free survival outcomes. Eur Urol 2011;60:1133-9.

Zietman AL, Bae K, Slater JD, Shipley WU, Efstathiou JA, Coen JJ, et al. Randomized trial comparing conventional-dose with high-dose conformal radiation therapy in early-stage adenocarcinoma of the prostate: long-term results from proton radiation oncology group/american college of radiology 95-09. J Clin Oncol 2010;28:1106-11.

15

국소진행성 전립선암의 치료

이승욱

최근 전립선암 조기발견을 위한 노력으로 인해 국소 전립선암의 진단율이 증가하고 있다. 그러나 이런 노력에도 불구하고 최소 10% 이상의 전립선암 환자는 국소진행성 전립선암*locally advanced prostate cancer* 단계에서 진단된다(T3NX/+M0). 국소진행성 전립선암은 암 관련 사망률과 이환율에 악영향을 미침에도 불구하고 국소 전립선암과 다르게 아직까지 표준 치료방침이 정해져 있지 않다. 국소진행성 전립선암은 단일 치료법으로는 재발의 위험성이 높으며 여러 방법의 치료법을 병행해야 치료성과를 향상시킬 수 있다.

I 정의*definition*

전통적으로는 직장손가락검사*digital rectal examination*; DRE와 같은 촉진을 기본으로 전립

선피막침범(cT3a), 정낭침범(cT3b), 인접장기침범(cT4) 등의 소견이 보인다면 국소진행성 전립선암으로 정의해왔다. 최근에는 국소진행성 전립선암에 원격전이*distant metastasis*가 없는 임파선침범이 있는 경우도 포함시켜 국소진행성 전립선암의 범위(T3~4N±M0)를 확장시켰다. 그러나 단순 T 병기로는 예후를 판단할 수 없으며, 질환에 대한 위험도 평가는 TNM 병기뿐만 아니라 전립선특이항원*prostate specific antigen*; *PSA*, 암의 분화도 등 여러 조건을 고려해서 결정해야 한다.

1. 현재위험도 평가*contemporary risk assessment*

전립선암의 위험도를 평가하기 위해 여러 가지 방법이 소개되었다. 그중 Partin표는 1990년대에 처음 소개된 후 2001년과 2013년에 보완된 위험 평가도구로, 임상적으로 국소 전립선암으로 진

단된 환자를 대상으로 근치전립선절제술*radical prostatectomy* 후 최종 병리학적 병기*final pathologic stage*를 예측하기 위해 디자인된 방법이다. 수술 전 임상적 병기, 혈청전립선특이항원 수치, 글리슨점수*Gleason score*를 종합적으로 분석하여 위험도를 평가하는데, 이를 통해 임상적 국소 전립선암이라고 평가받은 경우에도 잠재되어 있는 전이 및 치료 후 재발 위험을 예측할 수 있다. 근치전립선절제술 이후 예후를 예측하는 데 있어 가장 중요한 병리 소견은 글리슨점수, 절제변연 양성*positive surgical margin* 유무와 전립선 내 국한 여부(피막외침범, 정낭침범, 임파선전이) 등이다.

국소치료 후 재발*disease recurrence*을 예측하기 위한 도구로 Kattan 등에 의한 계산도표*nomogram*가 널리 사용되고 있는데, 치료 전 임상적 병기, 생검 글리슨점수, 혈청전립선특이항원 수치 등을 종합적으로 고려하여 치료 후 재발확률을 예측한다. D'Amico 등은 임상적 병기, 글리슨점수, 혈청전립선특이항원 수치를 이용하여 생화학적 재발*biochemical recurrence* 위험도를 저위험군*low*, 중간위험군*intermediate*, 고위험군*high*으로 나누어 제시하였다. The Cancer of Prostate Risk Assessment(CAPRA) score는 0~10점으로 이루어져 있으며, 2점 증가할 때마다 근치전립선절제술 후 재발확률이 2배씩 올라간다고 보고되었다. 하지만 이런 위험도 평가에서 저위험군에 비해 중간위험군, 고위험군에서는 예상과 다른 예후를 보이는 경우가 많아 좀 더 정확한 위험도 평가도구가 필요하다.

2. 영상기법*imaging modalities*

전통적으로 경직장초음파*transrectal ultraso-nography; TRUS*는 전립선외침범을 확인할 수 있고, 초음파 유도하 조직검사를 통해 정낭이나 전립선피막의 침범 유무를 확인할 수 있다. 그러나 Smith 등이 발표한 바와 같이 경직장초음파는 전립선암 병기결정에 한계가 있으며 일반적으로 전립선암의 병기를 축소 평가하게 되는 경향이 있다.

직장 내 자기공명영상*endorectal magnetic reson-ance image*검사는 직장 내 위치한 magnetic coil을 이용해 더 선명한 영상을 통해 T2와 T3를 구분하는 데 도움을 준다. 그러나 아직도 자기공명영상검사는 피막침범 여부에 대한 민감도 및 특이도와 관련하여 다양한 의견이 있으며, 이 때문에 자기공명영상검사를 통한 전립선암 병기결정에는 논란이 있다. 하지만 높은 위험도의 전립선암의 경우에는 자기공명영상검사가 가장 신뢰할 만한 병기결정 검사로 보고되고 있다.

3. 새로운 표지자*novel markers*

과거 전립선암의 임상적, 병리적 요소들로 치료 전에 정확한 암의 진행 정도를 평가하는 것은 한계가 있었다. Chu 등은 2003년에 유전자분석을 통해 국소 전립선암과 국소진행성 전립선암을 구분할 수 있는 염색체들에 대해 발표하였다. 또한 안드로겐 조절 유전자인 TMPRSS2나 EST family gene의 변이가 있다면 악성도가 높을 수 있다는 보고가 있다.

II 발병률과 치료 경향
trends in incidence and treatment

최근 전립선특이항원을 이용한 선별검사를 통해 고위험 전립선암 및 진행성 전립선암의 비율이 줄어들고 있는 추세이다. Ward 등은 국소진행성 전립선암으로 근치전립선절제술을 시행받은 환자는 1987년 25.3%에서 2001년 2.8%로 줄어들었다고 보고했고, Cleveland clinic에서는 근치전립선절제술을 시행받은 환자들 중 피막외 침범이 보이는 경우는 65.8%(1987~1989년)에서 25.2%(2000~2001년)로 감소했다고 보고하였다. 이러한 감소에는 전립선특이항원 수치나 암 분화도 등 여러 수술 전 검사를 통한 평가와 방사선치료 등 수술을 대체할 수 있는 진행성 전립선암 치료법들의 발달이 큰 역할을 하였다.

National Comprehensive Cancer Network (NCCN)에서 최근에 제시한 전립선암에 대한 치료 방법을 결정하기 위한 프로토콜에 따르면, cT3~4 혹은 전립선특이항원 수치가 10.0ng/mL(cT2) 또는 20.0ng/mL(cT1) 이상이거나 글리슨점수가 8 이상인 경우 뼈스캔검사를 시행하고, cT3~4 혹은 임파선전이 가능성이 10%보다 큰 경우에서는 골반 컴퓨터단층촬영이나 자기공명영상검사를 시행해야 한다고 권고하였다. 일반적으로 위와 같은 고위험군에 대한 근치전립선절제술 시 확대골반림프절절제*extended pelvic lymphadenectomy*를 함께 시행해야 한다. 재발 위험성이 높은 고위험 국소진행성 전립선암에서 수술 이외의 다른 치료방법으로는 남성호르몬박탈요법과 방사선치료의 병합요법이 행해지고 있다.

III 자연사 *natural history*

적극적 감시*active surveillance*는 전립선암에 대한 치료방법 중 하나로 인정되고 있다. 많은 연구에서 전립선암으로 인한 암특이사망률*cancer-specific mortality*은 낮으며 대부분 진행된 암이나 고위험군과 연관되어 있었다. 고위험 전립선암의 경우 진행이 빠르므로 환자의 전신상태가 양호할 때 적절한 치료를 해야 한다. 고위험군이나 진행성 전립선암의 자연사에 관한 연구들에서 5~10년 동안 임상적 진행은 22~75%, 국소진행은 22~84%, 원격전이는 27~56%이었으며, 전체생존율*overall survival*에 있어 5년 생존율은 10~92%, 10년 생존율은 14~78%로 보고되었다. 또한 Veterans Administration Cooperative Urological Recerch Group(VACURG)은 임상적 병기 3기(clinical stage III)의 전립선암 환자를 대상으로 위약치료를 한 결과 5년 전체생존율이 58%였다고 보고하였다.

Chodak 등은 글리슨점수 7 이하의 전립선암 환자의 10년 질병특이생존율*disease-specific survival*은 87%, 글리슨점수 8 이상의 경우는 34%로 보고하였다. Johansson 등의 연구에서는 임상적으로 국소 전립선암으로 진단된 경우 11%의 환자만이 전립선암으로 사망하였고, 이는 15년 생존율에 있어서 치료를 즉시 시작한 군과 연기한 군 간에 차이가 없었으나, 국소진행성 전립선암 환자에서는 15년 생존율이 57%로 낮았다. 또 암의 분화도가 좋은*well-differentiated* 경우 6%의 사망률을 보인 반면, 분화도가 안 좋은*poorly differentiated* 경우 56%의 사망률을 보였다. Albertsen 등은 임상적 국소 전립선암 환자를 대상으로 대기관찰요법 watchful waiting을 시행한 결과 글리슨점수가 6인 경우 15년 동안 암특이사망률은 18~30%였으며, 7인 경우 42~70%, 8 이상인 경우에는 60~87%로 사망률이 증가했음을 보고하였다. 이처럼 국소 진행성 전립선암을 포함한 고위험 전립선암의 경우 적절한 치료를 시행받지 못한다면 암의 진행으로 인한 사망률이 유의하게 증가하게 된다.

Ⅳ 근치전립선절제술

1. 근치전립선절제술과 방사선치료의 비교

Zefelesky 등의 연구에 따르면, 국소진행성 전립선암 치료에 있어서 초기치료로 근치전립선절제술을 시행받은 환자군이 방사선치료를 받은 환자군보다 전이의 위험도가 더 낮았으며 더 나은 예후를 보였다.

국소진행성 전립선암 치료에 있어서 수술적 치료가 방사선치료에 비해 가지는 장점은 다음과 같이 설명될 수 있다. 이론적으로 방사선에 의해서 치명적이지 않은 DNA(deoxyribonucleic acid) 손상을 받은 암세포들이 방사선에 저항성을 보이게 되며 이들 세포에 의해 전신적인 진행이 발생하는 것으로 알려져 있다. 방사선치료를 받은 환자들에 대해 조직검사를 시행한 연구에 따르면, 이 환자들의 14~19%에서 방사선에 대한 저항성을 보이는 것으로 나타났다. 또한 방사선치료와는 달리 수술적 치료는 종양세포감소cytoreductive 효과가 있어 잠재적으로 저항성을 나타낼 수 있는 세포들

을 제거할 수 있는 이점이 있다.

2. 근치전립선절제술의 수술적 측면

Mitchell 등의 보고에 따르면 근치전립선절제술을 단독으로 시행받은 환자에서 20년 추적관찰 결과 국소무재발생존율, 무전이생존율metastasis-free survival, 질병특이생존율이 각각 76%, 72%, 81%로 나타났다.

또한 국소진행성 전립선암에서 수술적 치료 단독요법의 암억제cancer control 유지와 관련하여 장기 추적관찰 연구결과상 국소진행성 전립선암에서 수술 후 질병특이생존율이 T2 병기의 5년, 10년 추적결과와 비슷하게 나타났으며 15년 추적 시에 약간의 차이를 나타내는 것으로 보고되었다(79% 대 92%, T3 대 T2). 국내의 단일기관에서 1,324명의 전립선암 환자(국소 전립선암 61.5%)에서 근치전립선절제술 및 골반림프절절제술을 시행한 결과 5년 및 10년 생화학적 무재발생존율은 73.2% 및 66.2%였으며, 10년 암특이생존율cancer specific survival; CSS은 92.4%로 보고되었다.

고위험군 또는 초고위험군 전립선암에서도 일부 환자에서 근치전립선절제술의 효과를 기대할 수 있다. 조직검사 결과 글리슨점수 8~10으로 확인된 전립선암으로 근치전립선절제술을 시행한 경우, 예후에 나쁜 영향을 미치는 인자는 전립선특이항원 10.0ng/mL 이상, 임상적 병기 T2b 이상, 글리슨점수 9 이상으로 확인되었다. 이러한 위험인자를 가지지 않는 환자는 위험인자를 가진 환자에 비해 10년 생화학적 무재발생존율(31% 대 4%)과 질병특이생존율(75% 대 52%)이 유의하게 좋은

것으로 나타났다. 국내의 연구에서도 70세 이상 초고위험 전립선암 환자에게 로봇보조 근치전립선절제술을 시행한 경우 요자제율 등의 기능적 결과는 떨어지지만 종양학적 결과는 좋았음을 보고하였다.

수술을 받은 환자 중 절제변연 양성을 보인 환자들에서는 재발을 더 잘하는 것으로 보고되었다. 일부에서는 불완전한 제거를 하더라도 수술적 제거를 진행하는 것이 더 나은 예후를 보인다고 주장하기도 하지만 최근에 문헌으로 보고된 바는 없다.

국소진행성 전립선암에 대한 수술로 과거에는 개복수술이 선호되었지만 최근에는 복강경수술과 로봇수술이 널리 전파되면서 이들 수술이 증가하고 있다. 로봇수술의 경우 술자의 경험이 많을수록 더 좋은 결과를 보고하는 것으로 알려져 있다.

국소진행성 전립선암의 수술에 있어서 절제변연 양성과 잠재적 미세림프절 전이의 위험성이 존재함에도 불구하고 수술적 치료 단일요법으로도 대략 반 이상의 환자에서 충분한 치료가 되었으며, 80% 이상의 15년 암특이생존율을 보였다.

3. 보조adjuvant방사선치료와 구제salvage방사선치료

국소진행성 전립선암에 있어 대표적인 3개의 전향적 무작위 연구인 Southwest Oncology Group(SWOG) 8794, European Organisation for Research and Treatment of Cancer(EORTC) 22911, Association of Radiological Oncology(ARO) 96-02에서 보조방사선치료의 이점이 보고되었다.

SWOG 8794 연구에서는 근치전립선절제술을 시행받고 pT3 병기 또는 절제변연 양성 소견을 보인 425명의 환자들을 보조방사선치료군과 관찰요법군으로 무작위 배분하여 12.6년(중앙값) 동안 추적관찰 하였다. 이들은 보조방사선치료가 무전이 생존율에 있어서 1.8년(14.7년 대 12.9년), 전체생존율에 있어서 1.9년(15.2년 대 13.3년)의 이득이 있음을 보고하였다. 이후 또 다른 보고에서 고위험군에 대한 근치전립선절제술 후 보조방사선요법을 받은 군이 받지 않은 군에 비해 10년 무재발생존율이 높았다고 보고하였다(36% 대 12%, p=0.001). EORTC 22911 연구에서는 근치전립선전제술을 시행받은 1,005명의 환자를 보조방사선요법과 관찰요법으로 나누어서 비교하였는데 최근 10.6년 (중앙값) 동안 장기 추적한 결과가 발표되었다. 전체생존율은 두 군 간에 차이가 없었으나 생화학적 무진행생존율biochemical progression-free survival에 있어서 보조방사선요법의 이득은 10년까지 유지되는 것으로 나타났다(HR 0.49, 95% CI 0.41~0.59; p<0.0001). 또한 임상적 무진행생존율에 있어서는 5년 추적관찰 결과와 달리 보조방사선요법의 이득이 없었으나, 70세 미만의 환자와 절제변연 양성을 가진 환자에서는 이득이 있었다. 최근 Wiegel 등의 독일연구(ARO 96-02)에서는 근치전립선절제술을 시행받고 pT3 pN0로 진단된 385명의 환자에 대해 보조방사선치료와 관찰요법으로 나누어 9.3년(중앙값) 동안 추적관찰 한 결과를 발표하였는데, 보조방사선치료군의 10년 생화학적 무진행생존율이 관찰요법군보다 유의하게 높은 것으로 나타났다(56% 대 35%, p<0.0001).

최근 코크란리뷰Cochrane Review에서도 보조방사선치료가 10년 추적관찰 연구에서 전체생존율을 향상시키고 원격전이를 감소시켰으며 5년과 10년 추적관찰에서 생화학적 재발도 감소시켰으나, 요도 및 방광경부 협착의 위험을 증가시키고 요실금을 악화시킬 수 있다고 보고하였다.

구제방사선치료는 근치전립선절제술 이후 전립선특이항원이 지속적으로 증가하는 경우 완치될 수 있는 기회를 제공한다. 전립선특이항원 수치가 0.5ng/mL가 되기 전에 구제방사선치료를 시행한 환자의 60% 이상에서 다시 전립선특이항원이 측정 불가능 수준undetectable level으로 감소하였으며, 이 중 80%의 환자가 5년간 진행이 없는 상태를 유지할 수 있었다. 1982~2004년에 근치전립선절제술을 시행한 환자들 중 생화학적 혹은 국소 재발이 확인된 635명을 대상으로 한 후향적 연구에서도 2년 내 구제방사선치료를 받은 환자군에서 받지 않은 환자군에 비해 3배의 전립선암 특이생존율의 향상을 보였다(p<0.001). 구제방사선치료는 또한 빠른 전립선특이항원 배가시간prostate specific antigen doubling time; PSA-DT을 가지는 환자군에서도 효과적이었다.

프절전이를 가진 환자의 수술 후 예후를 확인한 결과 근치전립선절제술이 생존율에 있어서 강력한 독립적 예측인자임이 밝혀졌다(p<0.001). 이들에 따르면 5년 생존율과 10년 생존율이 각각 근치전립선절제술을 시행받은 환자에서 84%, 64%였고 시행받지 않은 군에서는 60%, 28%였다.

근치전립선절제술 중 림프절의 절제 범위는 매우 중요하게 고려되는 부분이다. 대개는 국소진행성 전립선암 환자에서 확대extended림프절절제술이 추천되는데 폐쇄obturator, 외장골external iliac, 내장골internal iliac, 총장골common iliac, 천골전presacral 림프절을 포함하여 절제한다.

일반적인standard 림프절절제술과 비교하여 확대림프절절제술은 국소진행성 전립선암 환자에 있어서 생존율에 도움이 되고 종양학적으로 더 나은 결과를 보인다고 보고되고 있다. 또한 5년 생화학적 무재발생존율BCR-free survival은 각각 30.1% 대 7.1%(p=0.018)이며, 10년 무전이생존율은 각각 62.2% 대 22.2%(p=0.035)이며, 10년 질병특이생존율은 각각 83.6% 대 52.6%(p=0.199)로 보고되고 있다.

4. 림프절전이 및 림프절절제술
lymphadenectomy의 역할

림프절전이는 국소진행성 전립선암 환자 중 근치전립선절제술 시 골반림프절절제술을 함께 시행한 환자의 25~30%에서 나타난다. 수술 중 조직학적으로 림프절전이가 확인된 경우 전신질환으로 인식되어 계획된 근치전립선절제술을 멈추기도 하였으나, Engel 등의 연구에 따르면 1,413명의 림

5. 신보조남성호르몬박탈요법

이 요법은 근치전립선절제술 이전에 호르몬축을 이용한 전신적 항암요법을 통해 종양학적 결과를 향상시키려는 목적으로 시행되는데, 이전의 메타분석에 따르면 전립선특이항원 수치를 낮추고 암의 부피를 줄여주며 림프절전이 및 절제변연 양성 빈도를 감소시켜줌에도 불구하고 생존율이나 질병특이생존율을 향상시키지는 않는 것으로 보고

되었다.

현재 abiraterone을 이용한 신보조항암요법에 대한 연구(NCT00924469 and NCT01088529) 및 enzalutamide를 이용한 신보조항암요법에 대한 연구(NCT01547299)가 진행 중에 있다.

V 방사선치료 *radiation therapy*

1. 신보조남성호르몬박탈요법

외부방사선치료와 남성호르몬박탈요법의 병합치료는 국소진행성 전립선암의 표준치료 중 하나이다. 무작위 3상연구에서 이 병합요법은 국소 및 국소진행성 전립선암 환자들에게 임상적인 이득을 주는 것으로 나타났다. 최근에는 영상유도방사선치료 *image guided radiation therapy*; IGRT 및 세기조절방사선치료 *intensity modulated radiation therapy*; IMRT 기술로 인해 부작용도 줄일 수 있는 여건이 마련되고 있다. 고위험군에서는 장기 남성호르몬박탈요법이 단기요법에 비해 생존율 면에서 이득이 있으므로, 단기 남성호르몬박탈요법은 중간위험군 이하에서만 고려되어야 한다고 보고되고 있다. 중간위험 국소 전립선암 환자에서 병용 남성호르몬차단 *combined androgen blockade*을 시행한 최근 무작위 배정 연구 세 편에서는 외부방사선치료 전과 치료 중에 투여하는 4~6개월의 단기 남성호르몬박탈요법은 전체생존율과 암특이생존율을 모두 향상시켰다. 두 편에서는 방사선요법 시작 2개월 전에 남성호르몬박탈요법을 시작하였고, 이 중 한편에서는 총 3개월의 남성호르몬박탈요법

이 외부방사선치료 단독에 비해 생존율 향상을 보이지 않는 반면, 6개월의 남성호르몬박탈요법은 외부방사선치료 단독에 비해 유의한 생존율 향상을 보였다. 국내 단일기관의 후향적 연구에서는 3개월의 외부방사선치료 전 남성호르몬박탈요법이 생화학적 무재발생존율과 전체생존율에는 영향이 없는 것으로 나타났다.

2. 보조남성호르몬박탈요법

외부방사선치료 후 남성호르몬박탈요법이 고위험군의 국소 전립선암, 국소진행성 전립선암 및 골반림프절전이 전립선암 환자에 있어서 생존율을 향상시킨다는 많은 무작위 대조군 연구결과가 보고되었다. 단기 남성호르몬박탈요법에 비해 2년 이상 장기적으로 사용할 경우 생존기간이 연장되었다. 또한 여명기간 동안 치료를 꾸준히 받는 것이 중단하는 것보다 생존율이 높다고 보고되었다.

3. 화학요법 *chemotherapy*

화학요법과 병합하는 외부방사선치료는 수술과 함께 진행하는 외부방사선치료보다 연구가 덜되어 있다. Khil의 연구에서 외부방사선치료(총 65~70Gy) 동안 estramustine과 vinblastine을 함께 투여하고 5년간 경과관찰 하였다. 그 결과 48%의 환자만이 전립선특이항원 수치가 4.0ng/mL 이하를 유지하였다. Zelefsky 연구에서 27명의 고위험 환자(Gleason sum ≥8 and PSA >10ng/mL; Gleason sum 7 and PSA >20ng/mL; cT3N0M0 and PSA > 20ng/mL; cT4N0M0; cTXN1M0)를 대상으로 2상 임

상시험을 위와 같은 약제와 외부방사선치료(75.6Gy)로 시행하였다. 연구결과 grade 2 독성 발생 외에 grade 3/4 독성은 발견되지 않았고, 2년간 생화학적 무재발생존율은 60%였으며, 생화학적 재발까지의 기간(중앙값)은 12개월이었다. Estramustine과 관련된 외부방사선치료 연구에서는 외부방사선치료 이전에 etoposide와 estramustine을 함께 투여하고, 외부방사선치료 동안 estramustine을 유지하였을 때, 3년 무병생존율과 전체생존율은 각각 73%, 88%였다. 화학요법과 병합하는 외부방사선치료는 아직 시행된 연구가 부족하여 향후 치료를 뒷받침할 수 있는 연구가 더 필요하다.

Ⅵ 국소치료 *focal therapy*

의료기술의 발달로 미세 침습적으로 전립선암을 치료하는 방법이 대두되고 있다. 근치전립선절제술, 외부방사선치료 또는 간질방사선치료 *interstitial radiotheraphy* 외에 냉동수술요법 *cryosurgery*과 고강도집속초음파치료법 *high intensity focused ultrasound; HIFU* 등이 임상적 국소 전립선암 치료에 사용되고 있다. 국소치료는 저위험도의 국소암을 가진 환자들을 대상으로 해야 하기 때문에 환자 선별이 매우 중요하며, 환자에게 국소치료는 실험적 시도이며 재치료의 가능성이 있음을 설명해야 한다.

1. 냉동수술요법 *cryosurgery*

냉동수술요법의 가장 이상적인 대상은 종양이 전립선 내에 국한되어 있거나 종양이 아주 작은 부위에서 전립선을 벗어난 경우이다. 전립선의 크기는 40mL보다 작아야 하며, 이보다 큰 경우 호르몬치료를 선행해 전립선의 크기를 줄인 후에 냉동수술요법을 시행하는 것이 기술적인 어려움을 극복할 수 있는 방법이다. 혈중 전립선특이항원 수치는 20.0ng/mL 미만이어야 하며 글리슨점수는 7 미만이어야 한다. 여명이 10년 이상 남은 환자에서는 아직 장기간 추적자료가 보고되지 않았다.

1) 치료결과

국소 및 국소진행성 전립선암 환자 590명을 저위험군, 중간위험군 및 고위험군으로 나누었을 때, 7년간 생화학적 무재발생존율은 전립선특이항원 수치 0.5ng/mL를 기준으로 하였을 때 각각 61%, 68%, 61%였다. 3세대 냉동수술요법과 남성호르몬박탈요법을 병합한 고위험 전립선암 환자 33명에 대한 치료에서 전립선특이항원 수치 0.5ng/mL를 기준으로 하였을 때 생화학적 무진행생존율은 5년 후에 54.5%였다. 2세대 냉동수술요법에서 전립선특이항원 수치 0.5ng/mL를 기준으로 하였을 때 5년간 생화학적 무재발생존율은 저위험군에서 60%, 고위험군에서 36%였다. 냉동수술요법을 시행받은 975명의 환자를 후향적으로 분석한 다기관연구에서 전립선특이항원 수치 1.0ng/mL 혹은 0.5ng/mL를 기준으로 하였을 때, 5년간 생화학적 무재발생존율은 저위험군에서 각각 76%, 60%, 중간위험군에서 71%, 45%, 고위험군에서 61%, 36%였다. 3세대 냉동수술요법에 대한 보고로 환자 110명에 대해 12개월간 추적관찰 한 결과 73%의 환자가 0.4ng/mL 미만의 전립선특이항원 최저점nadir을 보이고, 저위험군 환자의 생화학적 무진행생존율은 전립선특이항원 0.4ng/mL를 기준으로 하였을 때 64.6%였다. 3세대 냉동수술요법과 남성호르몬박탈요법을 병행한 고위험 전립선암 환자에서 전립선특이항원 0.4ng/mL를 기준으로 하였을 때 생화학적 무진행생존율은 평균 15개월 후에 97.1%(33/34)였다. 조직검사에서 음성비율은 72~87%로 보고되는데, 아직 3세대 냉동수술요법 단독치료에 대한 보고는 없다.

2) 합병증

3세대 냉동수술요법에서 합병증으로는 발기부전(50~90%), 조직괴사(3%), 요실금(4.4%), 골반통(1.4%), 요폐urinary retention(2%), 직장요도 누공 rectourethral fistula(0.2% 미만)이 일어났다. 방광하부의 폐색으로 5%의 환자에서 경요도전립선절제술transurethral resection of prostate; TURP이 필요하였다. 삶의 질을 측정하는 FACT-P questionnaire에 의하면 대부분의 척도는 수술 후 12주에 수술 전 수치까지 회복되었고, 37%의 환자는 3년 후에 성생활이 가능하였다. 새로 진단된 244명의 국소 전립선암 환자를 외부방사선치료군과 냉동수술요법군으로 나누어 비교하였을 때 3년 후 성기능은 냉동수술요법군이 외부방사선치료군에 비해 떨어졌다.

2. 고강도집속초음파

high-intensity focused ultrasound; HIFU

초음파 에너지를 이용하여 조직에 공동화 *cavitation* 및 고열(65℃ 이상)을 유발하여 조직을 파괴하고 괴사시키는 방법으로, 용량제한이 없어 추가시술이 가능하고 수술이나 외부방사선치료 등의 다른 추가치료가 용이하다는 장점이 있다.

1) 치료결과

고강도집속초음파치료 관련 연구 및 논문은 아직 많이 부족한 상황이다. 초기 보고된 연구에서는 생화학적 무병생존율이 30%로 낮았지만, 최근 연구에서는 60~90%의 생화학적 무병생존율을 보고하고 있다. 저위험, 중간위험, 고위험 전립선암에서의 치료성공률은 각각 85%, 77%, 47%였다. 저위험, 중간위험, 고위험군에서 5년간 생화학적 무재발생존율은 각각 66%, 40%, 21%였으며, 5년간 무진행생존율은 각각 73%, 46%, 29%였다.

생화학적 진행과 질병의 진행을 예상할 수 있는 인자로는 전립선특이항원의 최저치와 최저치에 이르는 기간이며, 전립선특이항원 최저치가 0.2ng/mL 이상이거나 6개월 이내에 최저치에 도달하지 않으면 치료가 실패할 가능성이 높다. 이 두 가지 인자 중에서도 전립선특이항원 최저치가 고강도집속초음파의 성공을 예측하는 데 가장 중요한 요소이다. 한편 고강도집속초음파치료 후에 국소재발을 발견하는 데는 동적 조영증강 자기공명영상 *dynamic contrast-enhanced MRI*이 민감도가 높은 것으로 나타났으며, 특이도는 T2 강조weighted 자기공명영상이 높다.

2) 합병증

고강도집속초음파의 합병증으로는 급성 요폐, 요도협착, 발기부전, 요실금, 요로감염, 부고환염, 직장요도 누공 등을 들 수 있다. 급성 요폐는 4~22%에서 발생하며, 이는 고강도집속초음파로 인한 고열이 전립선 부피를 20~30% 증가시켜 요도를 압박하기 때문인데, 고강도집속초음파치료 시술 전 또는 후 경요도전립선절제술을 시행하면 위험을 줄일 수 있다. 또한 요도나 방광경부의 협착과 관련해서는 Holmium:YAG laser 치료가 안전하고 효과적이다. 수술 후 발기부전은 55~70%의 환자에서 나타나고, 환자의 30%에서 한 번 이상의 요실금이 있었다. 가장 심각한 부작용인 직장요도 누공은 0.6~0.9%에서 보고되었다. 의료장비와 기술의 발달로 전체적인 합병증의 빈도가 감소하고 있다.

Ⅶ 남성호르몬박탈요법
androgen deprivation therapy; *ADT*

1. 간헐적*intermittent* 남성호르몬박탈요법

전이가 없는 전립선암 환자에서 남성호르몬박탈요법을 지속 중이라면 간헐적 치료 역시 고려할 만하다. 그러나 글리슨점수가 8 이상인 경우는 지속적인*continuous* 남성호르몬박탈요법을 시행하는 경우가 간헐적 남성호르몬박탈을 시행하는 경우에 비해 생존기간이 길었다.

전이성 전립선암 환자에서 남성호르몬박탈요법은 표준치료법이다. 치료시작 후 7개월경 전립선특이항원 수치에 따라 위험도를 분류하는 것이 적합하다. 저위험군은 전립선특이항원 수치가 0.2ng/mL 이하로 감소한 경우로 정의할 수 있고, 중간위험군은 전립선특이항원 수치가 0.2ng/mL 에서 4.0ng/mL 사이, 고위험군은 전립선특이항원 수치가 4.0ng/mL 이상인 경우로 분류할 수 있다. 지속적인 남성호르몬박탈요법 후 7개월경에 치료와 관련된 부작용이나 증상이 없으면 간헐적 치료요법은 큰 도움이 되지 않는다. 하지만 저위험군과 중간위험군에서 부작용이 심한 경우에는 간헐적 치료를 고려할 수 있다. 고위험군에서는 지속적 남성호르몬박탈요법을 선택하는 것이 거세저항성 전립선암으로의 진행을 늦출 수 있다.

2. 삶의 질*quality of life*

남성호르몬박탈요법은 성기능 이상, 여성형 유방증, 열홍조, 골다공증, 임상적으로 유의한 골절의 증가, 인슐린 저항성 증가, 지질성분의 변화, 당뇨 및 심혈관계 질환의 위험성 증가, 인지기능 저하 등 다양한 부작용을 유발하며, 이러한 부작용은 치료기간에 따라 증가한다. 그러므로 호르몬치료 대상 환자는 치료 전에 발생 가능한 부작용에 대해 주치의와 상의해야 한다.

참고문헌

Agarwal PK, Sadetsky N, Konety BR, Resnick MI, Carroll PR; Cancer of the Prostate Strategic Urological Research Endeavor (CaPSURE). Treatment failure after primary and salvage therapy for prostate cancer: likelihood, patterns of care, and outcomes. Cancer 2008;15;112:307-14.

Albertsen PC, Hanley JA, Gleason DF, Barry MJ. Competing risk analysis of men aged 55 to 74 years at diagnosis managed conservatively for clinically localized prostate cancer. Jama 1998;280:975-80.

Bivalacqua TJ, Pierorazio PM, Gorin MA, Allaf ME, Carter HB, Walsh PC. Anatomic extent of pelvic lymph node dissection: impact on long-term cancer-specific outcomes in men with positive lymph nodes at time of radical prostatectomy. Urology 2013;82:653-8.

Bolla M, de Reijke TM, Van Tienhoven G, Van den Bergh AC, Oddens J, Poortmans PM, et al. Duration of androgen suppression in the treatment of prostate cancer. N Engl J Med 2009;11;360:2516-27.

Bolla M, van Poppel H, Tombal B, Vekemans K, Da Pozzo L, de Reijke TM, et al. Postoperative radiotherapy after radical prostatectomy for high-risk prostate cancer: long-term results of a randomised controlled trial (EORTC trial 22911). Lancet 2012;380:2018-27.

Bolla M, Van Tienhoven G, Warde P, Dubois JB, Mirimanoff RO, Storme G, et al. External irradiation with or without long-term androgen suppression for prostate cancer with high metastatic risk: 10-year results of an EORTC randomised study. Lancet Oncol 2010;11:1066-73.

Briganti A, Karnes RJ, Da Pozzo LF, Cozzarini C, Capitanio U, Gallina A, et al. Combination of adjuvant hormonal and radiation therapy significantly prolongs survival of patients with pT2-4 pNþ prostate cancer: results of a matched analysis. Eur Urol 2011;59:832-40.

Briganti A, Karnes JR, Da Pozzo LF, Cozzarini C, Gallina A, Suardi N, et al. Two positive nodes represent a significant cut-off value for cancer specific survival in patients with node positive prostate cancer. A new proposal based on a two-institution experience on 703 consecutive Nþ patients treated with radical prostatectomy, extended pelvic lymph node dissection and adjuvant therapy. Eur Urol 2009;55:261-70.

Chade DC, Eastham J, Graefen M, Hu JC, Karnes RJ, Klotz L, et al. Cancer control and functional outcomes of salvage radical prostatectomy for radiation-recurrent prostate cancer: a systematic review of the literature. Eur Urol 2012;61:961-71.

Chade DC, Shariat SF, Cronin AM, Savage CJ, Karnes RJ, Blute ML, et al. Salvage radical prostatectomy for radiation-recurrent prostate cancer: a multi-institutional collaboration. Eur Urol 2011;60:205-10.

Chodak GW, Thisted RA, Gerber GS, Johansson JE, Adolfsson J, Jones GW, et al. Results of conservative management of clinically localized prostate cancer. N Engl J Med 1994;330:242-8.

Chu LW, Troncoso P, Johnston DA, Liang JC. Genetic markers useful for distinguishing between organ-confined and locally advanced prostate cancer. Genes, chromosomes & cancer 2003;36:303-12.

Consensus statement: guidelines for PSA following radiation therapy. American Society for Therapeutic Radiology and Oncology Consensus Panel. Int J Radiat Oncol Biol Phys 1997;37:1035-41.

Cooperberg MR, Lubeck DP, Mehta SS, Carroll PR. Time trends in clinical risk stratification for prostate cancer: implications for outcomes (data from CaPSURE). J Urol 2003;170:S21-5; discussion S6-7.

Cornud F, Flam T, Chauveinc L, Hamida K, Chretien Y, Vieillefond A, et al. Extraprostatic spread of clinically localized prostate cancer: factors predictive of pT3 tumor and of positive endorectal MR imaging examination results. Radiology 2002;224:203-10.

Crook JM, O'Callaghan CJ, Duncan G, Dearnaley DP, Higano CS, Horwitz EM, et al. Intermittent androgen suppression for rising PSA level after radiotherapy. N Engl J Med 2012;367:895-903.

Crook JM, Perry GA, Robertson S, Esche BA. Routine prostate biopsies following radiotherapy for prostate cancer: results for 226 patients. Urology 1995;45:624-31; discussion 631-2.

Crouzet S, Murat FJ, Pommier P, Poissonnier L, Pasticier G, Rouviere O, et al. Locally recurrent prostate cancer after initial radiation therapy: early salvage high-intensity focused ultrasound improves oncologic outcomes. Radiother Oncol 2012;105:198-202.

Daly T, Hickey BE, Lehman M, Francis DP, See AM. Adjuvant radiotherapy following radical prostatectomy for prostate cancer. Cochrane Database Syst Rev 2011;CD007234.

D'Amico AV, Chen MH, Renshaw AA, Loffredo M, Kantoff PW. Androgen suppression and radiation vs radiation alone for prostate cancer: a randomized trial. JAMA 2008;23;299:289-95.

D'Amico AV, Whittington R, Malkowicz SB, Fondurulia J, Chen MH, Kaplan I, et al. Pretreatment nomogram for prostate-specific antigen recurrence after radical prostatectomy or external-beam radiation therapy for clinically localized prostate cancer. J Clin Oncol: official journal of the American Society of Clinical Oncology 1999;17:168-72.

Denham JW, Steigler A, Lamb DS, Joseph D, Turner S, Matthews J, et al. Short-term neoadjuvant androgen deprivation and radiotherapy for locally advanced prostate cancer: 10-year data from the TROG 96.01 randomised trial. Lancet Oncol 2011;12:451-9.

Eisenberg ML, Shinohara K. Partial salvage cryoablation of the prostate for recurrent prostate cancer after radiotherapy failure. Urology 2008;72:1315-8.

Engel J, Bastian PJ, Baur H, Beer V, Chaussy C, Gschwend JE, et al. Survival benefit of radical prostatectomy in lymph node-positive patients with prostate cancer. Eur Urol 2010;57:754-61.

Eom KY, Ha SW, Lee E, Kwak C, Lee SE. Is neoadjuvant androgen deprivation therapy beneficial in prostate cancer treated with definitive radiotherapy? Radiat Oncol J 2014;32:247-55.

Gotto GT, Yunis LH, Vora K, Eastham JA, Scardino PT, Rabbani F. Impact of prior prostate radiation on complications after radical prostatectomy. J Urol 2010l;184:136-42.

Greene KL, Meng MV, Elkin EP, Cooperberg MR, Pasta DJ, Kattan MW, et al. Validation of the Kattan preoperative nomogram for prostate cancer recurrence using a community based cohort: results from cancer of the prostate strategic urological research endeavor (capsure). J Urol 2004;171:2255-9

Hanks GE. External-beam radiation therapy for clinically localized prostate cancer: patterns of care studies in the United States. NCI Monogr 1988;7:75-84.

Heidenreich A, Bastian PJ, Bellmunt J, Bolla M, Joniau S, van der Kwast T, et al. EAU guidelines on Eur Urol 2014;65:467-79.

Heidenreich A, Richter S, Thüer D, Pfister D. Prognostic parameters, complications, and oncologic and functional outcome of salvage radical prostatectomy for locally recurrent prostate cancer after 21st-century radiotherapy. Eur Urol 2010;57:437-43.

Higano CS. Intermittent versus continuous androgen deprivation therapy. J Natl Compr Canc Netw 2014;12:727-33.

Horwitz EM, Bae K, Hanks GE, Porter A, Grigno DJ, Brereton HD, et al. Ten-year follow-up of radiation therapy oncology group protocol 92-02: a phase III trial of the duration of elective androgen deprivation in locally advanced prostate cancer. J Clin Oncol 2008;26:2497-504.

Hussain M, Tangen CM, Higano C, Schelhammer PF, Faulkner J, Crawford ED. Et al. Absolute prostate-specific antigen value after androgen deprivation is a strong independent predictor of survival in new metastatic prostate cancer: data from Southwest Oncology Group Trial 9346 (INT-0162). J Clin Oncol 2006;24:3984-90.

Khil MS, Kim JH, Bricker LJ, Cerny JC. Tumor control of locally advanced prostate cancer following combined estramustine, vinblastine, and radiation therapy. Cancer J Sci Am 1997;3:289-96.

Kim CK, Park BK, Lee HM. Prediction of locally recurrent prostate cancer after radiation therapy:

incremental value of 3T diffusion-weighted MRI. J Magn Reson Imaging 2009;29:391-7.

Kim CK, Park BK, Park W, Kim SS. Prostate MR imaging at 3T using a phased-arrayed coil in predicting locally recurrent prostate cancer after radiation therapy: preliminary experience. Abdom Imaging 2010;35:246-52.

Kim SC, Jeong I, Song C, Hong JH, Kim CS, Ahn H. Biochemical recurrence-free and cancer-specific survival after radical prostatectomy at a single institution. Korean J Urol 2010;51:836-42.

Koo KC, Jung DC, Lee SH, Choi YD, Chung BH, Hong SJ, et al. Feasibility of robot-assisted radical prostatectomy for very-high risk prostate cancer: surgical and oncological outcomes in men aged ≥70 years. Prostate Int 2014;2:127-32.

Mitchell JA, Cooperberg MR, Elkin EP, Lubeck DP, Mehta SS, Kane CJ, et al. Ability of 2 pretreatment risk assessment methods to predict prostate cancer recurrence after radical prostatectomy: data from CaPSURE. J Urol 2005;173:1126-31.

Johansson JE, Holmberg L, Johansson S, Bergstrom R, Adami HO. Fifteen-year survival in prostate cancer. A prospective, population-based study in Sweden. JAMA 1997;277:467-71.

Jones CU, Hunt D, McGowan DG, Amin MB, Chetner MP, Bruner DW, et al. Radiotherapy and short-term androgen deprivation for localized prostate cancer. N Engl J Med 2011;14;365:107-18.

Messing EM, Manola J, Yao J, Kiernan M, Crawford D, Wilding G, et al. Immediate versus deferred androgen deprivation treatment in patients with node-positive prostate cancer after radical prostatectomy and pelvic lymphadenectomy. Lancet Oncol 2006;7:472-9.

Mitchell CR, Boorjian SA, Umbreit EC, Rangel LJ, Carlson RE, Karnes RJ. 20-Year survival after radical prostatectomy as initial treatment for cT3 prostate cancer. BJU Int 2012;110:1709-13.

Mouraviev V, Spiess PE, Jones JS. Salvage cryoablation for locally recurrent prostate cancer following primary radiotherapy. Eur Urol 2012;61:1204-11.

Murat FJ, Poissonnier L, Rabilloud M, Belot A, Bouvier R, Rouviere O, et al. Mid-term results demonstrate salvage high-intensity focused ultrasound (HIFU) as an effective and acceptably morbid salvage treatment option for locally radiorecurrent prostate cancer. Eur Urol 2009;55:640-7.

Nielsen ME, Makarov DV, Humphreys E, Mangold L, Partin AW, Walsh PC. Is it possible to compare PSA recurrence-free survival after surgery and radiotherapy using revised ASTRO criterion-- "nadir + 2"? Urology 2008;72:389-93; discussion 394-5.

Partin AW, Kattan MW, Subong EN, Walsh PC, Wojno KJ, Oesterling JE, et al. Combination of prostate-specific antigen, clinical stage, and Gleason score to predict pathological stage of localized prostate cancer. A multi-institutional update. Jama 1997;277:1445-51.

Pierorazio PM, Mullins JK, Eifler JB, Voth K, Hyams ES, Han M, et al. Contemporaneous comparison of open vs minimally-invasive radical prostatectomy for high-risk prostate cancer. BJU Int 2013;112:751-7.

Pilepich MV, Winter K, Lawton CA, Krisch RE, Wolkov HB, Movsas B, et al. Androgen suppression adjuvant to definitive radiotherapy in prostate carcinoma--long-term results of phase III RTOG 85-31. Int J Radiat Oncol Biol Phys 2005;61:1285-90.

Pisters LL, Leibovici D, Blute M, Zincke H, Sebo TJ, Slezak JM, et al. Locally recurrent prostate cancer after initial radiation therapy: a comparison of salvage radical prostatectomy versus cryotherapy. J Urol 2009;182:517-25.

Pisters LL, Rewcastle JC, Donnelly BJ, Lugnani FM, Katz AE, Jones JS. Salvage prostate cryoablation: initial results from the cryo on-line data registry. J Urol 2008;180:559-63.

Ramey SJ, Marshall DT. Re-irradiation for salvage of prostate cancer failures after primary radiotherapy. World J Urol 2013;31:1339-45.

Roach M 3rd, Hanks G, Thames H Jr, Schellhammer P, Shipley WU, Sokol GH, et al. Defining biochemical failure following radiotherapy with or without hormonal therapy in men with clinically localized prostate cancer: recommendations of the RTOG-ASTRO Phoenix Consensus Conference. Int J

Radiat Oncol Biol Phys 2006;65:965-74.

Rocco B, Cozzi G, Spinelli MG, Grasso A, Varisco D, Coelho RF. Current status of salvage robot-assisted laparoscopic prostatectomy for radiorecurrent prostate cancer. Curr Urol Rep 2012;13:195-201.

Rogers E, Ohori M, Kassabian VS, Wheeler TM, Scardino PT. Salvage radical prostatectomy: outcome measured by serum prostate specific antigen levels. J Urol 1995;153:104-10.

Ryan CJ, Zelefsky MJ, Heller G, Regan K, Leibel SA, Scher HI, et al. Five-year outcomes after neoadjuvant chemotherapy and conformal radiotherapy in patients with high-risk localized prostate cancer. Urology 2004;64:90-4.

Scardino PT, Kattan MW, Pisansky TM, Slawin KM, Klein EA. et al. Predicting the outcome of salvage radiation therapy for recurrent prostate cancer after radical prostatectomy. J Clin Oncol 2007;25:2035-41.

Seabra D, Faria E, Dauster B, Rodrigues G, Fava G. Critical analysis of salvage radical prostatectomy in the management of radioresistant prostate cancer. Int Braz J Urol 2009;35:43-8.

Shariat SF, Karakiewicz PI, Roehrborn CG, Kattan MW. An updated catalog of prostate cancer predictive tools. Cancer 2008;113:3075-99.

Shekarriz B, Upadhyay J, Pontes JE. Salvage radical prostatectomy. Urol Clin North Am 2001;28:545-53.

Shelley MD, Kumar S, Wilt T, Staffurth J, Coles B, Mason MD. A systematic review and metaanalysis of randomised trials of neo-adjuvant hormone therapy for localised and locally advanced prostate carcinoma. Cancer Treat Rev 2009;35:9-17.

Siegmann A, Bottke D, Faehndrich J, Brachert M, Lohm G, Miller K. et al. Salvage radiotherapy after prostatectomy - what is the best time to treat? Radiother Oncol 2012;103:239-43.

Smith JA, Jr., Scardino PT, Resnick MI, Hernandez AD, Rose SC, Egger MJ. Transrectal ultrasound versus digital rectal examination for the staging of carcinoma of the prostate: results of a prospective, multi-institutional trial. J Urol 1997;157:902-6.

Song W, Jung US, Suh YS, Jang HJ, Sung HH, Jeon HG, et al. High-intensity focused ultrasound as salvage therapy for patients with recurrent prostate cancer after radiotherapy. Korean J Urol 2014;55:91-6.

Souhami L, Bae K, Pilepich M, Sandler H. Impact of the duration of adjuvant hormonal therapy in patients with locally advanced prostate cancer treated with radiotherapy: a secondary analysis of RTOG 85-31. J Clin Oncol 2009;27:2137-43.

Spiess DA, Pisters LL, Mouraviev V, Jones JS. Outcomes of salvage prostate cryotherapy stratified by pre-treatment PSA: update from the COLD registry. World J Urol 2013;31:1321-5.

Stephenson AJ, Kattan MW, Eastham JA, Bianco FJ Jr, Yossepowitch O, Vickers AJ, et al. Prostate cancer-specific mortality after radical prostatectomy for patients treated in the prostate-specific antigen era. J Clin Oncol 2009;27:4300-5.

Stephenson AJ, Scardino PT, Bianco FJ Jr, Eastham JA. Salvage therapy for locally recurrent prostate cancer after external beam radiotherapy. Curr Treat Options Oncol 2004;5:357-65.

Swanson GP, Hussey MA, Tangen CM, Chin J, Messing E, Canby-Hagino E, et al. Predominant treatment failure in postprostatectomy patients is local: analysis of patterns of treatment failure in SWOG 8794. J Clin Oncol 2007;25:2225-9.

Swanson GP, Thompson IM. Adjuvant radiotherapy for high-risk patients following radical prostatectomy. Urol Oncol 2007;25:515-9.

Tewari A, Issa M, El-Galley R, Stricker H, Peabody J, Pow-Sang J, et al. Genetic adaptive neural network to predict biochemical failure after radical prostatectomy: a multi-institutional study. Molecular urology 2001;5:163-9.

Trock BJ, Han M, Freedland SJ, Humphreys EB, DeWeese TL, Partin AW. Prostate cancer-specific survival following salvage radiotherapy vs observation in men with biochemical recurrence after radical prostatectomy. JAMA 2008;299:2760-9.

van den Ouden D, Bentvelsen FM, Boeve ER, Schröder FH. Positive margins after radical prostatectomy: correlation with local recurrence and distant progression. Br J Urol 1993;72:489-494.

Van der Kwast TH, Bolla M, Van Poppel H, Van Cangh

P, Vekemans K, Da Pozzo L,et al. Identification of patients with prostate cancer who benefit from immediate postoperative radiotherapy: EORTC 22911. J Clin Oncol 2007;25:4178-86.

Vora AA, Marchalik D, Kowalczyk KJ, Nissim H, Bandi G, McGeagh KG, et al. Robotic-assisted prostatectomy and open radical retropubic prostatectomy for locally-advanced prostate cancer: multi-institution comparison of oncologic outcomes. Prostate Int 2013;1:31-6.

Ward JF, Slezak JM, Blute ML, Bergstralh EJ, Zincke H. Radical prostatectomy for clinically advanced (cT3) prostate cancer since the advent of prostate-specific antigen testing: 15-year outcome. BJU Int 2005;95:751-6.

Ward JF, Zincke H. Radical prostatectomy for the patient with locally advanced prostate cancer. Current urology reports 2003;4:196-204

Warde P, Mason M, Ding K, Kirkbride P, Brundage M, Cowan R, et al. Combined androgen deprivation therapy and radiation therapy for locally advanced prostate cancer: a randomised, phase 3 trial. Lancet 2011;378:2104-11.

Warmuth M, Johansson T, Mad P. Systematic review of the efficacy and safety of high-intensity focussed ultrasound for the primary and salvage treatment of prostate cancer. Eur Urol 2010;58:803-15.

Widmark A, Klepp O, Solberg A, Damber JE, Angelsen A, Fransson P, et al. Endocrine treatment, with or without radiotherapy, in locally advanced prostate cancer (SPCG-7/SFUO-3): an open randomised phase III trial. Lancet 2009;373:301-8.

Wiegel T, Bottke D, Steiner U, Siegmann A, Golz R, Störkel S, et al. Phase III postoperative adjuvant radiotherapy after radical prostatectomy compared with radical prostatectomy alone in pT3 prostate cancer with postoperative undetectable prostate-specific antigen: ARO 96-02/AUOAP 09/95. J Clin Oncol 2009;27:2924-30.

Zelefsky MJ, Eastham JA, Cronin AM, Fuks Z, Zhang Z, Yamada Y, et al. Metastasis after radical prostatectomy or external beam radiotherapy for patients with clinically localized prostate cancer: a comparison of clinical cohorts adjusted for case mix. J Clin Oncol 2010;28:1508-13.

Zelefsky MJ, Kelly WK, Scher HI, Lee H, Smart T, Metz E, et al. Results of a phase II study using estramustine phosphate and vinblastine in combination with high-dose three-dimensional conformal radiotherapy for patients with locally advanced prostate cancer. J Clin Oncol 2000;18:1936-41.

16

근치적 치료 이후
생화학적 재발에 대한 치료

전상현

I 생화학적 재발의 배경 및 정의
background & definition of biochemical recurrence

1. 배경

국소 전립선암의 완치를 위한 치료로는 근치전립선절제술과 방사선치료가 대표적이나, 20~50%의 환자에서 치료 후 전립선특이항원*prostate specific antigen*; PSA의 상승으로 특징지을 수 있는 재발을 경험하게 된다. 최초 치료 후 5년째에는 약 15%의 환자에서 이러한 생화학적 재발을 경험하게 되며, 근치전립선절제술 후 10년째에는 20~40%의 환자에서, 방사선치료를 받은 후에는 30~50%의 환자에서 생화학적 재발이 발생하는 것으로 알려져 있다. 임상적 및 병리학적 소견을 이용하여 생화학적 재발을 예측할 수 있지만, 전립선특이항원의 상승은 임상적 재발에 선행하

므로 일단 생화학적 재발이 발생하면 환자는 재발성 전립선암을 가지는 것으로 간주할 수 있다. 국소 전립선암의 치료 후 전립선특이항원을 모니터링하는 것은 생화학적 재발을 진단하는 데 필수적인 과정이며, 이러한 생화학적 재발은 대개는 재발성 질환의 증상이나 징후를 동반하지는 않는다.

생화학적 재발의 정의는 최초 국소치료의 종류, 즉 근치전립선절제술 또는 방사선치료 중 어떤 치료를 받았는가에 따라 다르게 결정된다. 생화학적 재발 환자는 다른 증상을 동반하지 않고 수년간 임상적 재발 질환을 일으키지 않으므로, 이에 대한 적절한 치료계획을 세우는 것은 임상적으로 꽤 어려운 일이다. 생화학적 재발이 있는 모든 환자에서 반드시 임상적 재발로 이환되지는 않으며 상당수의 환자에서는 전립선특이항원 수치가 정점에 도달한 후 정체상태를 유지하면서 더 진행되지 않는 경우도 있어, 과연 전립선특이항원 수치

만 가지고 치료계획을 세울 것인가라는 어려운 명제가 주어지는 것이다.

2. 정의

1) 근치전립선절제술

근치전립선절제술 후 전립선특이항원 수치는 감지될 수 없는 수준이어야 하는데, 전립선특이항원의 반감기가 2일 내지 3일인 걸 감안하면 수술 후 6주 이후에는 전립선특이항원이 측정되지 않아야 한다. 어떤 환자에서는 잔존 전립선조직으로 인해 측정가능 수준의 전립선특이항원 수치가 있을 수 있지만 이러한 경우는 시간이 경과해도 일정하게 유지된다.

미국비뇨기과학회American Urological Association; AUA에서는 측정 가능한 또는 상승하는 전립선특이항원 수치를 이차 확인검사에서도 0.2ng/mL를 초과하는 경우로 정의하고 있다. 최근 MSKCC(Memorial Sloan Kettering Cancer Center)에서 3,125명의 환자를 분석한 결과 전립선특이항원 수치가 0.4ng/mL를 넘으면 전이가 일어날 가능성이 많다고 보고하였다. 수술 후 생화학적 재발이 확인되면 그다음 단계로 재발이 국소성인지 전이성인지를 감별하는 것이 중요하다. 가령 수술 후 6개월 이내의 생화학적 재발은 전이성 재발을 시사하며, 절제변연 양성인 경우에는 국소성 재발일 가능성이 높다.

2) 방사선치료

방사선치료 후 전립선특이항원 감소의 동력학kinetics은 수술과는 다르므로 전립선특이항원 수치는 대개 측정불가능 수준으로 떨어지지는 않는다. 방사선치료 후의 생화학적 재발에 대한 정의는 2000년대 초반까지 American Society for Therapeutic Radiation Oncology(ASTRO)의 지침을 따라왔다. ASTRO는 생화학적 재발을 3개월 간격으로 3회 연속으로 전립선특이항원이 상승했을 때로 정의하고, 재발시기를 전립선특이항원 최저치PSA nadir 도달시점과 3회 연속상승 중 최초의 상승시점의 중간시점 혹은 추가치료가 필요할 정도로 유의한 전립선특이항원 상승시점으로 규정하였다. 하지만 이 정의는 신보조/보조 호르몬치료를 받았던 환자에서 남성호르몬 수치가 회복되는 점, 일시적으로 전립선특이항원이 상승하는 bounce 현상 및 미미하게 연속적으로 전립선특이항원이 상승하나 치료실패를 시사하지 않는 경우 등을 고려하지 않았을 뿐만 아니라 진행시점을 판단하는 데 있어 backdating으로 인한 편견bias이 개입될 수 있었다.

이런 문제점으로 인해 2006년 피닉스Phoenix에서 RTOG(Radiation Therapy Oncology Group)-ASTRO가 참여한 합의회의consensus conference를 통해 새로운 정의가 등장하게 되었다. RTOG-ASTRO Phoenix consensus conference 정의(이하 Phoenix 정의)에 따르면, 호르몬치료의 병합 여부와 상관없이 전립선특이항원 수치가 최저점보다 2.0ng/mL 이상 증가할 경우 생화학적 치료실패biochemical failure로 규정하고 있으며, 재발시기도 전립선특이항원 수치가 기준점을 넘어가는 시점으로 정하였다. 이 정의는 생화학적 재발 단독보다는 임상적 재발 및 진행을 예측하는 데 주안점을 두고 있다. Phoenix 정의는 이전의 ASTRO

정의에 비해 5년째 생화학적 재발의 추정치는 현저히 낮고 10년째 추정치는 높게 나타난다.

3. 자연사*natural history*

일단 근치적 치료 후 생화학적 재발이 진단되면 재발의 원인이 국소성인지 전신성(원격전이)인지 구별하는 것이 매우 중요하다. 치료 전 임상인자들(임상적 T 병기, 치료 전 전립선특이항원 수치, 생검 글리슨점수)을 통해 전이와 암특이사망률의 위험도를 예측할 수 있는데, 근치전립선절제술을 받은 경우에는 수술 후 병리학적 인자들(병리학적 T 병기, 수술 후 검체 글리슨점수, 림프절/절제변연 침범 여부)에서 더 많은 정보를 제공받을 수 있다. 이런 치료 전후의 임상적, 병리학적 인자뿐만 아니라 전립선특이항원 배가시간*prostate specific antigen doubling time*; *PSA-DT* 및 생화학적 재발까지의 기간 등의 전립선특이항원 동력학도 전이와 암특이사망률의 위험도를 예측하는 데 도움을 준다.

1) 수술 후 생화학적 재발*post-radical prostatectomy biochemical recurrence*

Pound 등은 수술 후 생화학적 재발 중 34%만이 임상적 재발(전이성 질환)로 이어졌고, 생화학적 재발로부터 실제 전이까지의 기간은 8년(중앙값)이며, 생화학적 재발부터 전이까지의 기간에 따라 다르지만 실제 전이부터 사망까지의 중앙값은 5년이라고 보고하였다.

생화학적 재발 후 전이와 암특이사망률의 위험인자에 대한 여러 연구결과가 보고되었는데, 이를 종합하여 2015년 유럽비뇨기과학회*European Association of Urology*; *EAU* 지침에서는 전립선특이항원 배가시간 3개월 미만, 정낭침범*seminal vesicle invasion*(pT3b), 수술 후 검체 글리슨점수 8~10, 생화학적 재발까지의 기간이 3년 이하인 경우 전이와 암특이사망률 위험이 높은 고위험군으로, 반면에 전립선특이항원 배가시간 12개월 초과, 병리학적 병기 pT3a 이하, 수술 후 검체 글리슨점수 7 이하, 생화학적 재발까지의 기간이 3년 초과인 경우는 저위험군으로 분류하였다. 고위험군 환자는 전립선특이항원 상승 당시 미세전이 병소*micro-metastatic disease*의 존재 혹은 국소재발 가능성이 높고 이로 인한 사망의 위험이 높으므로 조기에 구제치료가 필요하다. Trock 등은 전립선특이항원 배가시간이 6개월 미만인 경우 구제방사선치료가 전립선암특이생존율을 3배 향상시키고, 재발 후 2년이 지나 구제방사선치료를 시작하면 전립선암특이생존율이 향상되지 않는다고 보고하였다. 반면 저위험군 환자는 서서히 진행하는 국소재발일 가능성이 높으므로 구제방사선치료의 효과가 좋고 이로 인해 전립선특이항원 수치가 측정불가능 수준으로 떨어질 가능성이 높다. 하지만 저위험군 환자의 대부분은 구제치료 없이도 양호한 예후를 보이므로 구제치료는 찬성 및 반대 입장, 기대여명*life expectancy*, 환자 의견 등을 고려하여 결정해야 한다.

2) 방사선치료 후 생화학적 재발*post-radiotherapy biochemical recurrence*

방사선치료 후 생화학적 재발은 국소 및 원격 재발뿐만 아니라 암으로 인한 사망으로 이어진다. Lee 등은 치료 전 전립선특이항원 수치, 글리슨점수, 병기 등이 높을수록 생화학적 재발이 잘 일어나며, 전립선특이항원 수치가 1.5ng/mL 이상 2회 이상 상승할 경우 5년 후 국소재발과 원격전이의 예측률은 각각 26%, 47%이며 전체생존율 및 암특이생존율은 각각 65%와 76%일 것으로 보고하였다. 또한 급격한 전립선특이항원 배가시간과 치료 후 전립선특이항원 상승까지의 짧은 기간이 향후 전이성 질환을 예측하는 인자이긴 하지만, 글리슨등급만이 전체생존율과 암특이생존율의 유일한 예측인자라고 보고하였다.

2015년 유럽비뇨기과학회 지침에서는 전립선특이항원 배가시간 3개월 미만, 생화학적 재발까지의 기간 3년 미만, 생검 글리슨점수 8~10, 임상병기 cT3b~4인 경우 전이와 암특이사망률 위험이 높은 고위험군으로, 전립선특이항원 배가시간 15개월 초과, 생화학적 재발까지의 기간 3년 이상, 생검 글리슨점수 7 이하, 임상병기 cT3a 이하인 경우는 저위험군으로 분류하였다. 수술의 경우와 마찬가지로 구제치료는 기대여명, 종양학적 위험도, 환자 의견 등을 고려하여 결정해야 한다.

II 전이의 평가 assessment of metastases

생화학적 재발이 있는 경우 국소성인지 전신성인지 또는 둘 다 있는 경우인지 감별하는 일은 임상의에게 매우 어려운 일이며, 그 판단의 결과는 환자에게 지대한 영향을 미친다. 현재의 진단기법으로는 수술 부위, 방사선이 조사된 전립선 또는 뼈와 림프절과 같은 원격전이에서의 재발을 명확하게 구별하는 데 한계가 있다. 게다가 영상검사로

국소재발을 진단하더라도 다른 전신전이의 존재를 배제할 수 없으므로 수술 부위에 방사선치료를 하거나 방사선치료 후 구제수술을 시행해도 상당수에서 치료가 실패하는 원인이 될 수 있다.

1. 뼈스캔 bone scan과 컴퓨터단층촬영 computed tomography; CT

영상의학적 검사에서 명백한 전이 소견이 발견되면 더 이상 생화학적 재발이 아니라 전이성 질환으로 간주된다. 전립선특이항원 상승이 있을 경우 재발 및 전이 병소를 찾기 위해 일반적으로 영상의학적 검사를 시행한다. 하지만 생화학적 재발은 임상적 전이보다 평균 7년 내지 8년 앞서므로, 증상이 없거나 전립선특이항원 수치가 낮은 환자에서 통상적인 방법의 뼈스캔이나 컴퓨터단층촬영은 진단적 가치가 낮다.

뼈스캔의 양성 여부를 예측하는 단일 전립선특이항원치는 없지만, 많은 연구에서 전립선특이항원 수치가 20.0~30.0ng/mL를 넘어야 뼈스캔에서 전이성 병변이 발견되는 것으로 알려져 있고, 전립선특이항원 수치가 10.0ng/mL 미만인 환자에서는 4%에서만 양성 소견을 보이므로 뼈스캔의 통상적 시행은 제한적이다. 또한 뼈스캔상 양성 소견을 보여도 외상 및 손상, 감염, 염증 등으로 인한 위양성이 있는 경우도 있으므로 주의해야 한다. 최근에는 전립선특이항원 동력학을 이용한 계산도표 nomogram를 활용하여 예측도를 높이는 시도도 있다.

마찬가지로 전통적인 컴퓨터단층촬영도 전립선특이항원 10.0ng/mL 이하에서는 양성이 나오

는 경우가 드물고 크기가 0.5cm 이하인 병변을 진단하기 어려울 뿐만 아니라 흉터조직과 종양으로 인한 섬유화를 감별하는 데 한계가 있다. 2015년 유럽비뇨기과학회 지침에 따르면 수술 후 뼈스캔이나 컴퓨터단층촬영은 전립선특이항원 수치가 10.0ng/mL를 초과하거나, 전립선특이항원 배가시간이 6개월 미만이거나, 전립선특이항원속도가 0.5ng/mL/month를 초과하거나, 뼈증상이 있는 환자에서 선별적으로 고려되어야 한다.

2. 자기공명영상 magnetic resonance imaging; MRI

자기공명영상은 생화학적 재발 후 국소재발의 진단에 사용할 수 있다. Sella 등은 근치전립선절제술 후 생화학적 재발을 보인 48명의 환자에서 직장 내 코일 endorectal coil 자기공명영상을 분석한 결과 민감도와 특이도가 각각 95%와 100%라고 보고하였다. 검사 전 평균 전립선특이항원 수치는 2.18ng/mL였으나 전립선특이항원 수치가 1.5ng/mL 이하인 환자도 25명(64%) 포함되어 있었다.

최근 추가적인 동적조영증강 dynamic contrast enhancement; DCE영상이 민감도 88%, 특이도 100%, 양성 예측률 100%, 음성 예측률 88%로 표준적인 자기공명영상보다 더 향상된 정확도를 보이는 것으로 밝혀졌는데, 낮은 전립선특이항원 수치(평균 1.9ng/mL)에서도 그러한 결과가 나타났다. 또한 동적조영증강영상을 자기공명분광영상 spectroscopic imaging과 함께 시행하면 전립선특이항원치가 0.4~1.4ng/mL 범위인 환자에서도 민감도가 86%까지 높게 나오는 것으로 밝혀졌다. 양전자방출단층촬영 positron emission tomography/computed tomography; PET/CT과 비교해서 다인자자기공명영상 multiparametric MRI이 국소재발, 특히 낮은 전립선특이항원 수치에서의 생화학적 재발을 진단하는 데 있어서 더 유용하다.

방사선치료 후에는 전립선 조직의 위축과 섬유화가 진행되어 있기 때문에 기존의 검사방법으로 재발을 진단하는 데 어려움이 있으나, 최근에는 다인자자기공명영상이 방사선치료 후 생화학적 재발 시 전립선에서의 재발성 암을 진단하는 데 가장 유망한 검사법으로 떠오르고 있다. 전립선의 T2 강조 자기공명영상이 연조직을 감별하는 데 뛰어나다고는 하지만, 방사선을 조사받은 전립선 조직은 전반적으로 감소된 신호강도를 보이기 때문에 방사선치료 후의 유용성은 제한적이다. T2 강조 자기공명영상은 양성 예측도가 32%면서 민감도는 27%까지 떨어진다. 따라서 구제치료가 필요한 잠재적인 재발성 병변을 더 잘 식별하기 위해 동적 영상연구가 이루어졌다. 동적조영증강은 혈관생성과 모세혈관 투과 특성을 가진 종양과 전립선의 혈관분포를 식별할 수 있다. 동적조영증강-자기공명영상은 T2 강조 자기공명영상에 비해 민감도(72% 대 38%), 양성 예측률(46% 대 24%)과 음성 예측률(95% 대 88%)이 더 우수하다. 특이도는 둘 다 비슷하게 높았다. Yaker 등은 의심 부위의 자기공명영상 유도 조직검사 시 동적조영증강영상을 결합하면 의심 환자당 및 의심 병변당 양성 예측률이 각각 75%와 68%라고 보고하였다.

자기공명분광영상 MR spectroscopy은 콜린 choline, 시트르산염 citrate 및 크레아틴 creatine 농도 측정을 통해 암의 대사를 평가하여 잔존 전립선암을 감별하는 방법이다. 6 core 조직검사 sextant biopsy와 직장손가락검사의 민감도가 각각 48%와 16%인 것에 비해 자기공명분광영상의 민감도는 77%로 보고된다. 하지만 양성 선benign gland 조직에서도 방사선 조사 후 높은 콜린 수치를 보여 위양성 소견이 나타날 수 있다는 점은 유념해야 한다. 뿐만 아니라 T2 강조영상에 자기공명분광영상을 추가하면 방사선치료 후 국소재발 전립선암의 진단을 상당히 향상시킬 수 있다.

확산강조자기공명영상diffusion-weighted imaging MRI; DWI-MRI 역시 임상적 유용성이 입증되었다. Kim 등은 확산강조영상 단독 및 동적조영증강과 병용 시 조직검사의 정확도를 83%까지 끌어올릴 수 있다고 하였는데, 이는 67%의 정확도를 보이는 T2 강조 자기공명영상에 비해 상당히 향상된 결과다. 뼈전이를 발견하는 데 있어서도 확산강조 전신자기공명영상은 뼈스캔과 양전자방출단층촬영보다 민감도가 더 높다. 비록 특이도는 양전자방출단층촬영이 가장 높지만, 최근 메타분석에서 환자 1명당 기준으로 볼 때 자기공명영상이 뼈전이를 진단하는 데 있어 choline 양전자방출단층촬영과 뼈스캔보다 더 우수하다는 것을 보여주었다. 그 외의 여러 연구에서도 방사선치료 후 생화학적 재발 시 자기공명영상의 유용성이 입증된 바 있다. 자기공명영상을 시행하는 적절한 시기 및 전립선특이항원 수치는 향후 더 많은 연구를 통해 결정되어야 할 것이다.

3. 양전자방출단층촬영positron emission tomography/computed tomography; PET/CT

양전자방출단층촬영술은 재발성 전립선암 환자에게 유용한 검사로 각광을 받고 있다. 비록 18F-fluoro-2-deoxy-D-glucose(FDG)가 전립선암 세포에서 낮은 포도당 섭취로 인해 낮은 민감도를 보여 실제 임상에서 사용이 제한적이지만, acetate, choline 및 fluorocholine와 같은 방사성추적자radiotracer는 그 유용성이 희망적인 것으로 알려져 있다. 미국 식품의약국Food and Drug Administration; FDA에서도 전립선암 재발의 진단기법으로 choline 양전자방출단층촬영의 사용을 승인한 바 있다. Choline 양전자방출단층촬영은 전립선특이항원 수치가 2.5ng/mL 미만인 환자의 90%에서 50%의 특이도로 양성 소견을 보여 그 유용성이 입증되었다. 마찬가지로 18F-fluorocholine 양전자방출단층촬영도 전립선특이항원 수치가 5.0ng/mL 미만인 환자에서 50%의 양성률을 보인다. 하지만 choline을 이용한 양전자방출단층촬영은 전립선특이항원 수치가 1.0ng/mL 미만인 환자에서는 절반에서만 양성으로 나오기 때문에 전립선특이항원치가 매우 낮은 경우에는 그 사용이 제한적이다.

양전자방출단층촬영은 골반림프절전이와 뼈전이를 진단하는 데 있어서도 우수한 결과들이 발표되었다. 골반림프절전이를 발견하는 데 있어서 choline 양전자방출단층촬영의 유용성을 평가한 메타분석에서 민감도와 특이도가 각각 62%와 92%로 보고되었다. 18F-fluoride 양전자방출단층촬영은 뼈스캔보다 민감도가 더 우수하고, 11C-choline 양전자방출단층촬영은 뼈스캔보다 민감도가 높은지는 불확실하지만, 특이도가 더 높고 불분명한 병변을 보이는 경우가 더 적다.

11C-acetate 양전자방출단층촬영은 근치전

립선절제술 후 전립선특이항원 재발을 평가하는
또 다른 검사방법으로 각광을 받고 있는데, 전립
선특이항원 수치의 중앙값이 2.0ng/mL인 20명
의 환자에서 민감도가 높게는 75%까지 나온다.
Almeida 등은 11C-acetate 양전자방출단층촬
영을 이용하여 재발성 또는 전이성 전립선암의 진
단율을 85%까지 보고하였다. 전립선특이항원 수
치가 0.4~1.0ng/mL인 환자에서는 73%의 진단
율을 보였고, 2.0ng/mL을 초과하는 경우에서는
93%의 진단율을 보였다. 양전자방출단층촬영은
전립선암 재발의 진단에 유용한 것으로 증명되었
으나, 구제치료의 경우 낮은 전립선특이항원 수치
에서 가장 효과적이므로 양성으로 전환되기를 기
다리는 동안 완치 가능한 시기를 놓칠 수 있다는
문제점 때문에 양전자방출단층촬영의 임상적 유
용성은 아직 논란의 여지가 있다.

4. 다른 검사법

경직장초음파TRUS는 낮은 전립선특이항원
에서, 특히 요도-방광 문합 부위의 재발에 대해
서 타당한 민감도를 보이는 것으로 알려져 있다.
Scattoni 등은 경직장초음파 후 생검 시 전립선특
이항원수치가 0.5ng/mL 이하인 환자의 45%에서
양성이었고 전립선특이항원수치가 2.0ng/mL 이
상인 경우 민감도가 100%라고 보고하였다.

Indium-111 capromab pendetide scanning
(ProstaScint)은 prostate-specific membrane
antigen(PSMA)에 결합하는 G 면역글로불린의 단
일클론 항체를 이용하는데, 생화학적 재발에서
는 민감도와 특이도가 60%에서 70%로 그 유용

성은 제한적이다. 또한 단일클론 항체가 세포자
멸사apoptosis 또는 괴사necrosis 될 때에만 노출
되는 세포 내 도메인에만 결합하는 것으로 알려
져 ProstaScint의 임상적 유용성은 더 떨어진다.
J591와 같이 PSMA의 외부요소에 더 특이적으로
결합하는 새로운 세대의 항체는 전립선암의 진단
과 잠재적인 치료에 유용할 것으로 보인다.

5. 전립선생검 및 임상적 결정

근치전립선절제술 후 수술 부위(prostatic bed)에
병변이 촉지되는 경우 또는 영상의학적 검사상 재
발 또는 지속적 병변의 소견을 보이는 경우 생검
(blind biopsy)을 시행하는 경우가 많다. 생검상 양
성이 나오면 국소 부위의 조절을 위한 방사선치료
또는 전신치료를 결정하게 되지만, 대부분의 환자
에서 병변이 촉지되지 않거나 영상의학적 검사상
양성 소견을 보이지 않는다. 이런 경우 시행되는
생검은 진단율이 낮고 임상적 결정에 영향을 미치
지 않을 뿐만 아니라 구제방사선치료의 효과를 예
측하는 데도 효과적이지 않으므로 표준진단법으
로 권고되지 않는다. 반면 방사선치료 후 전립선
의 지속적 병변을 감별하기 위한 생검은 구제치료
를 시행하기 전에 필수적으로 시행되어야 한다. 다
만 방사선치료 후 시행되는 전립선 생검은 암세포
의 변형이 있을 수 있고 글리슨점수도 다르게 나
올 수 있다는 점을 반드시 염두에 두어야 하며, 방
사선치료 종료 2년 이후에는 위양성의 가능성이
감소하므로 그 시기까지 기다렸다가 생검을 시행
하는 것이 바람직하다.

표 16-1 국소치료 후 전립선특이항원 상승 시 예후를 예측할 수 있는 모델

STUDY	NO. PATIENTS	EVENT PREDICTED	Prognostic Variables				
			PSAD	MARGIN	GLEASON	PSA	OTHER
Leventis et al, 2001	49	Biochemical relapse-free survival after salvage RT	Treated as continuous, HR 0.30(0.11~0.83; p=.02)	NA	NA	Pre-RT PSA treated as continuous, HR 3.22(1.16~8.93; p=.025)	NA
Stephenson et al, 2004(updated and validated in Stephenson et al, 2007)	501	PSA progression after salvage RT	≤10 mo, HR 1.7(1.2~2.2; p=.001)	Negative margin HR 1.9 (1.4~2.5; p<.001)	Gleason 8~10, HR 2.6 (1.7~4.1; p<.001)	Pre-RT PSA > 2, HR 2.3 (1.7~3.2; p<.001)	SVI, HR 1.4 (1.1~1.9; p=.02)
Ward et al, 2004	211	PSA progression after salvage RT	≤12 mo, HR(3.88; p=.032)	SVI, HR(3.22; p=.023)	Pathologic grade(HR 1.58; p=.023)	2-fold increase(HR 1.29; p=.04)	NA
Pound et al, 1999	5079	Metastasis-free survival	≤10 mo, poor prognosis (Gleason ≤7 only)	NA	Gleason 8~10, poor prognosis	NA	≤2 years to biochemical failure, poor prognosis
Zagars and Pollack, 1997	841	Metastasis-free survival	≤8 mo, poor prognosis	NA	NA	NA	NA
Roberts et al, 2001	587	Metastasis-free survival	<0.5 yr, RR 62; 0.5~0.9 year; RR 9.1; 1~9.9 yr, RR 4.1	NA	NA	NA	NA
Zelefsky et al, 2005	381(all patients)	Metastasis-free survival	Continuous, HR 0.59(0.49~0.71; p=.001)	NA	Gleason 7~10, HR 1.0(1.2~3.3; p=.007)	NA	NA
Zelefsky et al, 2005	229(no neoadjuvant ADT)	Metastasis-free survival	Continuous, HR 0.54 (0.41~0.70)	NA	Gleason 7~10, HR 2.7(1.4~5.2; p=.002)	NA	T3 or T4, HR 2.0(1.2~3.6; p=.01)
Kwan et al, 2004	1786	Overall survival(disease-specific survival is also included)	NA	NA	Grouped by overall risk category, p<.001	Any evidence of biochemical failure, p<.001; absolute PSA level, p=.168	T stage, p=.033 PSA
Lee et al, 1997	151	Disease-specific survival and overall survival	NA	NA	p=.004(disease specific) or .03(overall)	NA	NA
Sandler et al, 2000	154	Cause-specific survival	Relative PSA rise and log of slope of rise (p<.001 and .007)	NA	NA	NA	NA
D'Amico et al, 2002	94	Cause-specific death and all-cause death	≤12 mo(p=.03 cause specific; p=.05 all causes)	NA	NA	NA	NA
D'Amico et al, 2003	1451	Cause-specific mortality	<3 mo, HR 19.6(12.5~30.9)	NA	NA	NA	PSADT ≥3 mo (continuous) HR 0.78 (0.74~0.82)
Trock et al, 2008	635	Cancer-specific mortality	<6 mo, HR 0.36(p<.001)	Not significant	Gleason 8~10, HR 1.77 (p=.003)	Trigger PSA of 2ng/mL, HR 0.27	NA

ADT: androgen-deprivation therapy, HR: hazard ratio, NA: not applicable(either not analyzed or not statistically significant in a multivariate model), PSA: prostate-specific antigen, PSADT: prostate-specific antigen doubling time, RR: relative risk, RT: radiation therapy, SVI: seminal vesicle invasion

6. 국소 및 전신 재발의 평가

임상의는 전립선특이항원의 상승을 보이는 환자를 검사할 때 제일 먼저 재발 부위가 어디인지를 염두에 두어야 한다. 대개 치료 전 전립선특이항원이 낮거나 분화도 등급이 낮은 경우, 임상적 및 병리적 병기가 낮은 경우, 국소치료 후 전립선특이항원 재발까지의 기간이 긴 경우, 전립선특이항원 배가시간이 긴 경우 등은 영상의학적 검사로 원격전이 병변을 발견할 확률이 낮은 경우이다. 그러한 환자들은 수술 부위에 구제방사선치료를 함으로써 상당 기간 병변의 소실을 기대할 수 있다. 절제변연 양성 여부와 정낭침범 여부도 성공적인 구제방사선치료를 예측하는 인자로 알려져 있다. 이러한 인자들을 이용해 예후를 예측하는 다양한 모델들이 보고되고 있다(표 16-1).

Ⅲ 근치전립선절제술 후 생화학적 재발의 치료

1. 구제방사선치료*salvage radiation therapy*

근치전립선절제술 후 전립선특이항원 수치가 높거나 상승하는 상황은 임상의나 환자에게나 곤혹스러운 일이다. 현재까지는 국소 또는 전신 재발 여부를 정확하게 구별하여 진단할 수 있는 영상기법이 제한적이기 때문에 임상의는 치료의 결정을 내리는 데 딜레마에 빠지는 경우가 많다. 남성호르몬박탈요법은 비록 수술 후 재발성 전립선암을 완치시키는 방법은 아니지만 약 60%의 환자에서 전립선특이항원 재발 후 이차치료로 사용되고 있다. 그러나 현재로서는 구제방사선치료가 가장 확실하면서 장기 무진행률*freedom from progression*이 가장 높은 방법이다.

2004년의 한 대단위 다기관 연구에서 근치전립선절제술 후 전립선특이항원 실패(측정 가능하거나 상승)가 있는 501명의 환자를 대상으로 구제방사선치료 결과를 발표하였다. 전신질환을 예측할 수 있는 고등급 질환 및 빠른 전립선특이항원 배가시간이 있는 고위험군 환자가 상당수 포함되어 있음에도 불구하고 이 연구에 따르면 4년 무진행률이 45%였다. 다변량분석 결과 글리슨등급, 치료 전 전립선특이항원 수치, 전립선특이항원 배가시간, 수술절제변연 양성 여부, 남성호르몬박탈요법 시행 여부 및 림프절전이 여부 등이 병의 진행가능성을 예측할 수 있는 유의한 인자였다. 다른 보고에서도 구제방사선치료의 5년 생화학적 무재발 생존율을 35%에서 46%로 비슷하게 보고하였다. Boorjian 등은 856명의 환자 가운데 534명(63.6%)의 환자에서 치료 후 측정불가능 수준의 전립선특이항원에 도달했다고 보고하였다. 다변량분석 결과 구제방사선치료를 받으면 국소재발의 위험성이 90%, 추후에 남성호르몬박탈요법을 시행받을 위험성이 20%, 전신진행의 위험성이 75% 감소하였다.

구제방사선치료의 실패는 국소질환이 지속되거나 재발된 경우, 전신전이가 이미 존재하였거나 새롭게 발생한 경우에 올 수 있다. 구제치료 후 실패를 예측할 수 있는 인자와 관련하여 Buskirk 등은 병리학적 병기와 글리슨점수 및 구제방사선치료 전 전립선특이항원 수치가 예측인자에 해당된다고 하였다. 이러한 인자들을 이용하여 0~5점으로 점수화한 예측모델을 만들어 0~1점인 경우는 5년 생화학적 무재발률이 69%인 반면 4~5점인 경우는 6%라고 보고하였다. 게다가 전립선특이항원 최저점이 0.05ng/mL보다 큰 환자는 구제방사선치료 후 원격전이 병변이 있을 위험성이 크고 전립선암특이생존율이 불량하였다.

Stephenson 등은 1,540명의 다기관 코호트를 이용하여 구제방사선치료 후 결과를 예측하는 계산도표를 개발하였다. 치료 전 전립선특이항원 수치, 병리학적 글리슨점수, 전립선특이항원 배가시간, 절제변연 상태, 림프절 상태 및 남성호르몬박탈요법 등이 포함되었는데, 일치지수concordance index가 0.69였다. 비록 전체 코호트의 최종 무진행생존율이 32%에 불과하였지만, 치료 전 전립선특이항원 수치가 0.5ng/mL 이하인 경우에는 48%였고, 10개월 미만의 전립선특이항원 배가시간 또는 글리슨점수가 8~10인 고위험군 환자에서도 6년 무진행생존율이 41%나 되었다. 최근에는 생화학적 재발까지의 기간이 원격전이의 발생, 전립선암특이사망률 및 전체사망률의 예측인자인 것으로 밝혀졌다.

1) 방사선 조사량

방사선치료를 이용한 전립선암의 일차치료 경험을 통해 치료선량(조사량)을 높일수록 치료결과가 향상되면서 부작용이 제한적임을 알게 되자, 많은 기관에서 과거의 입체조형방사선치료conformal therapy보다 방사선 조사량을 늘리고 표적 부위의 정확성을 높이는 세기조절방사선치료intensity-modulated radiotherapy; IMRT를 이용한 프로토콜을 개발하여 사용하고 있다. 1999년 ASTRO에서는 최소 64Gy의 방사선 조사량을 권고하였다. 최근 미국비뇨기과학회의 지침에서도 보조 및 구제방사선치료에서의 상기 조사량이 재확인되었다.

하지만 최근의 증거에 의하면 더 높은 조사량으로 치료효과를 개선시킬 수 있음이 밝혀졌다. De Meerleer 등은 75Gy/37fractions을 조사할 경우 5년 생화학적 무재발률이 67%임을 보고하였다. 급성기 합병증으로 3등급의 위장관계 독성은 없었고 비뇨기계 독성은 3%에 불과하였다. 추적기간 동안 후기 위장관 및 비뇨기계 독성도 미미하였다. Bernard 등의 연구에 의하면 방사선 조사량을 <64.8Gy, 64.8~66.6Gy, >66.6Gy로 구분하여 환자군을 나눌 때 생화학적 재발의 예상 누적률은 각각 57%, 46%, 39%였다. 최근 Ost 등은 평균 76Gy의 조사량을 이용하여 5년 생화학적 무재발생존율 56%, 임상적 무재발생존율 86%라고 보고하였다. 2, 3등급의 비뇨기계 독성은 22%, 2, 3등급의 위장관계 독성은 8%로 부작용은 적었다. 최근의 메타분석에서도 조사량을 높이면 치료성적이 개선된다고 제시하고 있다.

2) 구제방사선치료와 남성호르몬박탈요법 병합치료

이론적으로는 남성호르몬박탈요법을 이용한 전신치료를 시행하면 미세전이 병소를 치료할 수 있고 종양용적을 줄여 국소 구제치료를 더 용이하게 하며 방사선치료와 상승효과를 일으켜 잔존 암세포를 치료하는 데 보다 효과적일 수 있다. 하지만 남성호르몬박탈요법과의 병합치료는 많은 기관에서 상반된 결과를 보여 아직은 논란의 여지가 있다.

Trock 등은 생화학적 재발을 보인 635명의 환자에서 방사선치료에 호르몬치료를 추가하는 것이 전립선암특이생존율을 개선시키는 데 효과가 없었다고 보고하였는데, 5년 및 10년 전립선암특이생존율은 방사선치료 단독 시 각각 96%와 86%였고 호르몬치료 추가 시 96%와 82%였다. 고high선량의 방사선치료를 이용한 연구에서도 마찬가지로 생화학적 재발을 개선시키는 효과는 없었다. 반면 Stephenson 등은 평균 4.1개월간 남성호르몬박탈요법을 방사선치료 전 또는 도중에 시행한 결과 무진행률을 개선시키는 것으로 보고하였다. 하지만 남성호르몬박탈요법 방법이 표준화되지 않았고 투여기간의 편차가 심한 문제점이 있었다. 고선량의 세기조절방사선치료를 이용한 최근의 연구에서는 6개월의 남성호르몬박탈요법을 추가하면 생화학적 무재발률을 개선시키는 것으로 보고하였다(HR 0.33). 아직까지는 이 문제에 대한 전향적 무작위 연구는 RTOG(Radiation Therapy Oncology Group) 9601이 유일한데, 아직 연구가 진행 중이며 중간보고에서 긍정적인 결과를 보였다. 현재 다른 3상 연구(Radiotherapy and Androgen Deprivation in Combination after Local Surgery; RADICALS)에서도 방사선치료의 시기(보조 혹은 조기 구제)와 동반 남성호르몬박탈요법의 기간을 평가하고 있으며, 향후 이러한 연구들의 결과에 따라 남성호르몬박탈요법의 유효성이 밝혀질 것이다.

3) 구제방사선치료와 보조방사선치료

아직까지는 구제와 보조 방사선치료를 비교할 수 있는 잘 구성된 무작위 대조연구는 미미하다.

두 방법을 비교하는 여러 연구가 있으나, 구제치료는 수술 후 이미 실패를 보인 환자군을 대상으로 하는 반면 보조치료는 임상진행을 경험하지 않은 환자가 많게는 50%까지 포함되어 있어 편견bias이 있을 수밖에 없다. 많은 후향적 연구에서는 보조방사선치료가 더 우수한 성적을 보이고 있으나 전립선특이항원 수치 0.5ng/mL 이하에서는 조기 구제치료가 보조치료에 상응하는 효과를 보여, 조기 구제방사선치료가 질병진행 가능성이 적은 환자에서는 방사선치료로 인한 이환율을 줄이면서 질병의 진행 조기에 치료할 수 있는 유망한 치료방법으로 기대를 받고 있다. 따라서 보조방사선치료와 조기 구제방사선치료를 비교하는 무작위 3상연구의 필요성이 대두되어 최근 RADICALS 및 RAVES(Radiotherapy-Adjuvant Versus Early Salvage)와 같은 연구가 진행 중인데, 그 결과가 주목된다.

2. 남성호르몬박탈요법

근치전립선절제술 후의 남성호르몬박탈요법은 저평가된 면이 있었고 그 유용성의 범위가 제한적이었다. 무작위 대조연구는 충분하지 않고 공격적인 전립선암에 대한 포괄적인 치료에서의 역할은 완전히 정립되지 않았을 뿐만 아니라 많은 후향적 연구에서 상반된 결과를 보이고 있다. Moul 등은 조기 호르몬치료가 글리슨점수 8 이상, 전립선특이항원 배가시간 12개월 미만인 고위험군 환자에서 전이metastasis 빈도를 감소시킨다고 보고하였다. 하지만 Siddiqui 등은 호르몬치료가 생화학적 진행을 늦추거나 암특이생존율을 높일 수는 있어도 전체생존율을 개선시킨다는 증거는 아직 없다고 하였다. 그리고 심장질환 및 당뇨 발생의 위험성이 증가할 수 있다는 점도 고려해야 한다.

생화학적 재발이 있는 환자 모두에게 호르몬치료가 필요한 것은 아니며 전신실패 *systemic failure*의 위험성이 높은 환자를 잘 구분하여 최적의 환자를 선택하고 호르몬치료로 인한 이환율을 줄이는 것이 중요하다. Dorff 등에 의한 SWOG(Southwest Oncology Group) S9921 무작위 임상연구에서는 글리슨점수 8 이상, 전립선특이항원 수치 15.0ng/mL 이상, 병리학적 병기 T3b~4 또는 N1, 글리슨점수 7이면서 전립선특이항원 수치가 10.0ng/mL를 초과하거나 절제변연 양성인 고위험 환자 중 보조호르몬치료군에서 5년 생화학적 무재발생존율이 92.5%, 전체생존율이 95.9%라고 보고하였다. 근치전립선절제술 당시 림프절전이 양성인 경우 미세전이가 존재할 위험성이 매우 높으며 결국 전신실패를 보일 수 있다. Messing 등이 시행한 조기 및 지연 호르몬치료를 비교한 무작위 연구에서 11.9년 추적관찰 결과 조기 투여군에서 전체생존율, 암특이생존율 및 무진행생존율이 우수하였다. 결론적으로 국소 또는 전신 재발의 위험성이 매우 높은 환자에서 보조호르몬치료는 이득이 있다.

Ⅳ 방사선치료 후 생화학적 재발의 치료

1. 구제근치전립선절제술
salvage radical prostatectomy

구제근치전립선절제술은 방사선치료 후 국소 재발암을 제거할 수 있는 가장 확실한 방법이다. 비록 많이 시행되는 수술은 아니지만, 여러 보고에 의하면 10년 암특이생존율이 많게는 70~83%에 이른다. 생존 결과는 병리학적 병기와 연관이 있는데, 장기에 국한되어 있거나 국소 피막외침범이 있는 경우 5년 무진행률은 각각 77%와 71%인 반면, 정낭침범이 있거나 림프절전이가 있는 경우 예후가 불량하여 5년 무진행률은 각각 28%와 22%에 불과하다. 전립선암은 방사선치료 후에도 재발하는 경향이 있어 국소침범이나 전이가 일어나기 전에 확실한 구제치료를 시행하는 것이 매우 중요하다. 수술 전 전립선특이항원 수치가 10.0ng/mL 미만일 경우 환자의 약 2/3에서 장기에 국한된 질환을 가지고 있어 병을 예측하는 데 도움을 준다. Heidenreich 등은 전립선특이항원 배가시간이 12개월을 넘으면 환자의 73%에서 장기에 국한된 전립선암을 가지며, 생검 core의 50% 미만에서 양성이면 장기 국한, 절제변연 음성 및 림프절 음성을 예측하는 인자라고 보고하였다.

과거에는 구제수술을 받은 환자 중 많게는 60%까지 합병증이 동반되는 것으로 알려져 있었다. 방사선치료 후의 섬유화로 인해 직장손상은 6~15%, 방광경부 구축 *bladder neck contracture*은 20~28%, 요실금은 40~60%까지 발생하는 것으로 알려져 있었다. 이러한 높은 합병증 발생빈도로 인해 많은 임상의가 구제수술을 주저했는데, 최근에는 술기의 발전과 적절한 환자의 선택으로 인해 구제근치전립선절제술의 이환율이 급격히 개선되어 직장손상은 2~4%이며, 주요 합병증은 33%에서 13%로 감소하였다. 수술 전 면밀한 사전계획과 해부학적 구조에 대한 세심한 주의, 개선된 방사선조사 등이 합병증을 줄이는 데 기여하였는데, 최근 요자제율은 70~80% 범위에서 보고되고 있으며 PDE-5 억제제의 도움 없이 성생활이 가능한 경우도 16~18%에 이른다. 이렇듯 구제수술의 합병증이 이전보다 많이 개선되고 수술 후 장기 성적이 우수하므로, 최근에는 방사선치료 후 실패의 위험이 있는 환자를 조기에 선별하여 구제수술을 시행하는 경향이다. 생검으로 확진된 재발성 암이 있고 기대여명이 최소 10년이며 영상검사상 전이 소견이 없고 전립선특이항원 수치가 10.0ng/mL 미만인 경우 구제근치전립선절제술을 선별적으로 시행할 수 있다. 최근 추적조사 기간이 짧기는 하나 로봇을 이용한 구제수술의 성공적 시행도 몇몇 기관에서 보고되고 있다.

2. 구제냉동치료요법 salvage cryotherapy

구제냉동치료요법은 환자를 적절하게 선택할 경우 방사선치료 실패 후의 효과적이고 안전한 선택이 될 수 있다. 생화학적 재발 후 환자의 약 1/3에서 생검 양성 소견을 보이므로 생검으로 확진된 환자가 냉동요법에 가장 적합하다. 방사선치료 후의 전립선특이항원 bounce 현상과 조직학적 변화 때문에 방사선치료 후 최소 2년이 경과된 후에 생화학적, 조직학적 실패 여부를 판정하는 것이 좋다. 정낭침범은 많게는 환자의 29%에서 존재하고 예후가 불량하므로 생검 시 정낭을 포함하는 것이 바람직하다. 구제냉동치료요법을 시행하는 환자는 합당한 기대여명이 있어야 하고, 컴퓨터단층촬영 또는 자기공명영상과 뼈스캔을 포함한 원격전이 여부를 확인하기 위한 검사를 철저히 시행해야 한다. 고위험군 환자에서는 골반림프절 생검도 고려할 수 있다.

구제치료 전 전립선특이항원 수치가 10.0ng/mL 미만이며 전립선특이항원 배가시간이 16개월 이상인 경우 성공적인 치료를 예측할 수 있다. 현재까지는 구제냉동치료요법 후 성공을 판정할 수 있는 보편적인 정의는 없다. Phoenix 정의를 이용한 최근의 COLD(cryo online data) 결과에 의하면 3년 생화학적 무병생존율이 66.7%였다. 그 밖의 몇몇 연구에서도 방사선치료 실패 후 구제냉동치료요법의 5년 생화학적 무병생존율은 50~70%로 보고되었다. 구제냉동치료요법 후 전립선특이항원 최저점이 1.0ng/mL를 넘으면 재발의 위험성이 6.6배 증가하고 5년 무병생존율은 3%에 불과하여 주요한 예측인자로 활용할 수 있다.

구제냉동치료요법 후 합병증이 발생할 위험성도 고려해야 하는데, Perrote 등은 요실금이 72%에서 발생하며 33%의 환자만이 치료 후 만족했다고 보고하였다. 최근의 3세대 모델을 이용한 보고에서는 요실금 발생률이 4.3~6.5%로 많이 개선되었는데, 요도조임근을 보호하는 요도온난법의 시행 때문으로 알려졌다. 발기부전은 일차치료 후에 발생할 수 있으며 냉동치료로 더 악화될 수 있는 문제점이 있다. Perrotte 등은 치료 전 성행위가 가능했던 환자의 15%에서만 치료 후에도 성교가 가능하다고 보고했고, Ismail 등은 발기부전의 빈도를 86%로 보고하였다. 최근에는 발기부전의 발생을 줄이기 위해 신경보존술과 부분subtotal 냉동술식이 시도되고 있다. 구제냉동치료요법 후 발생하는 가장 심각한 합병증은 직장–요도 누공recto-urethral fistula으로, 최근의 보고에는 그 빈도가 상당히 감소하여 1~3.4%에서 발생하는 것으로 알려져 있다. 다른 합병증으로는 요로폐색, 요도협착, 요도탈락urethral sloughing, 직장통, 음낭부종 및 혈뇨 등이 있다. 구제냉동치료요법은 신중히 선택된 환자에게 시행하면 적은 합병증과 적절한 암특이생존 결과를 보일 수 있는 방법으로 인정된다.

3. 구제근접치료salvage brachytherapy

방사선치료 후 구제근접치료의 근거자료는 구제 전립선절제술이나 냉동치료에 비해서는 미약하다. 그런데 최근의 보고에서는 최신 기술을 이용하여 수술과 냉동치료의 성적에 비견할 수 있는 결과를 보이고 있다. 따라서 구제치료방법에 대한 무작위 대조연구의 필요성이 대두되고 있다. Burri 등은 생검으로 국소실패가 확인된 37명(정낭생검 시행한 30명 포함)의 환자를 대상으로 중앙값 86개월간의 장기성적을 보고하였다. 추적 10년째에 54%의 환자에서 생화학적 재발이 발생하지 않았으며 암특이생존율 96%, 전체생존율 74%의 우수한 성적을 보였고 합병증도 다른 구제치료에 필적하였다. 13명의 환자에서 폐색성 요증상, 급박성 요실금, 설사 등의 2등급 독성을 보였고, 경요도절제술을 요하는 요로폐색과 육안적 혈뇨의 방전요법

fulguration이 필요한 3등급 독성이 3명, 전립선–직장 누공이 발생하여 요로전환술urinary diversion이 필요한 4등급 독성이 1명 있었다. 이외의 다른 보고에서도 비슷한 성적을 보여, 구제근접치료가 방사선치료 실패 후에 시행할 수 있는 우수한 치료방법이 될 수 있음을 보여준다. 다른 치료방법과 마찬가지로 합병증이 상당히 발생할 수 있으므로 환자의 병적 상태를 충분히 고려하면서 선택해야 한다. 가장 적절한 환자군은 일차치료로부터 재발까지의 기간이 긴 경우, 전립선특이항원 배가시간이 긴 경우, 글리슨점수 6 이하, 피막외침범이 없거나 정낭침범이 없는 경우이다.

4. 구제고강도집속초음파치료
salvage high intensity focused ultrasound

구제고강도집속초음파치료는 방사선치료 후 재발한 전립선암의 치료방법으로 최근 검증받고 있는 방법으로, 몇몇 보고에서 우수한 성적을 보이고 있다. 167명을 치료한 대단위 연구에서 122명(73%)에서 시술 후 생검에서 음성 소견을 보였고, 저위험군, 중위험군, 고위험군에 대한 3년 무진행생존율은 각각 53%, 42%, 25%였다. 합병증으로는 요폐, 요로감염, 요실금 및 방광출구폐색 등이 있었으며 5명의 환자에서 직장–요도 누공이 발생하였다. 고강도집속초음파치료의 중기 및 단기 성적이 보고되어 있기는 하지만, 방사선치료 후 재발군에서의 치료 대안으로 자리를 잡으려면 추가 연구가 더 필요하다.

5. 남성호르몬박탈요법

방사선치료 후 전립선특이항원 상승은 국소실패 또는 원격전이에 기인한다. 원격전이 소견이 없고 생검으로 확진된 국소재발이 있으면서 상당한 여명이 있는 환자에게는 전립선절제술, 냉동요법 및 다른 방사선요법 같은 국소치료에 대한 상담을 시행할 수 있다. 하지만 국소치료를 거부하거나 동반질환이 너무 많아 합병증이 동반될 수 있는 시술이 부담스럽거나 기대여명이 길지 않은 환자가 있을 수 있다. 한 조사에 의하면 임상의의 54%에서 국소치료가 가능한 비교적 젊은 환자에서도 추적관찰 또는 남성호르몬박탈요법을 권하는 것으로 알려졌으며 고령의 환자에서는 그 비율이 더 높았다. 실제로 93.5%의 환자가 방사선치료 실패 후 이차치료로 남성호르몬박탈요법을 시행받는다. 생화학적 재발이 발생한 모든 환자에서 임상적 재발이 일어나지는 않는다. 그러므로 고위험군의 환자를 선별하여 조기 남성호르몬박탈요법을 시행하는 것이 중요한데, 전립선특이항원 배가시간이 방사선치료 후 실패, 생화학적 재발, 국소재발, 원격전이 및 전체생존율을 예측하는 인자로 여러 연구에서 증명되었다. 대개 12개월 미만의 여러 기준이 제시되고는 있지만 임상의는 환자의 동반질환 및 전립선암으로 인한 사망률, 치료의 합병증 및 비용 등을 고려하여 판단해야 할 것이다. 따라서 원격재발의 위험성이 높은 환자에게 치료를 시행하는 것이 합당하다. 반면 전립선특이항원 배가시간이 12개월 이상인 환자에서는 남성호르몬박탈요법은 이득이 없는 것으로 알려져 있으므로 고려하지 않는 것이 좋다. 치료의 적절한 시작시기는 아직 확립되지 않았으며, 현재 조기와 지연 투여를 비교하는 임상연구(NCT00110162)가 진행되고 있어 그 결과가 주목된다. 최근 보고에서는 전이병변이 없고 전립선특이항원 수치가 3.0 ng/mL를 초과하는 경우 간헐적intermittent 남성호르몬박탈요법이 연속continuous요법에 비해 성적이 뒤떨어지지 않는 것으로 밝혀져 환자의 삶의 질을 개선시킬 수 있는 방법으로 각광받고 있다. 남성호르몬박탈요법의 적절한 시작시기, 간헐적 요법의 이득 및 치료효과를 극대화할 수 있는 환자의 선정기준 등은 향후 추가연구를 통해 더 규명되어야 할 것이다.

참고문헌

Amling CL, Bergstralh EJ, Blute ML, Slezak JM, Zincke H. Defining prostate specific antigen progression after radical prostatectomy: what is the most appropriate cut point? J Urol 2001;165:1146-51.

Antonarakis ES, Trock BJ, Feng Z, Humphreys EB, Carducci MA, Partin AW, et al. The natural history of metastatic progression in men with PSA-recurrent prostate cancer after radical prostatectomy: 25-year follow-up. J Clin Oncol 2009;27 suppl: abstr 5008.

Beekman K, Morris M, Slovin S, Heller G, Wilton A, Bianco F Jr, et al. Androgen deprivation for minimal metastatic disease: the threshold for achieving an undetectable prostate-specific antigen. Urology 2005;65:947-52.

Berruti A, Dogliotti L, Terrone C, Cerutti S, Isaia G, Tarabuzzi R, et al. Changes in bone mineral density, lean body mass and fat content as measured by dual energy x-ray absorptiometry in patients with prostate cancer without apparent bone metastases given androgen deprivation therapy. J Urol 2002;167:2361-7. discussion 2367.

Beyer DC. Permanent brachytherapy as salvage treatment for recurrent prostate cancer. Urology 1999;54:880-3.

Boccardo F, Barichello M, Battaglia M, Carmignani G, Comeri G, Ferraris V, et al. Bicalutamide monotherapy versus flutamide plus goserelin in prostate cancer: updated results of a multicentric trial. Eur Urol 2002;42:481-90.

Bolla M, Collette L, Blank L, Warde P, Dubois JB, Mirimanoff RO, et al. Long-term results with immediate androgen suppression and external irradiation in patients with locally advanced prostate cancer (an EORTC study): a phase III randomised trial. Lancet 2002;360:103-6.

Buskirk SJ, Pisansky TM, Schild SE, Macdonald OK, Wehle MJ, Kozelsky TF, et al. Salvage radiotherapy for isolated prostate specific antigen increase after radical prostatectomy: evaluation of prognostic factors and creation of a prognostic scoring system. J Urol 2006;176:985-90.

Carter HB, Morrell CH, Pearson JD, Brant LJ, Plato CC, Metter EJ, et al. Estimation of prostatic growth using serial prostate-specific antigen measurements in men with and without prostatic disease. Cancer Res 1992;52:3323-8.

Chang CH, Wu HC, Tsai JJ, Shen YY, Changlai SP, Kao A. Detecting metastatic pelvic lymph nodes by 18 F-2-deoxyglucose positron emission tomography in patients with prostate-specific antigen relapse after treatment for localized prostate cancer. Urol Int 2003;70:311-5.

Cher ML, Bianco FJ Jr, Lam JS, Davis LP, Grignon DJ, Sakr WA, et al. Limited role of radionuclide bone scintigraphy in patients with prostate specific antigen elevations after radical prostatectomy. J Urol 1998;160:1387-91.

Choueiri TK, Dreicer R, Paciorek A, Carroll PR, Konety B. A model that predicts the probability of positive imaging in prostate cancer cases with biochemical failure after initial definitive local therapy. J Urol 2008;179:906-10. discussion 910.

Cimitan M, Bortolus R, Morassut S, Canzonieri V, Garbeglio A, Baresic T, et al. [18F]fluorocholine PET/CT imaging for the detection of recurrent prostate cancer at PSA relapse: experience in 100 consecutive patients. Eur J Nucl Med Mol Imaging 2006;33:1387-98.

Consensus statement: guidelines for PSA following radiation therapy. American Society for Therapeutic Radiology and Oncology Consensus Panel. Int J Radiat Oncol Biol Phys 1997;37:1035-41.

Cookson MS, Aus G, Burnett AL, Canby-Hagino ED, D'Amico AV, Dmochowski RR, et al. Variation in the definition of biochemical recurrence in patients treated for localized prostate cancer: the American Urological Association Prostate Guidelines for Localized Prostate Cancer Update Panel report and recommendations for a standard in the reporting of surgical outcomes. J Urol 2007;177:540-5.

D'Amico AV, Chen MH, Renshaw AA, Loffredo M,

Kantoff PW. Androgen suppression and radiation vs radiation alone for prostate cancer: a randomized trial. JAMA 2008;299:289-95.

D'Amico AV, Cote K, Loffredo M, Renshaw AA, Schultz D. Determinants of prostate cancer-specific survival after radiation therapy for patients with clinically localized prostate cancer. J Clin Oncol 2002;20:4567-73.

D'Amico AV, Manola J, Loffredo M, Renshaw AA, DellaCroce A, Kantoff PW. 6-month androgen suppression plus radiation therapy vs radiation therapy alone for patients with clinically localized prostate cancer: a randomized controlled trial. JAMA 2004;292:821-7.

D'Amico AV, Moul J, Carroll PR, Lubeck D, Chen MH. Prostate specific antigen doubling time as a surrogate end point for prostate cancer specific mortality following radical prostatectomy or radiation therapy. J Urol 2004;172:S42-S46. discussion S46 7.

D'Amico AV, Moul JW, Carroll PR, Sun L, Lubeck D, Chen MH. Surrogate end point for prostate cancer-specific mortality after radical prostatectomy or radiation therapy. J Natl Cancer Inst 2003;95:1376-83.

D'Amico AV, Moul JW, Carroll PR, Sun L, Lubeck D, Chen MH. Vital statistics following surgery or radiation for patients with clinically localized prostate cancer managed during the PSA era. Proc Am Soc Clin Oncol 2003;22. abstr 1528.

D'Amico AV, Whittington R, Malkowicz SB, Schultz D, Blank K, Broderick GA, et al. Biochemical outcome after radical prostatectomy, external beam radiation therapy of interstitial radiation therapy for clinically localized prostate cancer. JAMA 1998;280:969-74.

DeGrado TR, Baldwin SW, Wang S, Orr MD, Liao RP, Friedman HS, et al. Synthesis and evaluation of (18) F-labeled choline analogs as oncologic PET tracers. J Nucl Med 2001;42:1805-14.

DeGrado TR, Coleman RE, Wang S, Baldwin SW, Orr MD, Robertson CN, et al. Synthesis and evaluation of 18 F-labeled choline as an oncologic tracer for positron emission tomography: initial findings in prostate cancer. Cancer Res 2001;61:110-7.

DeGrado TR, Reiman R, Price DT. Pharmacokinetics and radiation dosimetry of 18 F-fluorocholine. J Nucl Med 2002;43:92-6.

Dotan ZA, Bianco FJ Jr, Rabbani F, Rabbani F, Eastham JA, Fearn P, et al. Pattern of prostate-specific antigen (PSA) failure dictates the probability of a positive bone scan in patients with an increasing PSA after radical prostatectomy. J Clin Oncol 2005;23:1962-8.

Freedland SJ, Humphreys EB, Mangold LA, Eisenberger M, Dorey FJ, Walsh PC, et al. Risk of prostate cancer-specific mortality following biochemical recurrence after radical prostatectomy. JAMA 2005;294:433-9.

Green HJ, Pakenham KI, Headley BC, Yaxley J, Nicol DL, Mactaggart PN, et al. Quality of life compared during pharmacological treatments and clinical monitoring for non-localized prostate cancer: a randomized controlled trial. BJU Int 2004;93:975-9.

Gretzer MB, Trock BJ, Han M, Walsh PC. A critical analysis of the interpretation of biochemical failure in surgically treated patients using the American Society for Therapeutic Radiation and Oncology criteria. J Urol 2002;168:1419-22.

Gulley JL, Figg WD, Steinberg SM, Carter J, Sartor O, Higano CS, et al. A prospective analysis of the time to normalization of serum androgens following 6 months of androgen deprivation therapy in patients on a randomized phase III clinical trial using limited hormonal therapy. J Urol 2005;173:1567-71.

Han M, Partin AW, Zahurak M, Piantadosi S, Epstein JI, Walsh PC. Biochemical (prostate specific antigen) recurrence probability following radical prostatectomy for clinically localized prostate cancer. J Urol 2003;169:517-23.

Hara T, Kosaka N, Kishi H. Development of (18) F-fluoroethylcholine for cancer imaging with PET: synthesis, biochemistry, and prostate cancer imaging. J Nucl Med 2002;43:187-99.

Herr HW, O'Sullivan M. Quality of life of asymptomatic men with nonmetastatic prostate cancer on androgen deprivation therapy. J Urol 2000;163:1743-6.

Hinkle GH, Burgers JK, Neal CE, Texter JH, Kahn D, Williams RD, et al. Multicenter radioimmunoscintigraphic evaluation of patients with prostate carcinoma using indium-111 capromab pendetide. Cancer 1998;83:739-47.

Horwitz EM, Bae K, Hanks GE, Porter A, Grignon DJ, Brereton HD, et al. Ten-year follow-up of radiation therapy oncology group protocol 92 02: a phase III trial of the duration of elective androgen deprivation in locally advanced prostate cancer. J Clin Oncol 2008;26:2497-504.

Israeli R, Powell CT, Corr JG, Fair WR, Heston WD. Expression of the prostate-specific membrane antigen. Cancer Res 1994;54:1807-11.

Israeli R, Powell CT, Fair WR, Heston WD. Molecular cloning of a complementary DNA encoding a prostate-specific membrane antigen. Cancer Res 1993;53:227-30.

Iversen P, Johansson JE, Lodding P, Lukkarinen O, Lundmo P, Klarskov P, et al. Bicalutamide (150 mg) versus placebo as immediate therapy alone or as adjuvant to therapy with curative intent for early nonmetastatic prostate cancer: 5.3-year median followup from the Scandinavian Prostate Cancer Group Study Number 6. J Urol 2004;172:1871-6.

Izawa JI, Madsen LT, Scott SM, Tran JP, McGuire EJ, Von Eschenbach AC, et al. Salvage cryotherapy for recurrent prostate cancer after radiotherapy: variables affecting patient outcome. J Clin Oncol 2002;20:2664-71.

Kattan MW, Zelefsky MJ, Kupelian PA, Scardino PT, Fuks Z, Leibel SA. Pretreatment nomogram for predicting the outcome of three-dimensional conformal radiotherapy in prostate cancer. J Clin Oncol 2000;18:3352-9.

Katz MS, Zelefsky MJ, Venkatraman ES, Fuks Z, Hummer A, Leibel SA. Predictors of biochemical outcome with salvage conformal radiotherapy after radical prostatectomy for prostate cancer. J Clin Oncol 2003;21:483-9.

Keating NL, O'Malley AJ, Smith MR. Diabetes and cardiovascular disease during androgen deprivation therapy for prostate cancer. J Clin Oncol 2006;24:4448-56.

Kelloff GJ, Coffey DS, Chabner BA, Dicker AP, Guyton KZ, Nisen PD, et al. Prostate-specific antigen doubling time as a surrogate marker for evaluation of oncologic drugs to treat prostate cancer. Clin Cancer Res 2004;10:3927-33.

Klotz L, O'Callaghan CJ, Ding K, Dearnaley DP, Higano CS, Horwithz EM, et al. A phase III randomized trial comparing intermittent versus continuous androgen suppression for patients with PSA progression after radical therapy: NCIC CTG PR.7/SWOG JPR.7/CTSU JPR.7/UK Intercontinental Trial CRUKE/01/013. J Clin Oncol 2011;29(Suppl. 7; Abstr. 3).

Kotzerke J, Volkmer BG, Glatting G, van den Hoff J, Gschwend JE, Messer P, et al. Intraindividual comparison of [11 C]acetate and [11 C]choline PET for detection of metastases of prostate cancer. Nuklearmedizin 2003;42:25-30.

Kwan W, Pickles T, Duncan G, Liu M, Agranovich A, Berthelet E, et al. PSA failure and the risk of death in prostate cancer patients treated with radiotherapy. Int J Radiat Oncol Biol Phys 2004;60(4):1040-6.

Laufer M, Pound CR, Carducci MA, Eisenberger MA. Management of patients with rising prostate-specific antigen after radical prostatectomy. Urology 2000;55:309-15.

Lawton CA, Winter K, Murray K, Machtay M, Mesic JB, Hanks GE, et al. Updated results of the phase III Radiation Therapy Oncology Group (RTOG) trial 85-31 evaluating the potential benefit of androgen suppression following standard radiation therapy for unfavorable prognosis carcinoma of the prostate. Int J Radiat Oncol Biol Phys 2001;49:937-46.

Lee WR, Hanks GE, Hanlon A. Increasing prostate-specific antigen profile following definitive radiation therapy for localized prostate cancer: clinical observations. J Clin Oncol 1997;15:230-8.

Leventis AK, Shariat SF, Kattan MW, Butler EB, Wheeler TM, Slawin KM. Prediction of response to salvage radiation therapy in patients with prostate cancer recurrence after radical prostatectomy. J Clin Oncol 2001;19:1030-9.

Loblaw DA, Mendelson DS, Talcott JA, Virgo KS, Somerfield MR, Ben-Josef E, et al. American Society of Clinical Oncology recommendations for the initial hormonal management of androgen-sensitive metastatic, recurrent, or progressive prostate cancer. J Clin Oncol 2004;22:2927-41.

Loblaw DA, Virgo KS, Nam R, Somerfield MR, Ben-Josef E, Mendelson DS, et al. Initial hormonal management of androgen-sensitive metastatic, recurrent, or progressive prostate cancer: 2006 update of an American Society of Clinical Oncology practice guideline. J Clin Oncol 2007;25:1596-605.

Lukka H, Warde P, Pickles T, Morton G, Brundage M, Souhami L; Canadian GU Radiation Oncologist Group. Controversies in prostate cancer radiotherapy: consensus development. Can J Urol 2001;8:1314-22.

Macdonald OK, Schild SE, Vora SA, Andrews PE, Ferrigni RG, Novicki DE, et al. Radiotherapy for men with isolated increase in serum prostate specific antigen after radical prostatectomy [see comment]. J Urol 2003;170:1833-7.

Macdonald OK, Schild SE, Vora S, Andrews PE, Ferrigni RG, Novicki DE, et al. Salvage radiotherapy for men with isolated rising PSA or locally palpable recurrence after radical prostatectomy: do outcomes differ? Urology 2004;64:760-4.

McLeod DG, See WA, Klimberg I, Gleason D, Chodak G, Montie J, et al. The bicalutamide 150 mg early prostate cancer program: findings of the North American trial at 7.7-year median followup. J Urol 2006;176:75-80.

Meirelles GSP, Schoder H, Ravizzini GC, Gönen M, Fox JJ, Humm J, et al. Prognostic value of baseline [18F] fluorodeoxyglucose positron emission tomography and 99mTc-MDP bone scan in progressing metastatic prostate cancer. Clin Cancer Res 2010;16:6093-9.

Messing EM, Manola J, Sarosdy M, Wilding G, Crawford ED, Trump D. Immediate hormonal therapy compared with observation after radical prostatectomy and pelvic lymphadenectomy in men with node positive prostate cancer: results at 10 years of EST 3886. J Urol 2003;169:396. abstr 1480.

Messing EM, Manola J, Sarosdy M, Wilding G, Crawford ED, Trump D. Immediate hormonal therapy compared with observation after radical prostatectomy and pelvic lymphadenectomy in men with node-positive prostate cancer. N Engl J Med 1999;341:1781-8.

Messing EM, Manola J, Yao J, Kiernan M, Crawford D, Wilding G, et al. Immediate versus deferred androgen deprivation treatment in patients with node-positive prostate cancer after radical prostatectomy and pelvic lymphadenectomy. Lancet Oncol 2006;7:472-9.

Morris MJ, Akhurst T, Osman I, Nunez R, Macapinlac H, Siedlecki K, et al. Fluorinated deoxyglucose positron emission tomography imaging in progressive metastatic prostate cancer. Urology 2002;59:913-8.

Moul JW. Prostate specific antigen only progression of prostate cancer. J Urol 2000;163:1632-42.

Moul JW, Connelly RR, Lubeck DP, Bauer JJ, Sun L, Flanders SC, et al. Predicting risk of prostate specific antigen recurrence after radical prostatectomy with the Center for Prostate Disease Research and Cancer of the Prostate Strategic Urologic Research Endeavor databases. J Urol 2001;166:1322-7.

Moul JW, Kane CJ, Malkowicz SB. The role of imaging studies and molecular markers for selecting candidates for radical prostatectomy. Urol Clin North Am 2001;28:459-72.

Moul JW, Wu H, Sun L, McLeod DG, Amling C, Donahue T, et al. Early versus delayed hormonal therapy for prostate specific antigen only recurrence of prostate cancer after radical prostatectomy. J Urol 2004;171:1141-7.

Nabholtz JM, Senn HJ, Bezwoda WR, Melnychuk D, Deschênes L, Douma J, et al. Prospective randomized trial of docetaxel versus mitomycin plus vinblastine in patients with metastatic breast cancer progressing despite previous anthracycline-containing chemotherapy. 304 Study Group. J Clin Oncol 1999;17:1413-24.

Oesterling JE. Prostate specific antigen: a critical assessment of the most useful tumor marker for adenocarcinoma of the prostate. J Urol 1991;145:907-23.

Oyama N, Akino H, Kanamaru H, Suzuki Y, Muramoto S, Yonekura Y, et al. 11 C-acetate PET imaging of prostate cancer. J Nucl Med 2002;43:181-6.

Padula GD, Zelefsky MJ, Venkatraman ES, Fuks Z, Lee HJ, Natale L, et al. Normalization of serum testosterone levels in patients treated with neoadjuvant hormonal therapy and three-dimensional conformal radiotherapy for prostate cancer. Int J Radiat Oncol Biol Phys 2002;52:439-43.

Partin A, Mangold LA, Lamm DM, Walsh PC, Epstein JI, Pearson JD. Contemporary update of prostate cancer staging nomograms (Partin Tables) for the new millennium. Urology 2001;58:843-8.

Partin A, Yoo J, Carter HB, Pearson JD, Chan DW, Epstein JI, et al. The use of prostate specific antigen, clinical stage and Gleason score to predict pathological stage in men with localized prostate cancer. J Urol 1993;150:110-4.

Patel A, Dorey F, Franklin J, deKernion JB. Recurrence patterns after radical retropubic prostatectomy: clinical usefulness of prostate specific antigen doubling times and log slope prostate specific antigen. J Urol 1997;158:1441-5.

Petrylak DP, Tangen CM, Hussain MH, Lara PN Jr, Jones JA, Taplin ME, et al. Docetaxel and estramustine compared with mitoxantrone and prednisone for advanced refractory prostate cancer. N Engl J Med 2004;351:1513-20.

Pilepich MV, Winter K, Lawton C, Krisch RE, Wolkov HB, Movsas B, et al. Androgen suppression adjuvant to radiotherapy in carcinoma of the prostate. long-term results of phase III RTOG study 85-31. Int J Radiat Oncol Biol Phys 2003;57:S172-3.

Pilepich MV, Winter K, Lawton CA, Krisch RE, Wolkov HB, Movsas B, et al. Androgen suppression adjuvant to definitive radiotherapy in prostate carcinoma—long-term results of phase III RTOG 85-31. Int J Radiat Oncol Biol Phys 2005;61:1285-90.

Pound CR, Partin AW, Eisenberger MA, Chan DW, Pearson JD, Walsh PC. Natural history of progression after PSA elevation following radical prostatectomy. JAMA 1999;281:1591-7.

Rinnab L, Mottaghy FM, Blumstein NM, Reske SN, Hautmann RE, Hohl K, et al. Evaluation of [11 C]-choline positron-emission/computed tomography in patients with increasing prostate-specific antigen levels after primary treatment for prostate cancer. BJU Int 2007;100:786-93.

Roach M 3rd. Re: The use of prostate specific antigen, clinical stage and Gleason score to predict pathological stage in men with localized prostate cancer. J Urol 1993;150:1923-4.

Roach M 3rd. You say either, I say either, but let's not call the whole thing off: models for predicting the risk of lymph node involvement in patients with prostate cancer. Int J Radiat Oncol Biol Phys 1996;34:749-51.

Roach M 3rd, Hanks G, Thames H Jr, Schellhammer P, Shipley WU, Sokol GH, et al. Defining biochemical failure following radiotherapy with or without hormonal therapy in men with clinically localized prostate cancer: recommendations of the RTOG-ASTRO Phoenix Consensus Conference. Int J Radiat Oncol Biol Phys 2006;65:965-74.

Roach M, Lu J, Pilepich MV, Asbell SO, Mohiuddin M, Terry R, et al. Four prognostic groups predict long-term survival from prostate cancer following radiotherapy alone on Radiation Therapy Oncology Group clinical trials. Int J Radiat Oncol Biol Phys 2000;47:609-15.

Roberts SG, Blute ML, Bergstralh EJ, Slezak JM, Zincke H. PSA doubling time as a predictor of clinical progression after biochemical failure following radical prostatectomy for prostate cancer. Mayo Clin Proc 2001;76:576-81.

Saigal CS, Gore JL, Krupski TL, Hanley J, Schonlau M, Litwin MS; Urologic Diseases in America Project. Androgen deprivation therapy increases cardiovascular morbidity in men with prostate cancer. Cancer 2007;110:1493-500.

Saltz LB, Cox JV, Blanke C, Rosen LS, Fehrenbacher L, Moore MJ, et al. Irinotecan plus fluorouracil and leucovorin for metastatic colorectal cancer. Irinotecan Study Group. N Engl J Med 2000;343:905-14.

Sandblom G, Sorensen J, Lundin N, Häggman M, Malmström PU. Positron emission tomography with C11-acetate for tumor detection and localization in patients with prostate-specific antigen relapse after radical prostatectomy. Urology 2006;67:996-1000.

Sandler HM, Dunn RL, McLaughlin W, Hayman JA, Sullivan MA, Taylor JM. Overall survival after prostate-specific-antigen–detected recurrence following conformal radiation therapy. Int J Radiat Oncol Biol Phys 2000;48:629-33.

Sartor O, McLeod D. Indium-111-capromab pendetide scans: an important test relevant to clinical decision making. Urology 2001;57:399-401.

Scattoni V, Picchio M, Suardi N, Messa C, Freschi M, Roscigno M, et al. Detection of lymph-node metastases with integrated [11 C]choline PET/CT in patients with PSA failure after radical retropubic prostatectomy: results confirmed by open pelvic-retroperitoneal lymphadenectomy. Eur Urol 2007;52:423-9.

Scher HI, Eisenberger M, D'Amico AV, Halabi S, Small EJ, Morris M, et al. Eligibility and outcomes reporting guidelines for clinical trials for patients in the state of a rising prostate-specific antigen: recommendations from the Prostate-Specific Antigen Working Group. J Clin Oncol 2004;22:537-56.

Scher HI, Heller G. Clinical states in prostate cancer: towards a dynamic model of disease progression. Urology 2000;55:323-7.

Schettino CJ, Kramer EL, Noz ME, Taneja S, Padmanabhan P, Lepor H. Impact of fusion of indium-111 capromab pendetide volume data sets with those from MRI or CT in patients with recurrent prostate cancer. AJR Am J Roentgenol 2004;183:519-24.

Schoder H, Herrmann K, Gönen M, Hricak H, Eberhard S, Scardino P, et al. 2-[18 F]fluoro-2-deoxyglucose positron emission tomography for the detection of disease in patients with prostate-specific antigen relapse after radical prostatectomy. Clin Cancer Res 2005;11:4761-9.

Sella T, Schwartz LH, Swindle PW, Onyebuchi CN, Scardino PT, Scher HI, et al. Suspected local recurrence after radical prostatectomy: endorectal coil MR imaging. Radiology 2004;231:379-85.

Shahinian VB, Kuo YF, Freeman JL, Goodwin JS. Risk of fracture after androgen deprivation for prostate cancer. N Engl J Med 2005;352:154-64.

Shepherd FA, Dancey J, Ramlau R, Mattson K, Gralla R, O'Rourke M, et al. Prospective randomized trial of docetaxel versus best supportive care in patients with non-small-cell lung cancer previously treated with platinum-based chemotherapy. J Clin Oncol 2000;18:2095-103.

Smith MR, Manola J, Kaufman DS, George D, Oh WK, Mueller E, et al. Rosiglitazone versus placebo for men with prostate carcinoma and a rising serum prostate-specific antigen level after radical prostatectomy and/or radiation therapy. Cancer 2004;101:1569-74.

Stephenson AJ, Kattan MW, Eastham JA, Dotan ZA, Bianco FJ Jr, Lilja H, et al. Defining biochemical recurrence of prostate cancer after radical prostatectomy: a proposal for a standardized definition. J Clin Oncol 2006;24:3973-8.

Stephenson AJ, Scardino PT, Kattan MW, Pisansky TM, Slawin KM, Klein EA, et al. Predicting the outcome of salvage radiation therapy for recurrent prostate cancer after radical prostatectomy. J Clin Oncol 2007;25:2035-41.

Stephenson AJ, Shariat SF, Zelefsky MJ, Kattan MW, Butler EB, Teh BS, et al. Salvage radiotherapy for recurrent prostate cancer after radical prostatectomy. JAMA 2004;291:1325-32.

Studer UE, Whelan P, Albrecht W, Casselman J, de Reijke T, Hauri D, et al. Immediate or deferred androgen deprivation for patients with prostate cancer not suitable for local treatment with curative intent: European Organisation for Research and Treatment of Cancer (EORTC) Trial 30891. J Clin Oncol 2006;24:1868-76.

Tannock IF, de Wit R, Berry WR, Horti J, Pluzanska A, Chi KN, et al. Docetaxel plus prednisone or mitoxantrone plus prednisone for advanced prostate cancer. N Engl J Med 2004;351:1502-12.

Taplin ME, Xie W, Bubley GJ, Ernstoff MS, Walsh W, Morganstern DE, et al. Docetaxel, estramustine, and 15-month androgen deprivation for men with prostate-specific antigen progression after definitive local therapy for prostate cancer. J Clin Oncol 2006;24:5408-13.

Tatli S, Mortele KJ, Breen EL, Bleday R, Silverman SG. Local staging of rectal cancer using combined pelvic phased-array and endorectal coil MRI. J Magn Reson Imaging 2006;23:534-40.

Teeter AE, Bañez LL, Presti JC Jr, Aronson WJ, Terris MK, Kane CJ, et al. What are the factors associated with short prostate specific antigen doubling time after radical prostatectomy? A report from the SEARCH database group. J Urol 2008;180:1980-4. discussion 1985

Trock BJ, Han M, Freedland SJ, Humphreys EB, DeWeese TL, Partin AW, et al. Prostate cancer-specific survival following salvage radiotherapy vs observation in men with biochemical recurrence after radical prostatectomy. JAMA 2008;299:2760-9.

Tsai HK, D'Amico AV, Sadetsky N, Chen MH, Carroll PR. Androgen deprivation therapy for localized prostate cancer and the risk of cardiovascular mortality. J Natl Cancer Inst 2007;99:1516-24.

Tyrrell CJ, Iversen P, Tammela T, Anderson J, Björk T, Kaisary AV, et al. Tolerability, efficacy and pharmacokinetics of bicalutamide 300 mg, 450 mg or 600 mg as monotherapy for patients with locally advanced or metastatic prostate cancer, compared with castration. BJU Int 2006;98:563-72.

Valicenti RK, DeSilvio M, Hanks GE, Porter A, Brereton H, Rosenthal SA, et al. Posttreatment prostatic-specific antigen doubling time as a surrogate endpoint for prostate cancer-specific survival: an analysis of Radiation Therapy Oncology Group Protocol 92-02. Int J Radiat Oncol Biol Phys 2006;66:1064-71.

vander Kooy MJ, Pisansky TM, Cha SS, Blute ML. Irradiation for locally recurrent carcinoma of the prostate following radical prostatectomy. Urology 1997;49:65-70.

Vollmer RT, Humphrey PA. The relative importance of anatomic and PSA factors to outcomes after radical prostatectomy for prostate cancer. Am J Clin Pathol 2001;116:864-70.

Ward JF, Zincke H, Bergstralh EJ, Slezak JM, Blute ML. Prostate specific antigen doubling time subsequent to radical prostatectomy as a prognosticator of outcome following salvage radiotherapy. J Urol 2004;172:2244-8.

Wirth MP, See WA, McLeod DG, Iversen P, Morris T, Carroll K; Casodex Early Prostate Cancer Trialists' Group. Bicalutamide 150 mg in addition to standard care in patients with localized or locally advanced prostate cancer: results from the second analysis of the early prostate cancer program at median followup of 5.4 years. J Urol 2004;172:1865-70.

Zagars GK, Pollack A. Kinetics of serum prostate-specific antigen after external beam radiation for clinically localized prostate cancer. Radiother Oncol 1997;44:213-21.

Zelefsky MJ, Ben-Porat L, Scher HI, Chan HM, Fearn PA, Fuks ZY, et al. Outcome predictors for the increasing PSA state after definitive external-beam radiotherapy for prostate cancer. J Clin Oncol 2005;23:826-31.

Zelefsky MJ, Leibel SA, Gaudin PB, Kutcher GJ, Fleshner NE, Venkatramen ES, et al. Dose escalation with three dimensional conformal radation therapy affects the outcome in prostate cancer. Int J Radiat Oncol Biol Phys 1998;41:491-500.

17

전이성 전립선암의 치료

홍준혁, 김청수

전이성 전립선암으로 진단받은 환자의 경우, 과거에는 평균생존기간이 24~30개월이었으나 최근에는 42개월까지 개선되었다. 전이성 전립선암의 치료에 남성호르몬박탈요법*androgen deprivation therapy*; *ADT*이 도입된 이후 큰 변화 없이 유지되고 있지만, 치료방법은 조금씩 개선이 이루어지고 있다. 이 장에서는 이 같은 전이성 전립선암 환자의 치료에 대해 알아보기로 한다.

I 전이성 전립선암 환자의 예후 예측인자

전립선특이항원*prostate specific antigen*; *PSA*검사가 도입된 이후 많은 전립선암이 초기에 발견되고 있다. 하지만 아직도 일부 환자는 처음부터 전이성 전립선암으로 발견되며, 국소 전립선암으로

치료받은 환자 중 일부는 전이성 전립선암으로 진행하게 된다. 전이성 전립선암은 다양한 환자군을 포함하고 있으며, 전이성 전립선암으로 진단받은 환자들 사이에서도 환자 혹은 질병의 특성에 따라 예후가 다르게 나타난다. 예후에 관한 대규모 연구인 SWOG 8894 연구결과에서는 환자들의 예후가 전이 병소의 위치, 수행정도*performance status*, 글리슨점수, 진단 시 전립선특이항원 수치에 따라 달라진다고 보고하였다. 즉 축골격*axial skeleton* 이외 부위에 전이가 없거나, 축골격 외 전이가 있더라도 환자의 수행정도가 1 미만이거나, 글리슨점수가 7 이하인 환자는 평균생존기간이 54개월인 반면, 축골격 외 전이가 있으면서 수행정도가 1 이상이며 전립선특이항원 수치가 65.0ng/mL를 넘는 환자는 생존기간이 21개월에 불과하였다.

반면, 다른 대규모 연구인 SWOG 9346에서는

남성호르몬박탈요법에 대한 반응으로 질병의 예후를 예측하였다. 즉, 남성호르몬박탈요법을 시작한 후 7개월째의 전립선특이항원 결과에 따라 환자를 ≤0.2ng/mL, 0.21~4.0ng/mL, >4.0ng/mL의 세 군으로 나누었을 때, 각 군의 평균생존기간은 75개월, 44개월, 13개월로 유의한 차이를 보였다. 이러한 결과를 근거로, 남성호르몬박탈요법에 대한 반응의 정도와 속도가 전이성 전립선암 환자에서 남성호르몬박탈요법의 효과를 예측할 수 있는 인자로 여겨지고 있으며, 남성호르몬박탈요법에 대한 반응이 크지 않거나 느린 경우에는 전립선암 내부에 거세저항성 전립선암이 일정 비율 존재한다고 유추할 수 있다.

Ⅱ 호르몬치료의 일차선택

현재 전이성 전립선암의 표준 치료방법은 남성호르몬박탈요법이다. 하지만 아직까지 황체형성호르몬 방출호르몬luteinizing hormone releasing hormone; LHRH 작용제agonist와 길항제antagonist 중 어느 쪽이 더 우수한지에 대한 신뢰도 높은 자료(LE: 1)는 보고되지 않았다. 뼈전이에 의한 척수압박이 있거나 임상적으로 의심될 때에는 양측성 고환절제술을 통한 외과적 거세를 하거나, 항남성호르몬제anti-androgen 또는 황체형성호르몬 방출호르몬 길항제 중에서 선택하여 투여해야 한다.

황체형성호르몬 방출호르몬 작용제를 투여하면 초기에는 남성호르몬의 일시적인 증가testosterone flare-up가 발생하는데, 항남성호르몬제를 황체형성호르몬 방출호르몬 작용제와 함께 투여함으로써 이러한 현상을 예방할 수 있다. 남성호르몬의 일시적 증가를 막는 것은 특히 증상이 있는 전이성 전립선암 환자에서 중요하다. 남성호르몬의 일시적 증가를 막기 위한 목적으로 항남성호르몬제를 사용하는 경우에는 대개 4주간 투약을 시행하지만, 아직 적절한 투약기간에 대한 연구는 없다.

Ⅲ 남성호르몬박탈요법 시행방법

1. 병용남성호르몬차단
combined androgen blockade; CAB

외과적 혹은 내과적으로 고환에서 남성호르몬이 생성되는 것을 억제하더라도 부신에서 분비되는 남성호르몬이 전립선암의 진행을 유발할 수 있다는 점이, 항남성호르몬제를 추가하는 병용남성호르몬차단CAB의 이론적 근거가 된다. 항남성호르몬제는 남성호르몬의 종류에 관계없이 남성호르몬이 남성호르몬수용체에 결합하는 것을 막기 때문에, 고환에서 분비되는 남성호르몬만이 아니라 부신에서 분비되는 남성호르몬의 작용까지 막게 된다. 이러한 근거 아래 병용남성호르몬차단의 효과에 대한 많은 연구가 시행되었지만, 아직까지 병용남성호르몬차단의 효과는 외과적 거세 또는 황체형성호르몬 방출호르몬 작용제 단독과 비교할 때 큰 차이가 없는 것으로 보고되고 있다. 현재까지 가장 대규모의 연구는 뼈전이가 있는 1,286명의 전립선암 환자를 대상으로 한 연구이다. 환자를 외과적 거세를 시행받은 군과 외과적 거세에 항남성호르몬제인 flutamide를 추가한 군으로 나눈 후 종양학적 결과를 비교하였는데, 두 군 사이에 생존율 차이는 없었다. 반면 다른 메타분석 연구결과에서는 비스테로이드성 항남성호르몬제를 추가한 병용남성호르몬차단의 경우가, 외과적 거세 또는 황체형성호르몬 방출호르몬 작용제 각각을 이용한 단독요법보다 치료효과가 우수하며, 생존율 차이는 치료시작 후 5년이 지나면서 관찰된다고 보고하였다. 하지만 이 경우에도 생존율 차이가 5% 미만이었기 때문에 신중한 검토가 필요하며, 병용남성호르몬차단을 시행할 경우 치료에 동반되는 부작용과 상승하는 약제의 비용에 대한 고려가 필요하다.

2. 비스테로이드성 항남성호르몬제
non-steroidal anti-androgen; NSAA 단독투여

비스테로이드성 항남성호르몬제 단독요법과 내과적 혹은 외과적 거세요법을 비교한 분석에 의하면, 비스테로이드성 항남성호르몬제 단독요법에 비해 내과적 혹은 외과적 거세요법을 시행한 경우에 종양학적 결과 및 부작용 측면에서 우수한 것으로 보고되었다. 따라서 일차치료로 비스테로이드성 항남성호르몬제 단독투여는 추천되지 않고 있다.

3. 간헐적 남성호르몬박탈요법*intermittent ADT*과 연속적 남성호르몬박탈요법
continuous ADT

남성호르몬박탈요법을 시행하게 되면 전립선암의 증식이 감소하며 전립선암 세포의 세포자멸사 *apoptosis*가 증가하게 된다. 그러나 남성호르몬박탈요법을 시작하고 약 24개월이 지나면, 전립선암은 거세-비의존적인 성장*castrate-independent growth*을 보이며 진행하게 된다. 간헐적 남성호르몬박탈요법의 당위성에 대한 근거는 다음과 같다. 첫 번째는 동물실험을 통해 나온 결과로, 거세를 하면 줄기세포의 남성호르몬 의존적인 분화 *androgen-induced differentiation*가 중지되고 거세-비의존적인 성장이 시작된다. 따라서 이러한 현상이 나타나기 전에 거세를 중단하면 종양의 성장은 남성 의존적인 분화를 지속하게 될 것으로 예상되며, 간헐적 남성호르몬박탈요법을 통해 이러한 현상이 나타나기 전에 거세를 중단하는 것이 가능하게 된다. 동물실험에서 간헐적 남성호르몬박탈요법을 시행한 경우 연속적 남성호르몬박탈요법을 시행한 경우에 비해 거세-비의존적 성장이 나타날 때까지의 기간이 연장되는 것으로 보고된 바도 있다. 두 번째 근거는 연속적 남성호르몬박탈요법으로 인한 전신쇠약 등의 부작용을 감안할 때, 이러한 치료를 지속할 만큼 연속적 남성호르몬박탈요법이 종양학적 효과가 우월하다는 명확한 근거는 없다는 것이다. 남성호르몬박탈요법을 시행한 경우에는 사용 중인 약물을 중단하는 것만으로도 환자가 정상 남성호르몬 수치를 회복할 수 있다. 따라서 간헐적 남성호르몬박탈요법을 시행할 경우에는 연속적 남성호르몬박탈요법을 시행할 때와 비교하여 삶의 질이 개선되며, 이외에도 뼈보호 효과와 대사증후군 예방 효과를 기대할 수 있다. 또한 간헐적 남성호르몬박탈요법을 시행할 때 예상되는 약제비용의 절감도 감안해야 할 사항이다. 2003년 기준으로 미국에서 남성호르몬박탈요

법을 위한 약제에 들어가는 Medicare(미국 노인의료보험) 비용은 약 12억 달러로 보고되고 있다.

간헐적 남성호르몬박탈요법에 관한 무작위 대조군 연구의 디자인과 결과를 표 17-1에 정리하였다. 여기에 인용된 연구 중 3개는 전이성 전립선암 환자만을 대상으로 하였지만, 다른 3개는 국소진행성 전립선암 환자가 포함되어 진행되었기 때문에 이를 감안해야 한다. 여러 무작위 대조군 연구의 결과를 종합해 보았을 때 연속적 남성호르몬박탈요법 치료군과 간헐적 남성호르몬박탈요법 치료

표 17-1 전이성 전립선암 환자에서 남성호르몬박탈요법ADT의 시행방법(간헐적 대 연속적)에 따른 종양학적 결과 비교

구분	SEUG 9101	FINN VII	SWOG 9346	TULP	TAP 22	De Leval
환자 수	766명	554명	1,535명	193명	173명	68명
병기	국소진행/전이	국소진행/전이	전이	전이	전이	국소진행/전이/재발
대상 PSA(ng/mL)	4.0~100.0	관계없음	>5.0	관계없음	>20.0	관계없음
유도치료기간	3개월	6개월	7개월	6개월	6개월	6개월
치료 중단 PSA (ng/mL)	<4.0	<10.0	<4.0	<4.0	<4.0	<4.0
치료 재시작 PSA (ng/mL)	증상 유: >10.0 증상 무: >20.0	>20.0	>20.0	전이 유: >20.0 전이 무: >10.0	>10.0	>10.0
추적관찰기간	50개월	65개월	108개월	31개월	44개월	31개월
질병진행기간						
간헐적 ADT		34.5개월	16.6개월	18.0개월	20.7개월	28개월
연속적 ADT		30.2개월	11.5개월	24.1개월	15.1개월	21개월
Hazard ratio	0.81	1.08				
p-value	0.11	0.43	0.17		0.74	
질병특이사망률						
간헐적 ADT	23.6%	43%	64%			
연속적 ADT	20.8%	47%	56%			
질병특이사망기간						
간헐적 ADT		45.2개월				
연속적 ADT		44.3개월				
Hazard ratio	0.88	1.17				
p-value		0.29				
전체사망률						
간헐적 ADT	54.1%				56.9%	
연속적 ADT	54.2%				54.2%	
전체사망까지 기간						
간헐적 ADT		45.2개월	61.2개월		42.2개월	
연속적 ADT		45.7개월	69.6개월		52.0개월	
Hazard ratio	0.99		1.09			
p-value	0.84				0.75	

표 17-2 전이성 전립선암 환자에서 남성호르몬박탈요법*ADT* 시행방법(간헐적 대 연속적)에 따른 삶의 질과 부작용 비교

부작용	시행방법	SEUG 9101	FINN VII	SWOG 9346	TULP	TAP 22
안면홍조	간헐적 ADT	19%	47.1%	–	50%	60.4%
	연속적 ADT	30%	50.4%		59%	63.8%
성생활 여부	간헐적 ADT	28%	15.7%	–	9%	–
	연속적 ADT	10%	7.9%		10%	
심혈관 관련 사망	간헐적 ADT	13.1%	12.8%	–		
	연속적 ADT	16.7%	15.4%			
삶의 질	전반적 삶의 질	차이 없음	–	–	차이 없음.	차이 없음.
	성기능	간헐적>연속적	간헐적>연속적			
	활동력		간헐적>연속적			
	신체능력		간헐적>연속적			

군 사이에 전체생존율을 포함한 종양학적 결과에는 유의한 차이가 없었다. 삶의 질 역시 유의한 차이를 보이지 않았지만 삶의 질과 관련된 일부 치료부작용은 간헐적 남성호르몬박탈요법 시행군에서 적게 보고되었다(표 17-2).

표 17-1에 포함된 무작위 대조군 연구 중 SWOG 9346 연구는 현재까지 뼈전이 전립선암 환자를 대상으로 한 연구 중 가장 대규모 연구로 총 3,040명의 환자가 연구에 등록되었다. 이 연구에서는 7개월의 남성호르몬박탈요법을 거친 후에도 전립선특이항원 수치가 4.0ng/mL 이상인 환자는 무작위 배정 전에 제외하였는데, 1,505명의 환자가 이 기준 때문에 제외되었다. 이 점으로 보아 남성호르몬박탈요법에 대한 반응이 전이성 전립선암의 예후인자인 것을 고려하면, 뼈전이가 있는 전립선암 환자 중 간헐적 남성호르몬박탈요법에 대해 반응을 보일 것으로 기대되는 환자는 전체 환자 중 절반에 불과할 것으로 생각된다.

간헐적 남성호르몬박탈요법을 시행할 때 남성호르몬박탈요법의 중단 시점과 재시작 시점은 아직 명확하게 정해져 있지 않다. 그러나 아래의 내용에 대해서는 대체로 합의가 이루어져 있다.

① 간헐적 남성호르몬박탈요법은 간헐적으로 시행되는 거세치료이며, 따라서 거세효과가 있는 약제를 사용해야 한다.

② 지금까지 보고된 대부분의 간헐적 남성호르몬박탈요법에 관한 연구는 병용남성호르몬차단으로 치료를 시행한 연구이지만, 황체형성호르몬 방출호르몬 길항제 단독요법으로 간헐적 남성호르몬박탈요법을 시행하는 것도 가능하다.

③ 간헐적 남성호르몬박탈요법을 시행할 때 유도치료기간이 9개월 이상일 경우에는 남성호르몬박탈요법을 중단하더라도 남성호르몬의 회복 가능성이 떨어지기 때문에 유도치료기간은 9개월 미만으로 하는 것이 바람직하다.

④ 간헐적 남성호르몬박탈요법 시행 중 남성호르몬박탈요법 중단은 환자가 다음의 조건을 모두

충족시킬 때만 시행하도록 한다.

- 환자가 치료의 내용을 잘 이해하고 치료에 순응하는 경우
- 임상적인 진행의 소견이 없는 경우
- 전립선특이항원 수치가 치료에 반응을 확실히 보이는 경우(대개 4.0ng/mL 미만을 기준으로 한다.)

⑤ 간헐적 남성호르몬박탈요법을 시행하는 경우 3~6개월마다 지속적으로 추적검사를 해야 하며, 추적검사 시 전립선특이항원검사는 포함되어야 한다.

⑥ 환자가 임상적인 진행을 보이거나 전립선특이항원이 일정 수치 이상으로 증가하는 경우에는 남성호르몬박탈요법을 재시작한다(전이성 전립선암에서 남성호르몬박탈요법 재시작의 기준이 되는 전립선특이항원 수치는 정확히 정해져 있지 않지만, 일반적으로 10.0~20.0ng/mL를 넘는 경우 남성호르몬박탈요법을 재시작하게 된다.).

⑦ 남성호르몬박탈요법을 재시작하는 경우에는 같은 치료방법을 최소 3~6개월간 지속해야 한다. 매번 투여 시마다 같은 원칙이 적용되며, 거세저항 상태가 나타날 때까지 지속한다.

⑧ 간헐적 남성호르몬박탈요법에 적합한 환자군은 아직 명확히 밝혀지지 않았지만, 남성호르몬박탈요법에 대한 질환의 초기반응이 가장 중요한데, 남성호르몬박탈요법을 처음 시작할 때의 전립선특이항원 수치가 간헐적 남성호르몬박탈요법에 대한 반응을 예측하는 인자이다.

4. 조기 남성호르몬박탈요법과 지연 남성호르몬박탈요법

남성호르몬박탈요법의 시작 시점은 전립선암 치료에 있어서 가장 논란이 많은 분야 중 하나이다. 남성호르몬박탈요법 시작 시점에 대한 논의를 시작하기 전에 우선 남성호르몬박탈요법과 전립선암의 진행에 관한 몇 가지 사실에 대한 이해가 필요하다. 첫 번째로 전립선암의 자연경과를 살펴보면, 남성호르몬 수치가 정상인 전립선암 환자에서도 전립선암의 진행은 빠르지 않다는 사실이다. 따라서 남성호르몬박탈요법을 시행하지 않더라도 진행성 전립선암 환자의 생존기간은 짧지 않다. 두 번째로는 남성호르몬박탈요법을 시행할 경우 치료에 대한 전립선암의 반응이 좋더라도 전체 환자 중 20% 정도가 전립선암 이외의 원인으로 사망한다는 사실과 적지 않은 수의 환자에서는 남성호르몬박탈요법을 시행받는다 하더라도 거세저항성 전립선암CRPC이 발생하며 결국은 전립선암으로 사망한다는 사실이다. 마지막으로 남성호르몬박탈요법은 부작용이 없는 치료가 아니라는 사실이다. 이러한 이유로 인해 남성호르몬박탈요법의 시작 시점에 대한 논의가 지속되고 있으나 아직까지는 결론을 내리지 못하고 있다.

조기 남성호르몬박탈요법이 생화학적 재발biochemical recurrence; BCR이나 임상적인 진행을 늦춘다는 것에 대해서는 이견이 없지만, 조기 남성호르몬박탈요법이 전립선암 환자의 생존기간을 개선시키는가는 아직까지 불확실하다. 한편 증상이 있는 전이성 전립선암 환자에서 남성호르몬박탈요법을 즉시 시행하는 것에 대해서는 이견이 없

는 상태이다. 그러나 무증상 전이성 전립선암 환자에서 남성호르몬박탈요법을 언제 시작할지에 대해서는 아직 논란이 있다. 그것은 무증상 전이성 전립선암 환자에서 남성호르몬박탈요법 시작 시기에 대한 무작위 대조군 연구가 없으며, 현재까지 시행된 대부분의 연구에 국소 전립선암, 림프절 또는 뼈 전이 전립선암 등 다양한 군의 환자가 섞여 있고, 연구마다 남성호르몬박탈요법의 방법, 치료 후 추적검사 일정 등이 다르다는 점을 들 수 있으며, 이러한 이유로 인해 남성호르몬박탈요법의 시작 시점에 대한 결론을 내리기는 아직까지 쉽지 않다. 물론 비교적 잘 시행된 연구들이 일부 있으나(VACURG Ⅰ 연구, VACURG Ⅱ 연구, MRC 연구, ECOG 7887 연구 등) 이 연구들은 모두 전립선특이항원검사가 시행되기 전에 시행되었고, 연구대상 환자가 전이성 전립선암 환자로 한정되지 않았기 때문에 국소진행성 전립선암 환자가 많이 포함되어 있으며, 근치전립선절제술을 시행한 뒤에 보조적으로 남성호르몬박탈요법을 시행한 경우도 상당수 포함되어 있다는 한계점이 있다. 코크란리뷰 *Cochrane Review*에 따르면, 전이성 전립선암 환자에서 조기에 남성호르몬박탈요법을 시행하면 전립선암의 진행과 이로 인한 합병증을 유의하게 낮출 수 있지만, 생존율은 지연 남성호르몬박탈요법을 시행받은 환자와 차이가 없는 것으로 나타났다. 미국암학회*American Society of Clinical Oncology; ASCO* 진료지침에서도 무증상 전이성 전립선암 환자에서 남성호르몬박탈요법의 시작 시점에 대한 권고안은 현재까지 없다고 하였다.

하지만 최근까지 발표되거나 현재 진행되고 있는 연구결과를 종합하고 전립선암의 긴 자연경과를 고려하면, 남성호르몬박탈요법의 시작 시점에 대해 아래와 같은 결론을 내릴 수 있다.

① 저위험 국소 전립선암 환자에서는 조기 남성호르몬박탈요법을 시행하더라도 환자의 생존기간 연장을 기대할 수는 없다.

② 국소진행성 전립선암 환자, 무증상 전이성 전립선암 환자, 질환에 대한 지속적인 관리 및 검사가 불가능한 전립선암 의심 환자에서는 조기 남성호르몬박탈요법의 시행이 질병특이생존율을 향상시킬 수 있지만 이러한 경우에도 전체생존율은 향상되지 않는다.

③ 국소치료가 불가능한 전립선암 환자에서 조기 남성호르몬박탈요법의 시행은 전체생존율을 향상시키지만 질병특이생존율은 향상시키지 못한다.

④ 근치적 일차 치료를 시행받지 않은 림프절전이 전립선암 환자에서 조기 남성호르몬박탈요법은 생존기간을 약 1.5년 향상시키지만 통계적으로 유의한 이득은 없다.

⑤ 근치전립선절제술을 시행받은 림프절전이 질환 환자에서 조기 남성호르몬박탈요법의 시행은 생존기간을 약 2.6년 증가시키며 통계적으로 유의한 이득을 갖는다.

Ⅳ 전이성 전립선암의 호르몬치료에 대한 지침

① 증상이 있는 전이성 전립선암 환자에서 외과적 혹은 내과적 거세는 증상을 완화하며 질병의 진

행으로 인한 척수압박, 병적 골절, 요관폐색, 뼈 이외 전이 등의 위험을 낮출 수 있기 때문에 즉시 시행되어야 한다(LE: 1b).

② 무증상 전이성 전립선암 환자에서 외과적 혹은 내과적 거세는 증상이 있는 질환으로의 진행과 질병의 진행으로 인한 심각한 합병증을 늦춰주기 때문에 즉시 시행되어야 한다(LE: 1b).

③ 무증상 전이성 전립선암 환자에서 외과적 혹은 내과적 거세의 지연은 반드시 환자에게 충분히 설명하고 함께 상의해야 한다(LE: 2b).

④ 황체형성호르몬 방출호르몬 작용제를 투여받는 진행된 전이성 전립선암 환자에서 단기간의 항남성호르몬제 투여는 남성호르몬의 일시적인 증가를 줄일 수 있기 때문에 추천된다(LE: 2b).

⑤ 전이성 전립선암 환자에서 단기간의 항남성호르몬제는 수 주 정도의 짧은 기간 동안에만 사용되어야 하는데, 황체형성호르몬 방출호르몬 작용제와 같은 날부터 투여하거나 투여 7일 전 사이에 투여할 수 있다(LE: 3~4).

⑥ 전이성 전립선암 환자에서 항남성호르몬제의 단독투여는 시행되어서는 안 된다(LE: 1a).

⑦ 무증상 전이성 전립선암 환자에서 간헐적 남성호르몬박탈요법은 유도치료기간 동안 충분히 전립선특이항원 수치가 감소되고 동기가 충분한 환자에서 시행될 수 있다(LE: 1b).

⑧ 전이성 전립선암 환자에서 간헐적 남성호르몬박탈요법을 시행할 경우, 남성호르몬박탈요법을 대개 6~7개월 시행한 후 전립선특이항원 수치가 4.0ng/mL 미만일 때 남성호르몬박탈요법을 중단할 수 있다. 추적관찰기간에 전립선특이항원이 10.0~20.0ng/mL를 초과하는 경우에는

치료가 재시작되어야 한다(LE: 4).

⑨ 황체형성호르몬 방출호르몬 작용제와 비스테로이드성 항남성호르몬제의 병용치료는 권장된다(LE: 1b).

⑩ 황체형성호르몬 방출호르몬 길항제를 사용할 수도 있다(LE: 4).

V 전이성 전립선암의 기타 치료

1. 원발암에 대한 국소치료

전이성 전립선암에서 표준치료는 남성호르몬박탈요법이며, 원발암에 대한 국소치료는 일반적으로 고려되지 않는다. 그러나 최근 대규모 연구결과에 따르면 전립선에 대한 국소치료가 전이성 전립선암 환자의 생존율을 개선시킨다고 보고되었으며, 특히 3년 내 질병특이사망률이 40% 미만으로 예상되는 환자에서는 국소치료의 종양학적 효과가 보다 우월한 것으로 나타났다. 하지만 전이성 전립선암 환자에서 원발암에 대한 국소치료는 표준치료는 아니며, 앞으로 추가적인 연구가 시행되어야 할 것이다. 원발암에 대한 국소치료가 시행될 경우 적절한 대상 환자 선택이 중요하며, 최근 소개되고 있는 소수전이 전립선암oligometastatic prostate cancer과 같은 개념에 대한 연구도 같이 진행되어야 할 것으로 생각된다.

2. 새로운 세대의
남성호르몬수용체 억제제

2011년과 2012년에 각각 abiraterone과 enzal-utamide가 미국 식약청에 의해 거세저항성 전립선암 치료제로 승인되었다. 그리고 최근 enzal-utamide가 항암치료를 시행받지 않은 전이성 거세저항성 전립선암에서 항암치료의 시작을 지연시키고 생존율을 증가시키는 것으로 밝혀졌다. 하지만 아직 모든 전이성 전립선암에서의 효과는 밝혀지지 않았으며, 앞으로 호르몬 민감성 전립선암에 대한 치료효과 연구가 필요할 것으로 생각된다.

3. 화학호르몬치료chemohormonal therapy

전이성 전립선암 환자에서 거세저항성 전립선암이 발생하기 이전에 항암치료를 남성호르몬박탈요법과 같이 시행하는 치료에 대한 연구결과가 최근 발표되었다(GETUG-15, CHAARTED, STAMPEDE). 3개의 임상연구 결과가 모두 일치하지는 않지만 최근 docetaxel을 호르몬민감성 전이성 전립선암에서 표준치료로 추가하는 것에 대한 논의가 지속되고 있으며, 이에 대한 추가연구가 필요할 것으로 생각된다.

Ⅵ 결론

전이성 전립선암의 표준치료는 남성호르몬박탈요법이며, 내과적 혹은 외과적 거세가 이에 포함된다. 병용요법 및 치료 시작 시점 등에 대한 논의는 아직 더 필요한 상황으로, 개별 환자에 대한 치료방법은 환자의 임상 특성 및 경과를 고려하여 담당의사가 결정하는 것이 바람직하며 치료 시행 전 환자와 충분한 상의를 한 후 결정해야 한다. 최근 소개되거나 개발되는 새로운 치료법에 대한 지속적인 연구와 관심이 필요할 것으로 보인다.

참고문헌

Abrahamsson PA. Potential benefits of intermittent androgen suppression therapy in the treatment of prostate cancer: a systematic review of the literature. Eur Urol 2010;57:49-59.

Akaza H, Hinotsu S, Usami M, Arai Y, Kanetake H, Naito S, et al. Combined androgen blockade with bicalutamide for advanced prostate cancer: long-term follow-up of a phase 3, double-blind, randomized study for survival. Cancer 2009;115:3437-45.

Alan J. Wein, Louis R. Kavoussi, Andrew C. Novick, Alan W. Partin, Craig A. Peters. Campbell-Walsh Urology. 10th ed. Philadelphia: Saunders; 2011; 4320.

Baretton GB, Klenk U, Diebold J, Schmeller N, Lohrs U. Proliferation- and apoptosis-associated factors in advanced prostatic carcinomas before and after androgen deprivation therapy: prognostic significance of p21/WAF1/CIP1 expression. Br JCancer 1999;80:546-55.

Beer TM, Armstrong AJ, Rathkopf DE, Loriot Y, Sternberg CN, Higano CS, et al. Enzalutamide in metastatic prostate cancer before chemotherapy. N Engl J Med 2014;371:424-33.

Bruchovsky N, Rennie PS, Coldman AJ, Goldenberg SL, To M, Lawson D. Effects of androgen withdrawal on the stem cell composition of the Shionogi carcinoma. Cancer Res 1990;50:2275-82.

Culp SH, Schellhammer PF, Williams MB. Might men diagnosed with metastatic prostate cancer benefit from definitive treatment of the primary tumor? A SEER-based study. Eur Urol 2014;65:1058-66.

Eisenberger MA, Blumenstein BA, Crawford ED, Miller G, McLeod DG, Loehrer PJ, et al. Bilateral orchiectomy with or without flutamide for metastatic prostate cancer. N Engl J Med 1998;339:1036-42.

Fossati N, Trinh QD, Sammon J, Sood A, Larcher A, Sun M, et al. Identifying optimal candidates for local treatment of the primary tumor among patients diagnosed with metastatic prostate cancer: a SEER-based study. Eur Urol 2015;67:3-6.

Glass TR, Tangen CM, Crawford ED, Thompson I. Metastatic carcinoma of the prostate: identifying prognostic groups using recursive partitioning. J Urol 2003;169:164-9.

Heidenreich A, Bastian PJ, Bellmunt J, Bolla M, Joniau S, van der Kwast T, et al. EAU guidelines on prostate cancer. Part II: Treatment of advanced, relapsing, and castration-resistant prostate cancer. Eur Urol 2014;65:467-79.

Hussain M, Tangen CM, Berry DL, Higano CS, Crawford ED, Liu G, et al. Intermittent versus continuous androgen deprivation in prostate cancer. N Engl J Med 2013;368:1314-25.

Hussain M, Tangen CM, Higano C, Schelhammer PF, Faulkner J, Crawford ED, et al. Absolute prostate-specific antigen value after androgen deprivation is a strong independent predictor of survival in new metastatic prostate cancer: data from Southwest Oncology Group Trial 9346 (INT-0162). J Clin Oncol 2006;24:3984-90.

James ND, Spears MR, Clarke NW, Dearnaley DP, De Bono JS, Gale J, et al. Survival with Newly Diagnosed Metastatic Prostate Cancer in the "Docetaxel Era": Data from 917 Patients in the Control Arm of the STAMPEDE Trial (MRC PR08, CRUK/06/019). Eur Urol 2015;67:1028-38.

Kunath F, Grobe HR, Rücker G, Motschall E, Antes G, Dahm P, et al. Non-steroidal antiandrogen monotherapy compared with luteinising hormone-releasing hormone agonists or surgical castration monotherapy for advanced prostate cancer. Cochrane Database Syst Rev 2014:6:CD009266.

Loblaw DA, Mendelson DS, Talcott JA, Virgo KS, Somerfield MR, Ben-Josef E, et al. American Society of Clinical Oncology recommendations for the initial hormonal management of androgen-sensitive metastatic, recurrent, or progressive prostate cancer. J Clin Oncol 2004;22:2927-41.

Nair B, Wilt T, MacDonald R, Rutks I. Early versus deferred androgen suppression in the treatment of advanced prostatic cancer. Cochrane Database Syst Rev 2002:CD003506.

National Comprehensive Cancer Network, Prostate Cancer (Version 2.2016). http://www.nccn.org/

professionals/physicians_gls/pdf/prostate.pdf. Accessed April 4, 2016

Nelson JB. Hormone therapy for prostate cancer. In: Wein AJ, Kavoussi LR, Novick AC, Partin AW, Peters CA, editors. Campbell-Walsh urology. 10th revised ed. Philadelphia: Saunders; 2011;2934-53.

Pagliarulo V, Bracarda S, Eisenberger MA, Mottet N, Schröder FH, Sternberg CN, et al. Contemporary role of androgen deprivation therapy for prostate cancer. Eur Urol 2012;61:11-25.

Prostate Cancer Trialists' Collaborative Group. Maximum androgen blockade in advanced prostate cancer: an overview of the randomised trials. Lancet 2000;355:1491-8.

Sato N, Gleave ME, Bruchovsky N, Rennie PS, Goldenberg SL, Lange PH, et al. Intermittent androgen suppression delays progression to androgen-independent regulation of prostate-specific antigen gene in the LNCaP prostate tumour model. J Steroid Biochem Mol Biol 1996;58:139-46.

Schmitt B, Bennett C, Seidenfeld J, Samson D, Wilt T. Maximal androgen blockade for advanced prostate cancer. Cochrane Database Syst Rev 2000:CD001526.

Sciarra A, Salciccia S. A novel therapeutic option for castration-resistant prostate cancer: after or before chemotherapy? Eur Urol 2014;65:905-6.

Tangen CM, Hussain MH, Higano CS, Eisenberger MA, Small EJ, Wilding G, et al. Improved overall survival trends of men with newly diagnosed M1 prostate cancer: a SWOG phase III trial experience (S8494, S8894 and S9346). J Urol 2012;188:1164-9.

Vale CL, Burdett S, Rydzewska LH, Albiges L, Clarke NW, Fisher D, et al. Addition of docetaxel or bisphosphonates to standard of care in men with localised or metastatic, hormone-sensitive prostate cancer: a systematic review and meta-analyses of aggregate data. Lancet Oncol 2016;17:243-56.

Ⅰ 국소치료 이후의 추적관찰

1. 정의 및 근거

국소치료 이후의 추적관찰은 치료 이후에 그 적절성을 판단하고 재발 유무를 판정하는 과정으로, 초기치료 이후의 추가치료 여부를 결정할 수 있는 근거가 된다. 특히 전립선암에서는 국소치료에도 불구하고 혈청전립선특이항원*prostate specific antigen*; PSA 상승에 의한 생화학적 재발*biochemical recurrence*; BCR이 발생하는 것으로 알려져 있다. 따라서 국소치료 이후의 추적관찰은 생존율과 연관되는 지표가 될 수 있는 생화학적 재발 여부를 발견하기 위한 과정이 된다.

추적관찰은 치료방법, 환자의 나이, 동반질환, 환자의 요구 등에 의해 다양한 방법으로 시행될 수 있으며, 크게 다음의 두 가지 목적을 지닌다.

첫 번째는 치료와 관련된 장단기 종양학적 결과를 평가하고 부작용이나 합병증을 평가하기 위해서이며, 두 번째는 이차치료의 가능성에 대한 논의를 위한 근거를 마련하는 것이다.

2. 추적관찰 방법

임상적인 상황에 따라 다양한 방식을 선택할 수 있으나 정기적으로 시행하도록 권장하고 있는 것은 전립선특이항원 측정과 직장손가락검사*digital rectal examination*; DRE이다. 더불어 전립선암과 관련된 병력청취도 필수적이다. 병력청취 내용에는 정신의학적 측면과 전립선암의 진행에 동반되는 징후나 증상, 그리고 치료 관련 합병증을 포함해야 한다. 특히 치료 관련 합병증에 대해서는 반드시 환자 개별 특성에 맞추어 추적관찰 계획을 수립하는 것이 좋다.

전립선암의 치료 이후 효과 판정 및 생화학적 재발 유무는 전립선특이항원을 통해 진단하게 되며, 그 밖에도 징후나 증상, 병소에 따라 뼈스캔검사, 컴퓨터단층촬영 등과 같은 여러 영상의학적 도구를 이용할 수 있다. 특히 영상검사를 이용한 추적관찰은 비용-효과적인 면과 이차치료계획을 감안하여 시행 여부를 결정하는 것이 좋다.

1) 혈청전립선특이항원 감시*monitoring*

혈청전립선특이항원은 전립선암의 선별과 진단 과정에서뿐만 아니라 국소 또는 전신적인 치료에 따른 종양의 반응을 알려주는 도구로서 중요한 역할을 한다. 특히 임상적 재발에 앞서 전립선특이항원 상승이 먼저 확인되는 경우가 많으므로 추적관찰의 중요한 요소이다. 전립선특이항원의 상승 자체도 중요하지만 최근에는 전립선특이항원 동력학의 임상적 의미가 중요해지고 있다.

전립선특이항원 상승에 의한 재발은 전이상태로의 진행 및 전립선암에 의한 사망과 관련이 있다. 하지만 전립선특이항원 단독 상승만으로 생존 결과를 예측할 수 없으며 이러한 사실을 환자에게 잘 이해시킬 필요가 있다. 또한 전립선특이항원 변화를 바탕으로 환자의 치료를 결정함에 있어 생존과 삶의 질이라는 두 가지 목표에 대한 균형 있는 접근이 필요하다. 따라서 이러한 경우에는 여러 분야의 전문가에게 의견을 구하도록 권장하고 있다.

(1) 전립선특이항원 진행의 정의

국소치료 이후의 전립선특이항원 상승은 국소재발, 잔존암, 전이를 동반하는 전신질환 또는 이 모든 경우를 포함하는 의미를 가질 수 있다. 영상의학적 검사에 의해 병소가 확인되지 않는 경우에도 전립선특이항원 상승은 나타날 수 있으므로 이에 대한 적절한 해석을 통해 진행 유무를 판단하는 것이 필요하다. 또한 국소치료의 종류에 따라 치료실패를 의미하는 전립선특이항원 수치가 달라질 수 있고 검사방법에 따라 수치가 다를 수 있어 동일 기관의 검사가 아닌 경우 그 해석에 주의해야 한다.

근치전립선절제술 이후 전립선특이항원 상승으로 인한 재발은 통상적으로 두 번의 연속 측정에서 혈청전립선특이항원이 0.2ng/mL 이상인 경우로 정의한다. 이때, 처음 전립선특이항원이 측정 가능한 수치로 상승한 때를 재발이 일어난 날로 간주하고 있다. 일부에서는 진행의 가능성이 큰 고위험군에서는 그 기준을 0.4ng/mL로 하는 것이 좋다는 의견도 있다. 2,782명을 후향적으로 분석한 연구에 따르면, 한 번 전립선특이항원 상승이 보이는 경우에서 그 수치가 0.2, 0.3, 0.4ng/mL인 경우 49%, 62%, 72%의 환자가 연속적인 상승을 보였다고 보고하였다. Memorial Sloan-Kettering Cancer Center(MSKCC)의 연구에 의하면 0.4ng/mL보다 높은 수치의 경우에서는 전이를 동반하는 진행의 가능성이 크다고 보고하기도 하였다. 또한 Prostate-Specific Antigen Working Group에서는 전립선특이항원의 반감기를 감안하여 수술 후 8주 이상이 지나도 0.4ng/mL 이상이고 연속 측정했을 때 수치가 상승한다면 진행을 의미한다고 권고하였다.

방사선치료 이후 전립선특이항원 상승으로 인한 재발의 정의는 2006년 RTOG(Radiation Therapy Oncology Group)-ASTRO(American

Society for Therapeutic Radiation Oncology) Phoenix consensus conference를 통해 새로이 정립되었다. 호르몬치료의 병합 유무와 상관없이 방사선치료 이후 전립선특이항원 최저치*PSA nadir*에서 2.0ng/mL 이상 상승하는 경우를 치료 실패로 정의하였다. 고강도집속초음파*high-intensity focused ultrasound; HIFU*치료나 냉동치료와 같은 경우는 혈청전립선특이항원 재발기준과 관련하여 다양한 정의들이 있는데, 대부분 전립선특이항원 1.0ng/mL를 기준으로 하고 있으며, 이와 더불어 치료 이후 조직검사 소견을 그 조건으로 함께 제시하고 있다. 그러나 이러한 기준과 관련된 실제 임상적 진행과 생존에 대해서는 검증이 되지 않아 표준화된 정의는 아직 정립되지 못하였다.

(2) 근치전립선절제술 후 혈청전립선특이항원 감시

로봇수술을 비롯한 술기의 발달과 더불어 근치전립선절제술은 완치 목적의 우수한 치료방법 중 하나가 되었다. 하지만 25~41%에서 수술 10년 후에 생화학적 재발이 발생할 수 있다. 수술 후 전립선특이항원 감시는 임상적인 질병의 진행, 전이병소의 발생을 규명할 수 있고, 또한 수술 후 보조치료에 대한 판단근거 중 하나가 된다. 더불어 전립선암에 의한 사망 가능성을 예상할 수 있는 근거도 된다.

수술이 성공적으로 이루어졌다면 이론적으로 수술 후 6주 이내에 전립선특이항원은 측정 불가능한 수치*undetectable PSA*로 떨어진다. 수술 후 전립선특이항원이 감소되지 않은 채 측정 가능한 수치로 유지된다면 잔존암이 있거나 미세전이가 동반되어 있는 경우를 고려해야 한다. 하지만 전립선 주변으로 양성 조직이 남았거나 전립선이 아닌 곳에서 기원한 낮은 수치의 전립선특이항원이 만들어지는 경우, 저등급의 전립선암이 잔존해 있는 경우도 가정할 수 있다. 특히 후자의 경우에 임상적으로 의미 있는 진행으로 이어지는 경우는 드물다. 미분화 종양과 같이 드문 경우에서는 전립선특이항원이 측정 불가능한 수치라도 국소재발이나 원격전이가 보고된 바 있다. 국내의 수술 환자 1,117명을 대상으로 한 후향적 분석 연구에서는, 양성 절제면이 있는 경우 6주 내 전립선특이항원이 측정 불가능한 수치로 감소하면 생화학적 재발의 위험은 음성 절제면이 있는 경우와 비교할 만하다고 보고하였다.

몇몇 연구에 의하면 수술 후 실제 전립선특이항원 상승이 곧장 임상적인 재발로 이어지는 경우는 제한적이다. 1,997명의 환자를 대상으로 한 Pound 등의 연구에 의하면 혈청전립선특이항원 상승을 보인 환자의 34%만이 실제 생화학적 재발로 이어졌다고 보고하였다. Boorjian 등도 2,400명의 환자 중 22.9%만이 생화학적 재발로 이어졌고 5.8%만이 전립선암에 의해 사망했다고 하였다. 이러한 연구들을 바탕으로 일반적으로 전립선특이항원 단독 상승에 의한 의미 있는 생화학적 재발은 100명을 수술한 경우 15~30명에서 발생하고 이 중 2~6명만이 전립선암에 의해 사망한다고 보고된다.

이러한 전립선특이항원 상승만이 가지는 제한적 의미를 보충하기 위해 수술 전후 환자의 병기, 글리슨점수, 임파선전이, 수술절제면 상태를 고려하고 더불어 전립선특이항원 배가시간*PSA doubling time; PSADT*과 생화학적 재발까지의 시간을 감안하여 추가치료를 결정하는 것이 바람직하다. 최근 전립선특이항원 배가시간의 임상적 의미가 중요해지고 있어 수술을 포함한 국소치료의 경우 전립선특이항원 상승이 나타나는 경우에는 이를 측정할 것을 권고하고 있다. 전립선특이항원 배가시간이 3개월 미만이고 정낭침범이 있는 경우(pT3b), 그리고 글리슨점수가 8~10 또는 생화학적 재발이 3년 이내에 발생한 경우는 전이와 전립선암 특이사망에 대한 고위험군으로 알려져 있다. 반면에 전립선특이항원 배가시간이 12개월을 초과하고 국소암이거나 피막외침범이 있는 경우(pT3a), 글리슨점수가 7 이하이며 생화학적 재발이 3년 이후에 발생한 경우는 저위험군으로 알려져 있다.

전립선특이항원이 빠르게 상승하는 경우에는 원격전이를 의심할 수 있고, 느리게 상승하는 경우에는 국소전이를 의심할 수 있다. 전립선특이항원 상승까지의 시간과 종양의 분화도는 국소 또는 전신 재발을 구별할 수 있는 중요한 예측인자가 된다. 일부에서는 pT3 이하이고 임파선전이가 없으며 글리슨점수가 7 이하인 경우에서는 전립선절제술 후 추적관찰은 전립선특이항원 측정과 병력청취만으로 충분할 수 있다고 권장하고 있다.

수술 후 추적관찰은 전립선특이항원 감시를 통해 이루어지지만 수술에 수반되는 임상적 또는 병리학적 소견들 역시 많은 정보를 제공한다. 앞서 강조한 바와 같이 전립선특이항원 상승 단독만으로 생화학적 재발을 판단하는 것이 아니라 수술 전후의 임상정보와 연속적인 전립선특이항원 측정을 통해 판단하는 것이 좋을 것이다.

(3) 방사선치료 후 혈청전립선특이항원 감시

방사선치료 후 전립선특이항원 상승 역시 국소 재발이나 원격전이와 연관이 되고 결국 암특이사망과 연관될 수 있다. 따라서 전립선특이항원 감시는 근치적 방사선치료 후에 구제치료를 할 것인가를 결정할 수 있는 근거가 된다. 방사선치료는 전립선을 보존한 채 시행되므로 전립선특이항원 감시의 의미는 수술을 한 경우와 유사하지만 그 기준은 다르다. 또한 방사선치료의 방법이나 선량, 보조호르몬요법 유무 등에 따라서도 기준에 대한 정의는 달라질 수 있다.

장기를 보존하고 치료를 하는 방사선치료는 수술적 치료에 비해 전립선특이항원 감소가 느리다. 정확한 기준에 대해서는 논란이 있으나 전립선특이항원 최저치가 0.5ng/mL 미만인 경우에서 치료의 결과가 좋은 것으로 알려져 있다. 이러한 최저치까지의 도달기간은 6개월 이상이 소요되며 길게는 3년 이상이 걸리기도 한다. 방사선치료 후 전립선특이항원 배가시간은 재발 부위와 연관되며 국소재발의 경우는 13개월, 원격전이가 된 경우는 3개월의 배가시간을 보였다는 보고도 있다.

방사선치료 후에는 소위 전립선특이항원 'bounce' 현상이 일어나게 되는데, 이는 생화학적 재발을 의미하지 않으므로 주의해서 해석할 필요가 있다. 방사선치료 후의 전립선 염증이나 지연된 세포사*cell death*가 이러한 현상의 원인으로 알려져 있고, 이로 인해 다양한 전립선특이항원 수치의 상승이 나타나며, bounce 이전의 전립선특이항원 수치에서 0.1~0.5ng/mL의 상승을 보이다가 이후 측정에서는 감소하는 특징을 가진다. 치료 후 평균 9개월에 나타난다는 보고가 있는 반면, 35개월(중앙값)까지 현상이 관찰된 보고도 있다. 이러한 현상이 나타나는 경우가 나타나지 않는 경우에 비해 이후 생화학적 재발이 덜 발생한다는 일부 보고가 있으나 재발의 지표로 삼지는 않도록 권장하고 있다. 근접방사선치료에서도 35% 정도에서 전립선특이항원 bounce가 발생하는 것으로 알려져 있다. 중요한 것은 방사선치료 후 전립선특이항원 감시에서 일시적인 상승이 반드시 생화학적 재발과 직결되지 않을 수 있다는 것을 숙지하되 주의해서 감시하는 것이라 할 수 있겠다.

2) 영상의학적 검사

국소치료 이후에 재발 유무를 판단하기 위한 영상의학적 검사는 제한적이다. 특히 전립선특이항원이 낮은 경우에는 그 유용성이 더욱 떨어진다. 하지만 전립선특이항원 감시와 환자의 임상정보를 바탕으로 적절한 검사를 시행한다면 재발의 병소를 정확히 파악하여 추가치료 방법을 결정하는 데 도움이 될 수 있다. 특히 원격전이의 경우 빠른 이차치료를 통해 암특이사망률을 낮추는 데 도움이 될 수 있다. 이러한 영상의학적 검사는 치료결정에 영향을 줄 수 있는 증상이 있는 환자나 생화학적 재발이 발생한 환자에게만 권장된다.

(1) 경직장초음파촬영transrectal ultrasonography; TRUS

수술 이후에 요도-방광 문합부에서 종양이 재발한 경우 유용한 검사이다. 특히 수술 후 전립선특이항원이 낮으면서 재발이 의심되는 경우에 병변을 확인하고 조직검사까지 시행할 수 있다. Scattoni 등에 의하면, 경직장초음파를 통해 전립선특이항원이 0.5ng/mL인 경우 조직학적인 재발을 발견함에 있어 45%의 민감도를 보였고, 2.0ng/mL 이상인 경우에서는 100%의 민감도를 보였다.

방사선치료 후에는 전립선의 위축과 섬유화로 인해 의심되는 병변을 규명하기 위한 방법으로는 제한적이다.

(2) 뼈스캔bone scintigraphy

전립선특이항원이 20.0~30.0ng/mL 이상인 경우 뼈스캔검사는 대부분 양성 소견을 보이고, 전립선특이항원이 10.0ng/mL 미만인 경우 단지 4%만이 양성 소견을 나타낸다. 따라서 국소치료의 대상이 되는 환자에서 뼈스캔검사를 정기적으로 시행하도록 권장하지는 않는다. 다른 영상의학적 검사에서 뼈전이가 의심되거나 원격전이가 의심되는 경우에서 제한적으로 시행할 수 있다. 또한 뼈스캔검사에서 양성 소견이 있더라도 외상, 염증, 감염 등과 같은 위양성 병변이 있을 수 있음을 고려해야 한다. 참고로 뼈스캔검사는 비정상적 골대사를 반영하여 결과를 얻는 검사이므로, 골수를 침범하되 뼈대사에 영향이 없다면 양성 소견이 나오지 않을 수 있다.

수술 이후 뼈전이의 위험성은 수술 전 환자가 속한 위험군, 적출된 검체의 글리슨점수와 병기, 전립선특이항원, 전립선특이항원 배가시간에 영향을 받는다. 특히 전립선특이항원 배가시간이 6개월 미만인 경우에는 뼈전이의 위험성이 크므로 뼈스캔검사를 시행하는 것이 좋다. 또한 수술 후 전립선특이항원이 측정 불가능한 수치까지 떨어지지 않은 경우와 생화학적 재발이 의심되는 전립선특이항원 증가가 동반되면 고려하는 것이 좋다. 방사선치료 후에는 전립선특이항원이 상승하거나 직장손가락검사에서 양성일 경우 추가치료가 필요할 수 있으므로 뼈스캔검사를 고려할 수 있다.

(3) 컴퓨터단층촬영computed tomography; CT

국소치료 실패가 의심되거나 생화학적 재발이 의심될 때 고려할 수 있는 방법 중 하나이다. 하지만 전립선특이항원 상승을 근거로 하여 조기에 병소를 발견하기 위한 도구로는 적절하지 않다. 특히 수술 후 전립선특이항원이 10.0ng/mL보다 낮은 경우에는 더욱 제한적이며, 전립선특이항원이 20.0ng/mL를 넘는 경우와 같이 원격전이가 어느 정도 진행된 것이 의심될 때는 뼈나 임파선 전이의 발견을 위해 시행할 수 있다. 하지만 국소치료 이후에 치료 부위의 재발을 발견하는 데에는 제한점이 있다. 왜냐하면 0.5cm 미만의 초기 병소를 구분하기 힘들며 반흔조직이나 섬유화된 병소를 재발 병소와 구분하기 힘들기 때문이다.

(4) 자기공명영상magnetic resonance image; MRI

자기공명영상은 근치적 수술 후 국소재발 발견에 가장 유용한 검사이다. 수술 후 생화학적 재발이 발생한 환자 48명을 대상으로 한 연구에 의하면 직장 내endorectal 자기공명영상의 경우 그 민감도와 특이도는 각각 95%, 100%로 나타났다. 국소재발 병변은 T1 강조영상에서는 근육과 같은 강도를 보이며 T2 강조영상에서는 근육에 비해 고강도의 병변을 보인다. 최근에는 여러 기능적 영상을 추가한 다인자자기공명영상multi-parametric magnetic resonance imaging; MP-MRI의 활용이 높아지고 있다. 동적 조영증강dynamic contrast enhancement; DCE영상은 기존 자기공명영상보다 더욱 우수한 민감도와 특이도를 보인다. 특히 평균 1.9ng/mL의 낮은 전립선특이항원 수치에도 88%의 민감도와 음성 예측률, 100%의 특이도와 양성 예측률을 나타낸 보고가 있다. 자기공명분광magnetic resonance spectroscopy; MRS영상을 병합하여 시행한 연구에서는 전립선특이항원 0.4~1.4ng/mL인 환자에서 86%의 민감도를 나타내었다. 이러한 자기공명영상을 바탕으로 국소재발 병변의 조직검사를 한 경우 민감도와 특이도는 100%에 달하는 것으로 알려져 있다. 수술 후 재발을 확인하기 위한 자기공명영상은 동적 조영증강영상을 포함한 직장 내 자기공명영상이 가장 유용하다고 알려져 있다.

방사선치료 후에는 조직의 변성 때문에 수술 후와 비교해 그 유용성이 상대적으로 떨어진다. 하지만 동적 조영증강영상의 경우에는 72%의 민감도와 46%의 양성 예측률, 95%의 음성 예측률를 보여 일반 T2 강조영상에 비해 더 나은 결과를 보였다. 또한 방사선치료 후 동적 조영증강영상을 바탕으로 조직검사를 한 경우 75%의 양성 예측률을 보인 것으로 보고되고 있다. T2 강조영상에 자기공명분광영상을 병합하는 경우 방사선치료 후의 국소재발 발견에 도움을 줄 수 있다. 국내 한 연구에서는 확산강조영상diffusion weighted imaging; DWI과 동적 조영증강을 통해 조직검사의 정확성을 일반 T2 강조영상에 비해 83%까지 향상시켰다고 보고하였다. 일본 연구에서는 확산강조영상을 22 core 3D prostate mapping biopsy와 비교하였는데, 확산강조영상이 국소재발에 대해 100%에 가까운 민감도와 특이도를 보였다는 보고도 있다. 자기공명영상의 시행시기와 시행을 위한 전립선특이항원 기준에 대해서는 아직 좀 더 연구가 필요하다.

(5) 양전자방출단층촬영positron emission tomography /computed tomography; PET/CT

양전자방출단층촬영은 최근 전립선암에서

계속적인 연구가 이루어지고 있는 분야이다. 18F-fluoro-2-deoxy-D-glucose(FDG) 양전자 방출단층촬영은 전립선암 세포에서는 민감도가 낮으며 양성 조직이나 수술 후 반흔조직과 유사한 섭취를 보이고 소변으로의 배출이 많아 제한적이다. 하지만 뼈스캔과 비교하여 93% 정도에서 전이 소견이 일치하였다는 보고가 있고 일부 연구에서는 뼈스캔보다 조기에 뼈전이를 발견할 수 있다는 결과도 있다. 그러나 FDG 양전자방출단층촬영에 대한 전향적 연구가 부족하고 보다 나은 영상의학적 진단법이 이용되고 있어 향후 널리 이용될지는 의문이다.

최근 acetate, choline, fluorocholine 등과 같은 방사선 추적자를 이용한 양전자방출단층촬영에 대해 여러 연구가 이루어지고 있다. 실제 미국 식약청에서는 전립선암의 재발 검사에 있어 choline 양전자방출단층촬영의 사용을 승인하였다. 한 연구에 따르면 혈청전립선특이항원이 2.5ng/mL인 경우 choline 양전자방출단층촬영을 통해 90%의 환자에서 양성 소견을 보였고 50%의 특이도를 나타내었다. 하지만 전립선특이항원이 낮은 경우, 특히 1.0ng/mL 미만인 경우에서는 절반 정도가 양성 소견을 보였고 일부 연구에서는 5%만이 양성 소견을 보였다는 보고가 있다. C11-acetate 양전자방출단층촬영의 경우는 이보다 더 나은 결과를 보이고 있는데, 20명의 환자에서 전립선특이항원값이 2.0ng/mL(중앙값)인 경우 75%의 민감도를 보였다고 한다. 다른 연구에서는 전체 재발 및 전이에 대한 발견율이 85%였고 전립선특이항원이 2.0ng/mL 이상인 경우에서는 93%의 발견율을 보였다는 보고가 있다. 이렇듯 양전자방출단층촬영은 전립선암의 재발에 대해 진단적 가치는 있지만 전립선특이항원이 낮은 경우 그 유용성이 떨어진다는 점에서 구제치료의 근거로 이용되기는 어려운 실정이다.

3. 추적관찰 시기

전립선암의 국소치료 이후 재발은 임상적으로 확인되기까지 몇 년이 걸린다 해도 대부분 치료 이후 빠른 기간 내 시작된다. 따라서 치료 실패의 위험도가 가장 높은 치료 직후에 면밀한 추적관찰을 하는 것이 중요하다. NCCN(National Comprehensive Cancer Network) 지침에 따르면, 초기 국소치료 이후 5년 동안은 6~12개월 간격으로 전립선특이항원을 측정하고 매년 직장손가락검사를 시행토록 권장한다. 단, 측정 불가능한 수치의 전립선특이항원까지 떨어진 상태라면 직장손가락검사는 생략할 수 있다고 하였다. 또한 고위험군의 환자에서는 3개월 간격의 전립선특이항원 검사를 권장한다. 유럽 비뇨기과학회의 지침에 따르면, 병력청취, 전립선특이항원 측정과 직장손가락검사를 수술 직후 3, 6, 12개월에 시행하고 3년 동안 6개월 간격, 이후에는 매년 추적관찰 하도록 권장하고 있다.

국소치료 이후 첫 방문 때에는 주로 치료 관련 합병증을 알아내고 이를 해결하면서 환자가 이후 추적관찰에 잘 순응할 수 있도록 하는 것이 중요하다. 또한 종양의 국소병기를 포함해 환자의 기대여명이나 동반질환과 같은 전신상태와 관련된 요인들을 바탕으로 추적관찰 기간이나 방법을 결정하는 것이 좋겠다. 즉, 분화가 나쁜 종양과 국소진행성 전립선암 또는 양성 절제면을 가진 환자의 경우는 분화가 좋고 피막 내 또는 전립선 내에 국한된 경우보다 더욱 면밀한 감시가 필요하다. 반면에 고령의 환자나 동반질환이 많은 경우 증상이 없다면 불필요한 감시를 하지 않도록 주의한다.

4. 근치적 치료 이후 추적관찰을 위한 지침

① 근치전립선절제술 이후 잔존암이나 재발과 연관이 있다고 참고할 수 있는 전립선특이항원 수치는 일반적으로 0.2ng/mL보다 높은 경우로 알려져 있다. 또한 국소재발의 경우에는 직장손가락검사상 결절이 만져지고 전립선특이항원이 상승하는 소견을 보일 수 있다(LE: B).

② 방사선치료 이후에는 전립선특이항원이 최저치에서 >2ng/mL로 상승하는 경우를 재발로 생각할 수 있다(LE: B).

③ 근치적 치료 이후 증상이 없는 경우에는 기본적으로 병력청취와 전립선특이항원 측정, 직장손가락검사를 3, 6, 12개월 간격으로 시행하고, 이후 3년 동안은 6개월 간격으로, 그 이후에는 매년 시행하는 것을 권장한다(Grade: B).

④ 국소재발의 발견을 위한 영상의학적 검사는 치료계획에 영향을 주는 경우에만 추천된다. 이차치료를 위한 조직검사는 외부방사선치료 이후 국소 구제치료를 계획하는 경우를 제외하고 일반적으로 추천하지 않는다(Grade: B).

⑤ 뼈스캔검사를 포함한 다른 영상의학적 검사는 일반적으로 생화학적 재발의 징후가 없는 무증상 환자에서는 추천되지 않는다. 뼈 통증이나 진행에 의한 다른 증상이 있는 경우는 전립선특

이항원 수치와는 상관없이 병기의 재설정을 고려하여 영상의학적 검사를 시행하도록 권장한다(Grade: B).

Ⅱ 호르몬치료 중 추적관찰

1. 추적관찰의 개요 및 목적

호르몬치료는 주로 전이성 또는 국소진행성 전립선암 환자를 대상으로 하므로, 치료실패의 경우 증상악화가 급속히 진행되므로 주의 깊은 추적관찰이 필요하다. 또한 호르몬치료에 동반되는 내분비적 부작용에 대한 관찰도 필요하다. 따라서 호르몬치료 동안의 추적관찰은 치료에 대한 반응과 순응도에 대한 감시, 내분비적 부작용에 대한 발견, 거세저항성 전립선암castration-resistant prostate cancer; CRPC에서의 고식적palliative 증상치료를 목적으로 이루어질 수 있다. 불필요한 추적관찰과 과도한 비용을 피하기 위해 병기나 환자의 상태에 따른 적절한 추적관찰 방법이 필요하다.

2. 추적관찰 방법

1) 혈청전립선특이항원 감시

호르몬치료 시작 1개월 내에 전립선특이항원 수치가 80% 이상 감소하는 경우 무진행기간을 의미 있게 연장한다는 보고가 있다. 반면에 전립선특이항원이 상승하는 경우 거세저항성 전립선암으로 진행하는 기간은 평균 7.3개월이라고 알려져 있다. 전이성 전립선암으로 처음 진단된 경우 호르몬

치료 이후 전립선특이항원 수치의 변화는 환자의 생존과 관련된 중요한 지표가 된다. 호르몬치료 7개월 후 전립선특이항원 최저치가 0.2ng/mL 미만인 경우가 0.2~4.0ng/mL 또는 4.0ng/mL 이상인 경우와 비교하였을 때 생존기간(중앙값)이 가장 좋다는 보고가 있다(75개월 대 44개월, 13개월). 국소진행성 전립선암이나 국소치료 후 전립선특이항원 재발에 대한 구제 목적의 호르몬치료를 한 경우에서도 유사한 결과를 보인다. 특히 M1 병기 환자에서는 보통 호르몬치료 후 중앙값 12~18개월 뒤에 암의 진행뿐만 아니라 내분비적 합병증도 발생할 수 있어 주기적 추적관찰이 필요하다. 대부분의 경우 전립선특이항원 상승은 수개월에 걸쳐 증상에 선행되지만 임상적인 암의 진행, 특히 뼈 통증이 전립선특이항원 상승 없이 보고된 바 있으므로 전립선특이항원 감시뿐만 아니라 환자의 증상에 대한 감시도 중요하다.

2) 크레아티닌, 혈색소, 간기능검사

크레아티닌creatinine은 전립선암에 의한 양측 요관 폐색과 같은 요폐 상태를 반영할 수 있는 지표로 중요한 역할을 한다. 혈색소hemoglobin 수치는 호르몬치료 1개월 내 감소가 시작되고 24개월 동안 유지된다. 남성호르몬박탈요법을 중단하면 정상화되지만 약 1년 가까운 시간이 소요된다. 암의 진행으로 인한 골수 침범 때문에 조혈기능에 이상이 있는 경우에는 더 복잡한 형태로 빈혈이 발생할 수 있다. 하지만 전이가 없는 경우에도 호르몬치료 후 빈혈은 발생할 수 있다. 치료 전 빈혈이 있는 환자에서 호르몬치료 3개월 이후에 혈색소 수치가 감소하는 경우 무진행생존율과 전체생

존율을 감소시키는 독립적 인자가 된다는 보고도 있다. 혈색소 수치의 감소는 환자의 피로감과도 연관성이 있다. 간기능검사의 경우 간전이를 파악할 수 있고 호르몬치료에 의한 부작용, 특히 비스테로이드성 약제에 의한 독성을 반영한다. 특히 알칼리인산분해효소alkaline phosphatase의 경우에는 골전이에 의해 상승되며 호르몬치료에 의한 골다공증의 경우에도 상승될 수 있다.

3) 뼈스캔

호르몬치료 동안 증상이 없는 경우에는 정기적인 영상검사가 필요하지 않다. 뼈와 관련된 증상이 있거나 거세 수준에 도달한 이후에 뼈 통증과 같은 증상이 나타나고 전립선특이항원이 상승한다면 뼈스캔검사는 유용할 수 있으며 이를 바탕으로 치료방법을 바꿀 수도 있다. Prostate Cancer Clinical Trials Working Group 2에 따르면, 뼈스캔검사에서 뼈전이 진행에 대한 정의는 최소 2개의 새로운 병변이 나타났을 때로 한다. 호르몬치료 이후에 진행이 의심된다면 초음파나 흉부X-선촬영 등 다른 추가 영상의학적 검사도 고려할 수 있으며, 증상에 따른 병소 감별과 추가치료에 대한 결정을 위해 검사방법을 정할 수 있다. 거세저항성 전립선암의 경우에는 삶의 질도 고려하도록 권장된다.

4) 테스토스테론testosterone

호르몬치료를 하는 경우 대부분은 거세 수준의 테스토스테론 수치를 나타내게 된다(<50ng/dL). 그러나 13~38%의 환자에서 거세 수준에 도달하지 못하는 경우가 있다. 또한 황체형성호르몬 방출

호르몬luteinizing hormone releasing hormone; LHRH 작용제agonist를 사용하는 환자의 24%에서는 장기치료 중 testosterone surge(>50ng/dL)가 나타날 수 있는데, 이를 소위 'acute on chronic effect' 또는 'breakthrough response'라고 한다. 황체형성호르몬 방출호르몬 작용제로 치료하는 초기에 황체형성호르몬과 더불어 테스토스테론이 상승할 수 있으며 이로 인해 생명에 위협이 될 정도로 증상이 악화될 수도 있다. 항남성호르몬제의 병용 투여로 테스토스테론 상승을 방지할 수 있는 것으로 알려져 있다.

테스토스테론을 언제 측정해야 하는가에 대해서는 정해진 바가 없다. 유럽 비뇨기과학회 가이드라인에서는 3~6개월 간격의 측정을 통해 거세 수준이 유지되는지 확인하도록 권장하고 있다. 만약 거세 수준에 도달하지 못하는 경우에는 다른 황체형성호르몬 방출호르몬 작용제로 약제를 변경하거나 수술적 거세술을 고려하도록 권장하고 있다. 전립선특이항원이 상승하거나 임상적 진행이 의심될 때는 반드시 혈청 테스토스테론을 측정하여 거세 저항 상태인지 여부를 살피는 것이 중요하다.

5) 대사성 합병증의 감시

당뇨, 심혈관계 질환을 비롯한 대사증후군은 호르몬치료의 합병증 중 주의 깊게 관찰해야 하는 합병증이다. 호르몬치료에 의한 근육량의 감소 및 지방의 증가로 인해 인슐린 저항성과 혈청지질이 변화하여 당뇨, 심혈관계 질환 등 대사증후군이 발생하는 것으로 알려져 있다.

호르몬치료의 대상이 되는 모든 환자는 치료 초기 및 3개월 간격으로 공복혈당과 당화혈색소(HbA1c)를 통한 당뇨 선별검사를 시행하고 혈중지질에 대한 검사도 시행해야 한다. 당뇨가 있거나 포도당 불내성이 있는 경우에는 내분비 전문의에게, 심혈관계 질환의 병력이 있거나 65세 이상인 경우에는 심장 전문의에게 자문을 의뢰하는 것이 좋다. 호르몬치료를 받는 환자에게는 식습관, 운동, 금연 등과 같은 생활습관 교정에 대한 조언을 하도록 권장한다. 또한 당뇨나 고지혈증, 고혈압과 같은 질환이 있는 경우에는 사전에 치료받도록 권장하는 것이 좋다. 특히 심혈관계 부작용이 발생할 위험성이 높은 환자의 경우에는 호르몬치료의 득실을 고려하고, 필요하다면 치료시기를 조정하도록 한다.

혈청 비타민 D와 칼슘을 측정하는 것도 중요하다. 호르몬치료의 대상은 고령인 환자가 많으므로 치료 시작 전에 이미 골감소증이나 골다공증이 있는 경우가 절반 이상이라고 보고된다. National Institutes of Health(NIH)에 따르면 금연과 체중부하 운동을 권장하고 보충요법이 필요한 경우에는 하루 1,200~1,500mg의 칼슘과 400IU의 비타민 D의 섭취를 권장하고 있다. NCCN 가이드라인은 National Osteo-porosis Foundation의 권고를 따르는데, 50세 이상의 모든 환자에서 칼슘(1200mg/day)과 비타민 D3(800~1000IU/day)의 보충요법을 권장한다. 골다공증의 진단기준인 DEXA(Dual energy X-ray absorptiometry)에서 T-score가 2.5 미만인 경우에는 bisphosphonates(5mg IV annually)나 denosu-mab(60mg SQ every 6month), alendronate(70mg PO weekly)와 같은 약제를 예방적으로 투약하는 것도 고려할 수 있다. 일부에서는 거세 상태에 도달하면 매 2년마다, 골다공증 고위험군에서는 매년 뼈 상태를 감시하는 것을 추천하기도 하지만 이에 대한 전향적 연구는 없는 상태이다.

3. 추적관찰 시기

유럽 비뇨기과학회의 진료지침에 따르면, 호르몬치료를 하는 경우 3~6개월 간격의 추적관찰을 추천하고 있다. 하지만 환자 개개인의 특성과 증상이 다르므로 이를 반영하여 추적관찰 기간을 조절할 수 있다.

1) M0~M1 병기의 환자

치료에 반응이 좋은 경우, 예를 들어 전립선특이항원 <4.0ng/mL, 증상 호전이 있는 경우, 환자의 순응도가 좋은 경우에는 M0 환자에서는 6개월, 전이가 있는 경우에는 3개월 간격으로 추적관찰 하는 것을 권장한다.

2) 거세저항성 전립선암

앞서 언급한 바와 같이, 치료에 반응이 좋은 경우에는 거세저항 상태라도 3개월 간격으로 추적관찰 하는 것을 권장하지만, 그렇지 못한 경우에는 환자 개개인의 특성과 호소하는 증상 등에 따라 그 기간을 조절하도록 한다.

4. 호르몬치료 이후 추적관찰에 대한 진료지침

① 호르몬치료의 경우 3~6개월 간격의 추적관찰을 시행한다. 추적관찰의 내용은 최소한 혈청전립선특이항원, 직장손가락검사, 혈청 테스토스테론을 포함하고 치료 반응과 부작용에 대한 환자의 증상을 살피도록 한다. 간헐적 호르몬치료를 하는 경우, 치료중단 기간에도 1~3개월 간격으로 추적관찰 하여 혈청전립선특이항원과 테스토스테론을 측정하도록 한다(Grade A).

② 추적관찰은 증상, 예후인자, 치료방법에 따라 환자 개인에 맞추어 내용과 간격을 조절할 수 있다(Grade A).

③ M0 병기의 환자에서 호르몬치료에 반응이 좋은 경우에는 6개월 간격으로 추적관찰 하되 최소한 병력청취, 직장손가락검사, 혈청전립선특이항원을 포함하도록 한다(Grade A).

④ M1 병기의 환자에서 치료반응이 좋은 경우에는 3~6개월 간격으로 추적관찰 할 수 있으며, 첫 1년 동안 테스토스테론은 반드시 측정한다. 병력청취, 직장손가락검사, 혈청전립선특이항원뿐만 아니라 혈색소, 혈청 크레아티닌, 알칼리인산분해효소의 측정도 추가할 수 있다. 특히 M1b 병기의 환자에서는 척수압박과 관련된 증상에 대해 반드시 알리도록 한다(Grade A).

⑤ 치료에 대한 반응 없이 질병이 진행하는 경우 추적관찰은 환자 상태에 맞추어 변경하도록 한다(Grade A).

⑥ 진행이 의심되는 경우에는 테스토스테론을 반드시 측정하여 거세 수준 도달 여부를 확인한다. 거세저항성 전립선암의 진단은 거세 수준의 테스토스테론(<50ng/dL 또는 <1.7nmol/L)을 바탕으로 한다(Grade B).

⑦ 호르몬치료 동안 정기적인 영상검사는 권장되지 않는다(Grade B).

참고문헌

Amling CL, Bergstralh EJ, Blute ML, Slezak JM, Zincke H. Defining prostate specific antigen progression after radical prostatectomy: What is the most appropriate cut point? J Urol 2001;165:1146-51.

Amling CL, Blute ML, Bergstralh EJ, Seay TM, Slezak J, Zincke H. Long-term hazard of progression after radical prostatectomy for clinically localized prostate cancer: Continued risk of biochemical failure after 5 years. J Urol 2000;164:101-5.

Aus G. Current status of HIFU and cryotherapy in prostate cancer--a review. Eur Urol 2006;50:927-34; discussion 934.

Bae DC, Stein BS. The diagnosis and treatment of osteoporosis in men on androgen deprivation therapy for advanced carcinoma of the prostate. J Urol 2004;172:2137-44.

Beer TM, Tangen CM, Bland LB, Hussain M, Goldman BH, DeLoughery TG, et al. The prognostic value of hemoglobin change after initiating androgen-deprivation therapy for newly diagnosed metastatic prostate cancer: A multivariate analysis of southwest oncology group study 8894. Cancer 2006;107:489-96.

Beresford MJ, Gillatt D, Benson RJ, Ajithkumar T. A systematic review of the role of imaging before salvage radiotherapy for post-prostatectomy biochemical recurrence. Clin Oncol (R CollRadiol) 2010;22:46-55.

Boccon-Gibod L, Djavan WB, Hammerer P, Hoeltl W, Kattan MW, Prayer-Galetti T, et al. Management of prostate-specific antigen relapse in prostate cancer: A european consensus. Int J Clin Pract 2004;58:382-90.

Boorjian SA, Thompson RH, Tollefson MK, Rangel LJ, Bergstralh EJ, Blute ML, et al. Long-term risk of clinical progression after biochemical recurrence following radical prostatectomy: The impact of time from surgery to recurrence. Eur Urol 2011;59:893-9.

Braga-Basaria M, Dobs AS, Muller DC, Carducci MA, John M, Egan J, et al. Metabolic syndrome in men with prostate cancer undergoing long-term androgen-deprivation therapy. J Clin Oncol 2006;24:3979-83.

Brockman JA, Alanee S, Vickers AJ, Scardino PT, Wood DP, Kibel AS, et al. Nomogram predicting prostate cancer-specific mortality for men with biochemical recurrence after radical prostatectomy. Eur Urol 2015;67:1160-7.

Casciani E, Polettini E, Carmenini E, Floriani I, Masselli G, Bertini L, et al. Endorectal and dynamic contrast-enhanced MRI for detection of local recurrence after radical prostatectomy. AJR Am J Roentgenol 2008;190:1187-92.

Cavanagh W, Blasko JC, Grimm PD, Sylvester JE. Transient elevation of serum prostate-specific antigen following (125)I/(103)pd brachytherapy for localized prostate cancer. Semin Urol Oncol 2000;18:160-5.

Choo R, Chander S, Danjoux C, Morton G, Pearce A, Deboer G, et al. How are hemoglobin levels affected by androgen deprivation in non-metastatic prostate cancer patients? Can J Urol 2005;12:2547-52.

Coakley FV, Hricak H, Wefer AE, Speight JL, Kurhanewicz J, Roach M. Brachytherapy for prostate cancer: Endorectal MR imaging of local treatment-related changes. Radiology 2001;219:817-21.

Conde FA, Aronson WJ. Risk factors for male osteoporosis. Urol Oncol 2003;21:380-3.

Conde FA, Sarna L, Oka RK, Vredevoe DL, Rettig MB, Aronson WJ. Age, body mass index, and serum prostate-specific antigen correlate with bone loss in men with prostate cancer not receiving androgen deprivation therapy. Urology 2004;64:335-40.

Cookson MS, Aus G, Burnett AL, Canby-Hagino ED, D'Amico AV, Dmochowski RR, et al. Variation in the definition of biochemical recurrence in patients treated for localized prostate cancer: The american urological association prostate guidelines for localized prostate cancer update panel report and recommendations for a standard in the reporting of surgical outcomes. J Urol 2007;177:540-5.

Critz FA, Williams WH, Benton JB, Levinson AK, Holladay CT, Holladay DA. Prostate specific antigen bounce after radioactive seed implantation followed by external beam radiation for prostate cancer. J Urol 2000;163:1085-9.

Crook J, Robertson S, Collin G, Zaleski V, Esche B. Clinical relevance of trans-rectal ultrasound, biopsy, and serum prostate-specific antigen following external beam radiotherapy for carcinoma of the prostate. Int J Radiat Oncol Biol Phys 1993;27:31-7.

Daniell HW. Osteoporosis due to androgen deprivation therapy in men with prostate cancer. Urology 2001;58:101-7.

Diamandis EP, Yu H. New biological functions of prostate-specific antigen? J Clin Endocrinol Metab 1995;80:1515-7.

Dotan ZA, Bianco FJ, Jr, Rabbani F, Eastham JA, Fearn P, Scher HI, et al. Pattern of prostate-specific antigen (PSA) failure dictates the probability of a positive bone scan in patients with an increasing PSA after radical prostatectomy. J Clin Oncol 2005;23:1962-8.

Freedland SJ, Humphreys EB, Mangold LA, Eisenberger M, Dorey FJ, Walsh PC, et al. Risk of prostate cancer-specific mortality following biochemical recurrence after radical prostatectomy. JAMA 2005;294:433-9.

Giovacchini G, Picchio M, Briganti A, Cozzarini C, Scattoni V, Salonia A, et al. 11C]choline positron emission tomography/computerized tomography to restage prostate cancer cases with biochemical failure after radical prostatectomy and no disease evidence on conventional imaging. J Urol 2010;184:938-43.

Greenspan SL, Nelson JB, Trump DL, Resnick NM. Effect of once-weekly oral alendronate on bone loss in men receiving androgen deprivation therapy for prostate cancer: A randomized trial. Ann Intern Med 2007;146:416-24.

Greenspan SL, Nelson JB, Trump DL, Wagner JM, Miller ME, Perera S, et al. Skeletal health after continuation, withdrawal, or delay of alendronate in men with prostate cancer undergoing androgen-deprivation therapy. J Clin Oncol 2008;26:4426-34.

Haider MA, Chung P, Sweet J, Toi A, Jhaveri K, Menard C, et al. Dynamic contrast-enhanced magnetic resonance imaging for localization of recurrent prostate cancer after external beam radiotherapy. Int J Radiat Oncol Biol Phys 2008;70:425-30.

Hancock SL, Cox RS, Bagshaw MA. Prostate specific antigen after radiotherapy for prostate cancer: A reevaluation of long-term biochemical control and the kinetics of recurrence in patients treated at stanford university. J Urol 1995;154:1412-7.

Hanlon AL, Pinover WH, Horwitz EM, Hanks GE. Patterns and fate of PSA bouncing following 3D-CRT. Int J Radiat Oncol Biol Phys 2001;50:845-9.

Hara T, Inoue Y, Satoh T, Ishiyama H, Sakamoto S, Woodhams R, et al. Diffusion-weighted imaging of local recurrent prostate cancer after radiation therapy: Comparison with 22-core three-dimensional prostate mapping biopsy. Magn Reson Imaging 2012;30:1091-8.

Heidenreich A, Bastian PJ, Bellmunt J, Bolla M, Joniau S, van der Kwast T, et al. EAU guidelines on prostate cancer. part 1: Screening, diagnosis, and local treatment with curative intent-update 2013. Eur Urol 2014;65:124-37.

Heidenreich A, Bastian PJ, Bellmunt J, Bolla M, Joniau S, van der Kwast T, et al. EAU guidelines on prostate cancer. part II: Treatment of advanced, relapsing, and castration-resistant prostate cancer. Eur Urol 2014;65:467-79.

Higano CS. Bone loss and the evolving role of bisphosphonate therapy in prostate cancer. Urol Oncol 2003;21:392-8.

Horwitz EM, Thames HD, Kuban DA, Levy LB, Kupelian PA, Martinez AA, et al. Definitions of biochemical failure that best predict clinical failure in patients with prostate cancer treated with external beam radiation alone: A multi-institutional pooled analysis. J Urol 2005;173:797-802.

Hull GW, Rabbani F, Abbas F, Wheeler TM, Kattan MW, Scardino PT. Cancer control with radical prostatectomy alone in 1,000 consecutive patients. J Urol 2002;167:528-34.

Hussain M, Tangen CM, Higano C, Schelhammer PF,

Faulkner J, Crawford ED, et al. Absolute prostate-specific antigen value after androgen deprivation is a strong independent predictor of survival in new metastatic prostate cancer: Data from southwest oncology group trial 9346 (INT-0162). J Clin Oncol 2006;24:3984-90.

Kane CJ, Amling CL, Johnstone PA, Pak N, Lance RS, Thrasher JB, et al. Limited value of bone scintigraphy and computed tomography in assessing biochemical failure after radical prostatectomy. Urology 2003;61:607-11.

Kim CK, Park BK, Park W, Kim SS. Prostate MR imaging at 3T using a phased-arrayed coil in predicting locally recurrent prostate cancer after radiation therapy: Preliminary experience. Abdom Imaging 2010;35:246-52.

Koo KC, Tuliao P, Komninos C, Choi YD, Chung BH, Hong SJ, et al. Prognostic impact of time ti undetectable prostate-specific antigen in patients with positive surgical margins following radical prostatectomy. Ann Surg Oncol 2015;22:693-700.

Martino P, Scattoni V, Galosi AB, Consonni P, Trombetta C, Palazzo S, et al. Role of imaging and biopsy to assess local recurrence after definitive treatment for prostate carcinoma (surgery, radiotherapy, cryotherapy, HIFU). World J Urol 2011;29:595-605.

Michaelson MD, Cotter SE, Gargollo PC, Zietman AL, Dahl DM, Smith MR. Management of complications of prostate cancer treatment. CA Cancer J Clin 2008;58:196-213.

Miller PD, Eardley I, Kirby RS. Prostate specific antigen and bone scan correlation in the staging and monitoring of patients with prostatic cancer. Br J Urol 1992;70:295-8.

Mohile SG, Mustian K, Bylow K, Hall W, Dale W. Management of complications of androgen deprivation therapy in the older man. Crit Rev Oncol Hematol 2009;70:235-55.

Moul JW. Prostate specific antigen only progression of prostate cancer. J Urol 2000;163:1632-42.

Oefelein MG, Smith N, Carter M, Dalton D, Schaeffer A. The incidence of prostate cancer progression with undetectable serum prostate specific antigen

in a series of 394 radical prostatectomies. J Urol 1995;154:2128-31.

Okotie OT, Aronson WJ, Wieder JA, Liao Y, Dorey F, DeKERNION JB, et al. Predictors of metastatic disease in men with biochemical failure following radical prostatectomy. J Urol 2004;171:2260-4.

Partin AW, Pearson JD, Landis PK, Carter HB, Pound CR, Clemens JQ, et al. Evaluation of serum prostate-specific antigen velocity after radical prostatectomy to distinguish local recurrence from distant metastases. Urology 1994;43:649-59.

Picchio M, Briganti A, Fanti S, Heidenreich A, Krause BJ, Messa C, et al. The role of choline positron emission tomography/computed tomography in the management of patients with prostate-specific antigen progression after radical treatment of prostate cancer. Eur Urol 2011;59:51-60.

Picchio M, Messa C, Landoni C, Gianolli L, Sironi S, Brioschi M, et al. Value of [11C]choline-positron emission tomography for re-staging prostate cancer: A comparison with [18F]fluoro-deoxyglucose-positron emission tomography. J Urol 2003;169:1337-40.

Pound CR, Partin AW, Eisenberger MA, Chan DW, Pearson JD, Walsh PC. Natural history of progression after PSA elevation following radical prostatectomy. JAMA 1999;281:1591-7.

Punnen S, Cooperberg MR, D'Amico AV, Karakiewicz PI, Moul JW, Scher HI, et al. Management of biochemical recurrence after primary treatment of prostate cancer: A systematic review of the literature. Eur Urol 2013;64:905-15.

Ray ME, Thames HD, Levy LB, Horwitz EM, Kupelian PA, Martinez AA, et al. PSA nadir predicts biochemical and distant failures after external beam radiotherapy for prostate cancer: A multi-institutional analysis. Int J Radiat Oncol Biol Phys 2006;64:1140-50.

Rinnab L, Mottaghy FM, Blumstein NM, Reske SN, Hautmann RE, Hohl K, et al. Evaluation of [11C]-choline positron-emission/computed tomography in patients with increasing prostate-specific antigen levels after primary treatment for prostate cancer. BJU Int 2007;100:786-93.

Roach M, 3rd, Hanks G, Thames H, Jr, Schellhammer P, Shipley WU, Sokol GH, et al. Defining biochemical failure following radiotherapy with or without hormonal therapy in men with clinically localized prostate cancer: Recommendations of the RTOG-ASTRO phoenix consensus conference. Int J Radiat Oncol Biol Phys 2006;65:965-74.

Roehl KA, Han M, Ramos CG, Antenor JA, Catalona WJ. Cancer progression and survival rates following anatomical radical retropubic prostatectomy in 3,478 consecutive patients: Long-term results. J Urol 2004;172:910-4.

Rosser CJ, Kuban DA, Levy LB, Chichakli R, Pollack A, Lee AK, et al. Prostate specific antigen bounce phenomenon after external beam radiation for clinically localized prostate cancer. J Urol 2002;168:2001-5.

Sandblom G, Sorensen J, Lundin N, Haggman M, Malmstrom PU. Positron emission tomography with C11-acetate for tumor detection and localization in patients with prostate-specific antigen relapse after radical prostatectomy. Urology 2006;67:996-1000.

Saylor PJ, Smith MR. Metabolic complications of androgen deprivation therapy for prostate cancer. J Urol 2013;189:S34-42; discussion S43-4.

Scattoni V, Roscigno M, Raber M, Montorsi F, Da Pozzo L, Guazzoni G, et al. Multiple vesico-urethral biopsies following radical prostatectomy: The predictive roles of TRUS, DRE, PSA and the pathological stage. Eur Urol 2003;44:407-14.

Scher HI, Halabi S, Tannock I, Morris M, Sternberg CN, Carducci MA, et al. Design and end points of clinical trials for patients with progressive prostate cancer and castrate levels of testosterone: Recommendations of the prostate cancer clinical trials working group. J Clin Oncol 2008;26:1148-59.

Sciarra A, Panebianco V, Salciccia S, Osimani M, Lisi D, Ciccariello M, et al. Role of dynamic contrast-enhanced magnetic resonance (MR) imaging and proton MR spectroscopic imaging in the detection of local recurrence after radical prostatectomy for prostate cancer. Eur Urol 2008;54:589-600.

Sella T, Schwartz LH, Swindle PW, Onyebuchi CN, Scardino PT, Scher HI, et al. Suspected local recurrence after radical prostatectomy: Endorectal coil MR imaging. Radiology 2004;231:379-85.

Shahani S, Braga-Basaria M, Basaria S. Androgen deprivation therapy in prostate cancer and metabolic risk for atherosclerosis. J Clin Endocrinol Metab 2008;93:2042-9.

Smith MR, Eastham J, Gleason DM, Shasha D, Tchekmedyian S, Zinner N. Randomized controlled trial of zoledronic acid to prevent bone loss in men receiving androgen deprivation therapy for nonmetastatic prostate cancer. J Urol 2003;169:2008-12.

Stamey TA, Kabalin JN, McNeal JE, Johnstone IM, Freiha F, Redwine EA, et al. Prostate specific antigen in the diagnosis and treatment of adenocarcinoma of the prostate. II. radical prostatectomy treated patients. J Urol 1989;141:1076-83.

Stephenson AJ, Kattan MW, Eastham JA, Dotan ZA, Bianco FJ, Jr, Lilja H, et al. Defining biochemical recurrence of prostate cancer after radical pro-statectomy: A proposal for a standardized definition. J Clin Oncol 2006;24:3973-8.

Stewart AJ, Scher HI, Chen MH, McLeod DG, Carroll PR, Moul JW, et al. Prostate-specific antigen nadir and cancer-specific mortality following hormonal therapy for prostate-specific antigen failure. J Clin Oncol 2005;23:6556-60.

Strum SB, McDermed JE, Scholz MC, Johnson H, Tisman G. Anaemia associated with androgen deprivation in patients with prostate cancer receiving combined hormone blockade. Br J Urol 1997;79:933-41.

van Londen GJ, Levy ME, Perera S, Nelson JB, Greenspan SL. Body composition changes during androgen deprivation therapy for prostate cancer: A 2-year prospective study. Crit Rev Oncol Hematol 2008;68:172-7.

Vees H, Buchegger F, Albrecht S, Khan H, Husarik D, Zaidi H, et al. 18F-choline and/or 11C-acetate positron emission tomography: Detection of residual or progressive subclinical disease at very low prostate-specific antigen values (<1 ng/mL) after radical prostatectomy. BJU Int 2007;99:1415-20.

Wallace TJ, Torre T, Grob M, Yu J, Avital I, Brucher

B, et al. Current approaches, challenges and future directions for monitoring treatment response in prostate cancer. J Cancer 2014;5:3-24.

Wei JT, Gross M, Jaffe CA, Gravlin K, Lahaie M, Faerber GJ, et al. Androgen deprivation therapy for prostate cancer results in significant loss of bone density. Urology 1999;54:607-11.

Westphalen AC, Coakley FV, Roach M, 3rd, McCulloch CE, Kurhanewicz J. Locally recurrent prostate cancer after external beam radiation therapy: Diagnostic performance of 1.5-T endorectal MR imaging and MR spectroscopic imaging for detection. Radiology 2010;256:485-92.

Yakar D, Hambrock T, Huisman H, Hulsbergen-van de Kaa CA, van Lin E, Vergunst H, et al. Feasibility of 3T dynamic contrast-enhanced magnetic resonance-guided biopsy in localizing local recurrence of prostate cancer after external beam radiation therapy. Invest Radiol 2010;45:121-5.

19

거세저항성 전립선암의 치료

정창욱

I   거세 이후 진행 전립선암*progressing prostate cancer after castration*의 배경 및 정의

기존 명칭인 '호르몬저항성' 전립선암은 서로 각기 다른 생존율을 지닌 환자 집단을 포함하는 매우 광범위한 질환 상태를 일컫는 용어로, 최근에는 '호르몬불응성' 또는 '안드로겐*androgen* 비의존성'과 같은 용어보다는 '거세저항성' 전립선암*castration-resistant prostate cancer; CRPC*이 널리 쓰이고 있다. 이는 모든 진행성 전립선암이 추가적인 호르몬억제요법에 불응적인 것은 아니며 안드로겐과 안드로겐수용체 상호작용에 의해 호르몬에 의존적으로 진행하는 경우가 많다는 최근 연구결과들 때문이다. 생식선 테스토스테론*testosterone* 억제가 남성호르몬박탈치료의 기본원칙이며 가장 효율적인 전신적 고식치료 중 하나임은 이미 알려져 있는 사실이다. 하지만 이러한 효율적인 치료에도 불구하고 실제로 많은 수의 환자들은 임상적으로 치료저항에 직면하곤 한다. 현재까지 알려진 남성호르몬박탈치료를 받은 거세저항성 전립선암 환자들의 무진행생존기간과 전체생존기간은 각각 12~20개월, 24~36개월이다. 그러나 최근 많은 연구에서 기존의 보고보다 좀더 나아진 생존기간을 보고하고 있다. 거세저항성 전립선암 환자들의 생존기간 증가는 비호르몬치료가 질병을 얼마나 잘 조절하냐에 달려 있다. 하지만 안드로겐수용체의 변이는 남성호르몬박탈치료 이후 질환진행을 보이는 환자들에서 자주 관찰된다. 남성호르몬박탈요법에도 불구하고 암이 진행되는 동안 일어나는 안드로겐수용체의 분자적 변화는 에스트로겐*estrogen*, 프로게스테론*progesterone*과 같은 호르몬적 요소의 수용체 의존적 활성에 따른 경로와 시토카인*cytokine*, 성장인자와 같은 비호르몬적 요소의 수용체 비의존적

표 19-1 거세저항성 전립선암의 정의*Definition of CRPC*

- 혈중 테스토스테론 수치가 거세 수준(50.0ng/dL 혹은 1.7nmol/L 미만)으로 감소되어 있으면서 다음 중 하나를 만족할 때;
- 생화학적 진행 소견: 전립선특이항원 수치가 1주 간격으로 3회 연속 상승을 보이면서 두 번 최저치의 50% 이상 상승하고 2.0ng/mL를 초과하거나,
- 영상의학적 진행 소견: 뼈스캔상 2개 이상의 새로운 병변이 나타나거나, 고형 종양 반응 평가기준으로 연부조직 병변의 크기 증가 소견을 보일 때(증상의 진행만으로는 거세저항성 전립선암 진단에 불충분하다.)

발현에 따른 경로에 의해서 야기될 수 있다. 생식선 절제 후에도 장기간 안드로겐수용체의 활성화가 여전히 관찰되는 것은, 안드로겐수용체가 전립선암 진행에 있어 중요한 역할을 한다는 것을 의미하며, 실제로 안드로겐 비의존적 질환 환자의 치료에 적절한 표적이 될 수 있음을 시사한다. 최근의 유럽 비뇨기과학회 지침에서는 거세저항성 전립선암에 대한 정의를 표 19-1과 같이 제시하고 있다. 최근 한국인에 대한 연구에서 거세저항성 전립선암으로 진단된 경우 암특이생존율은 1년, 3년, 5년에 각각 57.8%, 16.8%, 10.1%였으며, 평균생존기간은 21.6개월로 보고되어 과거에 비해 양호한 예후를 보였다.

1. 질환평가 및 치료선택

거세저항성 전립선암을 평가하는 척도는 정확히 확립되어 있는 것이 없으며 아직까지 숙제로 남아 있다. 현재로는 뼈스캔, 컴퓨터단층촬영, 전립선특이항원*prostate specific antigen*; PSA 등의 검사와 가장 주된 증상으로 통증 정도를 복합적으로 이용하는 것이 질환의 정도를 평가하는 데 가장 많이 이용되고 있다. 혈청전립선특이항원 단독으로는 질병 진행 정도를 평가하는 데 충분치 못하며, 전립선특이항원 감소 기간이나 감소 정도에 따른

치료효과 판정의 명확한 정의가 내려져 있지 않지만, 실제로는 임상에서 이들을 치료효과 평가의 기준으로 많이 사용하고 있다. 여러 연구에서 치료 전 전립선특이항원 대비 30%를 초과하여 감소하는 것이 치료의 생존기간 향상을 예측하는 인자로 제시되고 있으며, 실례로 TAX 327 연구에서 전립선특이항원의 치료반응이 생존기간 증가와 연관이 있었다고 보고되었다. TNM 병기와 같은 종래의 기준은 거세저항성 전립선암의 정도를 평가하는 데 한계가 있기 때문에 다양한 질병상태에 따른 치료지침이 필요하다. 그림 19-1에서는 치료 실례에 따른 전립선암의 자연사를 모식화하였다.

2. 비전이성 거세저항성 전립선암

초기 남성호르몬박탈 단계에서 임상적 그리고 영상의학적으로 전이 소견이 없는 전립선암 환자에서 전립선특이항원이 상승하는 경우가 종종 관찰된다. 실제로 최근 임상에서 M0(비전이성) 거세저항군으로 분류된 환자들이 점차 늘어나고 있다. 이 같은 환자들이 지속적으로 늘어나는 것은 모든 전립선암 환자에서 초기 남성호르몬박탈치료의 기존 패러다임에 변화가 필요할 수도 있음을 시사한다. 현재 이러한 환자들의 자연사에 대한 자료가 점차 축적되고 있으며, 뼈전이로 진행

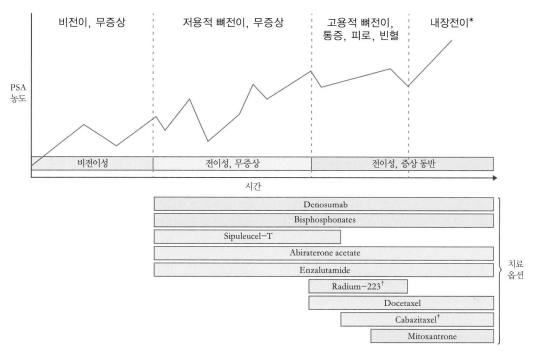

그림 19-1. 전형적 거세저항성 전립선암의 진행 2014년도까지 인정되어온 치료이다. 보라색은 무작위 임상시험에서 생존기간 연장이 입증되지 않은 물질이며, 파란색은 생존기간 이득이 입증된 물질이다. *내장전이는 뼈전이 없이도 존재할 수 있다. †Ra-223은 내장전이 없는 환자에게만 이용한다. †Cabazitaxel은 docetaxel 치료 후 진행된 환자의 이차치료제이다.

되기까지의 기간연장에 초점을 둔 이차 호르몬치료와 비세포독성 치료방법들을 이용한 연구들이 몇몇 유용한 결과물을 보여주고 있다. 오로지 전립선특이항원 단독 상승만 나타나는 진행된 질환 환자들을 위해 Prostate Cancer Clinical Trials Working Group(PCWG) 2에서는 전립선특이항원 단독 실패를 표 19-2와 같이 정의하였다. 지금까지 대부분 비전이성 거세저항성 전립선암의 임상시험은 PCWG2의 정의를 기반으로 시행하고 있다. 진행된 전이성 거세저항성 전립선암 환자들의 치료에서는 통증 감소 및 삶의 질이 최우선시되는 반면, 비전이성 혹은 소수 전이성 거세저항성 전립선암 환자들에게는 암의 진행을 지연시키는 것이 더 중요하다. 이러한 차이가 있음에도 불구하고 대부분의 지침에서 비전이성 거세저항성 전립선암 환자들에게 세포독성 치료를 포함한 다른 치료 선택권을 제시하지 못하고 있는데, 이는 이러한 환자들의 전체생존율을 보여주는 무

표 19-2 Prostate Cancer Clinical Trials Working Group(PCWG) 2의 PSA 단독 실패 정의

1. 전립선특이항원 수치가 최저치의 25%, 최저치에 비해 2.0ng/mL보다 더 상승해야 함.
2. 전립선특이항원 상승은 최소 3주 이후 두 번째 전립선특이항원 측정으로 확인되어야 함.
3. 환자의 테스토스테론 수치는 거세 수준이어야 함(<50.0ng/dL).
4. 영상의학적 검사에서 전이 소견이 없음.

작위 대조군 연구가 없었기 때문이다. 하지만 최근 NCCN(National Comprehensive Cancer Network) 진료지침에서는 비전이성 거세저항성 전립선암 환자들에게 다양한 치료의 선택 및 관찰 등의 임상시험을 권장하고 있다. 미국 비뇨기과학회 진료지침에서도 남성호르몬박탈치료를 유지하는 것이 근거가 강하지 않음에도 불구하고(grade C) 기존 치료를 유지하면서 관찰하는 것을 제안하고 있다. 그럼에도 불구하고 비전이성 거세저항성 전립선암 환자의 치료를 위해 현재로서는 전이성 거세저항성 전립선암 환자들을 기반으로 한 연구에서 발전된 치료 중 최선의 방법을 선택해야 한다.

3. 전이성 거세저항성 전립선암

전이성 전립선암은 뼈전이가 흔한 반면 내장 visceral전이는 흔하게 나타나지 않는 특징이 있다. 많은 수의 전이성 거세저항성 전립선암 환자들은 질병 자체로 혹은 질병치료로 인해 야기된 혈액학적 문제를 겪고 있는데, 그중 빈혈이 가장 흔하며 만성 질환, 골수침범, 혈액소실, 그리고 드물지만 이차적으로 소모성 응고병consumption coagulopathy과 관련된 미세혈관병 용혈 빈혈 microangiopathic hemolytic anemia 등이 다양하게 관련되어 있다. 또한 진행된 거세저항성 전립선암 환자들에서 적혈구감소는 골수의 국소 방사선치료, 전신 방사성의약품radiopharmaceuticals치료, 장기간의 남성호르몬박탈요법, 전신 화학요법 chemotherapy, 뼈전이로 인한 골수의 실질적인 감소 등 여러 요인에 의해 발생할 수 있다. 그리고 과립백혈구감소증granulocytopenia과 혈소판감소증

thrombocytopenia 등이 전신 화학요법 혹은 광범위한 방사선치료의 합병증으로 올 수 있다. 암이 골수에 침범하여 빠르게 성장하는 경우 범혈구감소증pancytopenia을 일으킬 수 있다. 드물지만 혈소판증가증thrombocytosis 또한 비특이적으로 전립선암을 포함한 다양한 종양의 환경과 관련될 수 있지만, 이와 관련된 응고합병증은 전립선암 환자들에게서는 거의 관찰되지 않으며 이런 경우 치료 또한 항상 필요한 것은 아니다. 비뇨기과적으로 가장 치명적인 합병증은 폐쇄요로병증obstructive uropathy으로, 대부분 일차적으로 암과 관련되어 있으며 삶의 질과 치료결과에 상당한 손상을 줄 수 있다. 감염과 통증의 유병률이 증가할 뿐만 아니라 폐쇄된 신장 및 요로는 신기능에 심각한 장애를 유발할 수 있으며 신장에 의해 여과되는 다양한 항암치료의 선택에 제한을 줄 수 있다. 일반적으로 세포독성 약제를 이용한 치료를 필요로 하는 환자들은 경피적 신루설치술percutaneous nephrostomy을 실시하여 요로폐쇄를 풀어주는 것이 중요하다.

Ⅱ 거세저항성 전립선암에 있어 안드로겐 차단

거세저항성 전립선암은 혈청 테스토스테론이 거세 수준의 농도임에도 불구하고 진행된다. 따라서 남성호르몬박탈치료 이후 거세저항성 전립선암으로 진단하기 위해서는 진단 시 테스토스테론은 50.0ng/dL(1.7nmol/L) 이하로 유지되고 있어야 한다. 일부에서는 거세저항성 전립선암에서 지속

적인 남성호르몬박탈치료는 효과가 미미할 수 있다는 의견이 있으며 지속적인 치료를 유지하는 것에 대한 논란을 제기하기도 한다. 실제로 황체형성호르몬 방출호르몬luteinizing hormone releasing hormone; LHRH 작용제agonist를 2차, 3차 치료하는 동안 유지하였으나 생존율에 있어 미미한 효과만을 보고한 임상연구도 있었다. 그러나 이 연구들은 전향적 자료가 없기 때문에 실제 임상에서는 안드로겐 억제를 유지함으로써 치료의 위험도를 줄이고 최소한의 잠재적인 이점을 확보해야 한다. 덧붙여 다른 치료제들을 대상으로 한 연구들도 안드로겐 억제를 유지하면서 시행되어 왔으며, 아직까지 안드로겐 차단을 유지하지 않은 상태에서 시행한 경우에서는 긍정적인 결과가 보고되지 않았다. 그러므로 향후에도 환자들에게 무기한 안드로겐억제치료를 유지하는 것이 이득이 있을 것으로 생각된다.

Ⅲ Pre-docetaxel 상태에서 내분비경로를 표적으로 하는 호르몬제제

1. Abiraterone

Abiraterone은 혈청 안드로겐과 에스트로겐 억제로 야기된 수산화효소와 분해효소 활성을 방해한다. Abiraterone은 코티솔cortisol의 감소를 동반하며 동시에 뇌하수체 전엽에서 부신피질자극호르몬adrenocorticotropic hormone; ACTH의 생산 증가를 유발한다. 그리고 이로 인해 생산이 증가된 ACTH는 광물부신피질호르몬mineralocorticoid의 증가를 불러온다. 그러므로 코르티코스테로이드corticosteroid를 동반 투여해야 ACTH로 인한 광물부신피질호르몬의 생산을 억제할 수 있으며 이로 인한 부작용을 최소화할 수 있다. COU-AA-302 연구에서 abiraterone이 위약과 비교하여 전이성 거세저항성 전립선암 환자들의 전체생존기간(34.7개월 대 30.3개월)과 영상의학적 무진행생존기간(16.5개월 대 8.2개월)을 향상시킨다고 보고하고 있다. 또한 전신수행정도performance status의 향상과 화학요법 개시까지의 기간 연장, 마약진통제 사용 빈도를 줄이는 효과를 보였다고 보고하였다. 반면에 광물부신피질호르몬 과잉과 관련된 합병증 및 간수치 상승 등의 부작용을 일으킬 수 있다.

2. Enzalutamide

Enzalutamide(formerly known as MDV3100)는 안드로겐수용체 길항제로, 안드로겐수용체의 리간드결합 영역에 완전히 결합하여 안드로겐수용체의 세포핵 전좌translocation와 수용체 공동인자의 모집을 방해한다. PREVAIL 3상 임상연구에서 1,717명의 화학요법을 받지 않은 환자를 대상으로 enzalutamide를 위약과 비교하는 연구를 시행했으며, 결과적으로 영상의학적 무진행생존율을 두드러지게 향상시켰다고 보고하였다. 또한 78% 환자에서 50% 이상의 전립선특이항원 감소를 보여 화학요법의 시작 시기를 늦추었고, 전체생존기간도 통계학적으로 의미 있게 향상되었음을 보고하였다.

3. Enzalutamide와 abiraterone의 선택

Abiraterone과 enzalutamide 두 약제 모두 전이성 거세저항성 전립선암 환자들의 화학요법 전 생존기간을 연장시키는 것으로 알려져 있다. 하지만 두 약제 중 어떤 약제를 선택할 것인가에 도움을 주는 무작위 자료는 현재까지 보고된 바 없다. COU-AA-302 연구에서 abiraterone은 grade 3 이상의 간기능 수치(ALT 6%, AST 3%) 상승과 관련을 보일 수 있다고 보고하였으므로 기저 간질환이 있는 경우 enzalutamide가 더 나은 선택이 될 수 있다. 반면에 enzalutamide는 AFFIRM 연구에서 위약치료군에 비해 0.6%의 환자에서 발작 *seizure*이 보고되었으므로 발작병력이 있거나 위험군일 경우 abiraterone이 상대적으로 좋은 선택이 될 수 있다. PREVAIL 연구에서는 1,717명의 환자 중 204명의 내장전이*visceral metastasis* 환자가 포함되었다. 이 연구에서 enzalutamide가 영상의학적으로 병의 진행을 늦춘다는 보고를 했으며, 전체생존율에 있어서는 통계적으로는 의미 있는 결과를 보여주지 못하였으나 전반적으로는 생존기간을 향상시켰다. 내장전이 환자에서 docetaxel 치료 전 abiraterone 치료효과를 보고한 연구가 없기 때문에 이러한 경우 enzalutamide가 상대적으로 선호될 수 있다. 이전 ketoconazole 노출 여부 또한 치료선택 시 고려사항이 될 수 있는데, ketoconazole을 사용했던 환자들에게 화학요법 전 abiraterone을 이용한 소규모 연구에서 전립선특이항원이 50% 이상 감소했다는 보고가 있어 ketoconazole 사용력이 있는 환자에게 비록 abiraterone 치료 이득이 확실히 확인되지는 않았

지만, 이득이 있을 가능성이 있다고 보고하였다. 반면에 enzalutamide의 효용성은 ketoconazole을 사용했던 환자들에게는 불확실하다. 이와는 별개로 최근 후향적으로 시행한 연구결과에서 abiraterone과 enzalutamide의 상호 저항성이 부각되고 있다. 하지만 아직까지 전향적 연구결과가 나오지 않았고 이에 대한 추가적인 연구가 진행 중이다.

Ⅳ 세포독성화학요법*cytotoxic chemotherapy(docetaxel regimen)*

1. 치료효과 평가

가장 흔하게 전이되는 부분은 뼈이지만 발현 정도로 치료효과를 평가하는 것은 다소 무리가 있다. 또한 연부조직이나 타 장기로의 전이 정도도 전체 암 가운데 일부에 불과하기 때문에 치료를 평가하는 매개체로 이용하기에는 일관성이 없다. 비교적 일관된 예후적 의의를 가지는 임상적 또는 검사실 매개변수들은 전신수행정도, 통증 유무, 치료 전 헤모글로빈 수치 정도이다. 그 밖에 기저 전립선특이항원 농도나 뼈스캔상 침범 정도(병변 수 혹은 패턴, 뼈 침범의 분산 정도)도 치료를 평가할 수 있는 매개변수로 이용될 수 있다. 실제로 여러 연구에서 반정량적으로 측정한 전립선특이항원 mRNA 발현 정도와 전립선특이항원 배가시간 *PSA doubling time; PSADT*, 전립선특이항원속도 *PSA velocity* 등 전립선특이항원과 관련된 인자들이 치료 후 예후적 인자로 쓰이고 있다. 하지만 임

상적으로 전립선특이항원 관련 인자들이 치료반응을 평가하는 데 쓰이고 있음에도 불구하고, 많은 연구자는 여전히 전립선특이항원의 매개변수로서의 효용성 및 정확성과 관련해서는 좀 더 많은 연구가 필요하다고 조심스럽게 접근하고 있다. 거세저항성 전립선암 환자들을 평가하기 위한 매개변수로서의 전립선특이항원의 효용에 관련하여 여러 임상시험 연구자들 간에 합의를 통해 지침이 정립되었고, 이러한 지침에서는 거세저항성 전립선암 환자들의 평가에 영상의학적 소견과 더불어 임상적 소견(예를 들어 통증)을 이용하는 것이 필요하다고 제시하고 있다. 반면에 혈청 산성인산분해효소*acid phosphatase*와 알칼리인산분해효소 *alkaline phosphatase* 농도는 매개변수로서 이득을 주지 못하고 있다고 평가된다. 새로운 비세포독성 및 표적 치료들은 각각 목표한 바가 다르고 기전이 다르기 때문에 특이활성에 따른 약제 특이 관련 생물지표의 정립이 요구된다.

2. 임상시험

임상에서 이용되는 대부분의 화학요법 약제들이 거세저항성 전립선암 환자들에게 단독 혹은 다양한 조합으로 이용되어왔다. 하지만 docetaxel과 mitoxantrone을 제외한 다른 세포독성 물질들은 증상 호전이나 생존기간 연장에 효과가 없어 더 이상 이용되고 있지 않다. 2000년대 이후 발전되어온 화학요법은 자료상으로 이전에는 생존율이 6~12개월에 그쳤던 것과 비교하면 최근에는 16~18개월로 향상되고 있음을 보여주고 있다. 1990년대 후반 mitoxantrone의 출현으로 거세저항성 전립선암 환자들의 화학요법은 한걸음 발전하였다. Semi-synthetic anthracycline 계열인 mitoxantrone은 이전에는 암 관련 증상에만 이득이 있음이 알려졌었다. 최근에는 이에 덧붙여 mitoxantrone에 코르티코스테로이드 저용량을 조합하여 고식적 치료*palliative treatment*로 이용할 경우 최대의 효과를 보여주는 제제로 부각되고 있다. Mitoxantrone 단독 혹은 prednisone과의 병용 요법과 hydrocortisone 단독치료를 비교하는 두 전향적 무작위 연구에서 병용요법이 통증을 포함한 다양한 삶 매개변수에서 뚜렷한 향상을 보였으나, 생존기간은 뚜렷한 향상을 보이지 않았다고 보고하였다. 이러한 연구들을 통해 증상을 동반한 전이성 거세저항성 전립선암 환자들에서 mitoxantrone과 prednisone 병용요법이 FDA 승인을 받을 수 있었다.

그러나 docetaxel의 등장으로 거세저항성 전립선암의 화학요법은 획기적으로 발전하였다. 이 물질은 미소세관*microtubule*의 분해와 세포자멸사 *apoptosis* 억제신호를 방해하여 이로 인한 TP53-비의존 기전을 통해 종양세포의 세포자멸사를 유도한다. β-tubulin 상호작용으로 세포 내 미소세관의 안정화를 유도하는 것은 삼인산구아노신-비의존중합작용*guanosine triphosphate; GTP-independent polymerization*을 야기하고 세포주기를 G_2M에 멈추도록 한다. 게다가 docetaxel은 체외에서 caspase-3 활성과 밀접한 관련이 있으며 정상적 세포자멸사 활동을 잃게 하는 BCL2 인산화를 야기하는 것으로 알려져 있다. 전 세포자멸사 분자*pro-apoptotic molecule*인 BAX를 저해할 수 없으므로 인산화된 BCL2는 아마도 다른 대체경로를 통해 세포자멸사를 유도할 수 있으나 CDKN1B(formerly p27) 유도와 BCL-XL 억제와 같은 부가적인 기전 또한 중요한 역할을 한다. 2004년 대규모 3상 TAX 327 연구에서 docetaxel이 기존 치료기준이었던 mitoxantrone과 prednisone 병용요법보다 우월하다고 보고하였고, 이로써 docetaxel은 전이성 거세저항성 전립선암의 일차치료제로 인정받게 되었다. TAX 327 연구는 1,006명의 환자를 대상으로 시행되었는데, 각각 중앙값median 20.7개월의 추적관찰 후 매주 docetaxel 치료를 받은 군이 17.3개월의 전체생존기간(통증 31%, 전립선특이항원 반응 48%)을 보인 반면에, 3주마다 docetaxel 치료를 받은 군에서 18.9개월의 전체생존기간(통증 35%, 전립선특이항원 반응 45%)을 보였다. 또한 매 3주 docetaxel 치료군에서 상대적 사망위험도가 24% 줄어드는 것을 보고하였다(p=0.0005). 반면 mitoxantrone 치료군에서는 16.4개월의 전체생존기간(통증 22%, 전립선특이항원 반응 32%)을 보였다. 독성은 매 3주 docetaxel 치료군과 매주 치료군을 비교하였을 때, 호중구감소성 발열neutropenic fever이 3% 대 0%, grade 3/4 정도의 호중구감소증이 32% 대 1.5%로 매 3주 치료군에서 높았으나, 구역, 구토, 피로, 손톱변성, 과도한 눈물흘림과 설사는 매 3주 치료군에서 다소 낮았다. Grade 3/4 정도의 신경병증neuropathy은 매 3주 치료군에서 1.8% 대 0.9%로 다소 더 흔하였다. 다른 대규모 3상연구인 The Southwest Oncology Group(SWOG) 9916 연구에서도 진행된 거세저항성 전립선암에서 docetaxel이 mitoxantrone보다 우월함이 입증되었다. 최근 보고된 연구에서는 매 2주 docetaxel

($50mg/m^2$) 치료요법이 효과적인 치료 옵션으로 부각되기 시작하였으며 거세저항성 전립선암 환자들에게 안전한 투약방식으로 떠오르고 있다. 360명을 대상으로 한 전향적 무작위 연구에서 grade 3/4 정도의 호중구감소증이 매 3주($75mg/m^2$) 치료군에서 20%에서 나타난 반면 매 2주($50mg/m^2$) 치료군에서는 14%에서만 관찰되었으며 입원을 요하는 심각한 감염과는 거의 관련이 없었다고 보고하였다. 또한 열성 호중구감소증이나 감염으로 인한 입원의 경우에서 매 2주 치료군의 경우가 매 3주 치료군에 비해 심각한 합병증의 빈도가 적었음을 관찰하였다. 그리고 361명을 대상으로 치료실패까지의 기간을 알아보기 위한 3상연구에서 매 2주 치료를 시행한 군에서 매 3주 치료군에 비해 치료실패까지의 기간이 더 연장됨을 보고하였으며 (5.6개월 대 4.9개월) 전체생존기간 중앙값에서도 좋은 결과를 보였다(19.5개월 대 17.0개월). Grade 3/4 정도의 합병증은 매 3주 치료군에서 매 2주 치료군보다 호중구감소증(53% 대 36%), 백혈구감소증(29% 대 13%), 열성 호중구감소증(14% 대 4%)이 더 많이 나타나고 있었고, 호중구감소증으로 인한 감염(24% 대 6%) 또한 매 3주 치료군에서 더 흔하게 관찰되었다. 그러므로 면역반응이 떨어지거나 합병증을 가지고 있는 고령의 환자들에게 매 2주 투여요법을 적극적인 치료방법으로 제시할 수 있다고 보고하였다.

V 일차 docetaxel 치료 이후 구제 치료 *salvage treatment after first-line docetaxel*

1. Cabazitaxel

Docetaxel에 불응하는 전립선암 환자에서 생존기간을 효과적으로 연장시키는 치료는 미흡한 편이었으나, 2010년 FDA에서 cabazitaxel을 전이성 거세저항성 전립선암 환자치료를 위한 이차 화학요법제제로 승인하면서 변화가 시작되었다. Cabazitaxel은 새로운 tubulin-binding taxane이며 docetaxel과는 달리 ATP-의존약물 유출 펌프*ATP-dependent drug efflux pump*인 P-glycoprotein에 대해 친화성이 부족하다. 3상 무작위 연구 TROPIC에서 docetaxel 기본 화학요법을 받았거나 받는 중에 질환의 진행을 보인 755명의 전이성 거세저항성 전립선암 환자를 대상으로 cabazitaxel의 안정성과 효능을 평가하였다. 이 중 377명의 환자들은 3주마다 mitoxantrone 12mg/m^{2}을 투여받았고, 378명의 환자들은 3주마다 25mg/m^{2}의 cabazitaxel을 투여받았으며, 두 군 모두 매일 10mg prednisone을 복용하였다. 중앙값 12.8개월의 추적기간 후 cabazitaxel 치료군의 전체생존기간은 15.1개월, mitoxantrone을 투여받은 환자군은 12.7개월로 차이가 있었고, cabazitaxel은 mitoxantrone과 비교하여 무진행생존기간(2.8개월 대 1.4개월)과 전립선특이항원 진행까지의 기간(6.4개월 대 3.1개월)을 유의하게 연장시켰으며, 영상의학적 종양 반응(14.4% 대 4.4%)과 전립선특이항원 반응률(39.2% 대 17.8%)을 증가시켰다. Grade 3/4 정도의 치료 관련 부작용들은 cabazitaxel군에서 좀 더 관찰되었으며 혈액학적(68.2% 대 47.3%), 비혈액학적 독성(57.4% 대 39.8%)에서 차이가 있었다. 실제로 임상에서 사용할 경우 이 약제는 호중구감소증과 패혈증을 다루는 전문의에 의해 투여되어야 하며 고위험 환자들은 과립구집락자극인자*granulocyte colony-stimulating factor*를 예방적으로 투여하는 것이 필요하다.

2. Abiraterone acetate

대규모 3상 COU-AA-301 연구의 예비결과가 12.8개월(중앙값) 추적기간 후에 긍정적으로 보고되었으며 최근 최종결과가 보고되었다. Docetaxel 치료를 받은 후 PCWG2 기준에 근거한 진행성 질환으로 발전한 전이성 거세저항성 전립선암 환자 총 1,195명을 대상으로 위약투여군과 비교한 abiraterone acetate의 결과는 중앙값 20.2개월의 추적기간 후 abiraterone군의 전체생존기간(중앙값)은 15.8개월이었으며 위약투여군은 11.2개월이었다. 나이, 통증 정도, 질병진행의 유형과는 관계없이 관찰되었으며, 전립선특이항원, 영상의학적 소견상 조직반응, 객관적 진행시간 혹은 전립선특이항원 진행까지의 기간의 이차적 목표도 abiraterone 투여군에서 유리하게 나타났다. 가장 흔한 grade 3/4 정도의 부작용은 두 군에서 뚜렷하게 다르지 않았으나, 광물부신피질호르몬 관련 부작용은 abiraterone군에서 좀 더 흔하게 나타났으며 증상 정도는 주로 grade 1/2였다. 하지만 장기간 추적관찰은 이전 예비연구에 비해서 예상 못한 독성의 증가로 이루어지지 못하였다.

3. Enzalutamide

Docetaxel 치료를 받은 1,199명의 거세 저항성 전립선암 환자를 대상으로 한 2012년 AFFIRM 연구에서 14.4개월(중앙값) 추적기간 후 enzalutamide 치료군의 전체생존기간(중앙값)은 18.4개월, 위약군은 13.6개월로 차이를 보였다고 보고하였다. 이러한 긍정적인 결과는 나이, 통증 정도, 질병진행 유형과는 관계없이 관찰되었다. 전립선특이항원과 연부조직 반응, 삶의 질, 객관적 진행시간 혹은 전립선특이항원 진행까지의 기간도 enzalutamide군에서 유리하게 나타났다. Enzalutamide군에서 0.6%의 발작이 발생된 점을 제외하고는 부작용 또한 위약군과의 비교에서 차이가 없었다.

Ⅵ 뼈표적치료 _bone targeted therapies_

1. 뼈전이에 따른 흔한 합병증

뼈전이로 인한 가장 흔한 합병증은 뼈통증, 척추 붕괴 혹은 변형, 병적 골절 _pathological fracture_, 그리고 척수압박으로 인한 증상이다. 의료용 시멘트를 이용한 치료가 어떠한 원인에 의한 것이든 척추골절로 인한 통증을 줄이거나 삶의 질을 향상시키는 데 있어 효과적인 방법이다. 하지만 전이에 효과적인 표준 고식적 수술 또한 매우 중요하다. 척수압박 증상이 나타날 때 즉각적으로 치료해야 하기 때문에 신속한 진단을 위해서는 환자들이 척수압박의 위험징후를 자각할 수 있도록 교육하는

것이 중요하다. 척수압박 상황에서 즉각적인 고용량 스테로이드 주입이 필요하며 원인을 알기 위한 자기공명영상 _magnetic resonance imaging; MRI_도 가능한 한 빠르게 시행해야 한다. 척수감압 치료를 위해서는 신경외과와의 협진이 필요하며 별개로 외부방사선치료도 치료방법이 될 수 있다.

2. 고식적 치료요법

1) 통증과 경막 외 척수압박 _epidural cord compression_ 치료

암과 관련된 다양한 통증증후군을 이해하여 증상이 나타나는 즉시 알아채는 것은 암과 관련된 증상을 효율적으로 조절하는 데 있어서 중요하다. 전립선암은 척추 혹은 척추 인접 부위로 전이하는 경향이 있어 경막 외 전이는 상대적으로 흔하며 이로 인한 경막 외 척수압박의 발생 빈도 또한 높은 편이다. 경막 외 전이를 조기 진단하고 치료하는 것은 보행기능과 장기능, 방광기능을 유지하는 데 매우 중요하다. 우선 즉각적인 고용량의 스테로이드를 정맥 내로 주입해야 하는데, dexamethasone 16~100mg을 매일 투여하는 방법이 가장 많이 이용되고 있고, 경우에 따라 초기 부하량으로 10mg을 주고 6시간마다 4~10mg을 투여하는 방법도 있으나, 현재까지 적정용량에 대해서는 정립되어 있지 않다. 외부방사선치료가 확실한 치료로 이용되고 있으나 최근 연구에서 방사선 단독치료보다는 방사선치료 후 수술적 치료가 더 효과적일 수 있다고 보고하고 있다. 수술은 방사선치료 후에도 계속해서 진행되는 증상이 있을 경우나 불안정한 병적 골절 혹은 방사선치료 후

재발하는 경우 고려될 수 있다. 반면에 화학요법은 경막 외 척수압박 치료에는 이용되지 않는다.

2) Radium-223

생존율 연장과 관련 있는 유일한 뼈 특이약물은 alpharadin(radium-223)이다. 대규모 3상 임상실험(ALSYMPCA trial)에서 이전에 docetaxel 치료에서 실패 혹은 효과를 보지 못한 거세저항성 전립선암 환자 921명을 대상으로 alpharadin 50kBq/kg을 6차례 주사 치료했을 때의 효과를 위약군과 비교하였다. 이 연구에서 alpharadin이 위약과 비교하여 전체생존기간을 3.1개월(14.4개월 대 11.3개월) 향상시켰음을 보고했고, 뼈 관련 합병증이 발생하기까지의 시간을 5.7개월(13.5개월 대 7.8개월) 연장하는 데 관련이 있었을 뿐만 아니라, 통증 감소 및 삶의 질 향상에서도 효과가 있음을 보고하였다. 약제와 연관된 독성은 거의 없었으며, 특히 혈액학적 독성에서 위약군과 뚜렷한 차이를 보이지 않았다.

3) Bisphosphonates

Bisphosphonates는 전립선암의 뼈전이 치료에 있어서 필수 불가결한 부분이 되었다. Zoledronic acid와 같은 bisphosphonates는 미네랄화된 뼈 표면에 붙어 파골세포의 활동과 증식을 방해하여 재흡수를 감소시켜 뼈용적을 증가시킨다. 현재 뼈전이 소견이 있는 진행된 전립선암 환자에게 zoledronate가 치료제로 이용되고 있으며 3~4주 간격을 두고 수개월간 정맥주사로 4mg을 투여한다. 관련된 부작용으로는 피로, 근육통, 발열, 빈혈, 혈청 크레아티닌 농도의 상승 등이 있다. 약제로 인한 저칼슘혈증을 보이는 환자에게는 경구 칼슘보충제(1,000mg/일)와 비타민 D(800units/일) 투여가 권장된다. 또한 흔하진 않지만 합병증으로 하악골mandibular bone 괴사로 인한 심각한 턱관절 통증이 있을 수 있어 이전의 외상, 치과수술이나 감염의 병력이 있는 경우 위험도가 증가하므로 주의가 필요하다.

4) RANK ligand Inhibitors

Denosumab은 파골세포 형성, 기능, 생존에 중요한 매개인자인 RANKL(receptor activator of nuclear factor-κB ligand)에 대항하는 단일클론항체monoclonal antibody이다. 전이가 없는 거세저항성 전립선암 환자들에게 denosumab을 투여한 경우 위약군에 비해 무뼈-전이생존율bone-metastasis-free survival이 4.2개월(중앙값) 증가하였다고 보고되었으나, 이러한 이점이 전체생존기간 증가로는 이어지지 않았다(43.9개월 대 44.8개월). 실제 임상적용에 있어 아직까지는 논란의 여지가 있지만, denosumab의 효용성과 안정성을 zoladronic acid와 비교하는 3상연구에서 denosumab은 zoledronic acid에 비해 뼈 관련 합병증(병적 골절, 뼈수술, 방사선치료, 척수압박)을 지연시키는 데 있어 우위에 있었다(20.7개월 대 17.1개월). 하지만 이러한 결과들이 전체생존기간 증가에는 영향을 미치지 않았다.

5) 방사성 의약품

방사성 의약품radiopharmaceuticals의 도입은 진행성 전립선암의 뼈전이 치료에 있어 유용한 도구가 되었다. 이 중 가장 많이 이용되는 것은 strontium-

89(^{89}Sr)와 samarium-153(^{153}Sm)이다. Strontium-89 는 초기 연구에서 뼈통증을 25~65% 경감시키는 것으로 나타났지만 약동학적으로 뼈침범 범위에 따라 다르고, 반감기는 일반적으로 4~5일이라고 보고하였다. 일련의 동위원소의 저류시간은 광범위한 뼈전이가 있는 사람에게 상대적으로 확연히 긴 것으로 알려져 있다. 하지만 방사성 화합물의 체내 저류가 골수 독성과 연관되어 있다는 것은 간과할 수 없는 문제이다. 임상적으로 samarium-153 은 반감기가 2일보다 짧기에 심각한 골수 독성의 발현이 적게 나타났다는 보고가 있다. 3상연구에서 samarium-153을 1mCi/kg 투여한 경우 비방사성 물질 samarium-152와 비교하였을 때 거세저항성 전립선암 환자들에게 비교적 안전하고 뼈통증에 있어 효과적이었다.

VII 새로운 치료

1. 개요

발병기전을 포함한 전립선암의 기초적인 생리를 이해하는 것은 전립선암 환자들의 예후를 향상시킬 수 있는 새로운 표적target을 찾게 해준다. 이는 표적의 돌연변이mutation 혹은 기능적 조절이상을 입증하는 것으로부터 시작된다. 이때 단순히 과발현된 단백질을 표적화하는 것보다는 종양성장을 유발하는 특정 돌연변이를 표적화하는 것이 더 효율적이다. 다음으로는 표적과 전립선암의 인과관계, 즉 표적 단독 혹은 표적과 다른 돌연변이가 함께 전립선암에서 표현형phenotype이 재현되

는 것을 입증하는 것이고, 마지막으로 표적의 억제가 암을 퇴행시키거나 증식을 정지시킬 수 있음이 전임상모델preclinical model에서 입증되어야 한다. 전립선암에서는 안드로겐수용체도 하나의 잠재적 표적이 된다. 분자 수준에서의 안드로겐수용체의 다양한 변화는 안드로겐 억제치료를 받는 환자에서 질환의 진행과 함께 나타나고, 이는 수용체에 결합하여 작용하는 약제를 통한 이차적인 호르몬치료 및 항안드로겐중단증후군antiandrogen withdrawal syndrome과 같은 몇몇 치료방법의 반응을 이해하는 데 도움을 줄 수 있다. 그럼에도 불구하고 전립선암 진행의 발병기전에서 안드로겐수용체의 정확한 역할을 이해하는 것은 여전히 숙제로 남아 있다.

2. 표적치료제targeted treatments

1) PI3K/Akt/mTOR 경로

진행된 전립선암에서 종양억제유전자인 PTEN (phosphatase and tensin homologue)의 소실은 전이 병변의 50% 이상에서, 국소 진행성 병변의 약 20%에서 발견되고 있다. PTEN 소실은 글리슨 점수, 병기, 화학요법 저항성, 그리고 진행된 전립선암의 여러 특징과 관련이 있다. PTEN은 PI3K/Akt의 생존경로의 역negative조절인자이며 진행된 전립선암에서 인산화된 Akt의 상승이 관찰된다. Akt 경로는 인슐린수용체insulin receptor; IR를 포함한 표피성장인자수용체epidermal growth factor receptor; EGFR, 인슐린유사성장인자수용체 insulin-like growth factor receptor; IGF-R, 혈소판 유래성장인자수용체platelet-derived growth factor receptor; PDGFR, 인터루킨-6interleukin-6수용체 등 다양한 세포면 수용체의 신호전달에 관련되어 있으며, 영양과 성장을 위해 세포감지기 역할을 하는 것으로 보인다. Akt 경로는 세포자멸사의 저해를 통한 세포생존 촉진과 더불어, mammalian target of rapamycin(mTOR) 경로를 통해 세포의 성장, 증식, 혈관형성을 조절하고, c-MYC, cyclin D, 혈관내피성장인자vascular endothelial growth factor; VEGF 같은 물질의 신호해독을 가능하게 한다. PTEN 활성의 복구 혹은 mTOR 활동 저해를 통해 PTEN-/- 전립선암 이종이식 xenograft의 성장을 차단할 수 있고 화학요법에 대한 저항성을 줄이며 감소된 호르몬 민감도를 회복시킬 수 있다.

　Rapamycin은 Streptomyces hygroscopicus 세균을 포함하는 토양표본으로부터 추출한 자연 복합체이다. 처음에는 면역억제 특성 때문에 항진균제의 목적으로는 사용되지 않았으나 훗날 장기 이식치료에 필요한 면역억제제로 다시 부각되었다. 세포주cell lines에서 보인 rapamycin의 항증식 및 항암 특성은 관상동맥 스텐트의 재협착을 막는 용도 등 다양한 임상분야에서 이용되었으며, 특히 종양학에서는 유사물인 temsirolimus와 함께 다양한 종류의 종양에 민감성을 보임이 밝혀졌다. Rapamycin과 그 유사물의 부작용으로는 반구진성 발진maculopapular rash, 고중성 지질혈증 hypertriglyceridemia, 고혈당증hyperglycemia, 알레르기반응, 하지부종, 점막염, 혈소판감소증이 있다. Docetaxel과 이들 약제의 병용요법은 Akt 경로의 명백한 활성(PTEN 변이 및 소실 혹은 다른 유전학적 변화의 결과)을 가진 환자들에서 세포자멸사

를 유도할 수 있다는 점에서 매력적이다. 예를 들자면 새로운 mTOR inhibitor인 everolimus를 거세저항성 전립선암 환자에게 일차치료제로서 docetaxel과 병용하여 투여하는 것에 대한 연구가 현재 진행 중에 있다.

2) 표피성장인자수용체와 혈소판유래성장인자수용체 경로epidermal growth factor receptor and platelet-derived growth factor receptor pathways

　티로신 키나아제tyrosine kinases를 억제하는 약제에 대한 연구가 최근 수년간 빠르게 발전하여 암분야에서 고무적인 결과를 보여주고 있다. 종양반응 정도는 항상 표적 티로신 키나아제 돌연변이와 관련이 있으며, 표적 돌연변이는 종양의 발병에 핵심적인 역할을 하지만, 전립선암에서는 그러한 돌연변이가 밝혀지지 않았고, 초기 연구에서 티로신 키나아제 억제제들은 실망스러운 결과를 보였다.

　표피성장인자수용체는 전립선암 세포의 40~80%에서 과발현되고, 전립선암을 진단받은 아프리카계 미국 남성에서 좀 더 흔하다. 하지만 약 100명의 거세저항성 전립선암 환자의 2상연구에서 표피성장인자수용체 티로신 키나아제 억제제인 gefitinib의 전립선특이항원 반응은 관찰되지 않았다. Gefitinib의 저항성이 전립선암에서 PI3K/Akt 경로의 과활동성과 연관될 가능성이 있으므로, 여러 경로를 표적으로 하는 약제를 병용하는 것이 좀 더 효과적일 수 있다. 표피성장인자수용체 혹은 이중dual 키나아제 억제제를 세포독성화학요법과 병용하는 연구가 진행 중에 있다.

　전립선암 세포는 높은 수준의 혈소판유래성장인자수용체를 발현하며, PI3K/Akt 경로를 신호

전달 체계로 이용하고 있는데, 이는 전립선암 진행과 관련되어 있다. Imatinib 단독치료는 기대에 미치지 못하고 있으나 docetaxel과 병용하는 치료연구에서 긍정적인 결과가 보고되어 docetaxel 단독요법과 비교하는 무작위 2상연구가 진행 중이다.

또 다른 가능성 있는 수용체의 표적은 HER2/neu 티로신 키나아제 계열로, 이 표적의 발현은 전립선암의 성장과 생존을 가능케 하는 안드로겐 수용체의 활성을 증가시킨다. 그러나 2상연구에서 항-HER2 단일클론항체인 trastuzumab은 거세저항성 전립선암 환자에서 미미한 효능을 보였는데, 이는 아마도 HER2의 과발현이 낮은 빈도였기 때문이라 생각된다. 무증상 거세저항성 전립선암 환자에서 dual EGFR/HER2의 차단제인 lapatinib에 대한 연구가 진행 중이다.

3) Vitamin D 유사체

비타민 D 및 그 유사체는 분화, 항증식, 항암제 민감성 항진을 유도할 수 있는 특성을 가지고 있으나, 역학연구에서 전립선암 환자들이 상대적으로 비타민 D 결핍의 위험도가 높다고 보고되었다. Docetaxel과 고용량 calcitriol을 매주 투여한 2상연구에서 80%의 환자에서 전립선특이항원 반응을 보였고(53%에서 뚜렷한 반응), 진행까지의 기간 중앙값은 11.4개월, 생존기간 중앙값은 19.4개월이었다. 환자 250명을 대상으로 docetaxel 단독요법과 비타민 D 병용요법을 비교한 무작위 연구에서 병용요법군에서는 63% 환자에서 50% 이상의 전립선특이항원 수치의 감소를 보였지만, 단독요법군에서는 52%에 불과했으며, 흥미롭게도 병용요법이 생존기간 연장에도 효과가 있다고 보고하였다(23.4개월 대 16.4개월). 이러한 결과를 토대로 전이성 거세저항성 전립선암 환자에서 calcitriol과 docetaxel 병용치료의 생존이득을 목표로 대규모 위약대조 3상연구가 시도되었으나 초기 보고에서 실망스러운 결과를 보여 연구가 조기에 종료가 되었다.

4) Bone interface

전임상연구*preclinical study*에서 endothelin A 수용체가 전립선암에서 과발현되며 혈장 내 endothelin 농도 상승이 전립선암의 병기, 등급 및 전이와 연관이 있는 것으로 보고되었다. Atrasentan은 매우 선택적인 endothelin A 수용체 길항제로 전립선암에서 광범위하게 연구 중이다. 예비 2상연구에서 atrasentan 10mg 투여가 전이성 거세저항성 전립선암 환자들에서 위약군에 비해 암 진행기간을 연장시키는 것이 발견되었다(196일 대 129일). Atrasentan의 부작용은 주로 두통, 비염, 안면홍조, 말초부종과 같은 혈관운동 반응과 관련되어 있다. 반면 뼈 침착 및 재흡수에는 긍정적인 효과가 관찰되었다. 현재 대규모 3상연구에서 docetaxel과 atrasentan의 병용요법을 전이성 거세저항성 전립선암 환자들에게 일차치료제로 시행하는 것에 대한 연구가 진행 중이다.

새로운 소분자 endothelin 수용체 억제제인 zibotentan(ZD4054)이 연구 초기 희망적인 결과를 보였다. Zibotentan의 2상연구에서 위약과의 비교에서는 질환의 진행까지의 기간을 연장시키지는 못하였으나, 생존기간은 zibotentan군에서 더 높게 보고되었다. 이 결과를 바탕으로 zibotentan 단독 혹은 docetaxel과의 병용치료를 전이성 거세저항성 전립선암 환자들에게 적용하는 위약대조 3상 임상연구들이 진행되고 있다.

5) 혈관형성 표적제제angiogenesis targets

종양혈관 형성은 전립선암 전이에 중요한 요소로 생각되고 있으며, 강력한 혈관형성분자인 혈관내피성장인자vascular endothelial growth factor; VEGF의 상승은 진행된 임상병기 및 생존과 관계가 있음이 밝혀졌다. 후향적 연구에서 혈관내피성장인자 농도는 전립선암 환자의 생존과 독립적인 관련이 있음을 보고한 바 있다. 유사하게 혈관내피성장인자의 항체는 전립선 이종이식 성장 속도를 늦추었으며 특히 화학요법과 병용하였을 때 뚜렷하게 나타났다. 이러한 결과들을 바탕으로 전이성 거세저항성 전립선암 환자들에게 docetaxel과 estramustine에 bevacizumab를 추가하는 CALGB 90006 2상연구에서는 암의 진행까지의 기간 중앙값은 9.7개월, 생존기간 중앙값은 21개월이었으며, 다른 2상연구에서도 docetaxel과 bevacizumab을 병용하는 요법 또한 희망적인 결과를 보여주었다. 이를 바탕으로 3상 무작위 연구(CALGB 90401)가 시행되었으나, 무진행 생존 및 객관적 반응에서는 향상을 보였으나 전체생존기간은 관련이 없었으며 grade 3 이상의 독성이 매우 심했음을 보고하였다.

Thalidomide는 1960년대 입덧의 치료제로 개발되었으나 단지증phocomelia과 지체이상dysmelia을 유발하는 기형발생과 연관이 있음이 알려졌다. Thalidomide의 대사물은 혈관내피성장인자, 염기성 섬유모세포성장인자basic fibroblast growth factor, 인터루킨-6, 종양 괴사인자-α tumor necrosis factor-α와 같은 혈관형성 신호를 방해하면서 혈관형성을 방해한다. 전임상연구에서 thalidomide가 T세포에 상호자극 작용과 면역중재 작용을 가지고 있다고 제시하였다. 단일제제로서 고용량 thalidomide의 1/2상 연구에서는 전립선특이항원의 감소가 20% 정도로 낮은 반응을 보였으나, 무작위 2상연구에서 docetaxel과 저용량 thalidomide의 병용요법은 docetaxel 단독요법에 비해 전립선특이항원 반응, 질환의 진행까지의 기간, 생존기간을 더 증가시켰다. 최근 2상 임상실험에서 docetaxel, thalidomide, bevacizumab의 3제요법을 시행하였으며 의미 있는 전립선특이항원 반응이 환자의 80%에서 관찰되었으나 유의한 신경독성도 관찰되었다.

6) CYP17 체계

실제로 부신 혹은 생식선 외부에서 전체 안드로겐 합성의 5~10%가 이루어지고 있으며 표준 호르몬치료가 이러한 합성까지 막지는 못한다. 그리고 거세저항성 전립선암 내부에서 자체적으로도 안드로겐 생산이 가능하다고 알려져 있다. 덧붙여 CYP17의 과발현은 거세저항성 전립선암 환자들에게 관찰되었다. 새로운 경구제제 abiraterone acetate는 부신의 안드로겐 합성을 조절하는 열쇠인 미세소체효소microsomal enzyme cytochrome P17(17, 20-lyase and 17α-hydroxylase)의 선택적인 억제제로, 앞서 기술한 바와 같이 전이성 거세저항성 전립선암 환자들의 화학요법 전 또는 후에 사용하여 생존기간을 연장시키는 것으로 알려졌다. 저칼륨혈증, 고혈압, 말초부종 등이 흔한 부작용이며, 이는 이차적 광물부신피질호르몬 과잉 증후군에 의한 것이므로 광물부신피질호르몬 수용체 길항제인 eplerenone을 사용하면 호전될 수 있다.

7) 안드로겐수용체 변형androgen receptor modulation

Bicalutamide, nilutamide, flutamide과 같은 기존의 항안드로겐제제와는 다른 방식으로 안드로겐수용체에 직접 접근하는 노력이 차세대 항안드로겐제제의 발전을 가져왔다. Enzalutamide는 bicalutamide보다 5~8배 높은 친화력을 가지며 거세저항 상태에서도 작용하는 강력한 경구 비스테로이드성 안드로겐수용체 길항제로서 종양세포 파괴(세포분열을 억제하는 것이 아닌) 작용과 함께 안드로겐수용체 핵 전좌를 막을 수 있다. 또한 다른 항안드로겐제제가 부분적으로 안드로겐수용체 작용제agonist로서의 특성을 보이는 것과 달리 그러한 특성을 가지고 있지 않다. 최근 연구에서 거세저항성 전립선암 환자에서 리간드-비의존 안드로겐수용체 스플라이스 변종ligand-independent AR splice varients이 발생되었지만 일부에서는 enzalutamide에 의해 변종이 억제될 수 있다고 보고하였다.

이전에 세포독성화학요법을 받았던 전이성 거세저항성 전립선암 환자에 대한 3상연구(AFFIRM)에서 enzalutamide는 위약군에 비해 14.4개월 평균 추적관찰 이후 4.8개월(18.4개월 대 13.6개월)의 전체생존기간 연장을 보였고, 전립선특이항원, 연조직반응, 삶의 질, 객관적 진행에서 우위를 보였다. 부작용에서는 크게 차이는 없었지만 enzalutamide군에서는 0.6%에서 발작이 발생하였다. 또한 화학요법 이전의 거세저항성 전립선암 환자를 대상으로 한 3상연구(PREVAIL)에서 enzalutamide는 영상의학적 진행과 사망 위험을

감소시켰고, 화학요법의 시작 시기를 늦추었으며, 평균 약 22개월의 생존기간을 보였다. 50% 이상 전립선특이항원의 감소를 보인 환자는 78%였고, 가장 흔한 부작용은 피로와 고혈압이었다.

8) 후성적 접근epigenetic approach

Histone deacetylases(HDACs)는 histone의 아세틸치환화의 주요 조절인자이며, 이는 세포의 생존, 증식, 분화 및 세포자멸사의 조절에 관련된 유전자의 안드로겐수용체 매개 전사작용에 중요한 역할을 한다. Vorinostat는 강력한 경구 HDAC 억제제이며 전립선암 세포주와 동물모델에서 항암효과를 보여주었다. 이 제제는 이전에 피부 T-cell 림프종 치료제로 승인받았다. 하지만 docetaxel 치료 후에 진행한 거세저항성 전립선암 환자에서 이차치료제로 vorinostat를 사용한 2상연구에서는 유의한 전립선특이항원 혹은 영상의학적 반응을 보여주지 못하였으며 높은 빈도의 grade 3/4의 부작용(피로, 구역, 식욕부진, 구토, 설사, 체중감소)이 나타났다. 새로운 경구 HDAC 억제제인 panobinostat(LBH589)를 거세불응성 전립선암의 일차치료제로서 docetaxel에 부가하여 투여 중인 1상연구가 진행 중이다.

9) Poly ADP ribose polymerase(PARP) 억제제

전이성 거세저항성 전립선암 환자에서 DNA 복구를 방해하는 유전자변이가 존재하는 것이 관찰된다. PARP는 DNA 복구에 다방면으로 관련되어 있고, 이를 기반으로 PARP 길항제인 olaparib이 최근 BRCA1/2 변이된 난소암 환자의 치료

를 위해 승인되었다. 한편 전립선암 환자에서 BRCA2 변이 위험성이 5~7배 높아지며 BRCA2 변이는 높은 글리슨점수 및 나쁜 예후와 밀접한 관련이 있어 PARP 길항제의 효능이 부각되고 있다. 최근 olaparib 2상연구가 시행되었고, 총 49명의 환자 중 32.7%의 환자가 반응을 보였으며 22%의 환자는 50% 이상의 전립선특이항원 반응을 보였다. BRCA1/2, ATM, 판코니빈혈Fanconi's anemia 유전자 및 CHEK2를 포함한 DNA 복구 유전자의 변이가 있었던 16명의 환자 중 14명이 olaparib에 반응이 있었으며, BRCA2 소실을 보이는 7명 환자 전부와 ATM 변이가 보이는 5명 환자 중 4명이 반응이 있었다. 그러므로 PARP 길항제인 olaparib은 기존치료에 더 이상 반응하지 않으며 DNA 복구 유전자 결함이 있는 전립선암 환자들에서 높은 반응을 보인다고 하였다. 약제 관련 부작용으로 grade 3/4의 빈혈과 피로가 가장 많이 보고되었다.

3. 면역치료immunotherapy

종양유도내성을 극복하는 면역계와 연행하는 것은 모든 암 백신 프로그램의 목표이며 종양항원에 대항하는 백신을 이용한 능동 면역치료가 다양한 종양 모델에서 시도되고 있다. 가지돌기세포dendritic cell를 기반으로 한 치료를 포함하여 Bacille Calmette-Guérin(BCG), 과립구단핵구집락자극인자granulocyte-monocyte colony-stimulating factor; GM-CSF, 바이러스 보유자carrier 등을 이용한 다양한 접근방법이 시도되었다. 최근 CTLA-4 차단제, Toll-like 수용체 작용제와 세포 내 바이러스 혹은 세균성 매개체 등 상호자극 분자를 이용한 병합치료가 개발되고 있다. 전립선암에서 다양한 면역학적 전략이 임상시험 연구 중에 있으며 이 중 sipuleucel-T(Provenge), GVAX, CTLA-4 억제제 등이 주로 연구되고 있다.

1) Sipuleucel-T

Sipuleucel-T(Provenge)는 능동적 세포면역치료제로 CD54+ 가지돌기세포로부터 추출한 백신이다. 이 백신은 전 임상 모델에서 전립선 특이 면역반응을 발생시키고 자가면역 전립선염을 일으키는 것이 증명되었다. 위약대조 무작위 3상연구(IMPACT)에서 위약군에 비해 sipuleucel-T 치료군이 무증상 혹은 증상이 미미한 전이성 거세저항성 전립선암 환자에서 4.1개월(25.8개월 대 21.7개월)의 전체생존기간 이득이 있다고 보고하였으며 이로서 FDA의 승인을 받은 첫 전립선암 백신이 되었다. Sipuleucel-T 투여시기와 관련하여 낮은 전립선특이항원을 가진 환자들에게 더 큰 이득이 있었다는 연구결과에 따라 거세저항성 전립선암 초기에 투여하는 것이 가장 적절하다고 알려져 있다. 증상이 없는 전이성 거세저항성 전립선암 환자에서 전신상태가 양호한 경우 sipuleucel-T의 투여가 생존 기대치를 높이는 데 효과가 있음이 보고되었다. 하지만 sipuleucel-T의 표준적인 투여시기는 아직까지 입증된 바 없어 조기 이용하는 것에 대한 다양한 연구가 필요하다. 그리고 예측 가능한 생물지표의 부재와 고액의 치료비용 또한 한계점이다.

2) GVAX

전립선 GVAX는 쥐 흑색종 모델에서 방사선조사 종양백신이 다른 시토카인 보조제에 비해 시토카인 GM-CSF를 발현하였을 때 종양거부반응을 향상시키는 사실에 근거를 두고 있다. 이러한 형태의 면역치료는 비활성화된 동종 전립선암 세포주(PC3과 LNCaP)를 이용하여 백신의 대량생산이 가능하고 다양한 종양항체를 동시에 표적으로 삼을 수 있다는 장점이 있다. 그러나 각각의 항원에 대해 상대적으로 취약하기 때문에 반복적인 피하주입이 필요하다. 무증상 전이성 거세저항성 전립선암 환자들을 대상으로 시행한 2상연구들에서 전체생존기간은 26.2개월, 주입용량에 따른 전체생존기간은 20.0개월에서 29.1개월로 전립선 GVAX의 항암효과를 보여주었으며, 항체반응이 발생한 환자들의 비율은 투여한 백신의 양에 따라 증가하며 어떠한 용량제한 혹은 자가면역 독성도 나타나지 않았다. 두 연구에서 나타난 가장 흔한 부작용은 주사 부위의 홍반, 피로, 권태감, 근육통, 관절통이었다. 이러한 결과들을 바탕으로 대규모 무작위 3상연구(VITAL-1, VITAL-2)가 계획되었으나, 중간 잠정데이터 결과가 초기 가설과는 다르게 생존기간의 향상을 보여주지 못하였고 오히려 docetaxel/GVAX를 받은 군의 사망률이 높아 조기 종료되었다.

3) CTLA-4 억제

암세포의 면역회피 억제는 면역검문소*immune checkpoint* 분자인 CTLA-4(cytotoxic T lymphocyte-associated antigen-4)를 차단하여 정상 항암 T세포 반응을 항진시킴으로써 가능하다. 쥐의 전립선암 모델에서 CTLA-4 억제는 T세포의 효과를 강력하게 하며 이로 인해 종양거부반응을 일으킬 수 있다는 가능성을 보여주었다. 단일 클론성 항-CTLA-4 항체인 ipilimumab을 전이성 거세저항성 전립선암 환자들을 대상으로 투여하는 다양한 임상연구가 시행되었는데, ipilimumab 단독 혹은 방사선치료와 병합한 1, 2상 연구 및 GM-CSF와 ipilimumab을 병용한 1상연구였다. 희망적으로 50% 이상 전립선특이항원 감소가 20%의 환자에서 관찰되었으며 영상의학적 종양반응은 5%의 환자에서 발견되었는데, 이러한 의미 있는 전립선특이항원과 종양 반응이 sipuleucel-T 혹은 다른 치료백신에서는 거의 보고되지 않았다는 점에서 의미가 있다. Ipilimumab의 흔한 부작용은 피로(42%), 구역(35%), 가려움증(24%), 변비(21%), 피부발적(19%)이었다. 게다가 CTLA-4는 자가면역을 약화시킬 수 있기 때문에 확인되지 않은 면역반응으로 인한 면역독성이 있을 수 있다. 그러한 면역 관련 부작용은 대장염(8%), 부신기능부전증(2%), 간염(1%), 뇌하수체염(1%) 등이 있을 수 있다. Docetaxel에 반응하지 않은 거세저항성 전립선암 환자를 대상으로 위약대조 3상연구가 현재 진행 중이다.

4) PD-1 억제제*programmed cell death-1 inhibitor*

Pembrolizumab(Keytruda) 및 nivolumab과 같은 물질들이 2014년 FDA의 승인을 얻으며 새로운 치료제로 부각되고 있다. 이 약제들은 programmed cell death 1(PD-1) 수용체를 표적으로 하여 종양세포와 면역의 상호작용을 막아 암에 대한 면역반응을 촉진시키도록 개발되었다. 초기에는 전이성 흑색종 치료제로 부각되었으나 최근에는 화학요법에 반응하지 않는 전이성 비소세포 폐암 환자 치료에도 적용되었다. 현재 전이성 거세저항성 전립선암 환자들을 대상으로 enzalutamide와 pembrolizumab을 병용하는 2상연구가 진행 중에 있으며, pTVG-HP plasmid DNA 백신과 동반 치료하는 예비연구도 진행 중에 있다. 현재 알려진 약제 관련 부작용으로는 반점, 발진, 소양증, 백반증이 있으며 갑상선기능저하증 및 구역, 구토 등의 소화기계 관련 부작용 또한 보고되었다.

참고문헌

Aapro M, Abrahamsson PA, Body JJ, Coleman RE, Colomer R, Costa L, et al. Guidance on the use of bisphosphonates in solid tumours: recommendations of an international expert panel. Ann Oncol 2008;19:420-32.

Armstrong AJ, Eisenberger MA, Halabi S, Oudard S, Nanus DM, Petrylak DP, et al. Biomarkers in the management and treatment of men with metastatic castration-resistant prostate cancer. Eur Urol 2012;61:549-59.

Armstrong AJ, Garrett-Mayer E, de Wit R, Tannock I, Eisenberger M. Prediction of survival following first-line chemotherapy in men with castration-resistant metastatic prostate cancer. Clin Cancer Res 2010;16:203-11.

Attard G, Cooper CS, de Bono JS. Steroid hormone receptors in prostate cancer: a hard habit to break? Cancer Cell 2009;16:458-62.

Beer TM, Armstrong AJ, Rathkopf DE, Loriot Y, Sternberg CN, Higano CS, et al. Enzalutamide in metastatic prostate cancer before chemotherapy. N Engl J Med 2014;371:424-33.

Boccon-Gibod L, Djavan WB, Hammerer P, Hoeltl W, Kattan MW, Prayer-Galetti T, et al. Management of prostate-specific antigen relapse in prostate cancer: a European Consensus. Int J Clin Pract 2004;58:382-90.

Chedgy EC, Black PC. Moving Beyond the Androgen Receptor in Advanced Prostate Cancer Commentary on: DNA-repair Defects and Olaparib in Metastatic Prostate Cancer. Urology 2016;89:10-1.

Chi KN, Bjartell A, Dearnaley D, Saad F, Schröder FH, Sternberg C, et al. Castration-resistant prostate cancer: from new pathophysiology to new treatment targets. Eur Urol 2009;56:594-605.

Cookson MS, Lowrance WT, Murad MH, Kibel AS. Castration-resistant prostate cancer: AUA guideline amendment. J Urol 2015;193:491-9.

Cross DS, Ritter M, Reding DJ. Historical prostate cancer screening and treatment outcomes from a single institution. Clin Med Res 2012;10:97-105.

de Bono JS, Oudard S, Ozguroglu M, Hansen S, Machiels JP, Kocak I, et al. Prednisone plus cabazitaxel or mitoxantrone for metastatic castration-resistant prostate cancer progressing after docetaxel treatment: a randomised open-label trial. Lancet 2010;376:1147-54.

Fizazi K, Carducci M, Smith M, Damião R, Brown J, Karsh L, et al. Denosumab versus zoledronic acid for treatment of bone metastases in men with castration-resistant prostate cancer: a randomised, double-blind study. Lancet 2011;377:813-22.

Garmey EG, Sartor O, Halabi S, Vogelzang NJ. Second-line chemotherapy for advanced hormone-refractory prostate cancer. Clin Adv Hematol Oncol 2008;6:118.

Ghosh PM, Gao AC. Zoledronic acid at the time of castration prevented castration-induced bone metastasis in mice. Endocr Relat Cancer 2014;21:C11-4.

Haldar S, Basu A, Croce CM. Bcl2 is the guardian of microtubule integrity. Cancer Res 1997;57:229-33.

Halabi S, Small EJ, Kantoff PW, Kattan MW, Kaplan EB, Dawson NA, et al. Prognostic model for predicting survival in men with hormone-refractory metastatic prostate cancer. J Clin Oncol 2003;21:1232-7.

Harzstark AL, Small EJ. Immunotherapeutics in development for prostate cancer. Oncologist 2009;14:391-8.

Heidenreich A, Bastian PJ, Bellmunt J, Bolla M, Joniau S, van der Kwast T, et al. EAU guidelines on prostate cancer. Part II: Treatment of advanced, relapsing, and castration-resistant prostate cancer. Eur Urol 2014;65:467-79.

Hervonen P, Joensuu H, Joensuu T, Ginman C, McDermott R, Harmenberg U, et al. Biweekly docetaxel is better tolerated than conventional three-weekly dosing for advanced hormone-refractory prostate cancer. Anticancer Res 2012;32:953-6.

Hong JH, Kim IY. Nonmetastatic castration-resistant prostate cancer. Korean J Urol 2014;55:153-60.

Hong SH, Choi YS, Cho HJ, Lee JY, Kim JC, Hwang TK, et al. Antiproliferative effects of zinc-citrate compound on hormone refractory prostate cancer. Chin J Cancer Res 2012;24:124-9.

Horwitz EM, Thames HD, Kuban DA, Levy LB, Kupelian PA, Martinez AA, et al. Definitions of biochemical failure that best predict clinical failure in patients with prostate cancer treated with external beam radiation alone: a multi-institutional pooled analysis. J Urol 2005;173:797-802.

Hussain M, Wolf M, Marshall E, Crawford ED, Eisenberger M. Effects of continued androgen-deprivation therapy and other prognostic factors on response and survival in phase II chemotherapy trials for hormone-refractory prostate cancer: a Southwest Oncology Group report. J Clin Oncol 1994;12:1868-75.

Isaacs JT, Coffey DS. Adaptation versus selection as the mechanism responsible for the relapse of prostatic cancer to androgen ablation therapy as studied in the Dunning R-3327-H adenocarcinoma. Cancer Res 1981;41:5070-5.

Kantoff PW, Higano CS, Shore ND, Berger ER, Small EJ, Penson DF, et al. Sipuleucel-T immunotherapy for castration-resistant prostate cancer. N Engl J Med 2010;363:411-22.

Karavasilis V, Briasoulis E, Siarabi O, Pavlidis N. Biweekly administration of low-dose docetaxel in hormone-resistant prostate cancer: pilot study of an effective subtoxic therapy. Clin Prostate Cancer 2003;2:46-9.

Kellokumpu-Lehtinen PL, Harmenberg U, Joensuu T, McDermott R, Hervonen P, Ginman C, et al. 2-Weekly versus 3-weekly docetaxel to treat castration-resistant advanced prostate cancer: a randomised, phase 3 trial. Lancet Oncol 2013;14:117-24.

Kelly WK, Scher HI, Mazumdar M, Vlamis V, Schwartz M, Fossa SD. Prostate-specific antigen as a measure of disease outcome in metastatic hormone-refractory prostate cancer. J Clin Oncol 1993;11:607-15.

Klugo RC, Farah RN, Cerny JC. Bilateral orchiectomy for carcinoma of prostate. Response of serum testosterone and clinical response to subsequent estrogen therapy. Urology 1981;17:49-50.

Lorente D, Mateo J, Perez-Lopez R, de Bono JS, Attard G. Sequencing of agents in castration-resistant prostate cancer. Lancet Oncol 2015;16: e279-92.

Manni A, Bartholomew M, Caplan R, Boucher A, Santen R, Lipton A, et al. Androgen priming and chemotherapy in advanced prostate cancer: evaluation of determinants of clinical outcome. J Clin Oncol 1988;6:1456-66.

Mateo J, Carreira S, Sandhu S, Miranda S, Mossop H, Perez-Lopez R, et al. DNA-Repair Defects and Olaparib in Metastatic Prostate Cancer. N Engl J Med 2015;373:1697-708.

Marco RA, Sheth DS, Boland PJ, Wunder JS, Siegel JA, Healey JH. Functional and oncological outcome of acetabular reconstruction for the treatment of metastatic disease. J Bone Joint Surg Am 2000;82: 642-51.

Murray NP, Reyes E, Tapia P, Badínez L, Orellana N. Differential expression of matrix metalloproteinase-2 expression in disseminated tumor cells and micrometastasis in bone marrow of patients with nonmetastatic and metastatic prostate cancer: theoretical considerations and clinical implications-an immunocytochemical study. Bone Marrow Res 2012;2012:259351.

Park JM, Nam JS, Na W, Oh JJ, Lee S, Hong SK, et al. Prognostic value of body mass index in korean patients with castration-resistant prostate cancer. Korean J Urol 2012;53:761-5.

Park YH, Seo SY, Lee E, Ku JH, Kim HH, Kwak C. Simvastatin induces apoptosis in castrate resistant prostate cancer cells by deregulating nuclear factor-κB pathway. J Urol 2013;189:1547-52.

Penson DF, Armstrong AJ, Concepcion R, Agarwal N, Olsson C, Karsh L, et al. Enzalutamide Versus Bicalutamide in Castration-Resistant Prostate Cancer: The STRIVE Trial. J Clin Oncol 2016;34: 2098-106.

Petrylak DP, Ankerst DP, Jiang CS, Tangen CM,

Hussain MH, Lara PN, Jr., et al. Evaluation of prostate-specific antigen declines for surrogacy in patients treated on SWOG 99-16. J Natl Cancer Inst 2006;98:516-21.

Pezaro CJ, Omlin A, Lorente D, Nava Rodrigues D, Ferraldeschi R, Bianchini D, et al. Visceral disease in castration-resistant prostate cancer. Eur Urol 2014;65:270-3.

Robinson D, Sandblom G, Johansson R, Garmo H, Stattin P, Mommsen S, et al. Prediction of survival of metastatic prostate cancer based on early serial measurements of prostate specific antigen and alkaline phosphatase. J Urol 2008;179:117-22.

Robinson D, Van Allen EM, Wu YM, Schultz N, Lonigro RJ, Mosquera JM, et al. Integrative clinical genomics of advanced prostate cancer. Cell 2015;161:1215-28.

Ruijter E, van de Kaa C, Miller G, Ruiter D, Debruyne F, Schalken J. Molecular genetics and epidemiology of prostate carcinoma. Endocr Rev 1999;20:22-45.

Saad F, Gleason DM, Murray R, Tchekmedyian S, Venner P, Lacombe L, et al. A randomized, placebo-controlled trial of zoledronic acid in patients with hormone-refractory metastatic prostate carcinoma. J Natl Cancer Inst 2002;94:1458-68.

Scher HI, Fizazi K, Saad F, Taplin ME, Sternberg CN, Miller K, et al. Increased survival with enzalutamide in prostate cancer after chemotherapy. N Engl J Med 2012;367:1187-97.

Scher HI, Halabi S, Tannock I, Morris M, Sternberg CN, Carducci MA, et al. Design and end points of clinical trials for patients with progressive prostate cancer and castrate levels of testosterone: recommendations of the Prostate Cancer Clinical Trials Working Group. J Clin Oncol 2008;26:1148-59.

Schroder FH. Progress in understanding androgen-independent prostate cancer (AIPC): a review of potential endocrine-mediated mechanisms. Eur Urol 2008;53:1129-37.

Shimizu T, Seto T, Hirai F, Takenoyama M, Nosaki K, Tsurutani J, et al. Phase 1 study of pembrolizumab (MK-3475; anti-PD-1 monoclonal antibody) in Japanese patients with advanced solid tumors. Invest New Drugs 2016;34:347-54.

Smith MR, Kabbinavar F, Saad F, Hussain A, Gittelman MC, Bilhartz DL, et al. Natural history of rising serum prostate-specific antigen in men with castrate nonmetastatic prostate cancer. J Clin Oncol 2005;23:2918-25.

Stapleton AM, Timme TL, Gousse AE, Li QF, Tobon AA, Kattan MW, et al. Primary human prostate cancer cells harboring p53 mutations are clonally expanded in metastases. Clin Cancer Res 1997;3:1389-97.

Tannock IF, de Wit R, Berry WR, Horti J, Pluzanska A, Chi KN, et al. Docetaxel plus prednisone or mitoxantrone plus prednisone for advanced prostate cancer. N Engl J Med 2004;351:1502-12.

Taplin ME, Rajeshkumar B, Halabi S, Werner CP, Woda BA, Picus J, et al. Androgen receptor mutations in androgen-independent prostate cancer: Cancer and Leukemia Group B Study 9663. J Clin Oncol 2003;21:2673-8.

Taylor CD, Elson P, Trump DL. Importance of continued testicular suppression in hormone-refractory prostate cancer. J Clin Oncol 1993;11:2167-72.

Yamaoka M, Hara T, Kusaka M. Overcoming persistent dependency on androgen signaling after progression to castration-resistant prostate cancer. Clin Cancer Res 2010;16:4319-24.

20

국소 전립선암 환자에서 삶의 질

박홍석

Ⅰ 서론

과거에는 전립선암으로 진단되는 환자의 80%가 임상적으로 국소진행성 또는 전이성 전립선암에 속하였으나, 근래에는 암의 조기 발견율이 높아져 국소 전립선암으로 진단되는 예가 증가하고 있다. 이렇듯 국소 전립선암 환자가 증가하고 치료 후 기대수명이 길어지면서 환자들의 삶의 질 변화가 중요한 이슈가 되고 있다. 과거 암 치료에 대한 평가는 주로 재발률, 생존율, 생존기간 등에 초점을 맞추어 왔으나, 최근 들어 암 환자들의 삶의 질에 대한 평가도 중요한 문제로 인식되고 있다. '건강 관련 삶의 질health-related quality of life; HRQoL'이라는 용어는 흔히 질병 또는 그에 대한 치료로 인한 영향을 말하는데, 환자 개인이 느끼는 행복감, 일상생활을 포함한 신체적·감정적·사회적 기능의 정도를 일컫는다. 건강 관련 삶의 질은 환자 중심

적인 결과인데, 이는 환자에 의해 직접 평가되며 치료자에 의해 평가될 경우 흔히 저평가될 수 있다는 점에서 특히 중요한 의미를 갖는다.

전립선암에 있어서, 건강 관련 삶의 질은 전립선암 특이적 문제와 전립선암 전반적 문제로 나누어 생각해볼 수 있다. 전립선암 특이적 건강 관련 삶의 질은 전립선암만의 질병 특이적 결과인데, 이는 배뇨, 배변, 성생활에 있어서의 기능을 말한다. 전립선암 전반적인 문제는 신체적·사회적·감정적·인지적 기능, 그리고 활력/피로, 통증, 전반적 건강상태, 전반적 삶의 질, 생활 만족도 등을 말한다.

Ⅱ 건강 관련 삶의 질 설문지
questionnaires of health-related quality of life

건강 관련 삶의 질은 환자 자신이 직접 작성하게 되어 있는 표준화된 설문지를 이용해 측정되며, 객관적인 평가와 전반적, 질병 특이적 영역 각각에 대한 정보를 제공한다. 이해하기 쉽게 구성된 다양한 건강 관련 삶의 질 관련 설문지가 검증 작업을 거쳐 초기 전립선암 환자의 결과 측정에 이용되어왔다. 현재 국제적으로 흔히 사용되고 있는 설문지는 EORTC QLQ(European Organization for Research and Treatment of Cancer Quality of Life Questionnaire)-C30, EORTC QLQ-PR25와 EPIC(Expanded Prostate Cancer Index Composite) 등이라고 할 수 있겠다. 한편 우리나라에서는 한국어 버전으로 검증작업이 이루어진 한국어판 EORTC QLQ-C30(표 20-1), EORTC QLQ-PR25 및 EPIC(표 20-2)이 사용되고 있다.

Ⅲ 적극적 감시 *active surveillance*

적극적 감시는 전립선절제술 또는 방사선치료와 같은 국소치료의 합병증을 피할 수 있어 일부 환자들에서는 합리적인 선택으로 생각되고 있으나, 실제 임상진료에서는 적극적 감시로 인한 정신적 고통의 위험이 오히려 환자의 건강 관련 삶의 질을 악화시키기도 한다는 단점 또한 가지고 있다. 적극적 감시를 결정한 환자의 불안감, 의료진에 대한 신뢰, 전립선특이항원*prostate specific antigen*; PSA 수치 등이 환자의 건강 관련 삶의 질에 영향을 미치는 중요한 인자들로 생각된다. 하지만 PRIAS(Prostate Cancer Research International: Active Surveillance) 연구 등에 의하면 불안감이 적극적 감시를 시작한 후 9개월까지는 그다지 심각하지 않았다는 보고도 있다. 일부 연구에 의하면 적극적 국소치료(전립선절제술 또는 방사선치료)를 시행하지 않은 전립선암 환자에서 정신적 고통 이외에 저장 및 배뇨 증상이 적극적으로 국소치료를 시행받은 환자에 비해 12개월에서 36개월 정도 추적관찰 시 악화되었다는 보고도 있다.

Ⅳ 근치전립선절제술 *radical prostatectomy*

많은 연구에서 전립선암에 대한 근치전립선절제술은 건강 관련 삶의 질 평가에서 전반적인 삶의 질 저하와 요실금, 성기능 장애를 초래하는 것으로 보고되었다. Prostate Cancer Outcomes Study(PCOS)에서는 수술 후 24개월에 8.7%의 남성들이 배뇨증상으로 인한 스트레스를 겪고 있으며, 41.9%의 남성이 성기능장애를 중등도 이상의 심각한 문제로 받아들이고 있음을 지적하였다. 또한 요실금과 성기능장애는 수술 후 2~3년은 경과해야 호전을 보였다. Sanda 등의 최근 보고에 의하면, 요실금은 수술 후 2개월째 가장 심하며 대부분의 환자에서 시간이 지나면 자연적으로 호전되었다. 또한 수술 후 1년째 26% 정도의 남성에서 성기능장애를 '매우 큰 문제'로 인식하고 있었으며, 76%는 요실금을 '매우 작은 문제' 또는 '문제가 되지 않는다'라고 인식하고 있었다.

반면 Kim 등은 EPIC 설문을 이용하여 로봇보

표 20-1 European Organization for Research and Treatment of Cancer Quality of Life Questionnaire C30(EORTC QLQ-C30)(제3판)

귀하와 귀하의 건강 상태에 대하여 몇 가지 조사하고자 합니다. 모든 질문에 대한 응답은 귀하 스스로 해주시고, 각 문항마다 귀하와 가장 가깝다고 생각되는 부분에 동그라미 표시를 해주시기 바랍니다. 본 질의서에 게재되어 있는 질문은 정답이나 오답이 정해져 있지 않으며 귀하가 제공하는 모든 정보에 대한 비밀은 엄격히 보호됩니다.

귀하의 성명 중 첫 글자를 입력하십시오:
생년월일(년, 월, 일):
응답일자(년, 월, 일):

	전혀 아니다	약간 그렇다	꽤 그렇다	매우 그렇다
1. 무거운 쇼핑백이나 가방을 옮길 때처럼 힘을 쓰는 일을 할 때 곤란을 느끼십니까?	1	2	3	4
2. 오래 걷는 것이 힘이 드십니까?	1	2	3	4
3. 집 밖에서 잠깐 걷는 것이 힘이 드십니까?	1	2	3	4
4. 낮 시간 중에 침대에 눕거나 의자에 기대고 싶습니까?	1	2	3	4
5. 식사 도중 혹은 옷을 입는 동안, 세면을 할 때나 화장실을 이용할 때 누군가의 도움이 필요합니까?	1	2	3	4

지난 한 주를 기준으로 답변하여 주십시오.

	전혀 아니다	약간 그렇다	꽤 그렇다	매우 그렇다
6. 일을 하거나 기타 일상생활을 영위하는 데 한계를 느낀 적이 있습니까?	1	2	3	4
7. 취미생활이나 여가활동을 하는 데 있어 한계를 느낀 적이 있습니까?	1	2	3	4
8. 숨이 가쁜 적이 있습니까?	1	2	3	4
9. 통증을 느껴 본 적이 있습니까?	1	2	3	4
10. 휴식이 필요하다고 생각한 적이 있습니까?	1	2	3	4
11. 숙면을 취하는 데 곤란을 느낀 적이 있습니까?	1	2	3	4
12. 몸이 허하다고 느낀 적이 있습니까?	1	2	3	4
13. 식욕이 감퇴하셨습니까?	1	2	3	4
14. 속이 메스꺼운 적이 있습니까?	1	2	3	4
15. 구토를 하신 적이 있습니까?	1	2	3	4

지난 한 주를 기준으로 답변하여 주십시오.

	전혀 아니다	약간 그렇다	꽤 그렇다	매우 그렇다
16. 변비 증세를 경험한 적이 있습니까?	1	2	3	4
17. 설사를 한 적이 있습니까?	1	2	3	4
18. 피로를 느끼셨습니까?	1	2	3	4
19. 통증으로 인해 일상생활을 영위하는 데 지장을 받은 경험이 있습니까?	1	2	3	4
20. 신문을 읽거나 TV를 시청할 때 집중하는 데 곤란을 겪은 경험이 있습니까?	1	2	3	4
21. 긴장감을 느끼셨습니까?	1	2	3	4
22. 걱정에 시달리셨습니까?	1	2	3	4
23. 짜증을 느끼셨습니까?	1	2	3	4
24. 우울함을 느끼셨습니까?	1	2	3	4
25. 기억력 감퇴를 느끼셨습니까?	1	2	3	4
26. 귀하의 건강상태나 의약 치료가 귀하의 가정 생활에 어떤 곤란을 야기했습니까?	1	2	3	4
27. 귀하의 건강상태나 의약 치료가 귀하의 사회 생활에 어떤 곤란을 야기했습니까?	1	2	3	4
28. 귀하의 건강상태나 의약 치료로 인하여 경제적인 어려움을 겪으셨습니까?	1	2	3	4

다음 문항을 읽고 1에서 7까지 번호 중 귀하와 가장 가깝다고 생각되는 번호에 동그라미 표시를 해주시기 바랍니다.

29. 지난 한 주간의 전반적인 귀하의 건강상태를 평가하신다면 다음 중 어디에 해당합니까?

 1　　2　　3　　4　　5　　6　　7
 매우 나쁨　　　　　　　　아주 좋음

30. 지난 한 주간의 전반적인 귀하의 삶의 질을 평가하신다면 다음 중 어디에 해당합니까?

 1　　2　　3　　4　　5　　6　　7
 매우 나쁨　　　　　　　　아주 좋음

표 20-2 Expanded Prostate Cancer Index Composite(EPIC)

본 설문은 전립선암 환자의 삶의 질을 측정하기 위해 만들어졌습니다. 정확한 평가를 위해서는 모든 질문에 솔직하게 답변해 주시는 것이 무엇보다 중요합니다.

본 설문의 기밀은 철저히 지켜질 것입니다.

날 짜 : _____ 년 _____ 월 _____ 일

성 명 : _____

배뇨 영역

다음 문항은 배뇨기능에 대한 내용입니다. 최근 4주간의 상태를 고려하여 답해 주십시오.

1. 지난 4주 동안 얼마나 자주 소변이 새어 나왔습니까?

하루에 한 번 이상 → 1	하루에 한 번 정도 → 2	일주일에 한 번 이상 → 3
일주일에 한 번 정도 → 4	전혀, 또는 거의 없음 → 5	

2. 지난 4주 동안 얼마나 자주 소변에 피가 섞여 나왔습니까?

하루에 한 번 이상 → 1	하루에 한 번 정도 → 2	일주일에 한 번 이상 → 3
일주일에 한 번 정도 → 4	전혀, 또는 거의 없음 → 5	

3. 지난 4주 동안 소변 볼 때 얼마나 자주 통증이나 따가움을 느꼈습니까?

하루에 한 번 이상 → 1	하루에 한 번 정도 → 2	일주일에 한 번 이상 → 3
일주일에 한 번 정도 → 4	전혀, 또는 거의 없음 → 5	

4. 다음 중 지난 4주 동안 귀하의 소변조절 상태를 가장 잘 설명하는 것은 어느 것입니까?

소변 조절이 전혀 안 된다 → 1	자주 소변이 뚝뚝 떨어진다 → 2
가끔 소변이 뚝뚝 떨어진다 → 3	소변조절을 완벽하게 한다 → 4

5. 지난 4주 동안 귀하는 소변이 새는 증상으로 인해 하루에 몇 장의 패드 또는 성인용 기저귀를 사용했습니까?

사용하지 않았다 → 0	하루에 한 장 → 1	하루에 두 장 → 2
하루에 세 장 이상 → 3		

6. 아래의 예를 참고하여 각 사항 중 귀하에게 해당되는 것이 있으면 그 정도가 얼마나 심한지 해당되는 번호에 표시하시오.

예) 아무 문제없음 → 0	아주 조금 문제가 됨 → 1	조금 문제가 됨 → 2
보통 정도 문제가 됨 → 3	큰 문제가 됨 → 4	

  a. 소변이 새거나 뚝뚝 떨어짐　0 1 2 3 4

  b. 소변 중 통증이나 따가움을 느낌　0 1 2 3 4

  c. 배뇨 중 피가 섞여 나옴　0 1 2 3 4

  d. 소변 줄기가 약하거나 다 나오지 않음　0 1 2 3 4

  e. 소변을 보기 위해 자다가 일어남　0 1 2 3 4

  f. 낮 동안에 소변을 자주 봄　0 1 2 3 4

7. 전반적으로 볼 때 지난 4주 동안 귀하의 소변 기능의 문제는 어느 정도입니까?

아무 문제없음 → 1	아주 조금 문제가 됨 → 2	조금 문제가 됨 → 3
보통 정도 문제가 됨 → 4	큰 문제가 됨 → 5	

배변 영역

다음 문항은 배변기능에 대한 내용입니다. 최근 4주간의 상태를 고려하여 답해 주십시오.

8. 지난 4주 동안 얼마나 자주 대변절박(대변이 곧 나올 것 같이 느껴졌으나 실제로는 대변이 나오지 않은 경우)이 있습니까?

하루에 한 번 이상 → 1	하루에 한 번 정도 → 2	일주일에 한 번 이상 → 3
일주일에 한 번 정도 → 4	전혀, 또는 거의 없음 → 5	

9. 대변이 조절되지 않아 새어 나온 적이 얼마나 자주 있습니까?

하루에 한 번 이상 → 1	하루에 한 번 정도 → 2	일주일에 한 번 이상 → 3
일주일에 한 번 정도 → 4	전혀, 또는 거의 없음 → 5	

10. 귀하는 얼마나 자주 무른 변이나 설사(형체가 없거나 대부분 물이거나 혹은 걸쭉한)를 경험했습니까?

전혀 없다 → 1	어쩌다 한 번씩 → 2	절반 정도 그렇다 → 3
대부분 그렇다 → 4	항상 혹은 거의 그렇다 → 5	

11. 지난 4주 동안 얼마나 자주 피 섞인 대변이 나왔습니까?

전혀 없다 → 1	어쩌다 한 번씩 → 2	절반 정도 그렇다 → 3
대부분 그렇다 → 4	항상 혹은 거의 그렇다 → 5	

12. 지난 4주 동안 배변 시 얼마나 자주 통증을 느꼈습니까?

전혀 없다 → 1	어쩌다 한 번씩 → 2	절반 정도 그렇다 → 3
대부분 그렇다 → 4	항상 혹은 거의 그렇다 → 5	

13. 지난 4주 동안 일반적으로 하루에 몇 번 배변했습니까?

두 번 이하 → 1	서너 번 → 2	다섯 번 이상 → 3

14. 지난 4주 동안 얼마나 자주 복부, 골반, 항문 등에서 심한 통증을 느꼈습니까?

하루에 한 번 이상 → 1	하루에 한 번 정도 → 2	일주일에 한 번 이상 → 3
일주일에 한 번 정도 → 4	전혀, 또는 거의 없음 → 5	

15. 아래의 예를 참고하여 각 사항 중 귀하에게 해당되는 것에 표시하시오.

예) 아무 문제없음 → 0	아주 조금 문제가 됨 → 1	조금 문제가 됨 → 2
보통 정도 문제가 됨 → 3	큰 문제가 됨 → 4	

  a. 대변을 급하게 보고 싶음　0　1　2　3　4

  b. 배변의 횟수가 늘어났음　0　1　2　3　4

  c. 설사의 정도　0　1　2　3　4

  d. 배변이 조절되지 않음　0　1　2　3　4

  e. 대변에 피가 섞여 나옴　0　1　2　3　4

  f. 복부, 골반, 항문의 통증　0　1　2　3　4

16. 전반적으로 볼 때 지난 4주 동안 귀하의 배변 습관의 문제는 어느 정도입니까?

아무 문제없음 → 1	아주 조금 문제가 됨 → 2	조금 문제가 됨 → 3
보통 정도 문제가 됨 → 4	큰 문제가 됨 → 5	

성기능 영역

다음 문항은 성기능에 대한 내용입니다. 대부분의 질문들이 매우 개인적인 질문이지만 이 질문들이 귀하가 매일 직면하는 문제들에 대해 우리가 이해하는 데 큰 도움을 줄 것입니다. 또한 이 정보들은 철저히 기밀이 유지될 것입니다. 최근 4주간의 상태를 고려하여 답해 주십시오.

17. 아래 상자의 예를 참고하여 지난 4주 동안 각 사항 중 귀하에게 해당되는 번호에 표시하시오.

예) 아주 미미하거나 없음 → 1	약함 → 2	보통 → 3
좋음 → 4	아주 좋음 → 5	

a. 귀하의 성욕의 정도   1 2 3 4 5

b. 발기할 수 있는 능력   1 2 3 4 5

c. 오르가슴(성적 절정)에 도달할 수 있는 능력   1 2 3 4 5

18. 지난 4주 동안 귀하는 본인의 평소 발기 상태를 질적으로 어떻게 평가하십니까?

전혀 없다 → 1	성행위를 할 만큼 단단하지 않다 → 2
자위행위와 전희만 할 수 있을 정도로 단단하다 → 3	성교를 할 만큼 단단하다 → 4

19. 지난 4주 동안 귀하는 본인의 발기가 얼마나 자주 된다고 평가하십니까?

내가 원했을 때 발기한 경우가 전혀 없다 → 1	내가 원했을 때 발기한 경우가 절반 이하이다 → 2	내가 원했을 때 발기한 경우가 절반 정도이다 → 3
내가 원했을 때 발기한 경우가 절반 이상이다 → 4	내가 원했을 때 언제나 발기하였다 → 5	

20. 지난 4주 동안 아침이나 밤에 귀하가 잠에서 깨어나 보니 발기가 되어 있었던 경우가 얼마나 있었습니까?

전혀 없음 → 1	일주일에 한 번 이하 → 2	일주일에 한 번 정도 → 3
일주일에 여러 차례 → 4	거의 매일 → 5	

21. 지난 4주 동안 어떠한 형태이든 성적인 행위를 하셨다면 얼마나 자주 했습니까?

전혀 없음 → 1	일주일에 한 번 이하 → 2	일주일에 한 번 정도 → 3
일주일에 여러 차례 → 4	거의 매일 → 5	

22. 지난 4주 동안 귀하는 얼마나 자주 성교를 하였습니까?

전혀 없음 → 1	일주일에 한 번 이하 → 2	일주일에 한 번 정도 → 3
일주일에 여러 차례 → 4	거의 매일 → 5	

23. 전반적으로 볼 때 지난 4주 동안 귀하의 성기능을 어떻게 평가하시겠습니까?

매우 약하다 → 1	약하다 → 2	보통이다 → 3
좋다 → 4	아주 좋다 → 5	

24. 아래의 예를 참고하여 각 사항 중 귀하에게 해당되는 번호에 표시하시오.

예) 아무 문제없음 → 0	아주 조금 문제가 됨 → 1	조금 문제가 됨 → 2
보통 정도 문제가 됨 → 3	큰 문제가 됨 → 4	

a. 성욕의 정도   0 1 2 3 4

b. 발기할 수 있는 능력   0 1 2 3 4

c. 오르가슴(성적 절정)에 이를 수 있는 능력   0 1 2 3 4

25. 전반적으로 볼 때 지난 4주 동안 귀하의 성적 기능에 관한 문제는 어느 정도입니까?

| 아무 문제없음 → 1 | 아주 조금 문제가 됨 → 2 | 조금 문제가 됨 → 3 |
| 보통 정도 문제가 됨 → 4 | 큰 문제가 됨 → 5 | |

호르몬계

다음 문항은 호르몬기능에 대한 내용입니다. 최근 4주간의 상태를 고려하여 답해 주십시오.

26. 지난 4주 동안 얼마나 자주 열감을 겪었습니까?

| 하루에 한 번 이상 → 1 | 하루에 한 번 정도 → 2 | 일주일에 한 번 이상 → 3 |
| 일주일에 한 번 정도 → 4 | 전혀, 또는 거의 없음 → 5 | |

27. 지난 4주 동안 얼마나 자주 유방통을 겪었습니까?

| 하루에 한 번 이상 → 1 | 하루에 한 번 정도 → 2 | 일주일에 한 번 이상 → 3 |
| 일주일에 한 번 정도 → 4 | 전혀, 또는 거의 없음 → 5 | |

28. 지난 4주 동안 얼마나 자주 우울함을 느꼈습니까?

| 하루에 한 번 이상 → 1 | 하루에 한 번 정도 → 2 | 일주일에 한 번 이상 → 3 |
| 일주일에 한 번 정도 → 4 | 전혀, 또는 거의 없음 → 5 | |

29. 지난 4주 동안 얼마나 자주 기운이 없다고 느꼈습니까?

| 하루에 한 번 이상 → 1 | 하루에 한 번 정도 → 2 | 일주일에 한 번 이상 → 3 |
| 일주일에 한 번 정도 → 4 | 전혀, 또는 거의 없음 → 5 | |

30. 지난 4주 동안 몸무게의 변화가 있었다면 얼마나 변하였습니까?

| 4.5kg 이상 증가 → 1 | 4.5kg 이하 증가 → 2 | 변화 없음 → 3 |
| 4.5kg 이하 감소 → 4 | 4.5kg 이상 감소 → 5 | |

31. 아래의 예를 참고하여 각 사항 중 귀하에게 해당되는 번호에 표시하시오.

| 예) 아무 문제없음 → 0 | 아주 조금 문제가 됨 → 1 | 조금 문제가 됨 → 2 |
| 　보통 정도 문제가 됨 → 3 | 큰 문제가 됨 → 4 | |

　　a. 열감　0　1　2　3　4

　　b. 유방통/크기 증가　0　1　2　3　4

　　c. 체모가 빠짐　0　1　2　3　4

　　d. 우울함을 느낌　0　1　2　3　4

　　e. 기운이 없음　0　1　2　3　4

　　f. 몸무게의 변화　0　1　2　3　4

전반적인 만족도

32. 전반적으로 전립선암과 관련되어 귀하가 받은 치료법에 대해 어느 정도 만족하십니까?

| 매우 불만족 → 1 | 불만족 → 2 | 그저 그렇다 → 3 |
| 만족 → 4 | 매우 만족 → 5 | |

조 복강경하 근치전립선절제술 수술 전과 수술 후 3, 6, 12개월에 삶의 질을 평가하였는데, 배뇨문제urinary bother가 환자의 전반적인 삶의 질을 결정하는 독립적 인자라고 결론지었다. 신경혈관다발 보존 근치전립선절제술 또는 로봇보조 복강경하 근치전립선절제술 등의 술식이 수술로 인한 건강 관련 삶의 질 향상을 위해 시도되고 있으며, 이러한 술식이 발기부전이나 배뇨기능을 개선시킨다는 주장은 근거가 풍부하다. Di Pierro 등은 각각 75례의 개복 근치전립선절제술과 로봇보조 복강경하 근치전립선절제술을 전향적으로 연구한 결과에서 로봇보조 복강경하 근치전립선절제술이 요자제 및 발기능 회복에서 개복에 비해 우수한 결과가 나왔다고 보고하였다. 국내에서도 근치전립선절제술의 각종 수술방법에 대한 기능적 성적에 대한 보고들이 있었는데, 대부분은 복강경하 근치전립선절제술이나 로봇보조 복강경하 근치전립선절제술의 기능적 성적이 학습곡선에 따라 향상되었다고 하였다. Son 등은 단일 술자에 의해 시행된 로봇보조 복강경하 근치전립선절제술이 개복수술에 비해 유의한 요자제력 향상을 보였으며, 수술 후 1년째 패드를 전혀 사용하지 않을 정도의 요자제력 획득이 로봇보조 수술군에서 무려 95.7%에 달하였으며, 이는 개복수술군의 70.7%에 비해 우수한 결과라고 하였다. Kim 등도 단일 술자에 의한 국내 데이터를 토대로 528례의 로봇보조 복강경하 근치전립선절제술군과 235례의 개복수술을 비교하였을 때, 요자제력과 발기력 등에서 로봇보조 수술이 우수한 것으로 생각되며, 젊은 나이, 긴 막요도의 길이 등이 요자제력 회복의 독립적 예후인자이며, 젊은 나이, 수술 종류,

수술 전 혈청테스토스테론 수치 등이 발기력 회복의 독립적 예후인자라고 하였다. 그러나 로봇보조 복강경하 근치전립선절제술 전후의 변화에 대해서는, Choi 등은 로봇보조 복강경하 근치전립선절제술을 시행한 환자들 중 수술 전에 배뇨증상이 심했던 환자들은 수술 후에도 심한 배뇨증상을 보이는 경우가 많았다고 보고하였다. 수술 후 발기력 회복을 위한 연구 또한 많이 진행되었는데, phosphodiesterase type 5(PDE-5) 억제제, 음경해면체 내 주사, 진공발기기구 등이 음경재활이라는 개념을 통해 효과가 있는 것으로 확인되고 있다. 특히 비교적 반감기가 긴 약제인 tadalafil을 이용한 음경재활 연구가 활발히 진행되고 있으며, 국내에서도 Seo 등이 로봇보조 복강경하 근치전립선절제술 후 발기능 회복에 tadalafil 5mg 매일 투여가 효과적임을 보고한 바 있다.

V 방사선치료radiotherapy

외부방사선치료external beam radiotherapy와 근접치료brachytherapy 시 배뇨, 성기능, 배변 관련 합병증이 흔히 나타나는 것으로 알려져 있으며, 이러한 문제들은 건강 관련 삶의 질에 영향을 미친다. Roeloffzen 등은 근접치료 후 급성 요폐가 8~10.2%의 환자에게서 발생하며, 배뇨 불편감은 치료 후 6년째까지도 삶의 질을 저하시킨다고 보고하였다. Sanda 등은 외부방사선치료의 배뇨 관련 합병증은 12개월이 지나면 소실된다고 하였고, 근접치료의 경우 자극증상, 폐색증상, 또는 요실금 등이 현저히 악화되며, 근접치료 후 1~2년째에

환자의 4~6%에서 요실금이 나타난다고 하였다. 전체적으로 치료 후 1년째에 외부방사선치료군의 11%와 근접치료군의 18%에서 전반적인 배뇨증상이 중등도 이상으로 악화되었다. 이러한 두 가지 치료방법은 배변 관련 합병증도 유발하는데, 배뇨 관련 합병증 못지않게 삶의 질을 악화시키는 것으로 알려져 있다. Sanda 등은 외부방사선치료나 근접치료 후 9% 정도의 환자들이 치료 후 1년째 배변 관련 불편감을 호소하는 것으로 보고하였다. 대변절박fecal urgency, 빈번한 배변, 통증, 대변실금 등의 배변 관련 합병증은 두 가지 치료 중 근접치료에서 약간 적게 나타나는 것으로 생각된다. Roeloffzen 등의 연구에서 건강 관련 삶의 질은 두 가지 치료 후 1년째에 치료 전의 수준으로 회복되며, 대개 6년 정도까지 유지되었다. 대상 환자들은 시간이 경과할수록 감정상태와 성기능이 악화되었으나, 건강 관련 삶의 질에 큰 영향을 미치는 인자로 오히려 배뇨 및 배변 기능의 문제를 꼽은 것으로 나타났다.

VI 고강도집속초음파
high-intensity focused ultrasound; HIFU

고강도집속초음파는 두 가지 방법으로 조직손상을 유발하는데, 첫 번째는 고열에 의한 손상으로 변환기에서 고강도의 초음파를 발생시켜 암조직에 65℃ 이상의 고열을 유발하여 괴사를 발생시키는 것이며, 두 번째는 물리적 손상으로 초음파가 조직에 공동화cavitation 현상을 유발시키는 것이다. 고강도집속초음파의 부작용으로 급성 요

폐가 환자의 4~22%에서 발생하는데, 이는 고열이 전립선의 부피를 증가시켜 요도를 압박하기 때문이다. 또 다른 부작용으로 요도협착, 요로감염, 요실금이 발생할 수 있으나 장비발달로 그 빈도가 감소하였다. 가장 심한 부작용으로 직장-요도 누공이 발생할 수 있는데, 0.6~0.9%의 빈도로 보고되었다. 발기부전은 환자의 18~54%에서 발생한다고 보고되었다.

VII 냉동치료cryotherapy

냉동치료의 경우 다른 국소치료에 비해 발기부전의 빈도가 높다. 이는 냉동수술이 국소적 치료효과를 높이기 위해 전립선과 전립선피막을 포함한 주위 조직까지 같이 동결하기 때문으로 생각된다. 미세침사를 이용한 3세대 냉동치료에서는 발기부전 발생 빈도는 높으나 요실금 발생은 2% 미만으로 보고되고 있다.

VIII 호르몬치료hormonal therapy

호르몬치료의 대표적인 부작용은 성욕의 감소와 발기부전이며, 특히 병용안드로겐차단combined androgen blockade을 할 경우 더 심하게 나타난다. 홍조는 보통 치료 후 3개월 정도에 나타나며, 대부분의 환자에서 오랫동안 지속되고 삶의 질에 큰 영향을 미친다. 치료방법은 저용량 에스트로겐 혹은 에스트로겐수용체 조절제 치료이지만 심혈관계 합병증의 위험이 있다. 기타 전신 부작용으

로 골절, 비만, 지질변화, 대사증후군 등이 문제가 되고 있다. 호르몬치료는 시간 의존적으로 뼈 재흡수 증가와 골밀도 감소로 비전이성 뼈골절을 증가시킨다. 골절 가능성을 상대적으로 증가시키고 높은 치사율을 보이는 골반골절과도 연관이 있다. 호르몬치료로 인해 당뇨, 심혈관계 질환, 심근경색의 위험성이 증가한다고 보고되어 왔는데, 대사증후군은 비의존적 심혈관계 질환의 위험요인과 연관되어 있고, 종종 인슐린저항성과도 연관되어 있다.

IX 치료법에 따른 건강 관련 삶의 질 비교

현재까지의 연구결과를 보면 여러 치료법은 건강 관련 삶의 질(전반적인 신체기능, 역할기능, 사회적 기능, 감정상태, 통증, 전반적 건강, 활력 등)에 있어서 큰 차이를 보이지 않았다. 몇몇 추적관찰 연구에서 수술적 치료와 방사선치료는 모두 역할기능과 활력에 있어서 치료 후 약간의 감소를 나타내었으나, 이러한 부분은 치료 후 1년째에 대부분 개선되었다.

PCOS 연구는 치료에 따른 삶의 질을 평가한 최초의 전향적 연구라고 할 수 있는데, 대상 환자는 전립선절제술군 901명과 외부방사선치료군 286명이었다. 진단 후 5년째에 두 군 모두에서 성기능은 비슷한 정도로 저하되었으나, 발기부전은 수술군에서 약간 더 많이 발생하는 경향을 보였다(각각 79.3%, 63.5%). 치료 5년째 요실금의 빈도 또한 수술군에서 14~16%, 외부방사선치료군에서 4% 정도로 나타났으나, 배변불편감(대변절박, 통증을 동반한 치핵 등)은 외부방사선치료군에서 더욱 흔하였다.

Down 등은 근접치료의 전반적 건강 관련 삶의 질에 대한 영향을 분석했는데, 근접치료군 92명과 수술군 327명의 CaPSURE 자료를 이용하였다. 전반적 건강 관련 삶의 질은 두 가지 치료군에서 별다른 차이를 보이지 않았으며, 두 군 모두 대부분의 영역domain에서 치료 후 초기에는 기능저하를 보이다가 18개월에서 24개월이 경과하면 치료 전 수준으로 회복되는 양상이었다. 치료 후 6개월 경까지는 근접치료군(84.5)이 수술군(63.3)에 비해 우수한 배뇨기능 점수를 나타내었으나, 배뇨 관련 스트레스에 있어서는 비슷한 결과를 보였다(각각 67.7, 67.4). 두 가지 치료방법에서 모두 성기능은 시간이 지날수록 악화되는 양상을 보였으며, 치료 이전의 수준으로 회복되지는 못하였다.

위의 세 가지 치료법에 대한 전향적 연구는 Talcott 등에 의해 다기관에서 진행되었는데, 417명의 환자에 대해 배뇨, 배변, 성기능에 대해 치료 후 24개월까지 추적하여 연구하였다. 요실금은 전립선절제술 후 급격히 증가했으며, 배변장애나 배뇨 시 자극 또는 폐색 증상은 두 가지 방사선치료 후 빈번하였다. 성기능은 수술 후에는 급격히 악화되었으나 서서히 회복되는 양상을 보였고, 두 가지 방사선치료에 있어서는 지속적으로 악화되었다. 수술군에서는 배변기능에서는 변화를 보이지 않았으나, 외부방사선치료군에서는 12개월이 지나고 나면 다소 배변기능의 호전을 기대해 볼 수 있으나, 세분화된 배변증상들은 각각 다른 경과를 보였다. 설사는 시간이 지날수록 서서히 사라졌고, 대변무직이나 대변절박 등은 약간의 호전이 있었으며, 직장출혈의 빈도는 더욱 잦아졌다.

　Pardo 등에 의해서 435명의 환자에 대한 3년간의 장기간 추적관찰 결과가 발표되었다. 외부방사선치료 후 배뇨증상과 근접치료 후 성기능장애는 더욱 빈번하였으며, 시간이 지나더라도 큰 차이는 없었다. 이전의 연구들과 같이 수술군은 치료 후 초기에 요실금과 성기능 장애가 심했고, 시간이 지날수록 회복되는 양상이었으며, 외부방사선치료군에서 환자의 20% 정도가 배변 관련 불편감을 호소하였다. 각 치료에 따른 특징적 세부 합병증의 양상은 3년간의 추적관찰 시에도 지속되었다.

X　결론

　많은 형태의 치료법들이 건강 관련 삶의 질에 다른 영향을 미친다. 따라서 현재 가장 일반적인 국소 전립선암 치료법들(근치전립선절제술, 외부방사선치료, 근접방사선치료, 적극적 감시)에 대한 비교는, 환자에게 치료에 대한 정보를 제공하고 예상 가능한 수많은 결과를 예측하고 치료방법을 결정하는 데 있어서 필요하다. 하지만 현재까지 이에 대한 전향적 연구들이 부족하여 전립선암 환자 치료에 있어 건강 관련 삶의 질에 대한 연구자료는 희박한 상황이다.

참고문헌

Abel EJ, Masterson TA, Warner JN, Valentine K, Dechet C. Nerve-sparing prostatectomy and urinary function: a prospective analysis using validated quality-of-life measures. Urology 2009;73:1336-40.

Bahn DK, Lee F, Badalament R, Kumar A, Greski J, Chernick M. Targeted cryoablation of the prostate: 7-year outcomes in the primary treatment of prostate cancer. Urology 2002;60:3-11.

Beard CJ, Propert KJ, Rieker PP, Clark JA, Kaplan I, Kantoff PW, et al. Complications after treatment with external-beam irradiation in early-stage prostate cancer patients: a prospective multiinstitutional outcomes study. J Clin Oncol 1997;15:223-9.

Bellizzi KM, Latini DM, Cowan JE, DuChane J, Carroll PR. Fear of recurrence, symptom burden, and health-related quality of life in men with prostate cancer. Urology 2008;72:1269-73.

Braga-Basaria M, Dobs AS, Muller DC, Carducci MA, John M, Egan J, et al. Metabolic syndrome in men with prostate cancer undergoing long-term androgen-deprivation therapy. J Clin Oncol 2006;24:3979-83.

Chen RC, Clark JA, Talcott JA. Individualizing quality-of-life outcomes reporting: how localized prostate cancer treatments affect patients with different levels of baseline urinary, bowel, and sexual function. J Clin Oncol 2009;27:3916-22.

Choi EY, Jeong J, Kang DI, Johnson K, Ercolani M, Jang T, et al. Impact of robot-assisted radical prostatectomy on health-related quality of life in patients with lower urinary tract symptoms. Int J Urol 2011;18:297-303.

Chung KJ, Kim JJ, Lim SH, Kim TH, Han DH, Lee SW. Development and validation of the korean version of expanded prostate cancer index composite: questionnaire assessing health-related quality of life after prostate cancer treatment. Korean J Urol 2010;51:601-12.

Clark JA, Talcott JA. Symptom indexes to assess outcomes of treatment for early prostate cancer. Med Care 2001;39:1118-30.

Di Pierro GB, Baumeister P, Stucki P, Beatrice J, Danuser H, Mattei A. A prospective trial comparing consecutive series of open retropubic and robot-assisted laparoscopic radical prostatectomy in a centre with a limited caseload. Eur Urol 2011;59:1-6.

Downs TM, Sadetsky N, Pasta DJ, Grossfeld GD, Kane CJ, Mehta SS, et al. Health related quality of life patterns in patients treated with interstitial prostate brachytherapy for localized prostate cancer-data from CaPSURE. J Urol 2003;170:1822-7.

Efstathiou JA, Bae K, Shipley WU, Hanks GE, Pilepich MV, Sandler HM, et al. Cardiovascular mortality and duration of androgen deprivation for locally advanced prostate cancer: analysis of RTOG 92-02. Eur Urol 2008;54:816-23.

Eton DT, Lepore SJ. Prostate cancer and health-related quality of life: a review of the literature. Psychooncology 2002;11:307-26.

Gacci M, Simonato A, Masieri L, Gore JL, Lanciotti M, Mantella A, et al. Urinary and sexual outcomes in long-term (5+ years) prostate cancer disease free survivors after radical prostatectomy. Health Qual Life Out 2009;7:94.

Han KR, Cohen JK, Miller RJ, Pantuck AJ, Freitas DG, Cuevas CA, et al. Treatment of organ confined prostate cancer with third generation cryosurgery: preliminary multicenter experience. J Urol 2003;170:1126-30.

Hyun JS. Prostate cancer and sexual function. World J Mens Health 2012;30:99-107.

Joly F, Brune D, Couette JE, Lesaunier F, Héron JF, Pény J, et al. Health-related quality of life and sequelae in patients treated with brachytherapy and external beam irradiation for localized prostate cancer. Ann Oncol 1998;9:751-7.

Kim JH, Ha YS, Jeong SJ, Kim S, Kim WJ, Jang TL, et al. Factors related to patient-perceived satisfaction after robot-assisted radical prostatectomy based on the expanded prostate cancer index composite survey. Prostate Cancer P D 2013;16:341-5.

Kim SC, Song C, Kim W, Kang T, Park J, Jeong IG, et al. Factors determining functional outcomes after radical prostatectomy: robot-assisted versus retropubic. Eur Urol 2011;60:413-9.

Kyrdalen AE, Dahl AA, Hernes E, Småstuen MC, Fosså SD. A national study of adverse effects and global quality of life among candidates for curative treatment for prostate cancer. BJU Int 2013;111:221-32.

Leplège A, Hunt S. The problem of quality of life in medicine. JAMA 1997;278:47-50.

Litwin MS, Hays RD, Fink A, Ganz PA, Leake B, Leach GE, et al. Quality-of-life outcomes in men treated for localized prostate cancer. JAMA 1995;273:129-35.

Litwin MS, Lubeck DP, Henning JM, Carroll PR. Differences in urologist and patient assessments of health related quality of life in men with prostate cancer: results of the CaPSURE database. J Urol 1998;159:1988-92.

Lubeck DP, Litwin MS, Henning JM, Stoddard ML, Flanders SC, Carroll PR. Changes in health-related quality of life in the first year after treatment for prostate cancer: results from CaPSURE. Urology 1999;53:180-6.

Madalinska JB, Essink-Bot ML, de Koning HJ, Kirkels WJ, van der Maas PJ, Schröder FH. Health-related quality-of-life effects of radical prostatectomy and primary radiotherapy for screen-detected or clinically diagnosed localized prostate cancer. J Clin Oncol 2001;19:1619-28.

Migliorati CA, Siegel MA, Elting LS. Bisphosphonate-associated osteonecrosis: a long-term complication of bisphosphonate treatment. Lancet Oncol 2006;7:508-14.

Miller DC, Sanda MG, Dunn RL, Montie JE, Pimentel H, Sandler HM, et al. Long-term outcomes among localized prostate cancer survivors: health-related quality-of-life changes after radical prostatectomy, external radiation, and brachytherapy. J Clin Oncol 2005;23:2772-80.

Montorsi F, Brock G, Stolzenburg JU, Mulhall J, Moncada I, Patel HR, et al. Effects of tadalafil treatment on erectile function recovery following bilateral nerve-sparing radical prostatectomy: a randomised placebo-controlled study (REACTT). Eur Urol 2014;65:587-96.

Nandipati KC, Raina R, Agarwal A, Zippe CD. Nerve-sparing surgery significantly affects long-term continence after radical prostatectomy. Urology 2007;70:1127-30.

Osoba D. Self-rating symptom checklists: a simple method for recording and evaluating symptom control in oncology. Cancer Treat Rev 1993;19:43-51.

Pardo Y, Guedea F, Aguiló F, Fernández P, Macías V, Mariño A, et al. Quality-of-life impact of primary treatments for localized prostate cancer in patients without hormonal treatment. J Clin Oncol 2010;28:4687-96.

Park J, Shin DW, Yun SJ, Park SW, Jeon SS, Kwak C, et al. Cross-cultural application of the Korean version of the European Organization for Research and Treatment of Cancer Quality of Life Questionnaire for patients with prostate cancer - EORTC QLQ-PR25. Oncology (S Karger AG) 2013;85:299-305.

Potosky AL, Legler J, Albertsen PC, Stanford JL, Gilliland FD, Hamilton AS, et al. Health outcomes after prostatectomy or radiotherapy for prostate cancer: results from the Prostate Cancer Outcomes Study. JNCI 2000;92:1582-92.

Roeloffzen EM, Hinnen KA, Battermann JJ, Monninkhof EM, van Roermund JG, van Gellekom MP, et al. The impact of acute urinary retention after iodine-125 prostate brachytherapy on health-related quality of life. Int J Radiat Oncol 2010;77:1322-8.

Roeloffzen EM, Lips IM, van Gellekom MP, van Roermund J, Frank SJ, Battermann JJ, et al. Health-related quality of life up to six years after (125)I brachytherapy for early-stage prostate cancer. Int J Radiat Oncol 2010;76:1054-60.

Sanda MG, Dunn RL, Michalski J, Sandler HM, Northouse L, Hembroff L, et al. Quality of life and satisfaction with outcome among prostate-cancer survivors. New Engl J Med 2008;358:1250-61.

Schumacher M, Olschewski M, Schulgen G. Assessment of quality of life in clinical trials. Stat Med 1991;10:1915-30.

Seo YE, Kim SD, Kim TH, Sung GT. The Efficacy and Safety of Tadalafil 5 mg Once Daily in the Treatment of Erectile Dysfunction After Robot-Assisted Laparoscopic Radical Prostatectomy: 1-Year Follow-up. Korean J Urol 2014;55:112-9.

Smith DS, Carvalhal GF, Schneider K, Krygiel J, Yan Y, Catalona WJ. Quality-of-life outcomes for men with prostate carcinoma detected by screening. Cancer 2000;88:1454-63.

So BK, Choi JD, Lee SY, Kim HS, Park SY, Seo SI. Experience of 100 laparoscopic radical prostatectomies performed by a single surgeon: an analysis of surgical and functional outcomes. Korean J Urol 2011;52:517-23.

Son SJ, Lee SC, Jeong CW, Jeong SJ, Byun SS, Lee SE. Comparison of continence recovery between robot-assisted laparoscopic prostatectomy and open radical retropubic prostatectomy: a single surgeon experience. Korean J Urol 2013;54:598-602.

Stanford JL, Feng Z, Hamilton AS, Gilliland FD, Stephenson RA, Eley JW, et al. Urinary and sexual function after radical prostatectomy for clinically localized prostate cancer: the Prostate Cancer Outcomes Study. JAMA 2000;283:354-60.

Talcott JA, Manola J, Clark JA, Kaplan I, Beard CJ, Mitchell SP, et al. Time course and predictors of symptoms after primary prostate cancer therapy. J Clin Oncol 2003;21:3979-86.

Uchida T, Nakano M, Hongo S, Shoji S, Nagata Y, Satoh T, et al. High-intensity focused ultrasound therapy for prostate cancer. Int J Urol 2012;19:187-201.

van den Bergh RC, Essink-Bot ML, Roobol MJ, Schröder FH, Bangma CH, Steyerberg EW. Do anxiety and distress increase during active surveillance for low risk prostate cancer? J Urol 2010;183:1786-91.

van den Bergh RC, Essink-Bot ML, Roobol MJ, Wolters T, Schröder FH, Bangma CH, et al. Anxiety and distress during active surveillance for early prostate cancer. Cancer 2009;115:3868-78.

Wei JT, Dunn RL, Sandler HM, McLaughlin PW, Montie JE, Litwin MS, et al. Comprehensive comparison of health-related quality of life after contemporary therapies for localized prostate cancer. J Clin Oncol 2002;20:557-66.

Yun YH, Park YS, Lee ES, Bang SM, Heo DS, Park SY, et al. Validation of the Korean version of the EORTC QLQ-C30. Qual Life Res 2004;13:863-8.

21

고령의 전립선암 환자 관리

이승주

Ⅰ 서론

전립선암의 평균 진단나이는 68세로, 일반적으로 70세 이상의 남성에서 진단되는 질환이다. 미국에서는 65세 이상 남성의 인구수 증가로 인해 2030년까지 연간 진단되는 전립선암이 약 70% 증가할 것으로 예측되고 있고 유럽에서도 비슷한 정도의 증가가 예상되고 있다. 이는 급격한 속도로 인구의 고령화가 진행되고 기대수명이 늘어나면서 발생하는 현상으로, 전립선암에 대한 부담이 미래에는 더 커질 것으로 예상된다.

미국 Surveillance, Epidemiology and End Results(SEER) 자료에 따르면 전립선암과 관련된 사망의 71%는 75세 이상 고령 남성에서 발생하였으며, 이는 고령에서 진행성/전이성 질환의 빈도가 더 높기 때문에 발생한 현상으로 생각되고 있다. 이처럼 고령에서 전립선암의 높은 발생률과 사망

률에도 불구하고 미국과 유럽에서 고령의 전립선암 환자들은 적절한 치료를 받지 못하고 있다는 연구들이 있다.

고위험 전립선암 환자는 암 관련 사망률*prostate cancer-specific mortality*이 64%로 높지만, 저위험 또는 중간위험 전립선암 환자에서 전립선암 관련 사망률은 고위험군보다는 낮고 나이와 상관관계는 없다. 미국의 경우 중간위험/고위험 전립선암 환자에서 근치적 치료를 받는 비율은 65~74세의 경우 88%였지만 75세 이상에서는 불과 41%로 같은 위험도에서도 연령대에 따라 근치적 치료를 받는 비율에 큰 차이가 있는 것으로 밝혀졌다. 이런 결과를 통해 고령의 환자들에서 나이 문제로 전립선암에 대한 과소치료가 이루어지고 있음을 유추할 수 있다.

Ⅱ 기대여명, 동반이환 및 건강상태의 평가

1. 기대여명 *life expectancy*

국소 전립선암 환자는 기대여명이 10년 이상 되어야 수술이나 방사선치료 같은 국소치료로 인한 이득이 있다고 알려져 있다. 기대여명은 연령군에 따라 다르며 치료방향을 정하는 데 중요한 결정인자지만 개개인마다 다양한 편차를 보인다. 공공의 의료관리에서 기대여명은 중요한 역할을 할 수 있지만 개개인에게 일률적으로 적용하기에는 문제가 있다. 예를 들어, 75세 남성의 기대여명은 8.3년이지만, 건강한 상위 25%에서는 적어도 14.2년을 더 살 수 있고, 심각한 질환을 앓고 있는 하위 25%에서는 4.9년만 더 살 수 있기 때문이다. 개개인의 기대여명을 정확하게 파악하는 것은 어렵지만 앓고 있는 동반이환 *comorbidity* 으로 일부 추정할 수 있으며, 동반이환은 국소 전립선암에서 사망을 예측하는 데 나이보다 더 중요하다고 알려져 있다. 동반이환 이외에도 일상활동에서의 의존성, 영양실조 *malnutrition*, 인지장애 *cognitive impairment* 가 생존율을 악화시킨다.

2. 동반이환

동반이환은 근치전립선절제술 *radical prostatectomy* 을 시행한 국소 전립선암 환자에서 암과 관련 없는 사망 *non-cancer-specific death* 의 중요한 예측인자이다. 현재는 Charlson Comorbidity Index(CCI)보다 Cumulative Illness Score Rating-Geriatrics(CISR-G)가 전립선암과 관련 없는 사망률을 평가하는 데 더 좋은 도구로 알려져 있다(표 21-1). CCI는 치명적일 수 있는 동반이환만 평가하는 반면, CISR-G는 치명적이지 않은 질환에 대해서도 각각의 중증도와 치료에 대한 반응 여부를 등급화하여 평가한다.

3. 독립적 일상활동 *independent daily activities*

일상활동에서의 의존성 정도는 고령에서 생존율에 영향을 미친다. 일상생활 수행능력 *activities of daily living*; ADL 척도 *scale* 는 일상생활에서의 기본적인 활동들(목욕하기, 옷 갈아입기, 화장실 이용하기, 이동하기, 대소변 조절하기, 식사하기)의 수행능력을 평가하는 반면, 도구적 일상생활 수행능력 *instrumental activities of daily living*; IADL 척도는 더 고차원적인 인지능력과 판단력이 필요한 활동들(음식 준비하기, 쇼핑하기, 가벼운 집안일, 재정관리, 투약관리, 전화사용, 대중교통 이용)을 평가한다.

4. 영양실조

영양실조는 고령의 환자에서 사망률 증가와 관련이 있다. 영양상태는 3개월간의 몸무게를 확인하여 간단하게 평가할 수 있는데, 체중감소가 5% 미만이면 좋은 영양상태, 5~10%이면 영양실조의 위험이 있는 상태, 10%를 초과하면 심각한 영양실조 상태로 평가한다.

표 21-1 Cumulative Illness Score Rating-Geriatrics(CISR-G)

Cumulative Illness Rating Scale

Patient		Age	
Rater		Date	

Rating strategy	
0	None
1	Mild(or past significant problem)
2	Moderate(moderate disability or morbidity, requires first-line therapy)
3	Severe(constant significant disability/uncontrollable chronic problems)
4	Extremely severe(immediate treatment required/end organ failure/severe impairment in function)
	Score
Heart	
Vascular	
Hematopoietic	
Respiratory	
Eyes, ears, nose, throat and larynx	
Upper GI	
Lower GI	
Hepatic	
Renal	
Genitourinary	
Musculoskeletal/integument	
Neurological	
Endocrine/metabolic	
Psychiatric illness	
Total score	

Patients are considered fit if they have no Grade 3 score
Vulnerable: one or two Grade 3 scores
Frail: >2 Grade 3, or any Grade 4 scores
Too sick: multiple Grade 4 scores

5. 인지장애

인지장애도 고령의 환자에서 사망률 증가와 관련이 있다. 대수술을 받은 환자들에서 인지장애는 장기적인 수술 후 합병증 및 사망률과 관련이 있다고 알려져 있다. 우울증을 제외하고는 중재적 치료intervention로 인지장애가 회복될 가능성은 적다.

6. 체계적 평가

International Society of Geriatric Oncology (SIOG) Prostate Cancer Working Group(PCWG)에서는 고령 환자에서 치료는 건강상태에 대한 체계적인 평가에 기초할 것을 권고하고 있다. 이 평가에 사용되는 도구들로 G8(Geriatric 8) 건강상태 선별도구는 표 21-2에, Karnofsky 및 Eastern Cooperative Oncology Group(ECOG) Scores는 표 21-3에 정리하였다. G8 건강상태 선별도구

표 21-2 G8 screening tool

	Items	Possible responses(score)
A	Has food intake declined over the past 3 months due to loss of appetite, digestive problems chewing, or swallowing difficulties?	0 = severe decrease in food intake 1 = moderate decrease in food intake 2 = no decrease in food intake
B	Weight loss during the last 3 months?	0 = weight loss >3kg 1 = does not know 2 = weight loss between 1 and 3kg 3 = no weight loss
C	Mobility?	0 = bed or chair bound 1 = able to get out of bed/chair but does not go out 2 = goes out
E	Neuropsychological problems?	0 = severe dementia or depression 1 = mild dementia 2 = no psychological problems
F	BMI? (weight in kg)/(height in m^2)	0 = BMI <19 1 = BMI 19 to <21 2 = BMI 21 to <23 3 = BMI ≥23
H	Takes more than three prescription drugs per day?	0 = yes 1 = no
P	In comparison with other people of the same age, how does the patient consider his/her health status?	0.0 = not as good 0.5 = does not know 1.0 = as good 2.0 = better
	Age	0: >85 1: 80~85 2: <80
	Total score	0~17

표 21-3 Performance Scales-Karnofsky & ECOG Scores

Karnofsky Status	Karnofsky Grade	ECOG Grade	ECOG Status
정상활동이 가능하고, 불편함이나 질병 증상이 없다.	100	0	완전히 정상이다. 정상적인 활동을 수행하는 데 아무런 제약이 없다.
정상활동 가능하고, 경미한 병증이 있다.	90	1	격렬한 체력활동을 할 수 없지만 걷기가 가능하고 가벼운 체력활동이나 사무실 업무가 가능하다.
가까스로 정상활동이 가능하고, 일부 증상이나 병증이 있다.	80	1	격렬한 체력활동을 할 수 없지만 걷기가 가능하고 가벼운 체력활동이나 사무실 업무가 가능하다.
스스로 생활이 가능하지만 정상적인 활동 또는 적극적인 업무를 유지할 수 없다.	70	2	거동이 가능하고, 스스로 생활이 가능하지만 아무런 일도 할 수 없고 낮에 침대에 누워 있는 시간이 50%를 넘지 않는다.
생활에서 가끔 타인의 도움이 필요하지만 대다수 시간에 스스로 처리 가능하다.	60	2	거동이 가능하고, 스스로 생활이 가능하지만 아무런 일도 할 수 없고 낮에 침대에 누워 있는 시간이 50%를 넘지 않는다.
생활에서 자주 타인의 도움이 필요하거나 빈번하게 의료간호가 필요하다.	50	3	가까스로 스스로 생활이 가능하고 낮에 50% 이상 침대에 눕거나 의자에 앉아 휴식을 취해야 한다.
스스로 생활할 수 없고 특별한 도움과 보살핌이 필요하다.	40	3	가까스로 스스로 생활이 가능하고 낮에 50% 이상 침대에 눕거나 의자에 앉아 휴식을 취해야 한다.
스스로 완전히 생활할 수 없고 입원을 해야 하지만 사망 위험은 없다.	30	4	활동능력을 완전히 상실하고 스스로 생활할 수 없으며 침대에 눕거나 휠체어를 사용해야 한다.
필히 입원해야 하고 병세가 심각하며 적극적인 지원치료가 필요하다.	20	4	활동능력을 완전히 상실하고 스스로 생활할 수 없으며 침대에 눕거나 휠체어를 사용해야 한다.
병세가 위중하고 사망 직전이다.	10	4	활동능력을 완전히 상실하고 스스로 생활할 수 없으며 침대에 눕거나 휠체어를 사용해야 한다.

에서 G8 점수가 14보다 큰 환자들은 나이와 상관없이 젊은 환자들과 같은 치료를 받을 수 있고, 14 이하인 환자들은 장애에 대한 가역성reversibility 여부를 검토하기 위한 종합적인 노인평가를 시행해야 한다. G8 점수 14를 기준으로 고령 환자는 건강상태에 따라 다음의 네 군으로 구분해서 치료 방향을 결정해야 한다.

• '건강한fit or healthy' 고령 환자(G8 점수 >14): 이 환자들은 표준치료를 받아야 한다.

• '연약한vulnerable' 고령 환자(G8 점수 <14): 이 환자들은 문제해결 후 표준치료를 받을 수 있다.

• '노쇠한frail' 고령 환자(G8 점수 <14): 이 환자들은 현 상태에 맞춘 치료를 받아야 한다.

• '병든too sick' 고령 환자: 말기 질환자로 고식적 치료palliative treatment만 받아야 한다.

'건강한', 그리고 가역적인 장애가 해결된 '연약

한' 전립선암 환자들의 치료법은 비슷하다. 고령의 전립선암 환자들은 각각의 건강상태에 맞춰서 치료해야 하며 이는 단순히 나이만이 아닌 동반이환에 의해 결정되어야 한다.

Ⅲ 고령의 전립선암 환자 치료에서 고려되어야 할 특이점들

1. 국소 전립선암localized prostate cancer

국소 전립선암의 치료 목적은 종양의 완전한 제거이다. 하지만 대부분의 고령 환자에서는 암의 악성도가 높음에도 불구하고 소수의 환자만 완치를 목적으로 치료를 받고 있다. 고령 환자에서 치료를 결정할 때에는 암의 등급 및 병기에 따른 암으로 인한 사망 가능성뿐만 아니라 환자의 건강상태에 따른 사망 가능성, 치료의 부작용, 환자의 선호도 등도 같이 고려되어야 한다.

1) 지연치료deferred treatment: 적극적 감시요법과 대기관찰요법active surveillance and watchful waiting

중간위험/고위험 전립선암과 긴 기대여명을 가진 환자들에서는 적극적인 치료active treatment가 대부분 이득을 가져다주는 반면 저위험 전립선암 환자에서는 이와 다르다. 최근 저위험 전립선암 환자를 대상으로 한 한 연구에서는 나이, 건강상태가 수술 또는 적극적 감시 결과에 미치는 영향을 평가하였는데, 고령이면서 기본 건강상태가 나쁜 경우 수술은 전립선암특이사망률prostate-cancer-specific mortality과 기대여명 면에서 적극적 감시

보다 더 적은 이득을 가져다주었고 치료 부작용을 겪는 기간도 더 길었던 반면, 적극적 감시는 삶의 질로 보정된 기대여명quality adjusted life expectancy 면에서 수술보다 더 우수한 결과를 보였다.

2) 근치전립선절제술

75세 이상의 고령에서는 매우 진행된 전립선암으로 진단될 확률 및 전립선암으로 사망할 위험이 75세 미만 환자에 비해 더 높다. 비록 Scandinavian Prostate Cancer Group Trial Number 4(SPCG-4) 연구의 최근 결과에서 국소 전립선암 환자를 근치전립선절제술과 대기관찰요법으로 무작위 배분했을 때 65세 미만에서 전립선암으로 인한 사망의 상대위험도가 0.45로 수술의 효과가 가장 컸지만, 고령의 남성에서도 근치전립선절제술을 시행하였을 때 대기관찰요법군보다 전이metastases의 위험도가 낮았고 남성호르몬박탈요법androgen deprivation therapy의 이용률도 낮았다(각각의 상대위험도 0.68과 0.60). 근치전립선절제술 후 단기 합병증의 위험은 단순히 나이보다는 동반이환의 중증도와 더 관련이 있지만 수술 후 장기적인 요실금 위험은 고령에 의한 영향이 더 크다.

3) 외부방사선치료external beam radiotherapy; EBRT

세기조절방사선치료intensity modulated radiation therapy; IMRT나 영상유도방사선치료image-guided radiation therapy; IGRT 시 72Gy를 초과하여 시술할 경우 외부방사선치료는 근치전립선절제술과 비슷한 암 치료성적과 치료 관련 이환율을 보인다.

고령에서 외부방사선치료와 남성호르몬박탈요

법을 같이 시행할 때 심장상태에 대한 평가를 시행해야 하는데, 이는 기존 심장질환이 있는 환자에서 남성호르몬박탈요법을 시행하면 이환율과 사망률이 증가하기 때문이다. 중등도moderate 및 중증severe의 동반이환을 가진 환자들에서는 외부방사선치료 시 남성호르몬박탈요법을 같이 시행하여도 의미 있는 생존율 증가를 기대할 수 없다.

4) 최소침습치료minimally invasive therapies

최소침습 에너지-절제energy-ablative 치료들은 빠르게 개발되고 있지만 이들의 효과를 지지할 수 있는 증거는 아직 부족한 상태이다.

5) 남성호르몬박탈요법

근치적 치료가 적절치 않은 비전이성 국소 전립선암 환자들에서 즉각적인immediate 남성호르몬박탈요법은 오직 증상완화가 필요한 환자들에서만 사용해야 한다. 남성호르몬박탈요법은 골절 가능성과 당뇨, 심혈관계 합병증 등의 발생을 증가시키기 때문에 고령의 환자에서는 주의가 필요하다. 기저 골(뼈)밀도bone mineral density가 낮은 고령의 환자나 호르몬치료 중 뼈손실이 빠르게 이루어지는 경우 bisphosphonate 제제의 사용을 고려할 수 있다. 반면에 국소 진행된 T3~T4 질환에서 즉각적인 남성호르몬박탈요법은 전립선특이항원 수치가 50.0ng/mL를 초과하거나 전립선특이항원 배가시간PSA doubling time; PSA-DT이 12개월 미만인 환자들에서는 이득이 되는 것으로 보고되어 있다.

2. 진행성 전립선암

1) 호르몬민감성 전이성 전립선암hormone-sensitive metastatic prostate cancer

호르몬민감성 전이성 전립선암에서 표준치료는 남성호르몬박탈요법이다. 일차치료로 병용남성호르몬차단combined androgen blockade; CAB요법을 시행한 경우, 암이 진행되면 항남성호르몬제anti-androgen를 중지하는 것이 이차치료이다. 전립선암이 호르몬치료에 반응하지 않아 세포독성 화학요법cytotoxic chemotherapy 단계로 넘어가더라도 황체형성호르몬 방출호르몬luteinizing hormone releasing hormone; LHRH 작용제agonist를 유지하는 것이 권고되지만 고령의 환자에서도 유지해야 하는지에 대한 연구는 아직 없는 상황이다.

고령에서 남성호르몬박탈요법을 시행하는 경우 골다공증과 골절 가능성의 증가로 인해 주의가 필요하다. SIOG PCWG는 기초 골밀도에 대한 평가와 칼슘 및 비타민 D 보충으로 골다공증을 예방할 것을 권고하고 있다. 뼈 관련 합병증을 예방하기 위해 일괄적으로 bisphosphonates나 denosumab을 사용하는 것은 골절의 위험이 있거나 뼈전이가 있는 거세저항성 전립선암의 경우를 제외하고는 권장되지 않는다.

2) 전이성 거세저항성 전립선암metastatic castration-resistant prostate cancer

전이성 거세저항성 전립선암을 가진 고령 환자 중 '건강한' 혹은 '연약한' 건강상태를 가진 경우는 젊은 환자와 마찬가지로 docetaxel을 표준치료로 사용할 수 있으며 젊은 환자와 비교하여 비슷한 반응과 안전성을 보인다. 고령의 '노쇠한' 남성에서는 docetaxel 안전성에 대한 연구가 이루어지지 않았고, docetaxel 치료 시 예방적으로 granulocyte colony-stimulating factor를 사용하는 것을 고려해야 한다. 또한 cabazitaxel, abiraterone acetate, enzalutamide 및 sipuleucel-T 같은 약제들은 고령의 환자들에서 이전의 docetaxel 투여 유무와 상관없이 생존율을 증가시킨다. 고식적 치료로는 젊은 환자에서와 같이 수술, 방사성의약품, 외부방사선치료 및 통증과 증상에 대한 약물치료 등을 시행할 수 있다.

Ⅳ 결론

전립선암은 고령의 남성에서 주로 발생하는 암으로, 진단 시 환자의 평균나이는 68세이고 전립선암에 의한 사망의 75%가 75세 이상에서 나타난다. 그리고 이러한 추세는 인구의 고령화와 기대수명의 증가로 앞으로 더욱 두드러질 것으로 예상된다.

SIOG PCWG에서는 고령의 전립선암 환자 관리에 대해 권고사항을 제시하였는데, 다음과 같이 요약할 수 있다.

① 고령 환자의 전립선암에 대한 비뇨기과적 접근은 젊은 환자에서와 동일하다.

② 고령의 환자들은 각자의 건강상태에 따라 관리되어야 한다.

③ 건강상태는 단순히 나이로만 판단해서는 안 되며, 건강상태를 파악하기 위해 동반이환 상태(CISR-G scale), 독립적 활동 가능 여부(ADL, IADL scale), 영양상태(체중감소 측정)에 기반하여 평가해야 한다.

④ 고령의 환자들은 건강상태에 따라 크게 네 가지 그룹으로 분류할 수 있고 각 건강상태에 맞춰서 치료를 시행해야 한다. '건강한fit or healthy' 고령 환자들은 젊은 환자들과 동일한 기준으로 치료를 진행한다. 이들은 고위험 국소 전립선암에서 근치적 치료를 받을 수 있고, 거세저항성 전립선암에서 표준 화학요법을 받을 수 있다. '연약한vulnerable' 고령 환자들은 가역적인 장애들이 동반된 상태로, 가역적인 질환들을 해결한 후 표준치료를 받을 수 있다. '노쇠한frail' 고령 환자들은 비가역적인 장애들이 동반된 상태로, 환자 상태에 맞춘 치료를 받을 수 있다. 마지막으로 '병든too sick' 고령 환자들은 증상 조절을 위한 고식적 치료만을 받을 수 있다.

참고문헌

Aapro M, Saad F. Bone-modifying agents in the treatment of bone metastases in patients with advanced genitourinary malignancies: a focus on zoledronic acid. Ther Adv Urol 2012;4:85-101.

Anderson J, Burney S, Brooker JE, Ricciardelli LA, Fletcher JM, Satasivam P, et al. Anxiety in the management of localised prostate cancer by active surveillance. BJU Int 2014;114:55-61.

Bahl A, Oudard S, Tombal B, Ozguroglu M, Hansen S, Kocak I, et al. Impact of cabazitaxel on 2-year survival and palliation of tumour-related pain in men with metastatic castration-resistant prostate cancer treated in the TROPIC trial. Ann Oncol 2013;24:2402-8.

Begg CB, Riedel ER, Bach PB, Kattan MW, Schrag D, Warren JL, et al. Variations in morbidity after radical prostatectomy. N Engl J Med 2002;346:1138-44.

Bellardita L, Villa S, Valdagni R. Living with untreated prostate cancer: predictors of quality of life. Curr Opin Urol 2014;24:311-7.

Bellera CA, Rainfray M, Mathoulin-Pelissier S, Mertens C, Delva F, Fonck M, et al. Screening older cancer patients: first evaluation of the G-8 geriatric screening tool. Ann Oncol 2012;23:2166-72.

Berthold DR, Pond GR, Soban F, de Wit R, Eisenberger M, Tannock IF. Docetaxel plus prednisone or mitoxantrone plus prednisone for advanced prostate cancer: updated survival in the TAX 327 study. J Clin Oncol 2008;26:242-5.

Bill-Axelson A, Garmo H, Holmberg L, Johansson JE, Adami HO, Steineck G, et al. Long-term distress after radical prostatectomy versus watchful waiting in prostate cancer: a longitudinal study from the Scandinavian Prostate Cancer Group-4 randomized clinical trial. Eur Urol 2013;64:920-8.

Chen RC, Clark JA, Talcott JA. Individualizing quality-of-life outcomes reporting: how localized prostate cancer treatments affect patients with different levels of baseline urinary, bowel, and sexual function. J Clin Oncol 2009;27:3916-22.

Clark JA, Talcott JA. Symptom indexes to assess outcomes of treatment for early prostate cancer. Med Care 2001;39:1118-30.

de Bono JS, Oudard S, Ozguroglu M, Hansen S, Machiels JP, Kocak I, et al. Prednisone plus cabazitaxel or mitoxantrone for metastatic castration-resistant prostate cancer progressing after docetaxel treatment: a randomised open-label trial. Lancet 2010;376:1147-54.

Eton DT, Lepore SJ. Prostate cancer and health-related quality of life: a review of the literature. Psychooncology 2002;11:307-26.

Fizazi K, Scher HI, Molina A, Logothetis CJ, Chi KN, Jones RJ, et al. Abiraterone acetate for treatment of metastatic castration-resistant prostate cancer: final overall survival analysis of the COU-AA-301 randomised, double-blind, placebo-controlled phase 3 study. Lancet Oncol 2012;13:983-92.

Gacci M, Simonato A, Masieri L, Gore JL, Lanciotti M, Mantella A, et al. Urinary and sexual outcomes in long-term (5+ years) prostate cancer disease free survivors after radical prostatectomy. Health Qual Life Outcomes 2009;7:94.

Gomez-Iturriaga Pina A, Crook J, Borg J, Lockwood G, Fleshner N. Median 5 year follow-up of 125iodine brachytherapy as monotherapy in men aged<or=55 years with favorable prostate cancer. Urology 2010;75:1412-6.

Heidenreich A, Bastian PJ, Bellmunt J, Bolla M, Joniau S, van der Kwast T, et al. EAU guidelines on prostate cancer. part 1: screening, diagnosis, and local treatment with curative intent-update 2013. Eur Urol 2014;65:124-37.

Heidenreich A, Bastian PJ, Bellmunt J, Bolla M, Joniau S, van der Kwast T, et al. EAU guidelines on prostate cancer. Part II: Treatment of advanced, relapsing, and castration-resistant prostate cancer. Eur Urol 2014;65:467-79.

Hugosson J, Carlsson S, Aus G, Bergdahl S, Khatami A, Lodding P, et al. Mortality results from the Goteborg randomised population-based prostate-cancer screening trial. Lancet Oncol 2010;11:725-

32.

Italiano A, Ortholan C, Oudard S, Pouessel D, Gravis G, Beuzeboc P, et al. Docetaxel-based chemotherapy in elderly patients (age 75 and older) with castration-resistant prostate cancer. Eur Urol 2009;55:1368-75.

Kantoff PW, Higano CS, Shore ND, Berger ER, Small EJ, Penson DF, et al. Sipuleucel-T immunotherapy for castration-resistant prostate cancer. N Engl J Med 2010;363:411-22.

Kattan MW, Eastham J. Algorithms for prostate-specific antigen recurrence after treatment of localized prostate cancer. Clin Prostate Cancer 2003;1:221-6.

Kupelian PA, Elshaikh M, Reddy CA, Zippe C, Klein EA. Comparison of the efficacy of local therapies for localized prostate cancer in the prostate-specific antigen era: a large single-institution experience with radical prostatectomy and external-beam radiotherapy. J Clin Oncol 2002;20:3376-85.

Kyrdalen AE, Dahl AA, Hernes E, Smastuen MC, Fossa SD. A national study of adverse effects and global quality of life among candidates for curative treatment for prostate cancer. BJU Int 2013;111:221-32.

Leplege A, Hunt S. The problem of quality of life in medicine. JAMA 1997;278:47-50.

Litwin MS, Lubeck DP, Henning JM, Carroll PR. Differences in urologist and patient assessments of health related quality of life in men with prostate cancer: results of the CaPSURE database. J Urol 1998;159:1988-92.

Liu D, Lehmann HP, Frick KD, Carter HB. Active surveillance versus surgery for low risk prostate cancer: a clinical decision analysis. J Urol 2012;187:1241-6.

Loblaw DA, Virgo KS, Nam R, Somerfield MR, Ben-Josef E, Mendelson DS, et al. Initial hormonal management of androgen-sensitive metastatic, recurrent, or progressive prostate cancer: 2006 update of an American Society of Clinical Oncology practice guideline. J Clin Oncol 2007;25:1596-605.

Oken MM, Creech RH, Tormey DC, Horton J, Davis TE, McFadden ET, et al. Toxicity and response criteria of the Eastern Cooperative Oncology Group.

Am J Clin Oncol 1982;5:649-55.

Parker C, Gillessen S, Heidenreich A, Horwich A, Committee EG. Cancer of the prostate: ESMO Clinical Practice Guidelines for diagnosis, treatment and follow-up. Ann Oncol 2015;26:v69-77.

Potosky AL, Legler J, Albertsen PC, Stanford JL, Gilliland FD, Hamilton AS, et al. Health outcomes after prostatectomy or radiotherapy for prostate cancer: results from the Prostate Cancer Outcomes Study. J Natl Cancer Inst 2000;92:1582-92.

Rider JR, Sandin F, Andren O, Wiklund P, Hugosson J, Stattin P. Long-term outcomes among noncuratively treated men according to prostate cancer risk category in a nationwide, population-based study. Eur Urol 2013;63:88-96.

Sanda MG, Dunn RL, Michalski J, Sandler HM, Northouse L, Hembroff L, et al. Quality of life and satisfaction with outcome among prostate-cancer survivors. N Engl J Med 2008;358:1250-61.

Scher HI, Fizazi K, Saad F, Taplin ME, Sternberg CN, Miller K, et al. Increased survival with enzalutamide in prostate cancer after chemotherapy. N Engl J Med 2012;367:1187-97.

Stanford JL, Feng Z, Hamilton AS, Gilliland FD, Stephenson RA, Eley JW, et al. Urinary and sexual function after radical prostatectomy for clinically localized prostate cancer: the Prostate Cancer Outcomes Study. JAMA 2000;283:354-60.

Sternberg CN, de Bono JS, Chi KN, Fizazi K, Mulders P, Cerbone L, et al. Improved outcomes in elderly patients with metastatic castration-resistant prostate cancer treated with the androgen receptor inhibitor enzalutamide: results from the phase III AFFIRM trial. Ann Oncol 2014;25:429-34.

Studer UE, Whelan P, Albrecht W, Casselman J, de Reijke T, Hauri D, et al. Immediate or deferred androgen deprivation for patients with prostate cancer not suitable for local treatment with curative intent: European Organisation for Research and Treatment of Cancer (EORTC) Trial 30891. J Clin Oncol 2006;24:1868-76.

Talcott JA, Manola J, Clark JA, Kaplan I, Beard CJ, Mitchell SP, et al. Time course and predictors of symptoms after primary prostate cancer therapy. J

Clin Oncol 2003;21:3979-86.

van den Bergh RC, Essink-Bot ML, Roobol MJ, Schroder FH, Bangma CH, Steyerberg EW. Do anxiety and distress increase during active surveillance for low risk prostate cancer? J Urol 2010;183:1786-91.

van den Bergh RC, van Casteren NJ, van den Broeck T, Fordyce ER, Gietzmann WK, Stewart F, et al. Role of Hormonal Treatment in Prostate Cancer Patients with Nonmetastatic Disease Recurrence After Local Curative Treatment: A Systematic Review. Eur Urol 2016;69:802-20.

Venderbos LD, van den Bergh RC, Roobol MJ, Schroder FH, Essink-Bot ML, Bangma CH, et al. A longitudinal study on the impact of active surveillance for prostate cancer on anxiety and distress levels. Psychooncology 2015;24:348-54.

Walz J, Gallina A, Saad F, Montorsi F, Perrotte P, Shariat SF, et al. A nomogram predicting 10-year life expectancy in candidates for radical prostatectomy or radiotherapy for prostate cancer. J Clin Oncol 2007;25:3576-81.

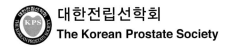

대한전립선학회
The Korean Prostate Society

대한전립선학회는 전립선질환의 지속적인 증가와 이에 따른 관심의 증대, 전립선과 그 질환에 대한 새로운
정보 공유의 필요성 등으로 인해 전립선에 관한 학문을 총괄적으로 다룰 전문 학술단체가 절실해짐에 따라
결성되었다.
1996년 12월 6일 전립선질환의 중요성에 공감하는 많은 비뇨기과 의사 사이에 학회를 결성하자는 합의가
이루어져 다음 해인 1997년 1월 17일 창립되었다. 창립 첫해 400여 명이 참석한 가운데 제1차 학술대회를
개최한 것을 시작으로, 창립 20주년을 맞이한 2017년 현재까지 발표와 심포지엄, 특강 등을 통해 전립선질
환과 관련한 정보를 공유함으로써 전립선 분야의 발전에 이바지하고 있다.
대한전립선학회는 창립 이후 전립선질환과 관련한 책자 간행작업, 다양한 연구활동, 대국민 홍보활동 등을
펼치며 전립선질환으로 고통받고 있는 국민에게 더욱 친근하게 다가가기 위해 노력하고 있다.

대한전립선학회 홈페이지
http://www.theprostate.org

전립선암

1판 1쇄 펴낸날 2017년 3월 2일

편저자 | 대한전립선학회
펴낸이 | 김시연

펴낸곳 | (주)일조각
등록 | 1953년 9월 3일 제300-1953-1호(구 : 제1-298호)
주소 | 03176 서울시 종로구 경희궁길 39
전화 | 734-3545 / 733-8811(편집부)
733-5430 / 733-5431(영업부)
팩스 | 735-9994(편집부) / 738-5857(영업부)
이메일 | ilchokak@hanmail.net
홈페이지 | www.ilchokak.co.kr

ISBN 978-89-337-0728-9 93510
값 80,000원

* 편저자와 협의하여 인지를 생략합니다.
* 이 도서의 국립중앙도서관 출판예정도서목록(CIP)은 서지정보유통지원시스템 홈페이지
(http://seoji.nl.go.kr)와 국가자료공동목록시스템(http://www.nl.go.kr/kolisnet)에서
이용하실 수 있습니다. (CIP제어번호 : CIP2017003421)